カラーアトラス

乳房外Paget病
―その素顔―

兵庫県立がんセンター 熊野 公子
　　　　　　　　　　 村田 洋三 著

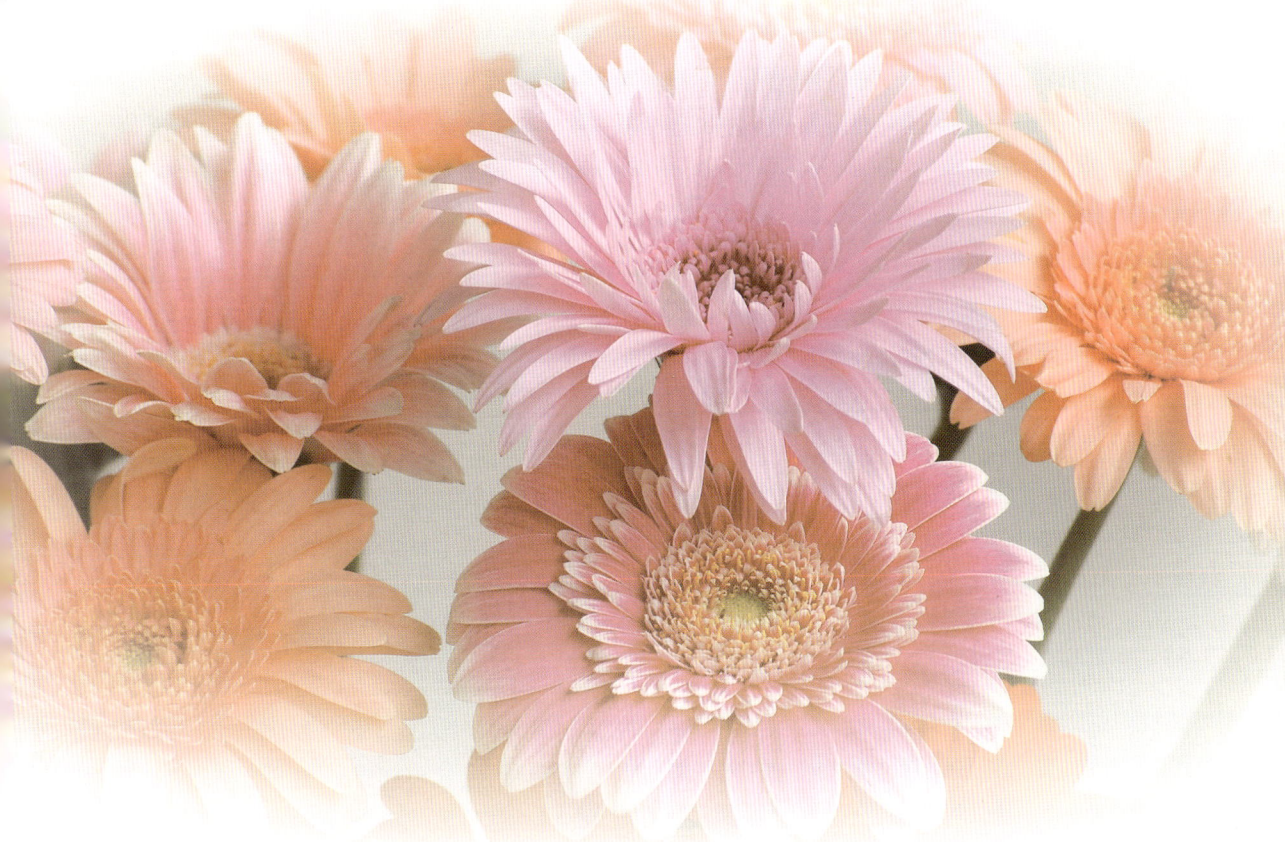

全日本病院出版会

推薦のことば

　本書は熊野公子，村田洋三の名コンビによるおそらく世界初の，Paget病に関する総説単行本である．どのように分担されたかは記されていないので想像するしかないが，おそらく，データ解析は村田，執筆の骨子は熊野ではなかろうか．それは，熊野の自分史的な記述が随所に入っているからであり，その分，読者に訴えかける効果を生んでいる．

　誤解を恐れずに言えば，熊野先生はしつこくてねちっこい人である．それは疑問点を自分が納得いくまでどこまでも追求し，解決を求める姿勢と言い換えられる．問題提起し，データを集め，解析し，それに価値判断を加え，自分なりの理論を構築し，その結論が当初の問題点の解答となるかを検証する．口で言うのは簡単だが，自分でそれを実践するとなると大変に手間と時間のかかる作業であることは想像に難くない．

　最近はEBM(Evidenced Based Medicine)という言葉がはやりだが，私(大原)は文献報告を渉猟・集積しただけでは真のEBMではないと考えている．本書のように，長年にわたる多数例を自らが経験すればこそ，そのなかから普遍的な真理が演繹的に導き出されるのである．百聞は一見に如かずという諺の通り，1枚の臨床写真，1枚の病理標本は100語の文字よりも雄弁に真理を語りかけてくる．1例の臨床症例のなかに，その疾患の本質が秘められている．しかし，それを見抜けて，抽出するのは誰にでもできることではない．患者を治したいという熱意，それに支えられた観察眼，そして長年の経験があって初めて成し得る業である．そして，目の前の患者こそがEvidenceだ，という信念が臨床研究を裏打ちしているのである．実際の臨床例を通じて論理を展開するという書き方ゆえに，やや回りくどいという感は否めないが，それ故にこその説得力があるのだ．

　お二人の業績の独創的なところは，術前処置の重要さの啓蒙とそこから導かれた小範囲切除の提唱，病変の分布パターンの確立と粘膜浸潤や深部浸潤の差の解明，そしてそれに基づく術式の提案，皮膚Paget病と続発性Paget病の臨床的鑑別法の確立など，枚挙にいとまがない．

　診療場所の地理的な違いはあれ，ほぼ時期を同じくしてこの疾患の治療に携わってきた仲間として，両先生のライフワークである本書の完成を心から喜ぶものである．

2015年4月

元，虎の門病院副院長

大原　國章

序にかえて

　私たちが乳房外 Paget 病と関わり，そしてこの書を上梓しようとして振りかえったとき，これまで調べた参考文献は 700 に及んでいた．そのうち，直接読むことのできたもので，特に感銘が深かったのは，100 年前の「ページェット氏病二就イテ」という井上勝造の『日本外科学会誌』16 巻(1915 年)55〜60 頁の報告であった．

　そこには，3 例の乳房 Paget 病と，1 例の男性陰嚢の乳房外 Paget 病が報告されている．これが，乳房外 Paget 病の我が国最初の報告で，縦書き，カタカナを用いた文語文の簡潔な叙述から，当時の学会会場の雰囲気まで伝わってくる思いがした．一つの教室で，短期間に Paget 病の 4 例が診断された事実は，疾患を会得するか否かが，その診断を引き出せるか否かに，どれほど影響するかを，如実に語っている．症状の記載皮膚科学は素晴らしく，カラー写真を目前にするかのようである．だが，病理組織学的に見た，表皮細胞と Paget 病とが織りなす関連性の考察や，治療方法に関する選択の苦悩は，100 年後の私たちも，なお同じあたりにたたずんでいるかのようでもある．

　臨床の場の私たちは，いつも基礎医学の理論や，術式の進歩に支えられてきている．その傾向は時代とともに拍車がかかり，電顕，酵素化学，酵素抗体法，遺伝子産物の解析，DNA 解析といった方向で推進されている．一方では殺戮兵器の毒ガスから得られたアルキル化剤から，続々と発展してきた細胞毒性の抗癌剤，がん細胞の分子異常，遺伝子異常から発展した分子標的薬がある．これらの進歩はまさに生物化学からの恩恵である．しかし，そのなかで切り捨てられていることがある．それは，眼前の実際例から学ぶ姿勢である．乳房外 Paget 病の領域でも，同様である．一方，私たちの臨床経験は，基礎医学にフィードバックする働きが求められる．生身の患者の臨床像は，一律ではないと言い張ることもできようが，その疾患の素顔を，どれだけ正しく把握し，記述するかによって，可能になるのではないかと考えている．

　本書は，乳房外 Paget 病の素顔を見る方法と，その素顔に出会うことによって，どれだけ多くの臨床上の新知見が得られたかを記述した．そして，この知見が，乳房外 Paget 病患者への，過少でもなく，過大でもない治療へと結びつくことを願っている．

　また，ここに得られた乳房外 Paget 病の知見が，基礎医学で取り上げられ，発病と発癌の機序が解明され，早期発見と発症予防へと繋がれば，とひそかに願っている．

2015 年 4 月
著者

カラーアトラス
乳房外Paget病
―その素顔―

目 次

第Ⅰ章　乳房外Paget病とserendipityの世界
- Ⅰ-1　はじめに ……………………………………………………………………… 1
- Ⅰ-2　乳房外Paget病の素顔に出会う …………………………………………… 2
- Ⅰ-3　乳房外Paget病の腫瘍境界は，臨床と病理組織像が一致する ………… 5

第Ⅱ章　乳房外Paget病の興味深い基礎知識
- Ⅱ-1　Sir James Pagetの生涯 …………………………………………………… 9
- Ⅱ-2　乳房外Paget病の発生数 …………………………………………………… 11
- Ⅱ-3　乳房外Paget病の家族内発生 ……………………………………………… 14
- Ⅱ-4　乳房外Paget病と内臓悪性腫瘍の合併 …………………………………… 20
- Ⅱ-5　乳房外Paget病の発生部位 ………………………………………………… 22
- Ⅱ-6　乳房外Paget病の病理組織像 ……………………………………………… 25

第Ⅲ章　乳房外Paget病の素顔に出会う術
- Ⅲ-1　乳房外Paget病の腫瘍境界の明瞭性について …………………………… 45
- Ⅲ-2　腫瘍境界線を明らかにする病巣ケア ……………………………………… 49
- Ⅲ-3　切除ラインの設定方法と術後標本の切り出し方法 ……………………… 53
- Ⅲ-4　ミノサイクリンによる色素沈着作用に病巣を浮き立たせる効用あり！ … 57

第Ⅳ章　男性の外陰部乳房外Paget病の臨床パターン
- Ⅳ-1　男性の外陰部の病巣は円形が基本である ………………………………… 63
- Ⅳ-2　男性の外陰部内では多中心性に多発する ………………………………… 67
- Ⅳ-3　男性外陰部の皮疹パターンを3型に分類する …………………………… 69
- Ⅳ-4　外陰部と腋窩などほかの身体部位との併発 ……………………………… 76
- Ⅳ-5　乳房外Paget病の病巣が多中心性に浸潤癌化する ……………………… 78

第Ⅴ章　女性の外陰部乳房外Paget病の臨床パターン
- Ⅴ-1　女性外陰部の乳房外Paget病の皮疹パターンの3型分類 ……………… 83
- Ⅴ-2　第1型：偏倚型の特徴 ……………………………………………………… 88
- Ⅴ-3　第2型：左右二分型の特徴 ………………………………………………… 93
- Ⅴ-4　第3型：全周囲型の特徴 …………………………………………………… 95
- Ⅴ-5　病型別にみた粘膜側への病巣拡大の特徴 ………………………………… 98

第Ⅵ章　発生学から乳房外 Paget 病を俯瞰する：多様な皮疹形態の統一的理解
- Ⅵ-1　男性と女性の皮疹分布の相似性の探求 ……………………………………… 109
- Ⅵ-2　男性と女性の皮疹の 3 型分類には普遍性がある！ ……………………… 112
- Ⅵ-3　発生学を理解すれば，男性と女性の乳房外 Paget 病の臨床 3 型を一元的に解釈できる！ ……………………………………………………… 113

第Ⅶ章　外陰部以外の乳房外 Paget 病の特徴
- Ⅶ-1　肛囲の皮膚原発性の乳房外 Paget 病 ………………………………………… 119
- Ⅶ-2　腋窩の乳房外 Paget 病 ………………………………………………………… 124
- Ⅶ-3　乳房部，胸部，腹部の乳房外 Paget 病 ……………………………………… 130

第Ⅷ章　稀に出会う興味深い症例
- Ⅷ-1　夫婦発生例 ……………………………………………………………………… 137
- Ⅷ-2　自然消褪する乳房外 Paget 病 ………………………………………………… 139
- Ⅷ-3　臨床的にソーセージ様隆起があっても in situ の例 ………………………… 141
- Ⅷ-4　原発巣が軽微な皮疹でも早期に全身転移する例（急性進行型）…………… 143
- Ⅷ-5　硬化性萎縮性苔癬が併存した例 ……………………………………………… 144
- Ⅷ-6　色素沈着の著明な皮膚転移病巣の例 ………………………………………… 147

第Ⅸ章　乳房外 Paget 病の鑑別診断
- Ⅸ-1　続発性の乳房外 Paget 病 (secondary extramammary Paget's disease) との鑑別：殊に肛囲の続発性の乳房外 Paget 病との鑑別 ……………… 149
- Ⅸ-2　亀頭・膣口の続発性乳房外 Paget 病との鑑別 …………………………… 156
- Ⅸ-3　乳房 Paget 病との鑑別 ………………………………………………………… 159
- Ⅸ-4　ありふれた皮膚疾患との鑑別 ………………………………………………… 168
- Ⅸ-5　比較的稀な疾患で鑑別すべきもの …………………………………………… 173
- Ⅸ-6　ほかの腫瘍性疾患との鑑別 …………………………………………………… 176

第Ⅹ章　乳房外 Paget 病の手術治療の進め方
- Ⅹ-1　最適の治療法に出会うために ………………………………………………… 181
- Ⅹ-2　初診時から手術日の決定まで ………………………………………………… 181
- Ⅹ-3　手術の前日と当日の病巣の扱い ……………………………………………… 184

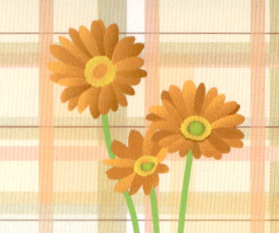

X-4	手術室で	188
X-5	修復方法の工夫	199
X-6	センチネルリンパ節生検（造影剤による方法も含めて）	210

第XI章　進行期の乳房外 Paget 病の話題

XI-1	リンパ節転移と遠隔転移への対応	217
XI-2	パンツ型紅斑	222
XI-3	乳房外 Paget 病の肺転移の特徴	226
XI-4	剖検からみた乳房外 Paget 病転移パターン	229
XI-5	進行期の非観血的治療	232
XI-6	乳房外 Paget 病における緩和ケア	238
XI-7	乳房外 Paget 病における"妄断"	242

後書きにかえて ……………………………………………………………………………… 247

索引 ………………………………………………………………………………………… 248

付録　乳房外 Paget 病の治療指針に関する資料について ……………………………… 252

カラーアトラス 乳房外 Paget 病 ―その素顔―

I．乳房外 Paget 病と serendipity の世界

I-1 はじめに

　医学を学び始めた頃，ある生理学の教授から，"1 つの事柄に 100 の仮説を立てることを目標とせよ"と教えられた．私には忘れられない標語であるが，この目標を達成したことはもちろん一度もない．私は臨床医として約 40 年間を過ごしたが，臨床の場では断言できることは少ないと思うことがしばしばあった．しかし，断言できなくても実行していかねばならないのが臨床の場である．

　臨床医学は，経験と研究によって時代とともにその考え方が修正されていく．それは，時間の要素を加えた形で，多くの臨床医によってまさしく 100 の仮説を立て続けている道中であるともいえる．歴史のなかのある短い期間にしか通用しないかもしれないが，しかし次世代のより真実に近い新しい仮説の土台となるようなものを一つでも作ることができれば，臨床医としてこのうえなく幸せである．

　臨床に従事する道すがら，ときに思いがけない事実に出会うことがある．そのような機会は，漠然とした生き方をしているときにではなく，serendipity[*1]的に与えられるといわれる[1)]．レントゲン線をはじめとして多くの医学的発見発明が serendipity 的であるといわれている[2)]．"Serendipity 的な出会い"とは，「棚からぼた餅」の意味ではなく，常に物事に積極的に向かい，観察する姿勢があれば，常と異なるわずかな一点にも気づくことを意味している．

　乳房外 Paget 病の臨床においても serendipity 的出会いといえる，一つの症例との出会いが，私にはあった．そして，その経験から得た知見の検証を行うことで，「乳房外 Paget 病が，皮疹のない所にも腫瘍が存在する」というお化け的な存在であるという考え方は，科学的根拠に乏しく，正しくないことを我々は述べてきたし，この書でも中心の問題とする．さらに，腫瘍境界線を明瞭にすることによって，乳房外 Paget 病の素顔の色々の面を見ることができた．そして，その素顔をじっくりと観察すると，乳房外 Paget 病の今までに知られていない性状が見えてきた．本書は，これらを集大成したものである．

　すべては丁寧な"皮膚の観察から"始まる．乳房外 Paget 病を扱うにあたって，生検で診断し，何 cm のマージンで切除するというマニュアル化された診断治療をひたすら反復しているだけでは，よりよい診療への道はなにも生まれてこない．

　私は，無農薬・無肥料の自然農法を取り戻した木村秋則さんを心より尊敬している．農薬で家族が健康を害したことをきっかけに 1978 年から無農薬・無肥料の栽培を模索し，10 年近く収穫がゼロに

脚注

[*1] セレンディピティー【serendipity】：求めずして思わぬ発見をする能力．思いがけないものの発見．運よく発見したもの．イギリスの作家ホレス＝ウォルポール（1717～97 年）の造語．ウォルポール作の寓話「The Three Princes of Serendip」（1754 年）の主人公にこのような発見の能力があったことによる．Serendip はセイロン（現，スリランカ）の旧称．

なるなど苦難の道を歩みながら，ついに完全無農薬・無肥料のリンゴ栽培を取り戻すことができた人である．木村秋則さんが確立させた無農薬・無肥料の自然農法との出会いも，serendipity 的出会いであると，私は考える．彼も，著書「リンゴが教えてくれたこと」[3]のなかで，「すべては土などの観察から始まる」こと，物事をじっくりと観察し続けていることの大切さを，教えてくれている．

乳房外 Paget 病の素顔に出会うと，そこから，乳房外 Paget 病への興味がますます大きくなっていくことは間違いない．その意味で，これから乳房外 Paget 病を扱っていく臨床医，そして乳房外 Paget 病の研究を行う人々が，その素顔を観察できるようになるために，この本が役立つことを願っている．

I-2　乳房外 Paget 病の素顔に出会う

1972 年 筆者が大学皮膚科入局時，手術治療班があり，数人のメンバーが皮膚疾患の手術治療を担当していた．筆者も早速にその一員となり，それからの 15 年間に乳房外 Paget 病を約 60 例経験した．その後，1987 年 4 月からの約 20 年間に，兵庫県立成人病センター(2007年に兵庫県立がんセンターに名称変更)で約 200 症例を経験した．同施設では 2013 年 3 月の時点で，320 例を扱っているが，これらの症例からの経験も含めて，目で見るアトラス形式で，分かりやすくこの著書を展開していきたい．

a. 1 cm 切除から 3 cm 切除へ

大学皮膚科では，乳房外 Paget 病症例の扱い上，2 つの問題点に気づいていた．その 1 つは切除後に再発がよくみられること，もう 1 つは浸潤癌化すると全例が原病死することである．これらのことは，既に一般によくいわれており，私も追体験しただけのことである．

乳房外 Paget 病は，当時の神戸大学皮膚科では腫瘍周囲約 1 cm 外側で切除が行われていた．だが私が主治医になった 3 例のうち 2 例までが局所再発した．そのうちの 1 例の女性外陰部症例では，再発を 3 回繰り返し，10 年後に 80 歳になって 3 度目の手術が行われた（図 I-1-ⓐ，ⓑ）．

局所再発を防ぐためには，やはり広範囲切除が必要であると考え直し，3 度目の手術には，腫瘍の辺縁 3 cm 切除法を取り入れた（図 I-1-ⓒ）．残念ながら以前に植皮した部分もほとんど切除範囲に含まれてしまった．肛門では肛門括約筋を残して直腸粘膜中枢側 3 cm まで切除した（図 I-1-ⓓ）．その後，人工肛門は閉鎖したが，再開通した肛門が狭小化し肛門機能が回復するのに 6 か月以上かかった（図 I-1-ⓔ）．

この症例では，初診から十数年の経過をみたが，幸い *in situ* 病変のまま経過したので，生命予後的には問題はなかった．しかし，周辺表皮内に再発拡大した病巣を根治するための複数回の広範囲切除を行うことになった．再発すると病巣の面積がより広くなり，女性では粘膜側に及ぶとさらに手術的扱いが困難になる．治療に当たる医療者側の苦労は仕方ないとしても，再三に及ぶ手術は，患者に手術部位の身体的苦痛，術後の長期の安静期間，外観の悪さ，機能の低下，経費などさまざまな面で影響し，患者の負担はまことに大きい．

この症例のように腫瘍周囲の 1 cm 切除法では局所再発が多かった．そして私も，「乳房外 Paget 病の切除範囲は腫瘍外側 3 cm」と治療方針を変更した．その効あり，それ以降は局所再発を認めなくなった．広範囲切除の必要性を再認識したのである[4]．これらの一連の個人的経験は，諸先輩が当時既に教

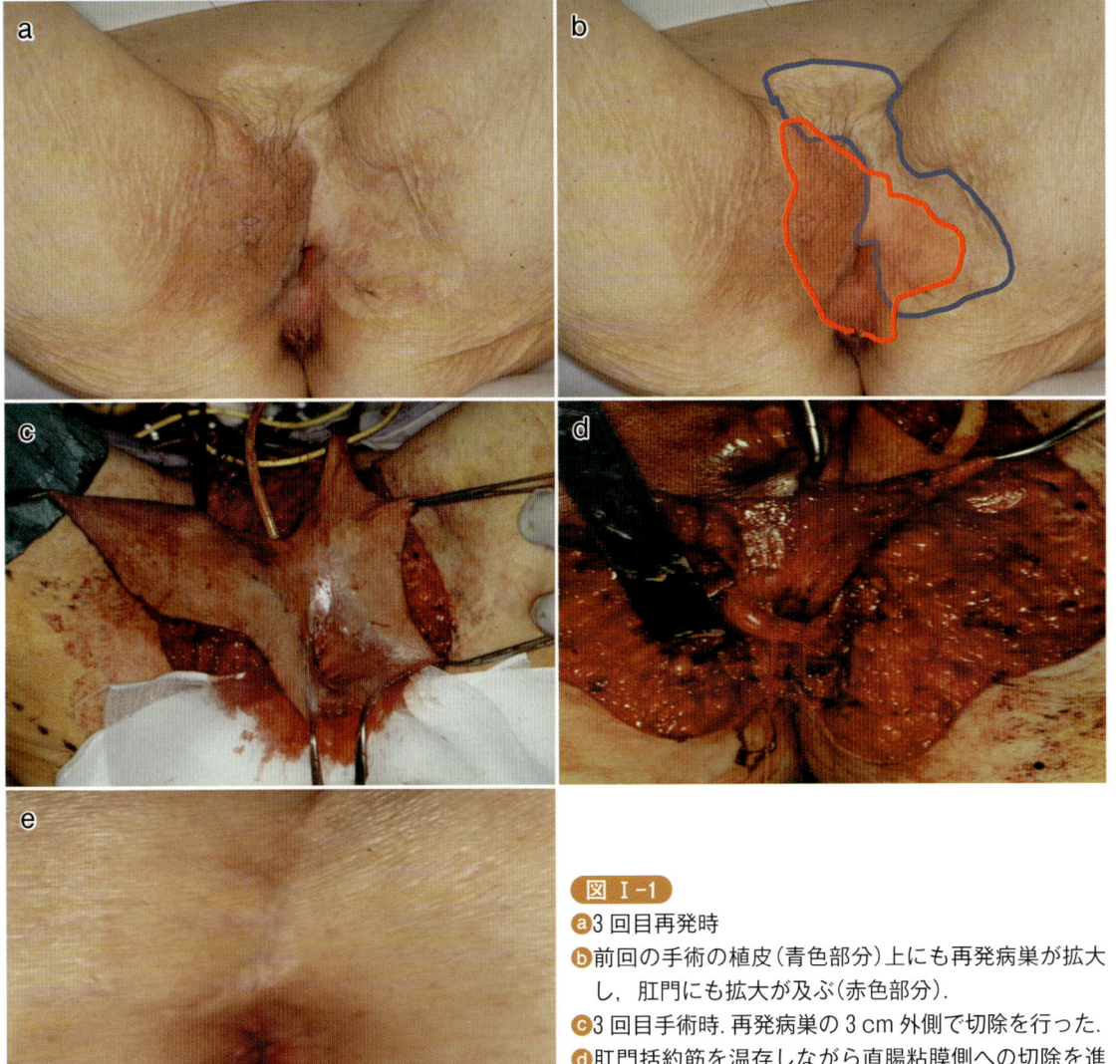

図 I-1
ⓐ 3回目再発時
ⓑ 前回の手術の植皮（青色部分）上にも再発病巣が拡大し，肛門にも拡大が及ぶ（赤色部分）．
ⓒ 3回目手術時．再発病巣の3cm外側で切除を行った．
ⓓ 肛門括約筋を温存しながら直腸粘膜側への切除を進めた（リング状に肛門外括約筋がみられる）．
ⓔ 術後に肛門の機能は保たれているが，肛門の狭窄を生じた．

科書などのなかで述べている考え方にやっと到達したにすぎなかった．

腫瘍縁から3cmで切除を行うと，例えば図I-2の男性症例のような切除範囲デザインになる（図I-2-ⓐ）．陰嚢全域を含め，下腹部，大腿にも広い範囲の修復術が必要となる（図I-2-ⓑ）．

しかし，ここに挙げたこれらの臨床記録には，そのあと約20年たった現在の私の目から見ると，手術前に腫瘍の境界線を明らかに描出できていたのかどうか疑わしいと感じている．少なくとも図I-2の症例の臨床写真を振り返ってみて気づくのは，腫瘍の境界線は決して丁寧に描かれていないのである．少なくとも20年前は，手術前の局所の軟膏ケアは上手ではなく，腫瘍の境界線も十分に明らかにされていないし，あるいは腫瘍の境界線が重要であるという認識が不十分であった．

b. 3cm切除から1cm切除へ

その後は，局所再発を見ることはなかったので，3cm切除法は必要十分な治療法と確信していた．少なくとも過剰治療であるとは思わなかった．ところが1991年に，「過剰治療」を気づかせる，ser-

I．乳房外 Paget 病と serendipity の世界

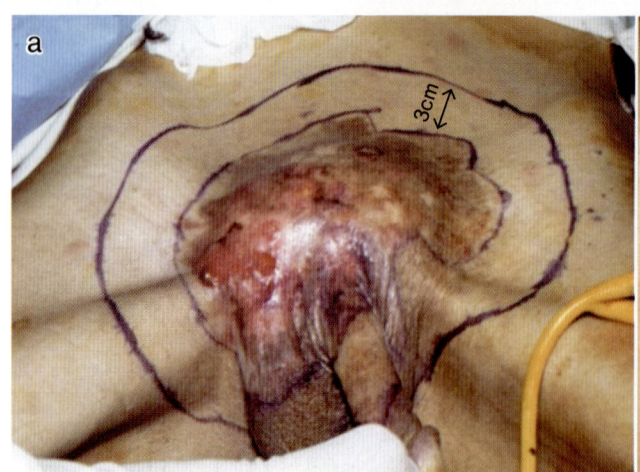
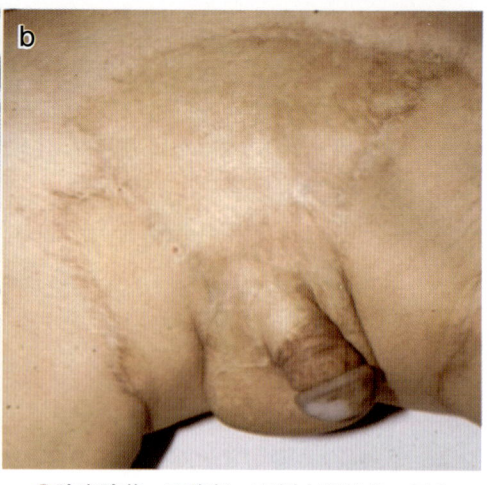

ⓐ 腫瘍縁から3cmに切除予定線をデザインしている．ただし，腫瘍辺縁の把握のラインは大雑把である．

ⓑ 陰嚢陰茎，下腹部，両側大腿部を，デルマトーム4枚分の遊離植皮で修復した．

図Ⅰ-2

endipity 的出会いと後で位置づけた症例に遭遇した（図Ⅰ-3）．

　この症例は，股関節炎後の股関節硬直のために開脚できないという問題を抱えていた．そのため通常の診察すら十分にできない．体位的な理由で手術治療が困難なことは明らかであった．病巣は左大腿から鼠径に向かって屈側に深く彎入し，一方，肛門縁にも及んでいた（図Ⅰ-3-ⓐ）．広い範囲に及んだ皮疹は全体に糜爛し，腫瘍の境界は不明瞭であった．カンジダが検出されたので抗真菌剤を外用した．そのあとステロイド軟膏を下塗りし，ポリエチレン含有軟膏を上塗りする方法で，1か月間かけて間擦性皮膚炎の治療を十分にした．このようにして二次修飾を消褪させることで，糜爛は乾燥化し，腫瘍の境界線全体が明らかになった．すると，腫瘍範囲は当初の判断よりも小さいことが把握できた．

　しかし，両股関節を開脚させられないため，鼠径部から陰嚢大腿境界部で二つ折れになっている部分の腫瘍の切除と，広い範囲の遊離植皮の施行には困難を覚えた．

　そこでこの症例を，例外的に扱うことにした．つまり，この症例に限って，腫瘍の縮小切除を自らに許し，腫瘍外側1cmで切除することにした（図Ⅰ-3-ⓑ）．

　この臨床写真が，20年前の症例として提示した臨床写真（図Ⅰ-2-ⓐ）と異なるのは，腫瘍の境界線を丁寧に捉え，丁寧に描かれていることである．20年たつなかで，皮疹部の術前の皮膚ケアが上手になったようである．

　この症例では実際，腫瘍切除と植皮にはたいへん苦労した．しかも1cmマージンであるから取り残しの部分があるかもしれない，再発するかもしれないという責任を感じていた．全摘出した病理標本を通常以上に熱心に検討した．どの部分に再発する危険性があるのかを丹念に確認するためである．図Ⅰ-3-ⓒ，ⓓは表皮内のPaget細胞が病理組織学的に存在する境界線を示す．Paget細胞が認められなくなった点から外側へ，つまり標本の端に至るまで観察した．そしてmicro-oculometerで計測すると，Paget細胞のみられない部分から標本の端まで，約1cmの距離があることが分かった（図Ⅰ-3-ⓒ，ⓓ）．そして，その部分にはPaget細胞は一つも認めなかった．そのことは，切除された腫瘍標本から辺縁部に向かって放射状に短冊切りして得られたすべての病理標本で，確認された．

　この症例の病理標本を検討し終え，再発の心配はないと確信できた．そして，そのとき「おや？」と気づいた．この症例ではマージン1cm切除にもかかわらず，標本内にはその1cmの範囲が完全にPaget細胞フリーの部分として観察できた．少なくともこの症例では，臨床的腫瘍境界線は病理学的腫瘍境界線と一致を示したことに気づいた．

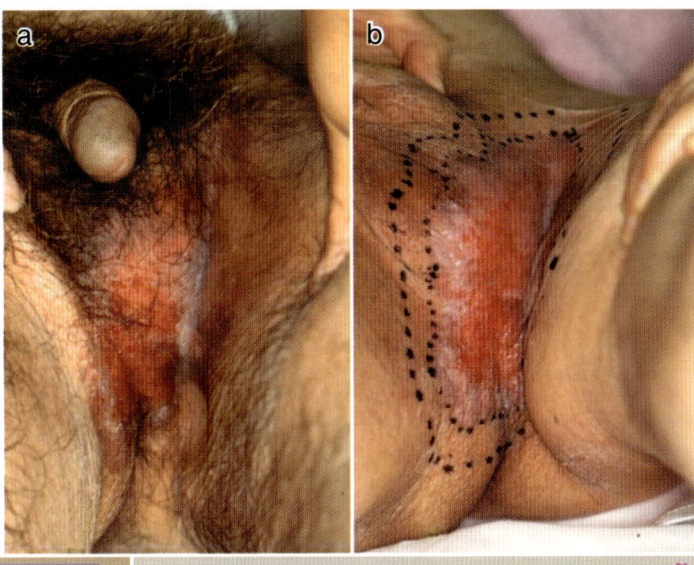

図 I-3
ⓐ 初診時，関節硬直のため鼠径内側が観察できない．力いっぱい大腿部を押し広げると，糜爛性紅斑は左鼠径境界から大腿部に広く及んでいる．
ⓑ 手術日，力いっぱい大腿部を押し広げると，やっと腫瘍縁と1cm外側の切除予定ラインが顔を出す．
ⓒ Paget 細胞の存在する境目を示す．その境目から外側1cmの範囲にPaget細胞フリーの部分がある．
ⓓ c 図の拡大

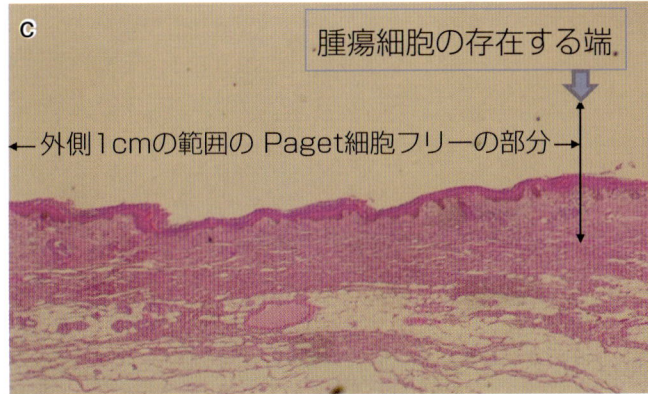
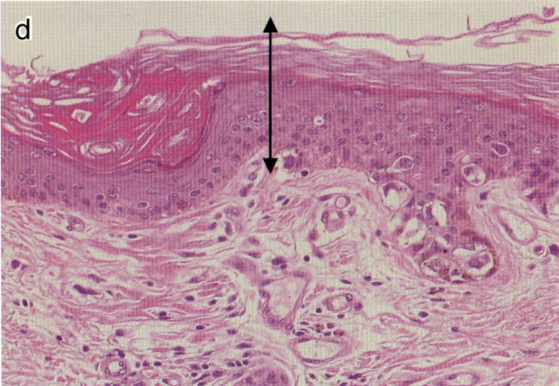

　すなわち，この症例では「丁寧に皮膚症状を観察して印をつけた臨床的腫瘍の境界線が，病理学的にも腫瘍細胞の存在する境界線である」と断言できたのである．
　これが，以後の"新しい"1cm切除法のスタートとなったserendipity的出会いの症例である．

 I-3　乳房外 Paget 病の腫瘍境界は，臨床と病理組織像が一致する

a．従来の考え方に挑戦をする

　前述したように，ある一つの症例で，皮疹の境界明瞭な乳房外Paget病では「臨床的な腫瘍境界線は，病理組織学的にも腫瘍細胞の存在する境界である」という結論を得た．これは，従来の教科書，例えばLeverをはじめ，多くの皮膚科，皮膚病理の教科書で述べられてきた，そして現在でも記載されている「肉眼的に皮疹のない部分にも，腫瘍細胞は存在する」という考え方とは，異なることである．
　このパラドックスをいかに解決すればよいのか？
　ここで，乳房外Paget病の原発疹に対するこの新しい考え方(？)，すなわち「乳房外Paget病の臨床的に明瞭な腫瘍境界線は，病理組織学的にも腫瘍境界である」という考え方の検証を行う．
　3つの面から検証を行う．

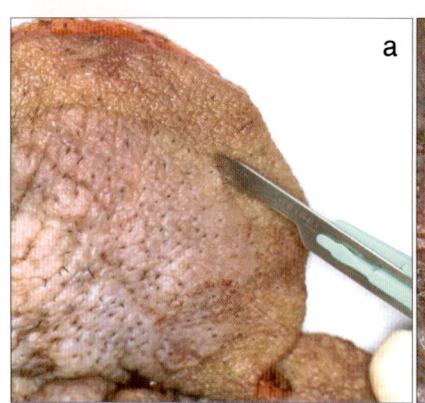
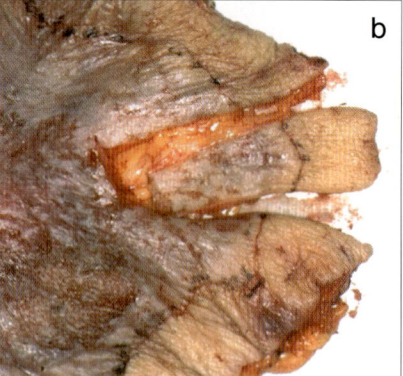
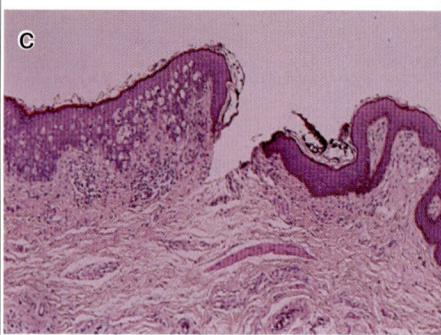
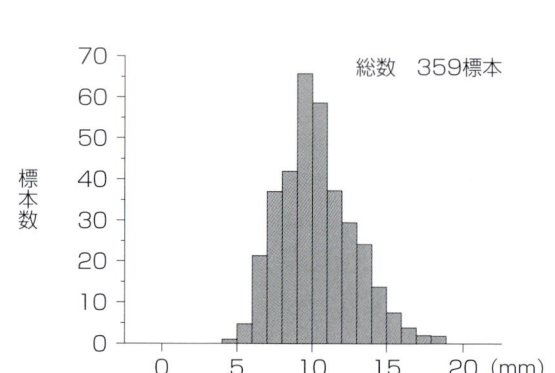

図 I-4

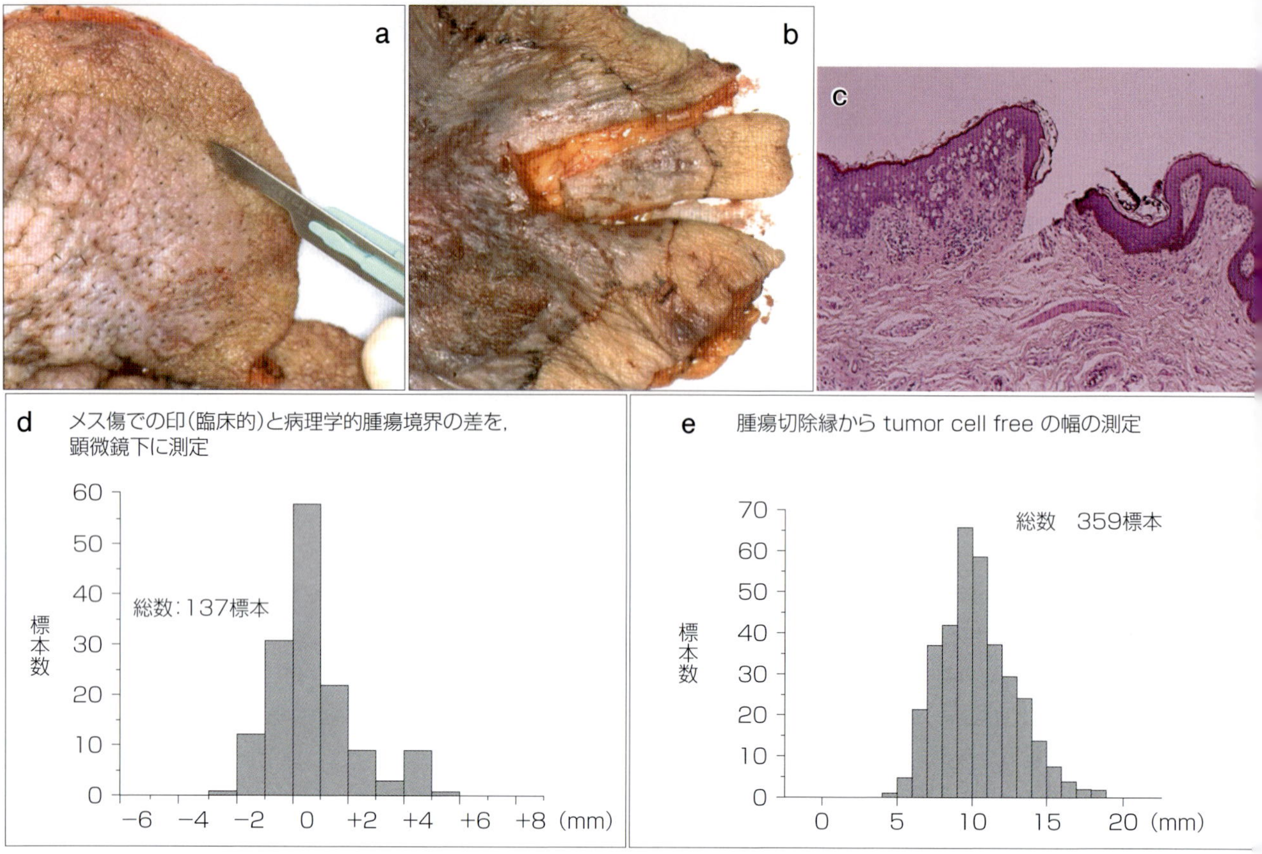

ⓐ 肉眼的に見えている臨床的腫瘍境界線に沿って，浅いメス傷を付ける．
ⓑ そのメス傷と直角の方向，つまり放射状に細切して標本を作成する．
ⓒ メス傷は病理標本で確認できる．この臨床的な腫瘍境界線が，病理組織学的な腫瘍境界と何 mm ずれているかを測定する．
ⓓ HE 染色標本で，メス傷が Paget 細胞の存在する点と全く一致している場合は，誤差は 0 mm である．その結果，検討した標本の 95.6% が，2 mm 以内の誤差でメス傷と一致した．
ⓔ 腫瘍切除縁から tumor cell free の幅の測定

第一番目の検証：境界にメス傷を入れて鏡検する

　手術的に切除した腫瘍標本を，板の上で平らに伸ばして，元の臨床の形に整える．そして，切除標本上で肉眼的に見えている腫瘍境界線（臨床的腫瘍境界線）に沿って，15 番メスで浅い（表皮から浅い真皮程度の）切開線，つまりメス傷を付ける（図 I-4-ⓐ）．続いて，そのメス傷と直角の方向，つまり放射状に細切して標本を作成する（図 I-4-ⓑ）．

　次に顕微鏡的に，HE 標本でメス傷を確認する．そして，メス傷が病理組織上での腫瘍境界点にうまく一致しているかどうかを観察する．量的に解析するため，メス傷と病理標本上の腫瘍境界とのずれを，マイクロオクロメーターで測定する．全く一致している場合の誤差を 0 mm とする（図 I-4-ⓒ）．臨床的に腫瘍辺縁としたメス傷より外側，すなわち正常皮膚と考えていた側に，病理組織学的に腫瘍細胞があれば，プラス（＋）何 mm まで存在するかを，＋1 mm，＋2 mm，＋3 mm などと記録する．プラス（＋）のときは，臨床で肉眼的に見えていない所にも Paget 細胞があったことになる．

　もし，臨床的に腫瘍辺縁としたメス傷よりも腫瘍内側方向，つまり腫瘍があると考えている部分内に，正常表皮部分が続いて存在していたならば，メス傷からのその幅をマイナス（－）何 mm とし，－1 mm，－2 mm，－3 mm などと記録する．マイナス（－）のときは，肉眼的に腫瘍と考えた範囲内に

正常の皮膚部分も含まれていたことになり，実際よりも腫瘍縁をより外側に考えていたことになる．

総数137標本で測定した結果は，58標本が0 mm，52標本が±1 mm，21標本が±2 mmであった．つまり肉眼的・臨床的な腫瘍境界線としたメス傷の位置は，95.6%の標本で，2 mm以内の誤差で病理学的腫瘍境界と一致することが示された（図Ⅰ-4-ⓓ）．

第二番目の検証：切除した安全マージンを病理標本で計測する

同様に放射状に切り出した術後標本で，tumor cell freeの上皮の幅が本当に1 cmあるのかを検証する．

肉眼的（臨床的）腫瘍境界線の外側1 cmの幅で切除後，固定・HE染色された359標本で検討した．その結果，1 cm（10 mm）を中心として，66.6%の標本で10±2 mmのtumor cell freeの幅が保たれており，95.5%で10±5 mmの範囲のtumor cell freeの幅が得られた（図Ⅰ-4-ⓔ）．

第三番目の検証：1 cm切除後の経過観察で再発を検討する

それらの症例の局所再発の有無を評価するためには年数を要する．しかし，最も重要な検証である．ここでは，1988〜2004年に初診し，臨床的な腫瘍境界線より1 cm外側で切除した症例で，5年以上経過観察した95症例を評価した．その結果，その全例で切除縁からの局所再発を認めていない．

b. 従来とは異なる新しい考え方

これらの3つの検証の結果，以下の重要な結論が得られる．
「肉眼的に腫瘍境界が明瞭な乳房外Paget病では，臨床的腫瘍境界線と病理組織学的腫瘍境界点が一致する」．それゆえ，これまで教科書でいわれてきたような広範囲切除を，すべての乳房外Paget病に一律に行うことは，過剰治療であることになる．そして，「病巣が境界明瞭である乳房外Paget病では，腫瘍縁から1 cm外側の切除は，腫瘍の切除法として必要十分である」[5]．

c. 乳房外Paget病の素顔に出会う準備のポイントは術前ケアにあり

筆者は，大学皮膚科に入局当時（1972年〜）は1 cmの切除法を行っていたが，その後（1980年頃〜）再発を経験するなかで，3 cm切除法が必要と考え方を変更した．しかし再び（1988年〜）全く同じ口舌で，1 cm切除法で必要十分であると主張する．

入局当時の約1 cmの切除法では再発を経験し，1988年以降に再び取り入れた1 cm切除法では再発を経験しなくなった．その間で何が異なっているのかといえば，術前の局所の皮膚のケアの差である．皮膚科の臨床経験の少ない入局当時は，乳房外Paget病の術前の局所の皮膚のケアも下手であったが，更にもっと大きな相違は，腫瘍境界線をきれいにすることの重要性を全く意識していなかったことである．

今までは，他の施設でもこうした術前ケアを，重視していた形跡はない．我々の考え方の発表後[6)7)]，この考え方が受け入れ始められるまでには10年以上かかった．しかし幸いなことに，徐々に受け入れられている．そして，本症のレビュー記事にも記載されるようになったことは，乳房外Paget病の臨床の新しい進歩である．往時のように，術前の病巣部のケアをおろそかにしたままの臨床像を提示すれば，これからは，顰蹙を買うことになるだろう．

ここからは，教科書的に記載されているような「乳房外Paget病の皮疹は境界明瞭である」はずの状態に，いかに近づけるかが，知りたいテーマである．

「腫瘍境界線が明らかになるまでは手術日を予定決定しない」というくらいに術前に納得いくまで，皮膚のケアを行うことを勧めたい．第Ⅲ章に，その詳細を記載する．

文 献

1) Bernhard M. Schmid：道のむこう，ピエ・ブックス，2002.
2) 阿刀田高：ユーモア革命，文春新書，2001.
3) 木村秋則：「リンゴが教えてくれたこと」日経プレミアムシリーズ046，日本経済新聞出版社，2009.
4) 熊野公子：外陰部 Paget 病の経験．日形会誌 2(4)：698-700, 1982.
5) Murata Y：Extramammary Paget's disease of the genitalia with clinically clear margins can be adequately resected with 1 cm margin. Eur J Dermatol 15：168-170, 2005.
6) 熊野公子：外陰部 Paget 病における 1 cm 切除ラインの試み．日皮会誌 105：450, 1995.
7) 熊野公子：治療困難な Paget 病の治療はやはり困難？．Skin Cancer 11：34-41, 1996.

カラーアトラス 乳房外 Paget 病―その素顔―

II．乳房外 Paget 病の興味深い基礎知識

 II-1 Sir James Paget の生涯[1)～3)]

a. Sir James Paget は，今も，生きる"先生"

"Paget" という呼称は，乳房外 Paget 病を扱う我々には，なくてはならない身近な存在感がある．しかし，Sir James Paget に関して知っている人は多分いないのではないだろうか？

ここで，Sir James Paget の生涯を記したのには，大きな理由がある．それは Sir James Paget は，すべての物事に積極的に興味を持ち続けたゆえに，発見・発明を多くなしえたことを知ってほしいからである．皮膚科領域では，例えば，amelanotic melanoma の最初の記載をしたのも Sir James Paget である．Sir James Paget の生涯を知ることで，乳房 Paget 病・乳房外 Paget 病に限らず，我々にとって Sir James Paget は，今も，生きる"先生"になるかもしれない．

b. Sir James Paget の生涯（図 II-1）

James Paget は 1814 年 1 月 11 日に，イングランド東部地域の Norfolk 州にある海岸沿いの町 Great Yarmouth で生まれた．父 Samuel Paget は商才に長けたビール醸造業者・海運業者であり，Yarmouth の代表的な商人として 1817 年に市長になり財産も人望もあった．母 Sarah はしっかり者で，絵画を得意とした．子どもたちには成人した後にも，美しい文字で家庭の様子を手紙に書き送っていた．Paget は，ロンドンで独り暮らしのとき，この手紙をいかに楽しみにしていたかを述べている．夫婦は 17 人の子をもうけたが，成人したのは 9 人であった．12 人目の子が彼，James Paget である．

彼は学校卒業後は海軍に進むはずであったが，父 Samuel の家業が零落し始めたため，この将来計画は中止となり，16 歳のときに医療関係に進むことに変更された．そして，Paget 家の家庭医 Costerton 医師の下で 5 年間の徒弟修行を行い，基本的な技術や知識を身に付けた．同時に，骨や内臓の標本を注意深く観察することを教わった．また，医師ごとに治療方法が異なる現実を目の当たりにし，彼は科学に関する著述を読み漁った．

一方，余暇には熱心に植物の研究を行い，東 Norfolk の動物・植物の収集をした．この修業時代の最後に，「Sketch of the Natural History of Yarmouth and its Neighbourhood」という著書を兄 Charles と共著出版した．実は Yarmouth 地域にはいく

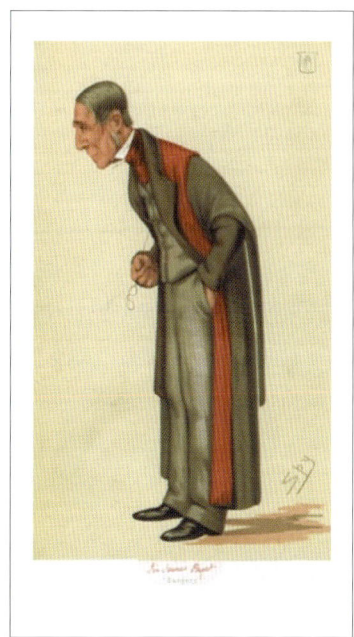

図 II-1　Sir James Paget
（Wikipedia からダウンロードしたものです）

II．乳房外 Paget 病の興味深い基礎知識　9

つもの貴重で珍しい動植物種が生息していたので，この著書は貴重なものとなり，後に彼は Charles Darwin とも親交を持つことになる．

　1834 年(20 歳)，彼はロンドンの St. Bartholomew 病院の学徒になった．ロンドンで迎えてくれたのは，後日にケンブリッジ大学の物理学教授になり，ナイト・コマンダー・バス勲章の叙勲者にもなった兄の George である．凋落した父に代わって，兄 George は彼の入学金を支払ってくれた．ここで彼は journal club のことを最初に文書に書き残したことでも有名である．その文書には，「病院の近くにあるパン屋の 2 階の小さな部屋で，ゆっくりと座ってジャーナルを読んだ」と書かれている．彼は自分で道を切り開いていくしかなかったなかで，むしろ多く獲得し，1835 年(21 歳)と翌 1836 年(22 歳)に，内科，外科，化学，そして植物学に関する各種の賞を総嘗めにした．まず彼は，旋毛虫病の病原体 Trichina spiralis を発見した．これは感染した豚の肉を食べることでヒトの筋肉に感染・寄生する．彼は，この発見を回想し，「解剖の部屋にいたものは全員―教官も含め―筋肉のなかの白い小さな斑点を目にはしていた．しかし，それをじっと深く観察したのは多分私一人であった」と述べている．

　1836 年(22 歳)，彼は Royal College of Surgeons(英国外科医師会)の試験に合格し，医療活動の免許を得た．その後の 7 年間はロンドンで貧乏な下宿生活を過ごした．22 歳で病院博物館の学芸員となり，医学誌に投稿したり，487 ページにわたる病理標本のカタログを作成した．

　1843 年(29 歳)，彼は St. Bartholomew 病院で，顕微鏡的解剖学と生理学の講義を担当した．彼の生理学講義は大評判となり，当時かなり落ち目であった St. Bartholomew 病院の名声を一躍高めた．そして，当時同病院に創設されたばかりの大学(St. Bartholomew's Hospital Medical College)の初代学長になった．

　1844 年(30 歳)，彼は Rev. Henry North の末娘の Lydia と結婚した．1847 年には同病院の assistant-surgeon となり，また Royal College of Surgeons の教授を 6 年間務め，外科病理学の講義を行った．この講義の初版本が 1853 年(39 歳)に「Lectures on Surgical Pathology」として出版された．これが彼の最も重要な著書である．37 歳時には，王立協会(Royal Society)の特別会員に選ばれ，偉大な生理学者かつ病理学者として高名になっていた．生理学では，彼は多く論文の読破と，絶え間ない研究，殊に顕微鏡を用いた研究は，その時代の最先端のレベルにあった．それゆえ，Robert Owen は 1851 年に，Paget を「ヨーロッパで最初の生理学者」と呼んだ．

　病理学の分野でも重要な業績を残した．彼は病理学の席を継いだ．これは 1793 年に John Hunter(1728～93 年)が亡くなった後，長期間空席であったものだ．Hunter の教えは偉大ではあったが，その頃はまだ近代的な顕微鏡はない時代だった．Paget は Hunter の教えを引き継ぎつつ，かつ現在の病理学，細菌学につなげる役割を果たした．医学のあらゆる分野に，そして特に腫瘍病理学で，顕微鏡所見に基づいた病理学を創設したことが，彼の最も偉大な業績である．イギリスの Sir James Paget とドイツの Rudolf Virchow は正に現代の病理学の創始者の双璧である．Paget は「Lectures on Surgical Pathology」を，Virchow は「Cellularpathologie」を著している．

　しかし Paget がこうした偉業に至るまでには長い歳月がかかった．それは父親の負債を肩代わりし，それを完済するのに 14 年間も困窮生活をしたからである．業績が認められるのに，Paget ほど時間のかかった人もいないといわれる．

　1851 年(37 歳)，ロンドンの Cavendish Square 近くで開業し，その数年後には，今度は医師としても最高の栄誉に輝いた．つまり，1854 年，1855 年，そして 1858 年に彼は Victoria 女王の特別外科医に指名された．そして，1863 年(49 歳)にはイギリス皇太子(Prince of Wales)の直接外科主治医となっ

た．この頃，彼は毎日 17 時間以上働いた．多くの症例が，特に腫瘍疾患，骨関節疾患，そして外科的な症状のある神経疾患の最終判断を求めて彼に紹介されたからである．そして 1870 年（56 歳）には，スウェーデン王立科学アカデミーの外国人メンバーに選ばれた．

　1871 年（57 歳）に Knight の称号を得た．1874 年（60 歳）には，ケンブリッジ大学の名誉学位を受け，1875 年（61 歳）には，Royal College of Surgeons の会長となった．そして多くの演説や講演を依頼された．Hunterian Society での講演の聴衆の一人であった William Gladstone（後のイギリス首相）は，「（古代ギリシャ，アテネの高名な弁論家の）デモステネスでも Paget ほどには雄弁ではなかっただろう」と賞した．

　1881 年（67 歳）に Paget はロンドンで開催された International Medical Congress の会頭を務めた．1883 年（69 歳）にはロンドン大学の副学長に任命された．1886 年（72 歳）に Great Yarmouth General Hospital を開院した．この施設は現在は James Paget University Hospital の名で活動している．1899 年 12 月 30 日，85 歳で Sir James Paget はロンドンで亡くなった．

　彼は，彼の名前を冠されている，乳房 Paget 病，また骨 Paget 病（osteitis deformans）を発見した．現在知られている osteitis deformans のすべての臨床像を記載し，osteochondritis dessicans を世界で最初に記載した．

　手関節の部分で正中神経が圧迫されることを最初に認識したのは Paget であるが，このことが証明されたのは 20 世紀になってからである．乳房 Paget 病のほかに，乳房外 Paget 病，腋窩静脈の血栓症，腹壁の筋肉（特に腹直筋）の線維肉腫（Paget's recurrent fibroid），そして再発性の膿瘍（Paget's residual abscesses）でも名を残している．Paget は他のどの有名な外科医よりも科学的な実践を行った．また率先して新しい治療法を実行した．彼はそれまで四肢切断をされていた myeloid sarcoma において，腫瘍部分の切除を行うことを最初に実行した．褥瘡患者に water bed を最初に用いたのも，Paget である．

　19 世紀という時代に Paget は，女性も医師になるべきという理想を支持した．1850 年に Elizabeth Blackwell[4] が Bartholomew 病院に入学した．彼女はイギリスで女性最初の医学学位取得者であるが，これを許可したのが当時の学長 Paget であった[5]．

　Sir James Paget は人を説得する能力が豊かで，その当時の最も注意深く，そして最も楽しい話し手であった．彼は自然で気取らない喜び方を持っていた．また，音楽を愛した．彼は仕事から遊びに素早く上手に転換できた．そして情に厚く，日常的な過労にもかかわらず活力に富んでいた．彼の明るい心の喜びは敬虔なキリスト教の宗教的信仰と密接に関係しており，また几帳面な道義心とも一致していた．彼は生涯を通じて，政治には無頓着であった．それは国家的な政治でも医学畑の政治でもそうであった．彼の求めたものは天職における科学と実践の一致であった．彼は Charles Darwin，そして Thomas Henry Huxley と親交があった．

II-2 乳房外 Paget 病の発生数

a. 乳房外 Paget 病の発生数の把握

　乳房外 Paget 病は，皮膚悪性腫瘍のなかでは 6 番目の発生頻度とされるが（図 II-2），乳房外 Paget 病の発生頻度については，稀としか記載されておらず，唯一の報告は，オランダの癌登録記録のなか

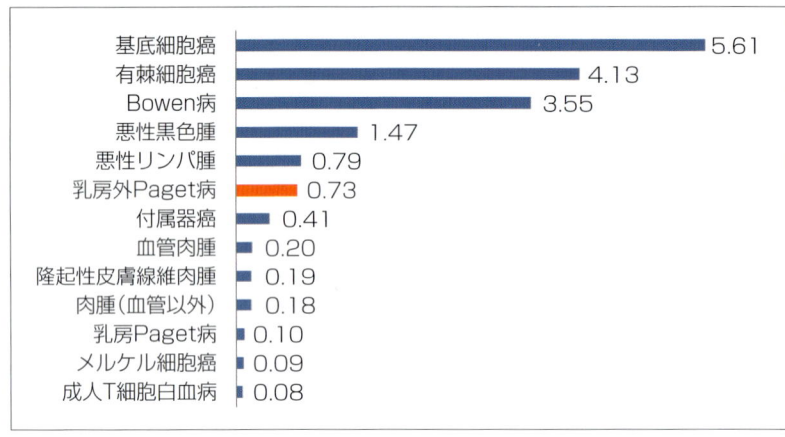

図Ⅱ-2
兵庫県の人口10万当たりの皮膚悪性腫瘍の頻度（日光角化症は除外）

で，乳房外 Paget 病は1年間に人口10万に対し0.11人の頻度であるというものである[6].

筆者らは数年にわたって兵庫県内の皮膚悪性腫瘍の調査を行っているが，その結果，2010年時点の乳房外 Paget 病の数は人口10万当たり0.73人である．

他の報告としては，日本皮膚外科学会のグループスタディや，皮膚悪性腫瘍学会の集計データがあるが，いずれもアンケートに参加した施設のデータを持ち寄ったものであり，一般人口ベースの統計ではない．このため，これらのデータは発生頻度の推計には用いることができない．

以上からは，本邦の乳房外 Paget 病の発生頻度を類推できるのは，我々の兵庫県での集計が最もよいと思われる．そして，前記のオランダからの報告と比べると，我が国では乳房外 Paget 病の発生頻度が高いようである．

b. 我が国の主要施設における乳房外 Paget 病の症例数

1990～2007年の18年間に，乳房外 Paget 病の扱い数に関する論文が22件なされている．大学15施設と一般病院7施設の計22施設である．そのデータから判断すると，扱い数が多い施設では1年間に平均4.4例/年，少ない施設では0.5例/年，平均では2.3例/年の症例が扱われたことになる．ほぼ同じ時期における自験例は，平均11.7例/年であり，例外的に多数の症例を扱っていたことが分かる．その経験から得た知識・考えを，この著書で役立てたいと考えている．

c. 乳房外 Paget 病は明らかに高齢で初診する

自験例の282例を対象に初診（受診）年齢をまとめる．34～95歳まで幅広く受診している．その割合は，30歳台3例（1%），40歳台5例（1.8%），50歳台55例（19.5%），60歳台66例（23.4%），70歳台101例（35.8%），80歳台47例（16.7%），90歳台5例（1.8%）である（図Ⅱ-3）．

男女別の受診年齢を区別してみると，男性は約70%が60歳台，70歳台に受診している．女性は60～80歳台に幅広くまたがっている（図Ⅱ-4）．女性は，男性より平均余命が高いことが関連するかもしれない．また，女性の80歳台の症例では症状の進行したものも多いことから，女性のほうが男性よりはさらに羞恥心が強いか，我慢強いのかもしれない．

図Ⅱ-5は，自験例での悪性黒色腫，有棘細胞癌，基底細胞癌および乳房外 Paget 病の受診年齢の症例数の分布を表している．悪性黒色腫は若い世代全体に分布しつつ60歳台にピークがある．一方，乳房外 Paget 病，有棘細胞癌，基底細胞癌は70歳台に峰がある．なかでも乳房外 Paget 病は70歳台に急峻なピークを持つのが特徴的である．

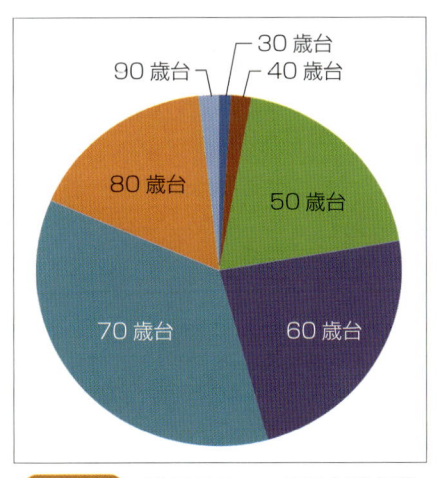

図 II-3　乳房外 Paget 病の初診年齢

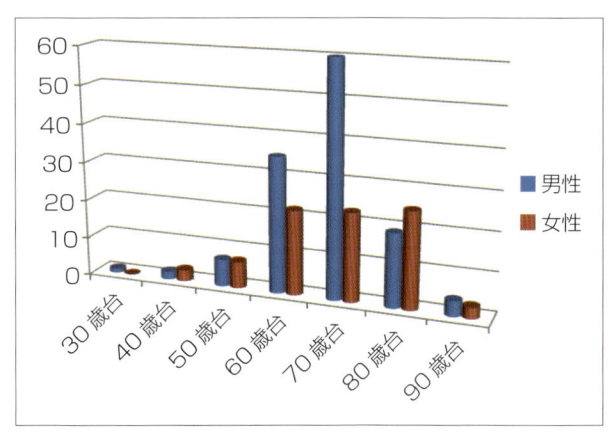

図 II-4　男女別の受診年齢

d. 我が国では乳房外 Paget 病は男性に多い？

我が国の 1990〜2007 年の間に報告された 22 施設の報告でも，いずれも男性に多い．1994 年の石原の統計では 2.3：1[7]，2010 年の日本皮膚外科学会が行っているグループスタディでは約 2：1[8]である．

他方，海外の報告では，我が国とは異なり女性に多いとされている[9]．海外での報告の多くは，婦人科領域からの，女性の vulvar extra-mammary Paget's disease の報告が多いためかもしれないが，我が国では婦人科領域の報告を含めても男性に多い[9]．海外では，古くは 1962 年，Helwig は Caucasian の 40 例のうち 23 例が女性，受診平均年齢は 62 歳であると報告している[10]．ヨーロッパでは，1989〜2001 年，オランダの統計では 12 年間に 223 例が登録されており，男性 87 例，女性

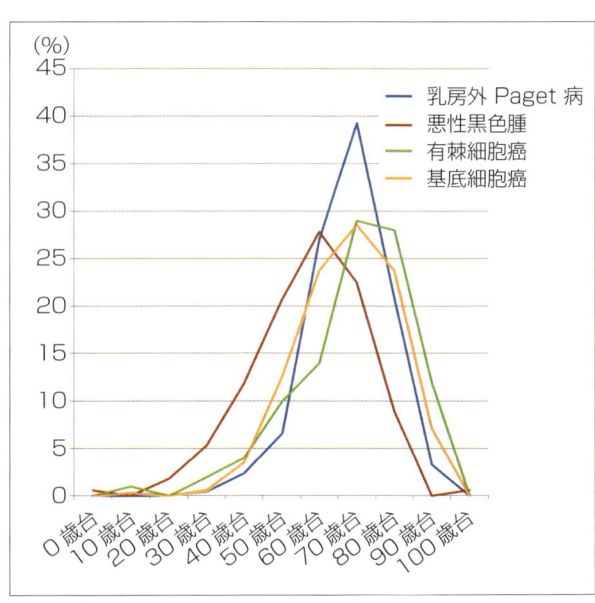

図 II-5　代表的な皮膚悪性腫瘍の受診年齢

136 例であり，明らかに女性に多い[6]．米国では，白人 5 人のうち男性 4 例，女性 1 例の報告[11]があるが，余りにも少数例の報告であるので比較しにくい．アジアでは韓国からの報告が 1 つあるが，28 例のうち女性は 1 例のみである[12]．中国では男性 41 例に対し，女性 7 例の集計がある[13]．西洋では女性が多く，東洋では男性が多い傾向がありそうである．

自験では，男性 171 例（53.6％），女性 148 例（46.4％）であり，男性に多い（1.2 倍）．しかし，3 つの時代（1987〜1995 年の 9 年間，1996〜2004 年の 9 年間，2005〜2012 年の 8 年間）で男女比が異なるかを検討した．その結果は，男性症例の割合は，3 つの期間で，51.6％（1.1 倍），56.6％（1.28 倍），51％（1.03 倍）であった．このように男女比はやや男性症例が多いが，最近はほぼ同数に近づいている．

e. 病悩期間は生命予後に影響を与えるのだろうか？

乳房外 Paget 病は，病悩期間が幾年にもわたることで知られている疾患である．10 年以上に及ぶことも稀ではない．その理由は，*in situ* の時期が長いこともあるが，一方，患者の把握自体が乏しいことも大きい．

しかし，病悩期間の聴取が可能な症例もあり，その病悩期間を半年以内，1年，5年，10年，10年以上に粗分類すると，半年以内が25例，約1年が37例，約5年が59例，約10年が19例，10年以上が2例であった（図Ⅱ-6）．

病悩期間を推測できた142例のうち，原病死した症例数を検討した．粗分類した病悩期間での原病死数は，半年以内4/25例

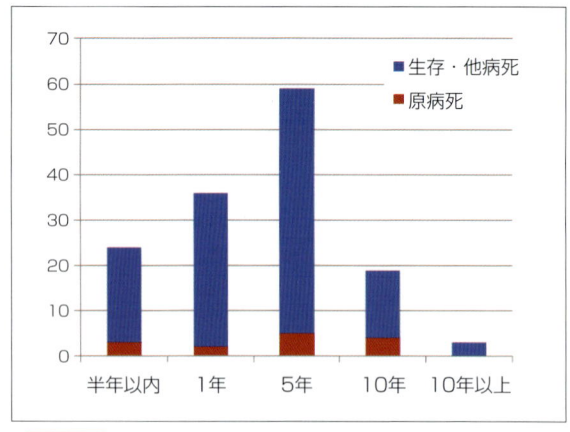

図Ⅱ-6　乳房外Paget病患者の病悩期間と原病死数

(16%)，1年2/37例(5%)，5年6/59例(10%)，10年5/19例(26%)，10年以上0/2例(0%)であった（図Ⅱ-6の赤い部分）．病悩期間が半年以内の症例で原病死率が高いのは，急性に進行する症例があるためかもしれない（しかし，臨床症状からみて，とても半年でできあがる症状といえないものが多く含まれているが）．病悩年数が1年，5年，10年の症例では，原病死率は5%，10%，26%であり，ここでは，順次原病死率は高くなる傾向を示している（図Ⅱ-6）[14)15)]．

「病悩期間が長いと予後が悪い」といいたいところだが，病悩期間は正確に把握できないという前提に立つと，結論も正確でないことになるので，ここでは検討した数値のみを記録しておくにとどめる．

Ⅱ-3　乳房外Paget病の家族内発生

乳房外Paget病の"家族内発生"例がときどき報告される．しかし，ほとんどは単一のcase reportで終わっている．ここでは，この問題を掘り下げて考える．

a. 乳房外Paget病の家族内発生の報告はどれくらいあるのか？

1973年のKuehnの報告した父子例が，世界最初である[16)]．我が国からは，1992[17)]～2000年までの9年間に7症例が，ほぼ毎年ごとに発表されている．その後は10年間に2症例と，ややペースダウンしている．いかにも"稀少例"reportの縮図を見る観がある．

b. 筆者は家族内発生を5例経験している

非常に稀な現象とされているが，筆者は乳房外Paget病の家族内発生の5症例を経験している．1症例は夫婦例なので別格としても[18)]，3例は兄弟例であり，1例は父息子例である[19)]．実は，我々はその4症例の，いずれも家族の片方の患者のみを扱った．そして，家族の他方の症例はそれぞれ他の施設（慶應義塾大学，岡山大学，県立奈良病院，神戸大学）で扱われた．

では，どのようにして，家族内発生が分かったのであろうか？

4例のうち1例は，父親が岡山で乳房外Paget病の手術を受けたため，自分も兵庫で当科を受診したものである．他の2例は，当科に受診した際に，「家族に同様症状で他院を受診あるいは治療されたものがいる」ことを述べた．通常ならこれらは聞き流されたか，あるいは記載はしてもそれ以上追求されはしなかっただろう．しかし，しつこい我々（筆者だけ？）はそれにとどまらず，それぞれの施設に問い合わせ，その家族例の臨床像，組織像まで提供いただいた．もちろん，その診断はいずれも正

しいものであり，この結果，我々は「乳房外 Paget 病の家族内発生は決して稀でない」こと，そして，「乳房外 Paget 病の患者においては，家族内同症の有無を徹底的に問診するべき」ことを確信した．

そして，最後の1例では，以下の経過で兄弟例が発見された．兄のほうがまず筆者の外来を初診した．乳房外 Paget 病と臨床診断したので，「この疾患は家族内発生の可能性がある」と注意を強く促した．その患者は早速に奈良県在住の弟に電話をかけ，外陰部に痒い皮膚症状はないかを尋ねた．弟は早速近くの皮膚科に初めて受診した．そして兄弟は同時に，それぞれ異なる施設で，乳房外 Paget 病と確定診断され手術治療を受けることになった．この1例は"prospective な家族歴"である．

乳房外 Paget 病の「家族内発生」は稀であるとされているが，しかしこのように，1人の医師が4症例に出会っている．これをどのように解釈するとよいのか．単に偶然なのか？ あるいは筆者がしつこいのか？ でなければ筆者のように，1990 年に第1例目に既に出会っているが，なかなか学会発表をしない医師が多いのか(学会発表したのは 2012 年である)？ などとあまり学問的でない考察を行うことになる．

c. 乳房外 Paget 病の家族内発生の発見の秘訣は？

このように家族内発生は，報告される数より実際にはもっと頻度高く発生している可能性がある．その発見秘訣の第1は，担当する各医師が「乳房外 Paget 病は家族内発生の可能性がある」という高い意識を持つことであり，第2は，その意識を持って，患者や患者家族に詳しい説明をすることである．疾患の好発部位や症状や煩悩期間や，誤診されやすいことを"しつこく""丁寧に"話すことである．第3は，可能性のある他院の患者の問い合わせをすることである．「面倒だ」「迷惑をかける」「単一施設からの発表にならない」などと言わず，連絡を取ってみることである．

自験例に限れば，220 例のうち3例(4例のうち1例は出張先の病院での症例であり，除外しておく)とすれば，家族内発生の頻度は 1.4％ となる．古い症例では家族歴の聴取が不十分だった可能性があるし，高齢初診者の親の状況は不正確極まりない(特に外陰部疾患については)ので，実際にはもう少し頻度は高いと思われる．乳癌では 5％ の頻度で家族性が議論されており，決して引けは取らないと思われる．

d. 家族内発生した乳房外 Paget 病は家族ごとに類似性がある

乳房外 Paget 病の家族内発生の 15 家族の症例のうち，10 症例は兄弟姉妹例であり，5 症例は親子例である．表Ⅱ-1 は 15 家族の一覧表である．表Ⅱ-1-ⓐ に親子例[16)19)~22)]，表Ⅱ-1-ⓑ に兄弟姉妹例[17)19)23)~28)] をまとめている．その表には受診年齢と皮疹の分布も表記した．

この臨床的に受診年齢と皮疹のパターンをみると，それぞれの家族内で類似性を認める．

(1) 受診年齢の類似性

受診年齢が家族内で類似する傾向があり検討を試みた．図Ⅱ-7 は親子例と兄弟姉妹例の家族それぞれの受診年齢を XY 軸に取ったものである．その結果，兄弟姉妹例では，綺麗な線上に並ぶことが分かる(図Ⅱ-7)．つまり兄弟姉妹例では，その受診年齢が似通っていることを示す．親子例では症例1(Kuehn)と症例5(父親と娘の差)は 22~3 年経て子どもが受診しているので，受診年齢が似通っている．また親子例のうち症例 2, 4, 5 では，親あるいは子の受診をきっかけに子または親が受診した症例であり，その年齢差は，31 歳，30 歳，24 歳(母親と娘の差)である．このように子は親よりも一世代若年よりに受診していることが図でも明らかである．これらの意味するところは，少なくとも家族性

表 Ⅱ-1

ⓐ 家族内発生した乳房外 Paget 病の親子例
（症例 5 は父が 65 歳時，母が 86 歳時，娘が 62 歳時に受診している．母と娘が同じ施設（虎の門病院）で同じ時期に受診しているとして，年齢差は母娘のものを示す）

症例	報告年／報告施設（報告者）	家族1／初診年齢	家族2／初診年齢	親子の初診年齢の差	皮疹の部位および病巣数
1	1973／(Kuehn)	父／66歳	息子／58歳	8年	父　右陰嚢，鼠径 子　右陰嚢
2	1996／京都大(西坊)	父／81歳	息子／50歳	31年	父　陰嚢基始部 子　陰嚢基始部
3	1998／虎の門(望月)	父／68歳	息子／47歳	21年	父　陰嚢 子　陰嚢
4	2012／(自験例2)	父／72歳	息子／42歳	30年	父　左陰嚢／単発 子　左右陰嚢／多発
5	2011／虎の門(大城)	(父／65歳(1987年)) 母／86歳	娘／62歳	24年	

ⓑ 家族内発生した乳房外 Paget 病の兄弟姉妹例

症例	報告年／報告施設（報告者）	家族1／初診年齢	家族2／初診年齢	初診年齢の差	皮疹の部位と数（家族1／家族2）
1	1992／三重大(坂元)	兄／57歳	弟／55歳	2年	陰嚢／陰嚢
2	1995／山形大(橋本)	兄／83歳	弟／72歳	11年	右陰茎基始部／左陰茎基始部
3	2005／滋賀大(柴田)	兄／83歳	弟／76歳	7年	外陰部／陰嚢
4	2012／(自験例1)	兄／65歳	弟／67歳	2年	右陰茎基始部／左陰茎基始部
5	2012／(自験例3)	兄／63歳	弟／69歳	6年	右陰嚢(推測)／右陰嚢
6	2012／(自験例4)	兄／77歳	弟／76歳	1年	陰嚢・下腹(多発5か所)／ 陰嚢・下腹(多発4か所以上)
7	1994／和歌山大(天野)	兄／59歳	妹／56歳	3年	陰嚢／大陰唇
8	1999／秋田大(Demitu)	兄／74歳	妹／66歳	8年	右恥骨／右恥骨
9	1999／鳥取大(Inoue)	姉／83歳	弟／83歳	0年	外陰部／陰嚢・陰茎
10	2007／佐賀大(米倉)	姉／85歳	弟／81歳	4年	恥骨・肛門／陰嚢・両腋窩

の乳房外 Paget 病においては，①発病は 40～50 歳台以前である，②それがある程度高齢化して親が診断された時点には子も既に発症している，ということである．これによって初めて，上記の年齢分布が説明できる．

(2) 皮疹のパターンの類似性

　兄弟姉妹例の 6 例（症例 1，2，4，5，6，8），親子例の 2 例（症例 2，3）は，外陰部の皮疹の分布がよく似ている．部位が異なると言える例はむしろごく少ない．兄弟姉妹例の症例 4 と症例 6 は自験例であるので，皮疹の性状と分布状態をより詳しく観察できた．症例 4 は，兄弟ともに陰茎基部に単発している．症例 6 は，兄弟ともに両側陰嚢に複数病巣を認めた（図Ⅱ-11）．分布パターンについては別章で詳述するが，兄弟のなかでこれら皮疹のパターンの類似性がみられることは，乳房外 Paget 病の発症機序を考えるうえで，非常に重要な知見と考える．

e. 乳房外 Paget 病が家族内に発生する原因は何か？

　乳房外 Paget 病が家族内に発生する原因として，①偶然，②遺伝的背景による発癌，③共通するウイルスによる発癌，④共通する環境因子，が挙げられる．③，④の候補は可能性が乏しい．①は上述のように，実は頻度がそう低くない可能性から否定的である．

　やはり，遺伝的背景が乳房外 Paget 病に働いており，胎生期の陰唇陰嚢隆起に乳房外 Paget 病の源

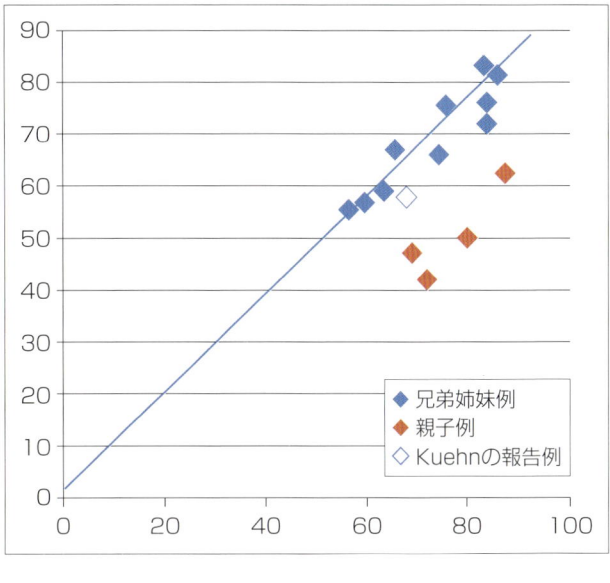

図 Ⅱ-7
親子例と兄弟姉妹例の家族それぞれの受診年齢を XY 軸（第 1 例を X 軸，第 2 例を Y 軸）に取った．

基も存在し，その細胞が加齢とともに発癌するプロセスに遺伝的因子が強く働いている可能性がある．

f. 家族内発生 4 症例のプロフィール

＜自験例 1 ＞兄弟例（図 Ⅱ-8）

1990 年初診．67 歳．3 年前から外陰部の瘙痒性皮膚炎の治療を受けている．左側陰茎基始部に病巣中心があり隆起性結節を認める（図 Ⅱ-8-ⓐ）．単発である．組織学的には結節部分を含めて in situ 病変であった．

家族歴の聴取で，6 年前に兄が 65 歳時に同じ診断を東京の医療施設で受けていたことが分かり，問い合わせを行った．

自験例 1 の兄：65 歳．1983 年慶應義塾大学皮膚科を受診．拝借した臨床写真では，弟と同様に外陰部に単発の病巣があり，その中心は陰茎基始部にある（図 Ⅱ-8-ⓑ）．

＜自験例 2 ＞父息子例（図 Ⅱ-9）

2004 年初診．42 歳．2，3 年前から陰嚢に瘙痒があり皮膚科でステロイド外用剤治療を受けていたが，その症状は続いていた．岡山の医療機関で父親が乳房外 Paget 病の手術治療を受けることになり，家族として父親の主治医から説明を受けた折に，父と同じ病気かもしれないと気になり，その帰路自ら当科を受診した．初診時，左右陰嚢に境界不明瞭な薄い紅斑が搔破痕と糜爛を伴って，複数認めた．左陰茎基始部と左右陰嚢に独立した 3 個の浸潤性紅斑病巣がある（図 Ⅱ-9-ⓐ～ⓒ）．腫瘤形成はないが組織学的には，3 つの独立病巣 2 か所に，浸潤癌化像を認めた．

自験例 2 の父：72 歳．2004 年岡山大学皮膚科を受診．拝借した臨床写真からみると，病巣中心は左陰嚢の基始部よりにある．病巣は単発で比較的境界明瞭である．父の症例でも腫瘤形成はないが，病理組織学的には，浸潤癌化像がありリンパ節廓清を行ったが，転移像はなかったとのことである（図 Ⅱ-9-ⓓ）．

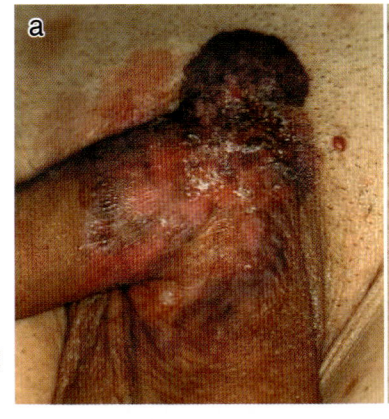
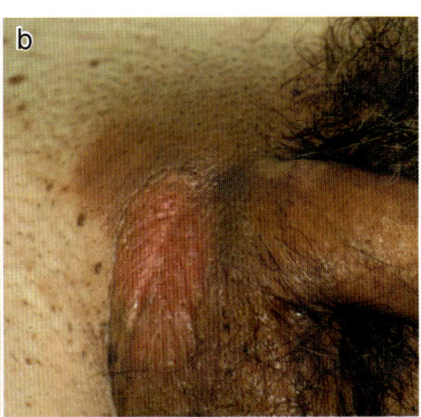

図 Ⅱ-8
自験例 1
ⓐ 弟
ⓑ 兄（原図は慶應義塾大学所蔵（石河晃先生提供））

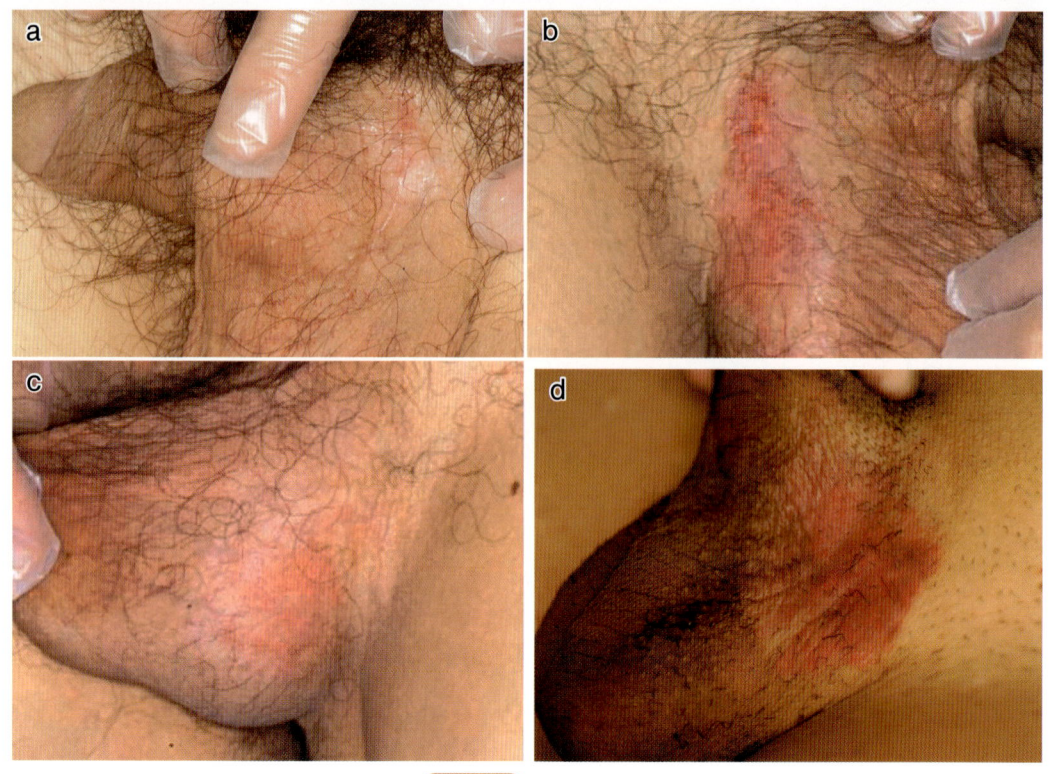

図Ⅱ-9　自験例2
ⓐ, ⓑ, ⓒ息子
ⓓ父（原図は岡山大学所蔵（浅越健治先生提供））

＜自験例3＞兄弟例（図Ⅱ-10）

　2005年初診．69歳．63歳頃から陰嚢に瘙痒があり皮膚炎の治療を受けていた．初診時，右陰嚢側面に病巣の中心がある糜爛を伴う紅斑がある．ごく一部を除いて腫瘍境界は明瞭な単発の病巣である．組織学的には in situ であった（図Ⅱ-10-ⓐ）．

　家族歴で，12歳年上の兄に同症があり，既に75歳で原病死していた．

　自験例3の兄：75歳（進行期に再受診時）．1999年，神戸大学皮膚科を受診．63歳頃に既に乳房外Paget病と診断されているが，当時の臨床写真は入手できず，その後12年間の詳しい経過も不明である．拝借した臨床写真では，原発巣の皮疹以外に，右鼠径部を中心にして下腹部～大腿にパンツ型紅斑を認め，陰嚢は埋没している．パンツ型紅斑は右側優位であり，陰嚢の埋没が起こるほどに右陰茎基始部の症状が強いことから，右陰嚢から陰茎基始部に病巣中心があると考えられる．その後，原病死している（図Ⅱ-10-ⓑ）．

＜自験例4＞兄弟例（図Ⅱ-11）

　2009年初診（西宮市民中央病院）．77歳．地域の皮膚科から難治性の慢性湿疹として紹介された．初診時から，両側陰嚢に広く淡紅色紅斑を認め，下腹部にも低色素性病巣が観察された．術前の病巣ケアをしっかり行った．手術時には，全体に腫瘍境界線が不明瞭な部分が多いが，両側陰嚢，両側陰茎基始部，下腹正中部に5か所の独立した病巣を区別することができた（図Ⅱ-11-ⓐ, ⓑ）．術後の病理組織検査で，1か所に真皮内浸潤を認めた．

　初診時に，この疾患は家族性に発生する可能性を示唆したところ，兄は，そういえば弟も陰部が痒いと言っていたと言いながら，すぐに奈良在住の弟に電話連絡した．

　自験例4の弟：76歳．2009年，奈良県立奈良病院皮膚科を初診．弟は，十数年前から外陰部に瘙痒

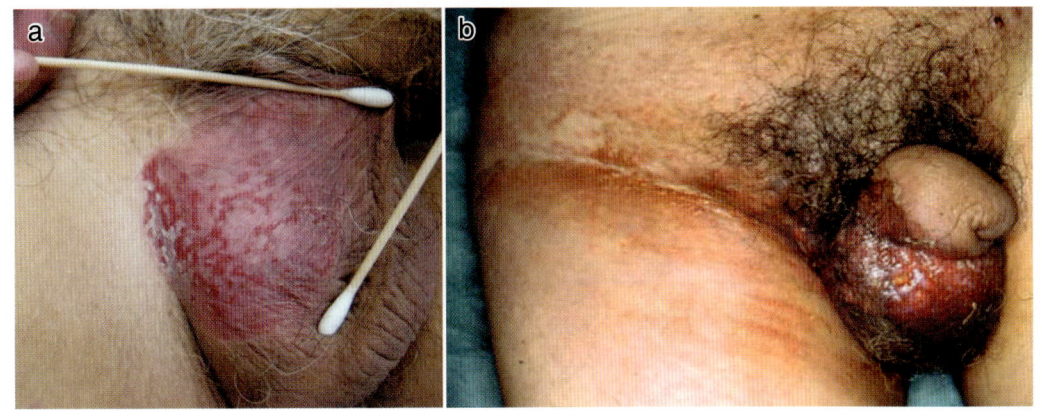

ⓐ 弟　　　　　　　ⓑ 兄（原図は神戸大学所蔵（藤原進先生提供））

図Ⅱ-10　自験例3

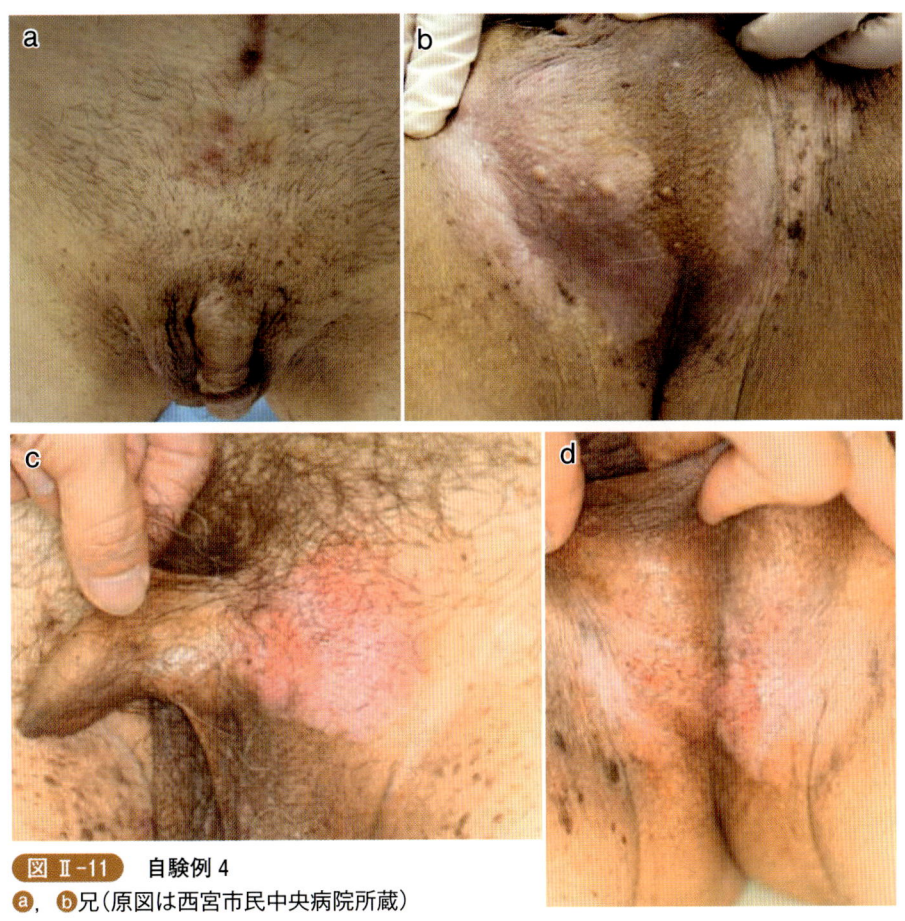

図Ⅱ-11　自験例4
ⓐ, ⓑ 兄（原図は西宮市民中央病院所蔵）
ⓒ, ⓓ 弟（原図は奈良県立奈良病院所蔵（飯田秀之先生提供））

のある糜爛性紅斑を認めていた．近くの皮膚科で湿疹として長年治療を受けていたが，治らないので皮膚科受診を断念し，市販薬を外用していたがやはり軽快せず，最近の4～5年間は放置していたという．兄から電話連絡を受けた翌日，奈良県立奈良病院皮膚科を直接受診した．そして兄と平行して，乳房外Paget病の診断を受けることになった．拝借した臨床写真から，陰嚢の4か所に多発していることが分かる（図Ⅱ-11-ⓒ, ⓓ）．組織学的に真皮内浸潤は認めていない．この多発のパターンは，兄弟で酷似している．

Ⅱ．乳房外Paget病の興味深い基礎知識　19

 **Ⅱ-4 乳房外 Paget 病と内臓悪性腫瘍の合併**

a. 乳房外 Paget 病でいわれる，いわゆる "underlying carcinoma" とは何か？

　乳房外 Paget 病でいわれる "underlying carcinoma" には，3 つの意味がある．第 1 は，二次性 (secondary) 乳房外 Paget 病の源である肛門や尿路の悪性腫瘍を意味する場合である．第 2 は，乳房外 Paget 病患者に内臓悪性腫瘍 (underlying internal carcinoma) が合併するかどうかの意味である．第 3 は，皮膚原発 (primary) の乳房外 Paget 病の原基として下部組織に皮膚付属器癌 (underlying adnexal carcinoma) を持つかどうかという意味である．

　二次性 (secondary) 乳房外 Paget 病については，第Ⅸ章で別に扱う．

　ここでは，皮膚原発 (primary) の乳房外 Paget 病について，内臓悪性腫瘍 (underlying internal carcinoma) が有意に合併するかどうか，原基として下部組織に皮膚付属器癌 (underlying adnexal carcinoma) を持つかどうか，について考える．

　欧米の教科書 (Rook, Fitzpatrick, Lever, Weedon, McKee など) の表現をみると，本来多義である "uderlying carcinoma" が混同されて使用されているのがよく分かる．むしろ，我が国のほうが先を歩いていると考えられる．また，その実数値も，随分と我が国での考え方あるいは実状と異なっていることが分かる．

　この項で整理をしておきたい．

b. 欧米の論文にみる内臓悪性腫瘍の合併率

　欧米の教科書の資料ともなり，また筆者たちが参考にする欧米の論文には，乳房外 Paget 病と内臓悪性腫瘍 (underlying internal carcinoma) の関連性が有意に高いとするものが少なからずある．1 つの論文を例に挙げて，その考え方の根拠を探してみる．

　例えば，最近よく引用される 2005 年の Shepherd[29] のレビューがある．彼女らの論文には，乳房外 Paget 病の多数例を扱った 6 つの論文から，皮膚付属器癌の合併率と内臓癌の合併率を引用している．第 1 の引用の Chanda の論文で 197 例のうち，皮膚付属器癌の合併率は 24%，そして内臓癌の合併率は 12% であるとしている．2 番目以降も同様のデータを示している．

　ところが，Chanda (1985 年) の論文[30]をきちんと読むと，バイアスの強い論文引用をしていることが分かる．196 例を検討したとしているが，Chanda 自身の症例は 1 例 (副腎癌を偶発した 1 例) のみで，195 例は文献 36 件から引用している．

　引用文献をすべて読むと，36 文献のなかの 16 文献が 1 例報告である．2〜5 例の報告が 8 論文，7〜10 例の報告が 4 論文である．36 文献のうち 29 文献が 10 例以下の症例を扱ったものであり，20 例以上を扱った引用文献は 1 つだけである．"内臓悪性腫瘍を合併していなかった乳房外 Paget 病" を 1 例報告することは当然ない．1 例報告を集めることは，陽性症例のみを集めることになり，統計に大きなバイアスをかける．Chanda の引用文献は，36 のうち 29 文献が非常に少数例の報告の引用のため，バイアスはさらに大きくなっている．

　また，Chanda は 1962〜1982 年までの 21 年間の英文論文 36 件をレビューしたとしているが，その間の乳房外 Paget 病に関係した論文の全体を網羅してはいない．単純計算すると，乳房外 Paget 病の論文が世界中で 1 年に 1.7 件となるが，ありえないことである．1979 年には Jones と Ackerman らが

55例の病理組織像の詳しい検討を報告している[31]. 少なくとも Jones と Ackerman らの論文を Chanda は引用していない.

Shepherd の挙げた Chanda 以外の論文では問題がないのだろうか. 第2番の Besa[32] らの論文は放射線治療が主眼の文献だが, 組織像に関する記載に不確かさが見て取れる. 第3番の Fanning ら[33], 第4番の Parker ら[34] の論文は, いずれも vulva のみの症例であり, その他の論文は perianal のみの症例を扱っており, 母集団に大きな偏りがある. Shepherd 自身の, こうした論文引用の偏りの意図は不明であるが, バイアスのかかった Chanda などの論文を用いて結論づけたことになる.

オリジナルの論文を自分で検討することなく, 歴代引用を重ねて使用していくことの危険性が見えてくる. これは他者の論文への誹謗ではなく, 我々自らを戒める意味で紹介した.

c. 自験例でも, 乳房外 Paget 病患者の 20％ に他の悪性腫瘍の合併がある. しかし, それは同年齢層と比べて特別多いわけではない

自験の原発性乳房外 Paget 病 195 例を対象に, 他の癌の既往歴, 皮膚科受診時に発見されたもの, 治療の後で発生したものをすべて含めて集計した. 全体で, 他の癌が 39 例, 47 腫瘍あった. これは症例の 20％ を占める. 男性例では他の癌発生率は 21％, 女性例では 18％ である. この数字だけを見ると多い印象を受ける.

癌は高齢者ではかなりの確率で発生するので, ここでそのことを考慮に入れてみる.

国立がん研究センターからは, がん情報サービスをインターネットで配信している. これによれば, 現在 70 歳の男性（これまで癌に罹患していない）が 10 年後までに癌と診断される確率は 26％ である. 女性では 11％ である. 乳房外 Paget 病患者の受診時平均年齢は 70 歳台にピークがある. 自験の乳房外 Paget 病のうちの 20％ という数値は, 既往, 同時期の発見, 治療後の発生をすべて合計しているが, 乳房外 Paget 病後に生じたものは, その半数であった. それゆえ, 乳房外 Paget 病例での他の癌の発生は, 統計と照らし合わせれば, むしろ少ない.

結論的には, 乳房外 Paget 病において内臓悪性腫瘍の合併は, 一般人口統計の場合の罹患率以上に多いわけではないといえる.

d. 乳房外 Paget 病のベースに存在するという皮膚付属器癌（underlying adnexal carcinoma）とは何なのか？

「乳房外 Paget 病の多くは, 表皮の *in situ* 病変から始まり, 時間がたつと真皮へ浸潤し, その後リンパ節, 全身へと転移していく」と私たちは通常, そう理解している. 実際それは正しいと筆者も考える.

しかし, 欧米では必ずしもそうではない考えである. 欧米の教科書には underlying adnexal carcinoma という表現が多々みられる. つまり, 乳房外 Paget 病は, underlying adnexal carcinoma（皮膚付属器癌組織）を下部組織に持ち発生してくるという考えである. そのため, ここでは, underlying adnexal carcinoma は実際に証明されているのがどの程度あるか, を検討してみよう.

これに関する集計も前述の Shepherd が行っているが, その基本となる論文は Helwig と Graham による 1963 年の論文である. Armed Forces Institute of Pathology（AFIP）で彼らが経験した 40 例をまとめている[35]. 彼らは外陰部の乳房外 Paget 病 38 例のうち, まず anogenital EPD only の症例 15 例を挙げている. これはつまり, 現在でいう *in situ* の乳房外 Paget 病そのものであり, 「その部分にも

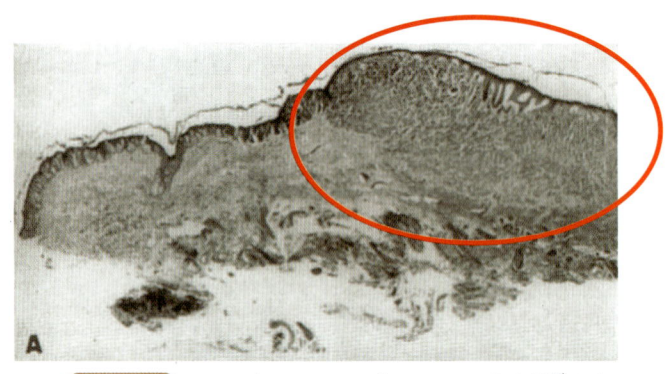

図Ⅱ-12　1963年のHelwigとGrahamの文献[35]から引用した組織写真

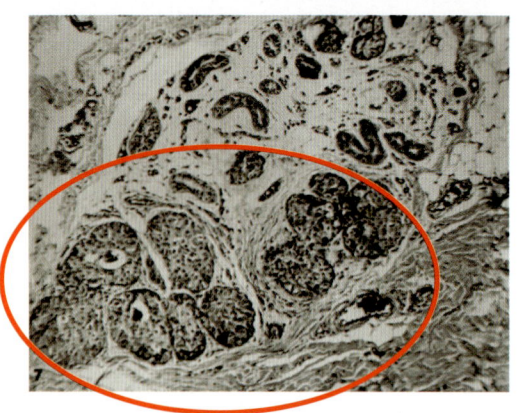

図Ⅱ-13　1949年のForakerらの文献[36]から引用した組織写真

他の部分にも浸潤癌はない」という症例である．そして残りの23例がanogenital EPD & carcinomaとしてまとめ，その内訳を示している．それによれば，付属器癌が2例，付属器癌で転移があるのが11例，内臓癌あるいは皮膚以外の癌が3例，内臓癌あるいは皮膚以外の癌で転移があるのが4例，皮膚の基底細胞癌3例の計23例である．すなわち附属器癌は13例で，その多くは転移している．また，皮膚以外の癌が7例で，その半数が転移していると表示している．彼らの記載には，「乳房外Paget病が真皮に浸潤する」という考え方は全くなく，乳房外Paget病というのは，表皮内にPaget細胞がある状態を指すだけなのである．それは，anogenital (extramammary) Paget's disease (EPD) & adnexal carcinomaという表現からうかがえる．

　では，HelwigとGrahamの論文での，anogenital EPD & adnexal carcinomaの組織像はどのようなものが示されているのか，1963年に発表された古い文献だが，十分に組織写真を見ることができる．

　図Ⅱ-12は1963年のHelwigとGrahamの文献からの引用であるが，anogenital EPDの直下にunderlying adnexal carcinoma (apocrine)の存在を示すとしている．そして，真皮成分にも表皮内成分にも同じように，汗管様の配列があると述べている．

　同じ頃，1949年Forakerら[36]は，「乳房外Paget病はunderlying sweat-glnad carcinomaからの表皮への進展である」と結論している（図Ⅱ-13）．

　我々は，図Ⅱ-13の組織像を見て，上記の結論とは全く異なる結論が出せる．そして，それは現在の多くの皮膚病理医が同じように考えるはずである．その考えとは，「付属器に沿った in situ 浸潤であり，浸潤癌と見誤ってはならない」ことである（第Ⅱ-6項(p.25～)を参考にしてください）．

　このように，"underlying adnexal carcinoma"という言葉は，HelwigとGraham，あるいはForakerの，50年前の誤った理解を現在まで引きずった表現であることが理解できる．欧米の代表的教科書には現在もなお，これらの誤解が残っている．

Ⅱ-5　乳房外Paget病の発生部位

　皮膚原発の乳房外Paget病は，生理的にアポクリン汗腺が密度高く分布する部位に好発する．通常は，それらの1部位にのみ生じる．しかし，同一人で2部位あるいは3部位にまたがって複数生じることがある．例えば，外陰部と腋窩である．また，1つの部位内に複数病巣が発生することがある．男性の陰嚢の症例の22％は複数病巣を持つ．

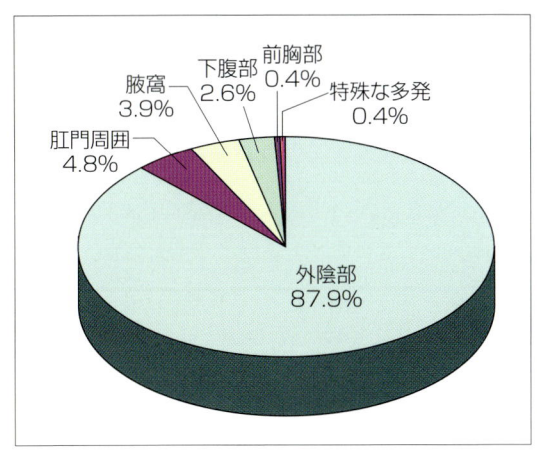

◀ 図 Ⅱ-14 乳房外 Paget 病の発生部位別頻度（外陰部と腋窩などに複数みられた場合は，双方に数えている）

表 Ⅱ-2 乳房外 Paget 病の好発部位の男女差

性別	外陰部（％）	肛囲（％）	腋窩（％）	下腹部（％）	前胸部（％）	体幹に数か所（％）
男性 112 例	80	10	8	1	1	0
女性 85 例	91	0	2	6	0	1

a. 皮膚原発の乳房外 Paget 病の 87％は外陰部に発生する

皮膚原発の乳房外 Paget 病の自験例 230 例のうち，外陰部すなわち男性では陰嚢，女性では大陰唇の症例が最も多く，全症例の 87.9％を占める．残りの約 12％の内訳は，肛囲 4.8％，腋窩 3.9％，そのほかに下腹部 2.6％，前胸部 0.4％である（図 Ⅱ-14）．

1987 年から 5 年間の石原の 529 例の集計も同様の結果で，外陰部 94％，肛門周囲 4％，腋窩 2％である[7]．

b. 男性と女性では，乳房外 Paget 病の発生部位に少し違いがある

乳房外 Paget 病は，男性では 80％が陰嚢に，女性では 91％が大陰唇に発生する．男女で，外陰部に集中する頻度にわずかな差がある．男性では残りの 20％のうち 10％は肛門周囲皮膚に，8％は腋窩に発生している．他方，女性では残り 9％のうち 6％が恥丘部よりの下腹部に発生するが，肛囲の発生はみられず，腋窩も女性では非常に稀である．下腹部は男性では逆に稀である（表 Ⅱ-2）．

c. 眼瞼・外耳道などを好発部位に挙げるのは誤りである

"乳房外 Paget 病の好発部位" として，教科書や報告で必ず記載されるのは眼瞼や外耳道や舌である．そして前 2 者はアポクリン腺が多く分布しているので，乳房外 Paget 病が発生するのも当然であるかのように説明されている．

しかし，筆者はそのような症例の経験はない．少なくとも我が国には症例報告はないし，国内のアンケート報告でもそうした症例は皆無である．好発部位と表現するには，眼瞼，外耳道，舌の症例の報告は，実は極めて少ないのである[37]．これは一体どういうことなのだろうか？

報告論文の原著に遡ってみよう．その結果，眼瞼，舌，外耳道の症例は，いずれも二次性の乳房外 Paget 病であり，皮膚原発ではないことが分かる．

眼瞼の症例は，Moll's 腺癌が表皮内に二次的に浸潤したものだと明言しており[38]，外耳道の症例は，ceruminous 腺癌を基礎に発生したものである[39]．これらは現在の考え方では，二次性 Paget 病である．

また舌の症例では，小唾液腺の腺癌の存在が記載されている[40]．そのほかに，食道の Paget 病が報告されているが，やはり基盤に腺癌がみられるので，機序的にはこれらはすべて，粘膜上皮内に発生した二次性 Paget 病の症例である[41]．

それゆえ，皮膚原発性の乳房外 Paget 病の好発部位として，眼瞼，外耳道，さらには舌，食道などを記載しているのは，誤りであるといえる．

また，頭部の皮膚腫瘍で，真皮内の腫瘍が表皮に接した部分で小範囲の表皮内の腫瘍細胞を認めたので，特異な乳房外 Paget 病と表現する論文があるが，それらを乳房外 Paget 病に含めるのは，とうてい支持できない[42]．

d. 乳房外 Paget 病の好発部位と多発の現象

1人の患者に，乳房外 Paget 病の病巣が多発することがある．この"多発"には，実は3つの種類がある．第1は1か所の好発部位内での多発，第2は身体の異なる複数の好発部位にまたがった多発，第3は好発部位とは無関係に生じた多発である．

(1) 第1の多発

1か所の好発部位内での多発性は，男性の陰嚢の乳房外 Paget 病の約 1/5 にみられる．

多発病巣は初診時に同時に発見されることもあるが，異時性に，術後の経過観察中に，病巣が新生することもある．初診時から複数ある症例でも，病巣には大小があり，病巣の性状からも発生時期が異なると思われることが多い(第Ⅳ-2項(p.67〜)を参考にしてください)．一方，女性の大陰唇でも多発するが，その頻度は 6.5％ と少ない．女性では多発することが少ない代わりに，陰裂全体を占める病巣(後述のドーナツ型)のことが多い．このドーナツ型が陰裂全体を同時に侵すのは，一種の多発発生とも考えられるが，本書では一応単発として扱う．

このように，外陰部内に複数病巣の発生する頻度が男女間でかなり異なる(表Ⅱ-3)．

(2) 第2の多発

身体の異なる複数の好発部位にまたがった多発は，外陰部と腋窩の組み合わせが最も多い(第Ⅳ-4項(p.76〜)を参考にしてください)．Doube Paget あるいは triple Paget の表現は分かりやすい．同時性，あるいは異時性にみられる．乳房外 Paget 病の好発部位のなかで，腋窩は3番目に多いのだが，実は乳房外 Paget 病のうちの3％にすぎない．また，我々の集計では，ほとんど(82％)が男性症例で，女性は11例中2例(18％)のみである．その腋窩症例11例中8例(73％)では外陰部の病巣が併存している(表Ⅱ-4)．多くの腋窩病巣は，それを主訴として受診することは少ない．外陰部症例でも腋窩を丹念に診察し，かつ術後経過中も腋窩も忘れずに観察すると，患者自身は気づかぬ腋窩病巣を，診察者が発見する可能性がある．

(3) "第1の多発"と"第2の多発"とは関連がある

陰嚢内で多発する症例では，腋窩にも病巣があるという興味深い現象がある．

男性の外陰部症例48例で検討すると，陰嚢内で病巣が多発する症例では，腋窩にも病巣が併存する症例数が多くなるのである[43]．この傾向は統計学的にも有意を示している($P = 0.049$)．この重なった多発性にはおそらく，生物学的な意義があるものと思われる(第Ⅳ-4項(p.76〜)を参考にしてください)．

(4) 第3の多発

"多発"の第3は，好発部位とは無関係に生じた多発である．

自験例230例の中で，1例(0.4％)だけであるが，身体の数か所以上に病巣が分散して多発していた．必ずしも好発部位に一致しておらず，その特徴は身体の右側に限局していたという特異性がある．その症例については第Ⅶ-3項(p.130〜)に掲載する．

表 Ⅱ-3　男女別にみた外陰部内の複数病巣の発生頻度

外陰部の症例数	単発(%)	多発(%)
男性・陰嚢 109例	78	22
女性・大陰唇 77例	93.5	6.5

表 Ⅱ-4　腋窩症例からみた外陰部併存症例数

腋窩症例数	腋窩+外陰部	腋窩のみ
男性 9例	7例 (78%)	2例 (22%)
女性 2例	1例 (50%)	1例 (50%)

Ⅱ-6 乳房外 Paget 病の病理組織像

　乳房外 Paget 病の多彩な皮膚症状は，Paget 細胞と呼ばれる細胞とそれを宿す人体組織との関係を反映している．その関係を細胞レベルで視覚的に観察するのが，病理組織学である．臨床において病理組織をなによりも重要なものとする理由は，臨床症状からの判断の裏づけを行い，臨床症状では不明なことを補ってくれるからである．臨床の場で，臨床と病理を常にフィードバックさせる訓練を，個々の医師はしなければならない．
　この項では，乳房外 Paget 病の多彩な病理組織像の見方を知り，臨床と病理のフィードバック訓練を行ってみたい．

(1) Paget 細胞はなぜ pale なのか？

　ヘマトキシリン・エオジン(HE)染色で，人体細胞の細胞質は一般にどう見えるのか？　というところから考えてみる．薄切された組織標本を顕微鏡で見るときに，そのまま無染色で観察したのでは，読み取れるものは限られている．そこで，いろいろな色素で染色することが試みられてきた．現在でも多種のものが用いられるなかで，最も基本的な方法として確立したのが，HE 染色である．HE 染色が基本的染色方法となった理由は，ヘマトキシリンが細胞の核を染め，一方エオジンが細胞質や間質を染め，この 2 つを同時に用いることで，細胞の様子，間質の様子が読み取れる，有益なよい染色であったからである．
　ところが，細胞の種類によっては細胞質がエオジンに染色されにくいものがあり，これが clear cell あるいは pale cell と呼ばれるものである．皮膚科領域では，正常組織では色素細胞，Langerhans 細胞，外毛根鞘細胞，汗腺分泌部の細胞などであり，病的なものの代表が Paget 細胞である(図Ⅱ-15)．これらの細胞がエオジンに染色されにくい理由は，それぞれの細胞の事情である．
　Paget 細胞は diastase 抵抗性に PAS 染色陽性で，Alcianblue 染色でも陽性である(図Ⅱ-16)．これらの染色は Paget 細胞がムチンを産生し，細胞質内に蓄えていることを示している．ムチンは水分を多量に吸着するので，細胞質は水の含有量が多くなり，エオジンの染色性が低下する．このため，Paget 細胞は pale な細胞質を示す．ということは，ムチンの産生量によっては，pale な見え方も変化しうる．実際，乳房外 Paget 病でも症例によっては，必ずしも pale でない腫瘍細胞が主体のこともある(図Ⅱ-39を参照)．

(2) 真皮内に浸潤した Paget 細胞は pale でなくなる

　図Ⅱ-17では，上半分は表皮内の Paget 細胞で，下半分は真皮上層に浸潤した病巣を示している．すぐに分かるように，上半分の細胞は pale な細胞質を持っているが，下半分の細胞の細胞質は pale ではない．明らかに好酸性である．では，「これは Paget 細胞ではない」ということになるのか？
　真皮に浸潤した Paget 細胞が pale でなくなることは，浸潤性の症例のほとんどでみられる．単純に，「表皮内ではよく分化してムチンを産生していたのが，真皮浸潤するほどになると未分化となり，ムチンを産生しなくなる」と理解してよいのだろうか？　それなら段階的な変化として観察されるはずで

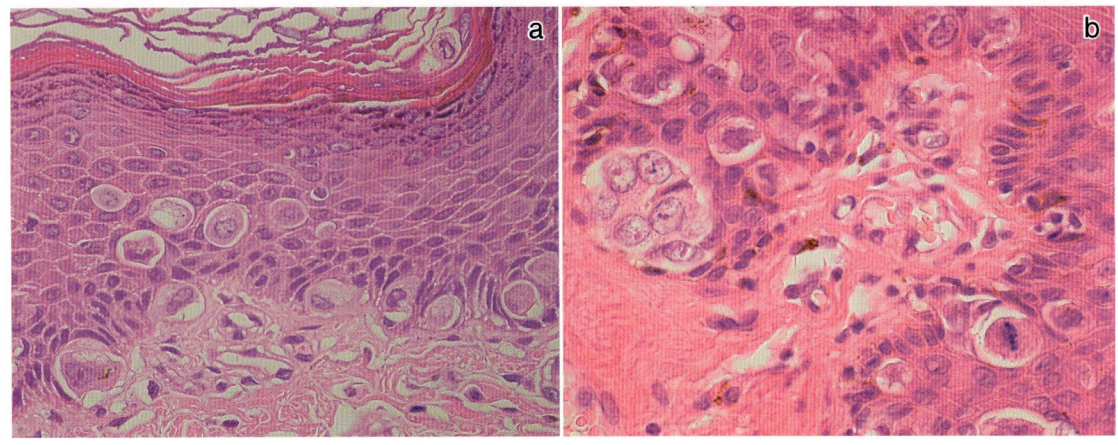

ⓐ中拡大　　　　　　　　　　　　　ⓑ強拡大

図Ⅱ-15　Pale な Paget 細胞

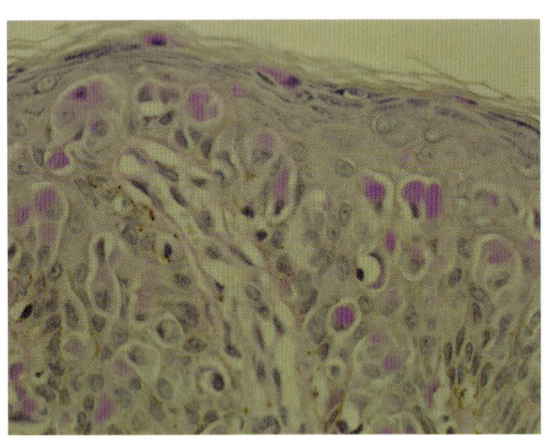

図Ⅱ-16　PAS 染色でムチン陽性

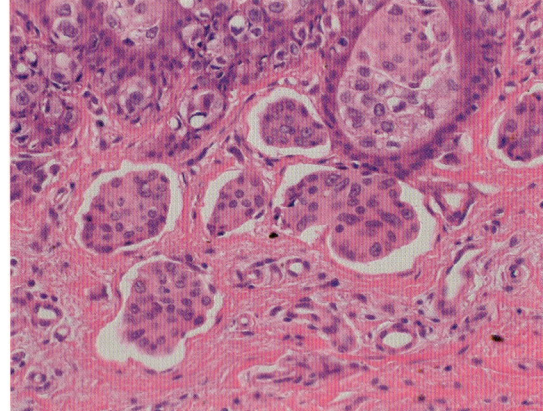

図Ⅱ-17　表皮内は pale だが真皮内では好酸性

ある．図Ⅱ-17 のような突然の変化は，分化の問題ではないことを示している．表皮内にある間は周囲の角化細胞となんらかの情報伝達があり，ムチンを産生しているが，いったん真皮に滴落すると角化細胞との相互作用がなくなり，ムチン産生のスイッチが入らなくなるのかもしれない．

(3) Pagetoid pattern とは何か？

　Paget 細胞は，その分布にも特徴がある．どんな教科書にも，「表皮内に腫瘍細胞が単一あるいは胞巣を形成して散在性に増殖する．これを Pagetoid pattern と呼ぶ」と記載されている．上皮細胞が増殖するとき，互いに密接して細胞塊を形成しつつ増殖するのが原則であり，通常の Bowen 病，日光角化症，有棘細胞癌，基底細胞癌はまさにそのとおりである．良性腫瘍ではなおさらである．ところが，Paget 細胞はそのような分布をしない（図Ⅱ-18）．

　特に病変の辺縁部では腫瘍細胞は，全く単一にバラバラに存在している．腫瘍細胞は細胞分裂して増加していくはずなのに，どうして離れ離れになるのか？　これは解明されているわけではないが，共生[*1]（symbiosis）という概念で説明はできる．共生とは，異種の生物が行動的・生理的な結びつきを持ち，一緒に生活している状態[44]である．共利共生（相互に利益がある）と，片利共生（一方しか利益を

脚注

[*1] 共生を示すほかの例としては，古くは intra-epidermal epithelioma（Borst-Jadassohn 現象）と呼ばれるものがある．その実態は Smith-Cobern type の eccrine poroma や，clonal type の seborrheic keratosis である．しかし，これらの組織像では単一の細胞が表皮内で増殖することはない．やはり，Pagetoid pattern は特異な現象といえる．

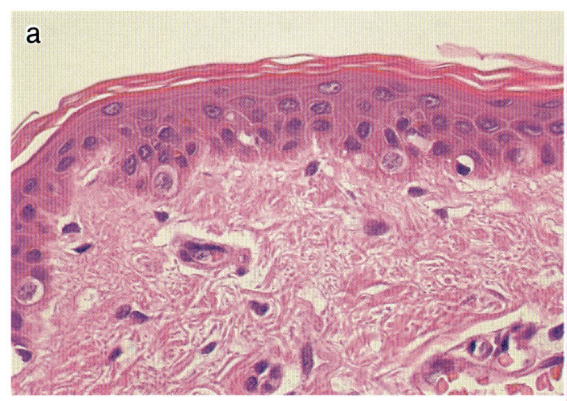

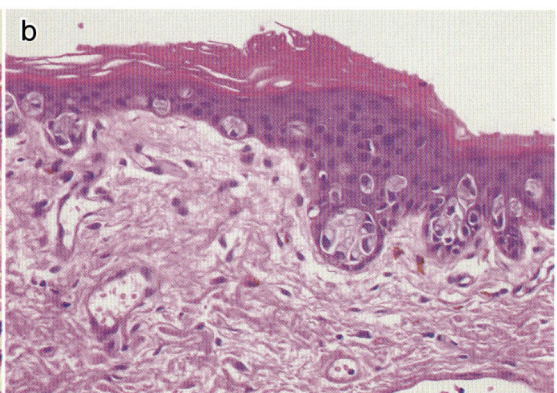

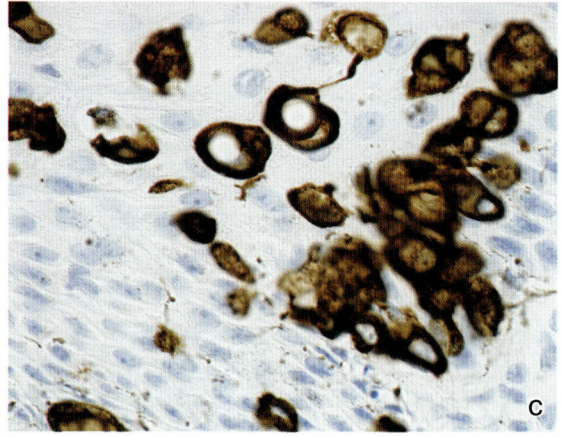

図Ⅱ-18
ⓐ, ⓑHEでは離れ離れのPaget細胞たち.
ⓒサイトケラチン染色では細胞突起があり，2つのPaget細胞を連絡し合っている.

受けない）とに分けられる．寄生も共生の一形態とすることがある．Paget細胞は活発な細胞分裂はしておらず（表皮内では細胞分裂像は稀にしか認めない），少なくとも初期あるいは辺縁部では表皮の機能を障害しない．むしろ，細胞分裂して生じた娘細胞は，それぞれ角化細胞の中に紛れるように別居して，周囲の角化細胞とはなんの問題を起こすこともなく，静かに暮らしているようにみえる．共利共生とは考えにくく，おそらく寄生の状態であると思われる．

　サイトケラチン7は表皮内のPaget細胞を鮮やかにハイライトする．通常はそれを弱拡大で確認するだけで事足れりとしているだろう．しかし，強拡大で観察すると，Paget細胞の細胞突起がしばしば観察される（図Ⅱ-18-ⓒ）．すべての細胞にではないが，決して稀な所見ではない．そして単なる突起だけではなく，2つのPaget細胞を連絡し合っているように見えることがときどきある．これは「Paget細胞は円形で，単独で存在」という従来のHE所見からの定説を覆すものである．

(4) 乳房外Paget病の細胞が"経表皮性排除"されるのだろうか？

　腫瘍細胞が表皮内を充満するほどになると，Paget細胞の集塊が角層内に見えることがしばしばある．もっと初期の状態でも，よくよく病理組織を観察すると，角層内に単一のPaget細胞，あるいはその変性したような細胞が見つかる（図Ⅱ-19）．

　これをtransepidermal elimination（経表皮排除機構）とする意見があるが，筆者はこの考えには否定的である．表皮には絶え間のない細胞の代謝更新があり，基底層から角層方向のベクトルを持っている．このベルトコンベアのような流れの表皮の中に存在するPaget細胞が，単一細胞で，あるいは細胞集塊で角層方向に流されることは当然あってよい[*2]．むしろ，そうしたバランスの上に乳房外Paget病の臨床的拡大の緩徐さがあるのかもしれない．こうした状態をtransepidermal eliminationと呼ぶことは，本来は能動的異物排除機構であるtransepidermal eliminationの概念とは異なると言わざるをえない．表皮細胞が角化に向かっての代謝過程で核をなくした細胞形態に変化していくなかで，その代謝過程に乗らないPaget細胞は目立って見える．

脚注
[*2] メラノーマにおけるascent, upward migrationも同様のことである．

ⓐ塊状　　　　　　　　　　　　　　　　ⓑ個別

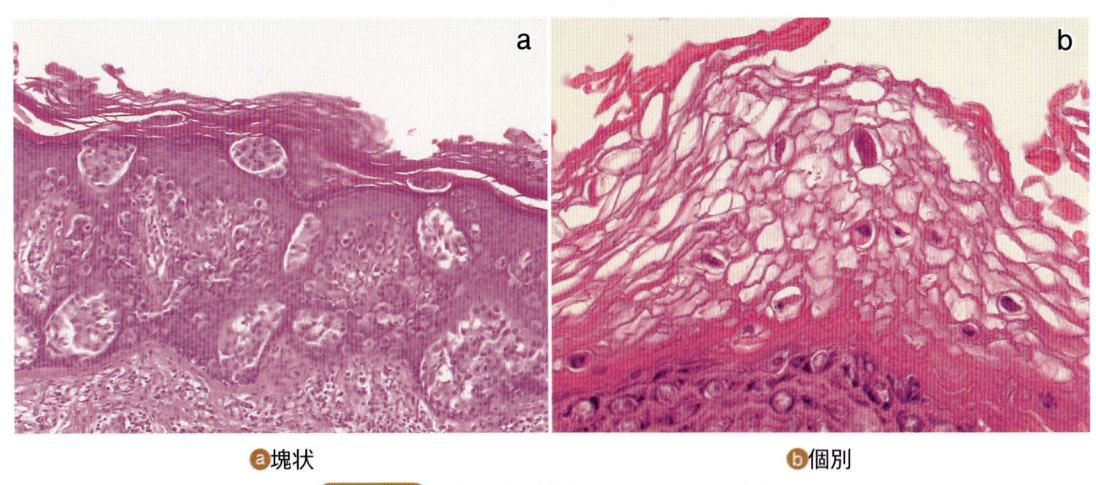

図Ⅱ-19　角層内に排出していく Paget 細胞

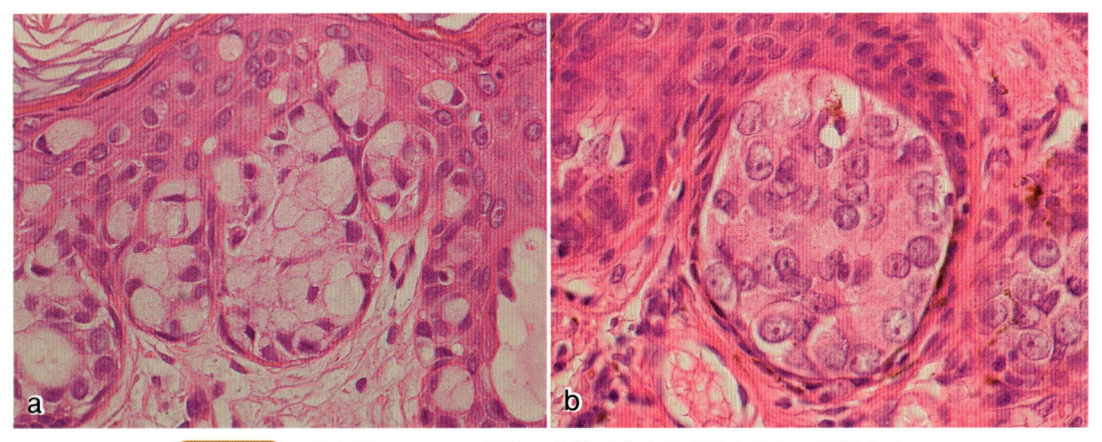

図Ⅱ-20　基底部での Paget 細胞の集塊は表皮基底層を下方に圧排する．

(5) 表皮内の塊状増殖

　Paget 細胞は塊状にも増殖する．その傾向は，病巣の中心で，より明らかである．単一細胞の状態よりも時期的に進行していると思われる．この塊状の増殖は主に表皮の下層にみられ，上層では単一の細胞が浮遊するように存在する(図Ⅱ-20)．

　塊状増殖が大きくなると，周囲の角化細胞を圧平していく．特に基底細胞層が圧排され，一層の扁平に引き伸ばされた細胞層として認められる．これは悪性黒色腫の Pagetoid pattern の場合とは異なる所見で，これら 2 者の鑑別に有用である．悪性黒色腫は表皮真皮境界部で増殖するので，基本的には基底細胞より深部に腫瘍胞巣が存在する．

(6) メラニンを持つ Paget 細胞

　Paget 細胞の細胞質内にメラニン顆粒を認めることは珍しくない(図Ⅱ-21)．悪性黒色腫との鑑別が必要とされるが，実際に問題になることは少ない．悪性黒色腫の微細なメラニン顆粒とは異なり，粗大な顆粒であり，Paget 細胞内に移送された状態を物語っている．前述の，境界部か基底層上層かの位置からも HE 標本で判断可能である．

　必要なら特殊染色，免疫染色を行うが，これについては後述する．

(7) 表皮内での管腔形成

　表皮内の腫瘍塊は単なる集塊のことが多いが，管腔を思わせる構造がみられることもある(図Ⅱ-22)．そして，未熟な apocrine snout を腔内に突出させアポクリン腺を思わせることもときどきある．

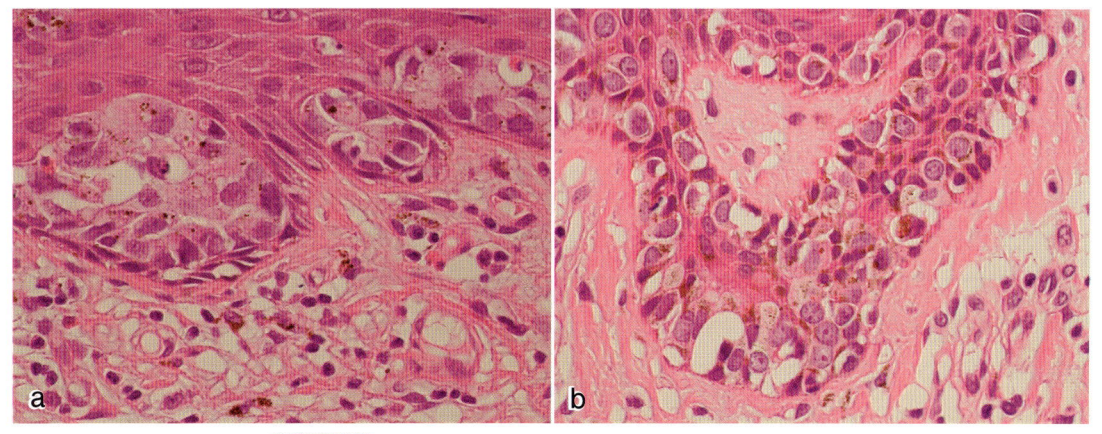

図Ⅱ-21　Paget 細胞内のメラニン顆粒はよくあること

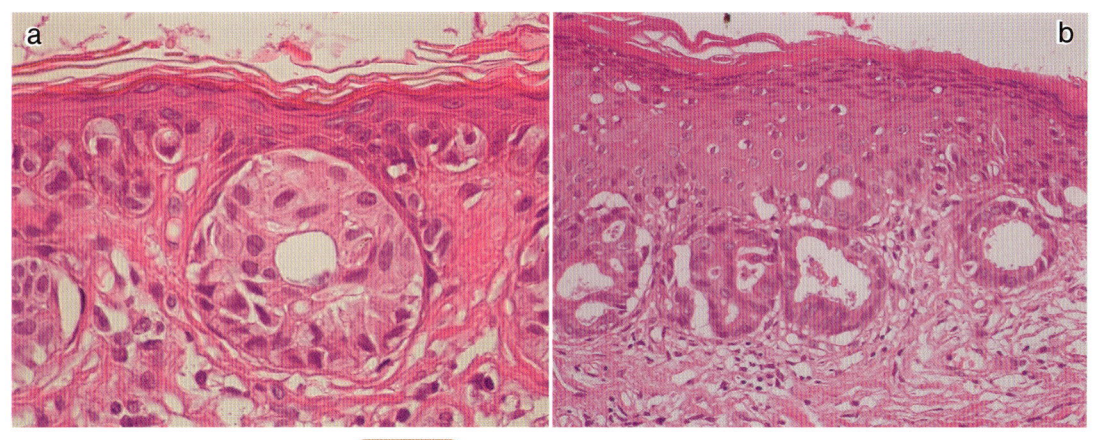

図Ⅱ-22　管腔形成もよくみられる．

このため乳房外 Paget 病はアポクリン腺分化を示すものとして皮膚付属器腫瘍に分類されることが多い．しかし，アポクリン腺が表皮内に腺を形成するのでないことは周知のことである．この点をうまく説明できるのは，Putte の mammary-like gland かもしれない．この生理的に存在する腺は，duct の部分にも apocrine 分泌像を示すからである[45]．

(8) 表皮内での表皮細胞と Paget 細胞の立場の逆転

　このことは，表皮機能の障害をきたし，臨床的に独特の皮疹の基になる．Paget 細胞の集塊が大きくなると周囲の角化細胞を圧迫し，その程度が強ければ，角化細胞との立場は逆転する．そこでは，角化細胞はもはや単なる網目状の構造に失墜する．そして，その網目のなかには主役となった Paget 細胞が，単独あるいは集簇して充満する（図Ⅱ-23）．基底層の角化細胞が圧排されて，Paget 細胞の集塊と真皮との間に扁平な細胞索として存在するのが見える．失墜しても表皮細胞は，まだその最後の砦を死守しているわけである．しかし，この基底細胞索は見えにくいことも多い．

　表皮のほとんどが Paget 細胞に取って代わられると，表皮の機能も障害されると思われる．それは角化の異常，水分の保持能や出納の異常をきたす．その結果，病巣の皮膚は臨床的に，乾燥あるいは湿潤，ときには糜爛[*3]し痂皮も付着する．それが不均一な，典型的な乳房外 Paget 病の皮疹を呈する

脚注

*3　肉眼的に発赤し湿潤した面は「ビラン」と呼ばれ，組織学的に「表皮が浅く欠損した状態」を想定するのが一般的である．しかし，乳房外 Paget 病に限って言えば，これは正しくない．臨床的「ビラン」部には表皮の欠損はない．欠損ではなく，「Paget 細胞にほぼ取って代わられた表皮細胞がもはや水分出納ができなくなった」状態がある．

ことになる．一方，Paget 細胞の増殖で肥厚した表皮は，分厚くなり，臨床的にも軽度の扁平隆起となり，触れると正常皮膚とは異なる硬さを感じる．

(9) 水滴様の垂れ下がり

Paget 細胞塊が，表皮内から真皮に向かって水滴のごとく垂れ下がって見えることがある（図Ⅱ-24）．

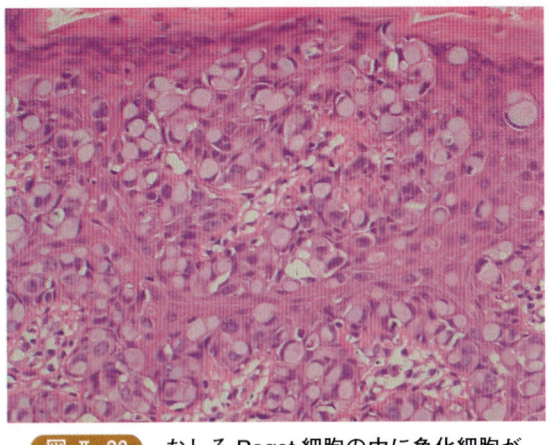

図Ⅱ-23　むしろ Paget 細胞の中に角化細胞が見えかくれする，立場の逆転

この場合に基底層が確認できれば問題ないが，基底層が判別できない場合，表皮内にとどまっているのか，真皮に浸潤しているのか，判断しにくい（真皮浸潤の項で詳述）．我々はこうした像は表皮内にとどまっていると解釈して対応している．

(10) 面皰癌という表現がある

Paget 細胞が少ないときには，表皮の厚さの変化がない．しかし，Paget 細胞の多い部分では表皮は肥厚している．ときには乳頭腫状に凹凸を示すようになる（図Ⅱ-25）．毛包も巻き込んで，乳頭腫状の凹凸の中に角化物質を入れ，面皰状を呈する場合に面皰癌と呼称することがある．

しかし，この"面皰癌"という形になっても，それ以上の特殊なものではなく，この名称は浸潤癌を連想させ，混乱を起こしうるので，用いないほうがよいと考える．

(11) 付属器への進展

皮膚付属器の毛包や汗器官の上皮内にも Paget 細胞が存在するのがみられる（図Ⅱ-26）．これは被覆表皮の病巣と必ず関連してみられるもので，被覆表皮に増殖した Paget 細胞が付属器上皮にも連続して下方に進展したものと解釈できる．

毛包への進展：毛包では，明らかな毛包構造がまず認められ，その上皮内に Paget 細胞が単独あるいは集合して存在する．毛包の構造が変形したり破壊されたりすることはなく，把握は容易である．

付属器だけに Paget 細胞があり，被覆表皮には Paget 細胞が存在しない，という組織像は通常はない．しかし，上皮側が掻破などで糜爛潰瘍を生じたあと，瘢痕上皮化治癒して，その深部の付属器にのみ Paget 細胞を持つ状態が残っている可能性はある．

汗器官への進展：汗器官ではやや様子が異なる．Paget 細胞の数が少ないと汗器官との関係は明瞭である（図Ⅱ-27-ⓐ）．しかし，Paget 細胞が塊状に増殖すると，見え方が変わってくる（図Ⅱ-27-ⓑ）．汗器官は毛包と異なり，上皮細胞の層が，あっても 3 層程度とわずかしかない．そのため，汗器官での Paget 細胞の広がりは汗器官の上皮層内ではなく，細胞層の外側に隣接するように見えてしまう（図Ⅱ-27-ⓑ，ⓕ）．Paget 細胞数が多いと汗器官とは別個に存在するかのように見える（図Ⅱ-27-ⓓ，ⓔ）．汗器官が隣接した形で検鏡できれば，誤診することは少ないが，切片の切れる方向によれば，汗器官本体を含まずに腫瘍細胞塊だけが観察されることがある．このときには Paget 細胞の小塊が真皮内に独立して存在するように見え，皮膚付属器内の in situ 病変であるものを，浸潤性の病変として誤認する可能性がある．リンパ管内浸潤と誤読されることさえある．

これら皮膚付属器への Paget 細胞の進展については，2 つのことが問題になる．第 1 は真の真皮内浸潤との区別，第 2 は取り残した場合，再発の種となるとの考えである．第 1 については既述のとおりである（後述の浸潤性病変も参照）．第 2 については，理論的には可能性はある．しかし，実際の手術治療

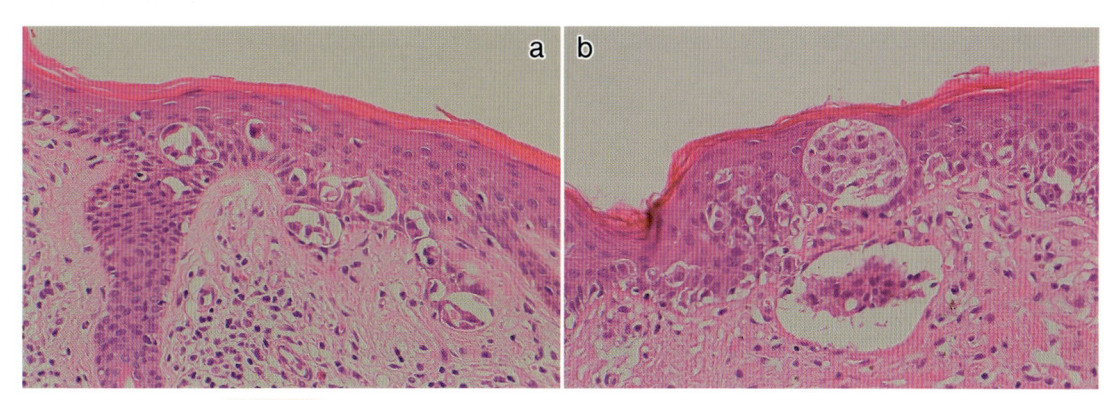

図Ⅱ-24 水滴の様に垂れ下がる Paget 細胞塊．将に落ちんとす？

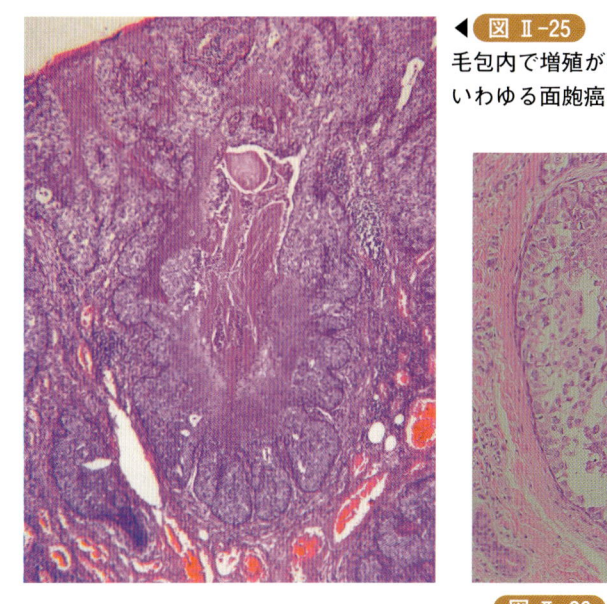

◀図Ⅱ-25
毛包内で増殖が強く臨床的にも隆起する．
いわゆる面皰癌

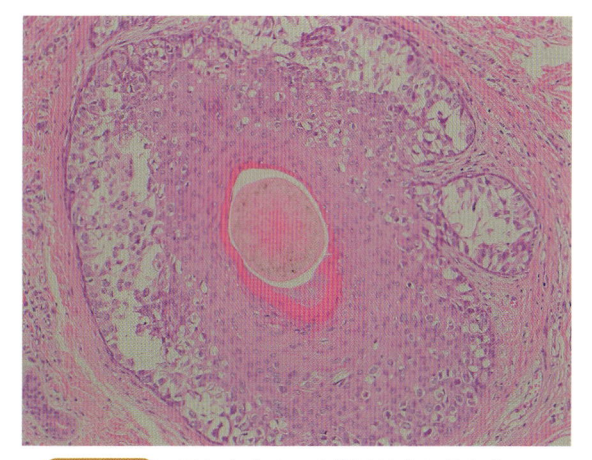

図Ⅱ-26 毛包上皮内への進展は分かりやすい．

のときに，皮膚付属器の底部を残して，それより上部のみを切除するのは，むしろ困難である．外性器の皮膚では真皮とその下層とは一体となっており，筋層での剝離が自然に行われる．周囲の通常の皮膚では脂肪組織をある程度付ければ，通常，皮膚付属器は完全に切除される．このため，皮膚付属器上皮への進展があるからといって，特に深い切除を推奨する必要はない（図Ⅱ-27-ⓒ～ⓖ）．

　もう1つの問題がある．それは付属器に進展した上皮内の Paget 細胞が，そこから真皮内に浸潤するかどうかの問題である．この問題についての議論は少ないが，宮里[46]は「面皰癌からの浸潤」の考えに基づいて肯定している．一方大原[47]は，面皰癌の概念を否定するなかで，付属器を経由しての浸潤の経験はないとしている．筆者は真皮内の mucinous carcinoma of the skin の組織像を持つ症例を経験したが，この例では表皮の Paget 細胞は表皮から真皮に直接浸潤する像はなかった．むしろ，毛包上皮に強く進展した病巣が同時にみられた．このことから，付属器進展から真皮内浸潤することはありうると考えている．しかし，このパターンはあっても稀なことであり，大部分の浸潤症例は被覆表皮内の病巣から真皮に直接に浸潤するものと考える．

(12) 炎症性変化は腫瘍境界線の明瞭化につながる

　真皮には慢性炎症性細胞浸潤の反応がある．小円形単核球が中心で形質細胞，ときに好酸球も混じる．炎症は表皮内の出来事に比べ，むしろ強いことが多い．
　そして，炎症像の有無の境界は，表皮内での Paget 細胞の有無の境界とかなり一致する．図Ⅱ-28

の左半分には，少数の Paget 細胞が表皮内にみられる．そしてその直下の真皮にやや密な炎症像がある．右半分では Paget 細胞はなく，また炎症もない．この間の境界は明瞭であり，このことが臨床的にも反映される．つまり，組織学的な炎症を伴った乳房外 Paget 病は臨床的に境界明瞭である．

　このことは実は，日光角化症や Bowen 病でも常に見ることができる．これらの疾患は臨床的境界が通常明瞭であるが，その理由は単に錯角化や表皮肥厚あるいは萎縮によるのではない．真皮の炎症性変化が，腫瘍性変化と極めて一致して存在するのに気づけば，理解できる．炎症細胞は腫瘍に対する宿主の反応かもしれないが，実際には表皮内に炎症細胞が侵入して腫瘍細胞に接する像を見ることはない．

　一方，真皮浸潤した乳房外 Paget 病では，その浸潤部には炎症性細胞浸潤はむしろ少なく，腫瘍と炎症との関係は合目的な単純な理解ができない．また，表皮内病変でも辺縁部，特に臨床的に低色素斑としてのみ認める部分では，炎症性細胞浸潤は極めて乏しいことがある．こうした部分は臨床的に境界不明瞭となる．

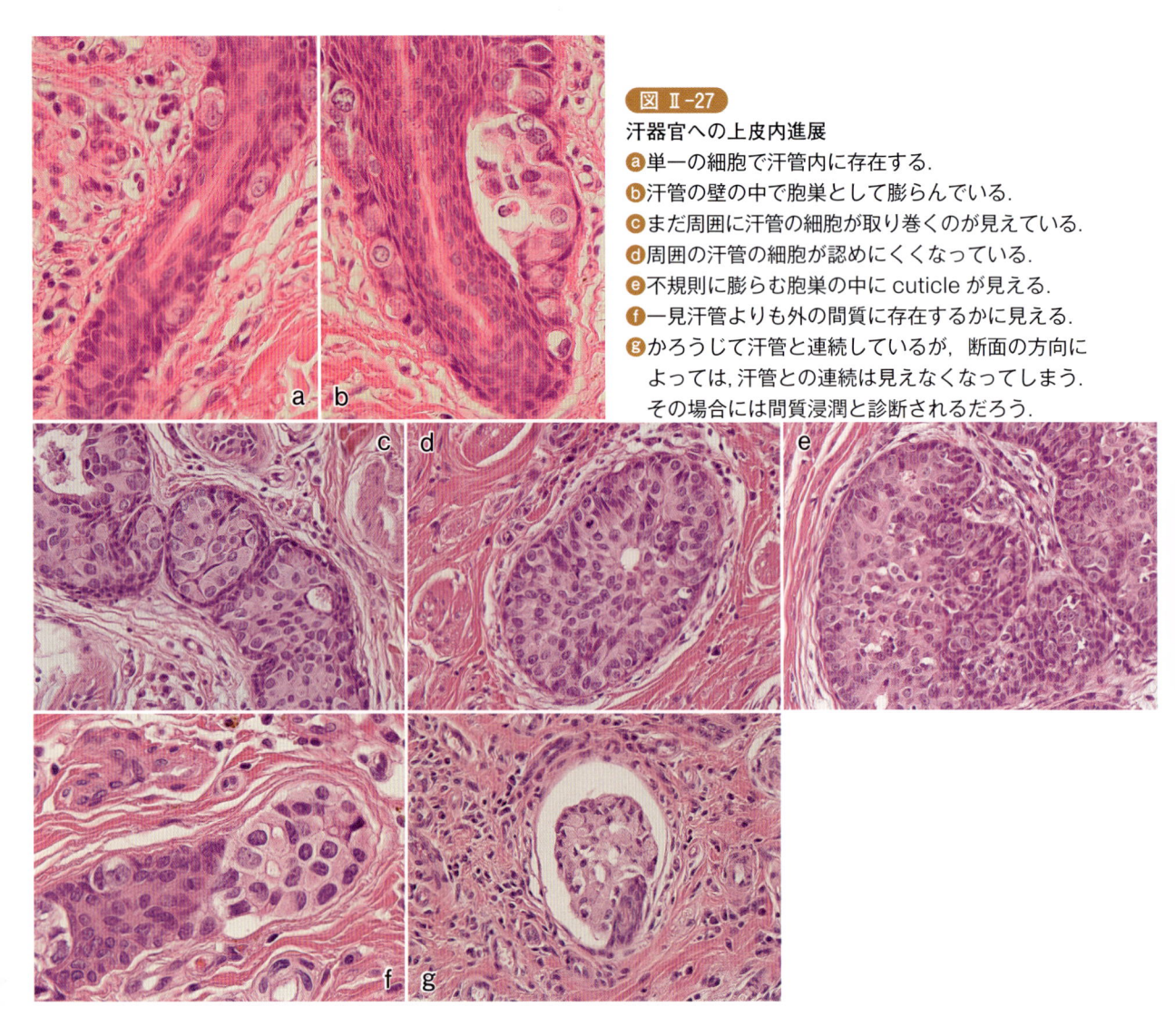

図 Ⅱ-27
汗器官への上皮内進展
ⓐ 単一の細胞で汗管内に存在する．
ⓑ 汗管の壁の中で胞巣として膨らんでいる．
ⓒ まだ周囲に汗管の細胞が取り巻くのが見えている．
ⓓ 周囲の汗管の細胞が認めにくくなっている．
ⓔ 不規則に膨らむ胞巣の中に cuticle が見える．
ⓕ 一見汗管よりも外の間質に存在するかに見える．
ⓖ かろうじて汗管と連続しているが，断面の方向によっては，汗管との連続は見えなくなってしまう．その場合には間質浸潤と診断されるだろう．

(13) 粘膜・皮膚境界部で Paget 細胞は踏みとどまる

これまで指摘のないことだろうが，乳房外 Paget 病が粘膜（膣や肛門の非角化性重層扁平上皮）方向に進展する場合，ある一点で進展がとどまると考えられる（図Ⅱ-29）．それは，角化性重層扁平上皮（つまり通常の皮膚）と非角化性重層扁平上皮（膣や肛門の粘膜）との間の境界部である．図Ⅱ-29 は，ちょうどその部分を示している．右は顆粒層を有する皮膚であり，左は顆粒層を欠く粘膜上皮である（図Ⅱ-29-ⓑ）．その境界部で Paget 細胞の進展は踏みとどまっている．こうした病理像は決して偶然みられるものではない．切除標本を丹念に観察すれば，少なからず認めることができる．

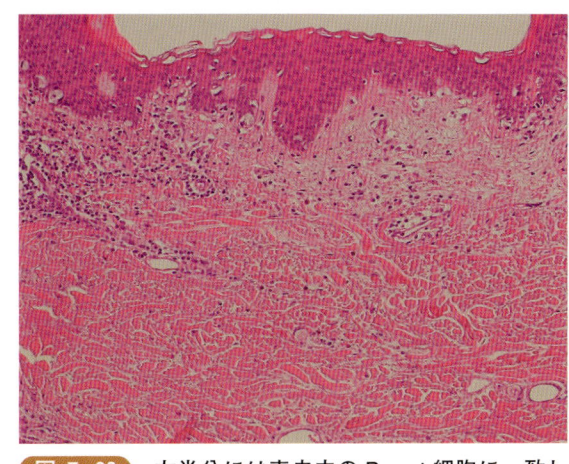

図Ⅱ-28 左半分には表皮内の Paget 細胞に一致して真皮に炎症性細胞浸潤がある．右半分では両者とも突然にみられなくなる．

ただし，この"踏みとどまり"は永続するわけではない．皮膚粘膜境界部を越えて進展することは，時間経過とともに生じると考えられる．そして，それが手術的治療の問題点でもある．しかし，"踏みとどまり"の現象を理解しておくことは，Paget 細胞の行動パターンを知るうえでも重要であり，多くの症例で，手術治療上，粘膜側の切除範囲をきれいに決めることができる．

この点に関しては第Ⅴ-5 項（p.98〜）も参考にしていただくと，さらに具体的に理解可能になる．

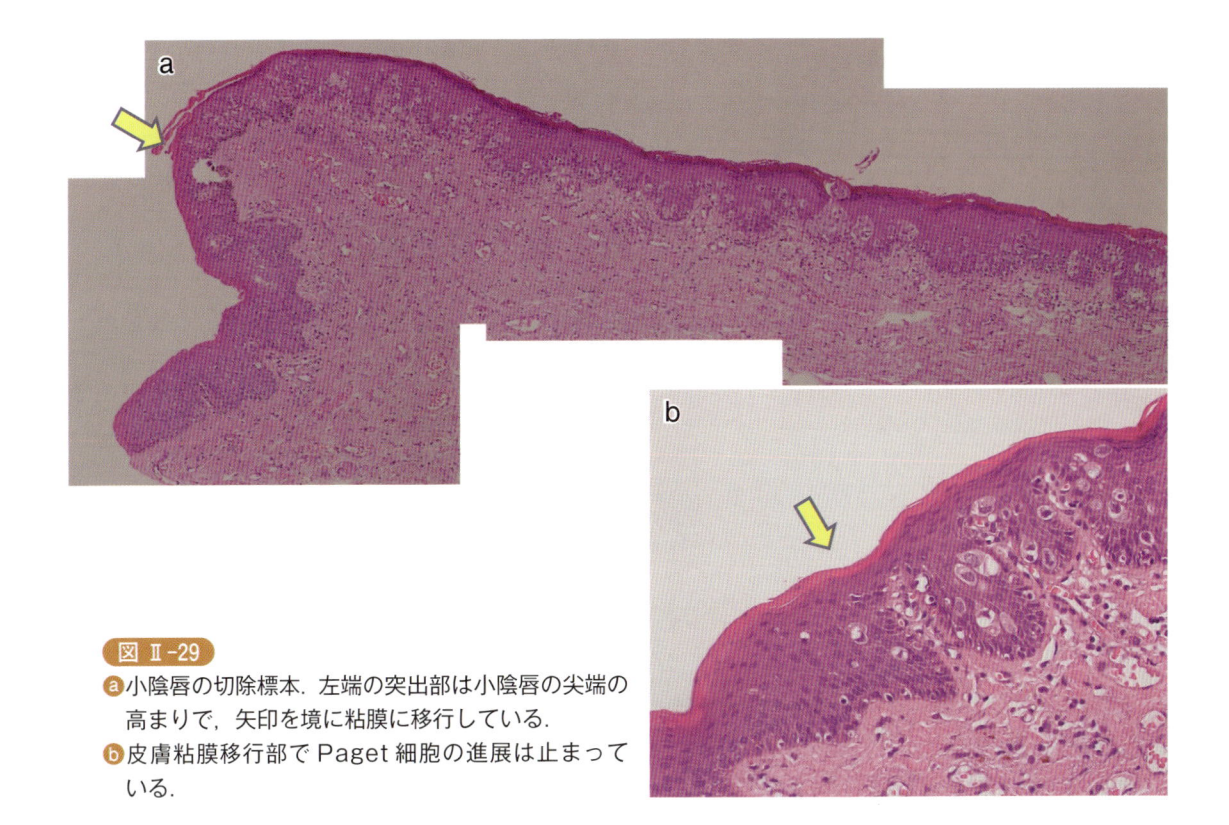

図Ⅱ-29
ⓐ 小陰唇の切除標本．左端の突出部は小陰唇の尖端の高まりで，矢印を境に粘膜に移行している．
ⓑ 皮膚粘膜移行部で Paget 細胞の進展は止まっている．

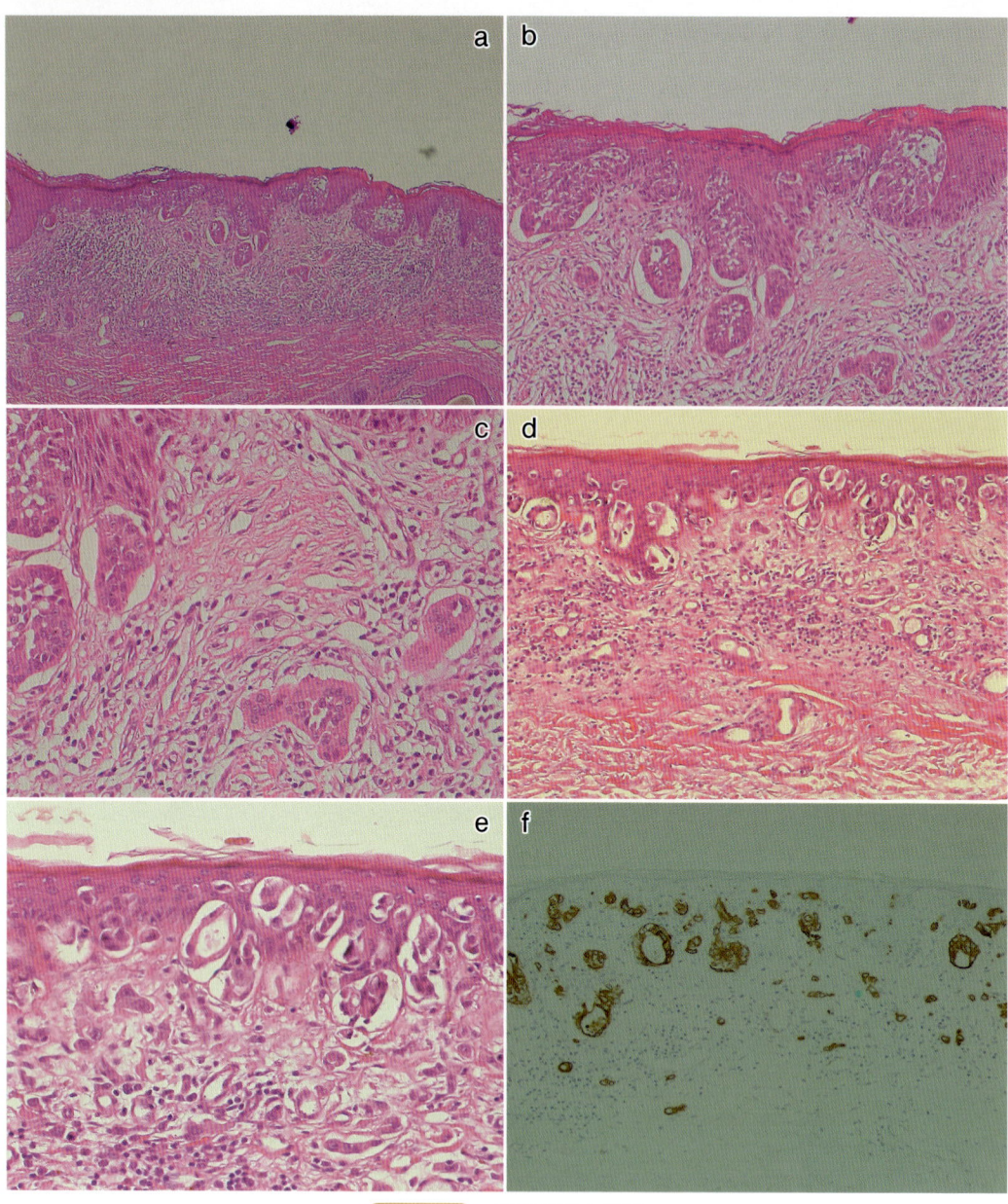

図 Ⅱ-30　顕微鏡的な浸潤

ⓐ～ⓒ臨床像には反映されない軽微な乳頭層内浸潤．浸潤した胞巣の周囲は真皮間質との間に空隙を形成している．これは汗器官上皮内進展の場合には見えることは少ない．
ⓓ～ⓕ表皮内，真皮内で小さな管腔を形成することもある．
ⓕはサイトケラチン7染色

表 Ⅱ-5　微小浸潤と付属器内 in situ 進展の区別の要点

	微小浸潤	付属器内伸展
細胞質の pale さ	表皮は pale でも浸潤部は pale でないことが多い	表皮内と同様に pale
細胞の塊の形状	不規則	円形，楕円形
周囲間質との関係	膠原線維間に割り込む（空胞状間隙の場合もある）	空胞状の間隙を形成
汗器官との関係	全くない	隣接する部分が通常ある
全体の配列	不規則	汗管に沿う印象がある

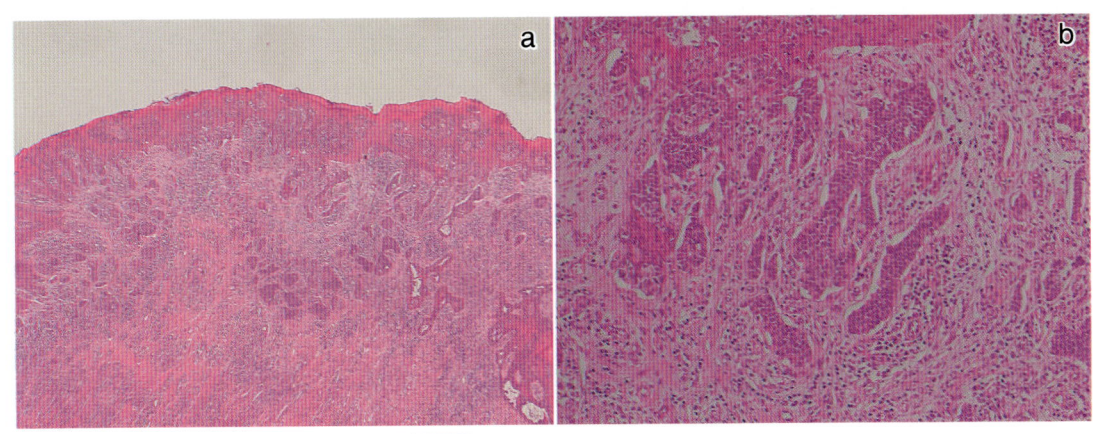

図Ⅱ-31 真皮網状層に達する浸潤

個々の細胞塊は小さく「雨降り」様だが，全体としては結節を形成している．「雨降り」「結節」などの用語の限界がみえる．

(14) いわゆる微小浸潤とは？

　臨床的に硬結や腫瘤を形成している場合には，その部の病理組織像は画然とした浸潤癌を示す．ところが，臨床的には明らかな硬結・腫瘤がない場合でも，糜爛が持続する部分や，あるいは臨床的には他の部分と格段の差のない部分でも，真皮の浅い部分に少数の腫瘍細胞の浸潤を，小範囲に見ることがある（図Ⅱ-30）．

　腫瘍細胞の浸潤がわずかで範囲も狭いと，注意しないと見逃してしまうかもしれない．臨床的に浸潤がないと判断した症例でも，こうした"顕微鏡的浸潤"がかなりの頻度で存在する．逆に，汗器官への in situ の進展を，微小転移と誤認しやすいので，表Ⅱ-5 にその双方の鑑別点をまとめている．しかし，完全には区別できないこともある．個々でも，病理を見るときの姿勢が大切になる．多くの症例を丹念に観察し，一つ一つの病巣を判断する習慣をつけることである．

　こうした微小浸潤があると，転移の危険を意味したり，生命予後に影響するのかが問題である．微小な浸潤は後述の明らかな腫瘤形成の場合よりも，その危険は少ないと考えられる．しかし，多数例のなかには微小浸潤であっても，転移・原病死に至ることは稀にある．極端な例としては，in situ であるのに転移した，原病死したとされる場合さえある．これは，病巣のすべてが病理検査できるわけでなく，わずかな浸潤がたまたま切片に現れなかったためかもしれない．

　この微小浸潤と，前述の付属器内進展（特に汗器官）との区別に有用な所見を比較, 列記した（表Ⅱ-5）．

(15) 微小浸潤が更に進んだ浸潤像

　微小浸潤という言葉には，「表皮から進んで浸潤の及ぶ範囲が小範囲」という意味と，「腫瘍細胞の集まりの単位である細胞集塊のサイズが小さい」というニュアンスも含まれるという曖昧さを持った表現である．例えば図Ⅱ-31 の腫瘍は，形状的には微小な塊からなるが，その浸潤範囲は"微小な範囲"を既に逸脱している．

(16) 塊状・結節状の浸潤

　臨床的に腫瘤を示す部分では，病理組織学的にも塊状・結節状の浸潤を認める（図Ⅱ-32）．塊状の浸潤では腫瘍細胞の密度は高く，個々の細胞集塊は大きい．微小浸潤とは様相が異なっている．

　真皮全層に，ときには皮下脂肪にまで浸潤がみられる．巨大な腫瘍を形成した症例では，より深部，例えば海綿体にまで浸潤することもある．細胞塊は管腔を形成することもあるが，多くは管腔形成のない，solid な腫瘍塊である．

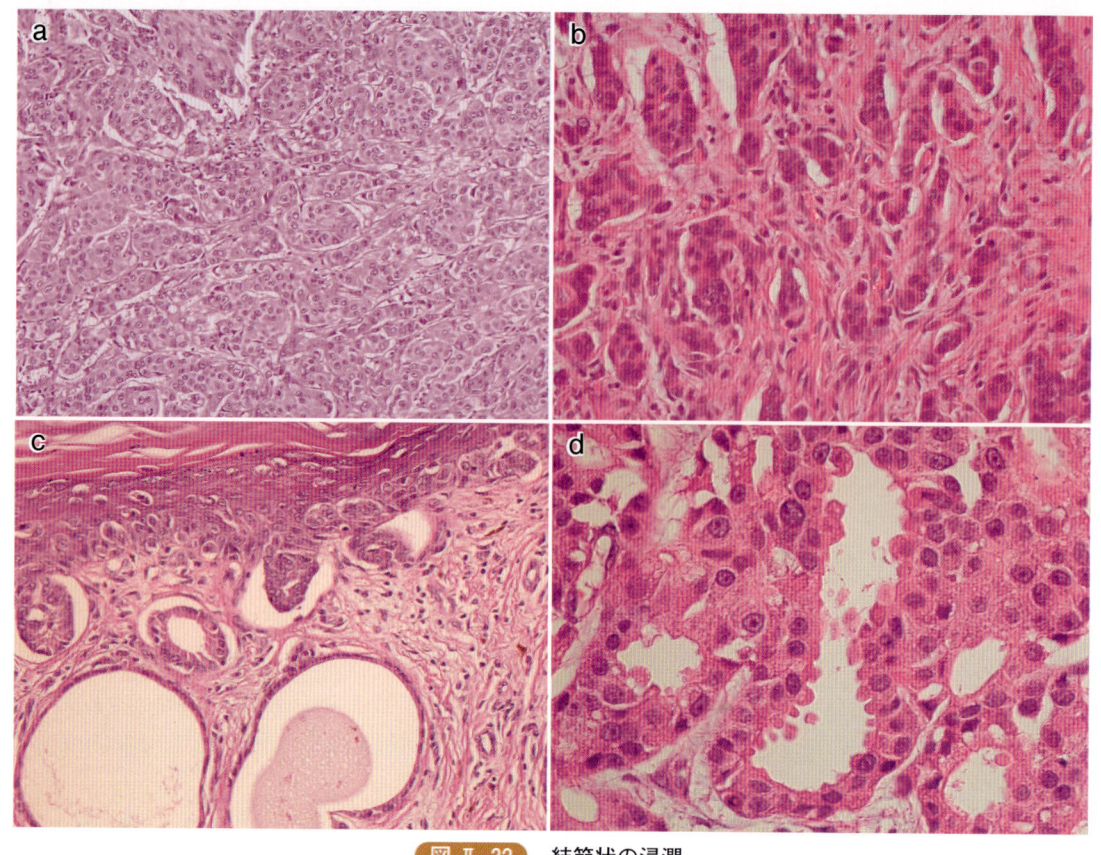

図Ⅱ-32　結節状の浸潤

ⓐシート状，ⓑ小塊状がよくみられる．ⓒ管腔を形成，ⓓアポクリン腺様のこともある．

(17) 浸潤部の表皮内に Paget 細胞を認めないことがある

　明らかな腫瘍部分の組織像で，表面の表皮には意外と Paget 細胞がみられないことがある（図Ⅱ-33）．これを誤解する人がある．つまり「この部分は本来乳房外 Paget 病がなかった所に，真皮や皮下にリンパ行性なり血行性に転移してきたのだ．だから表皮内に Paget 細胞がみられないのだ」という誤解である．

　この考えは間違いである．腫瘍部は表面が二次的に潰瘍化するが，必ずしも潰瘍は永続せず，周囲や付属器から上皮が再生する．こうした再生上皮には Paget 細胞は存在しなくてよい（後には再生上皮にも Paget 細胞はもちろん侵入していくではあろうが）．

(18) Mucinous carcinoma の像を示す場合もある

　稀に真皮浸潤の部分で mucinous carcinoma に酷似した組織像を示すことがある．図Ⅱ-34 の症例では隔壁に囲まれたムチンに富む間質内に浮かぶ腫瘍細胞塊がみられ，まさに mucinous carcinoma の像である．しかし，図Ⅱ-34-ⓑ中央の細胞塊はムチン産生を伴わず，Paget 病の浸潤としてよいことを示している．弱拡大では毛包内への進展がある．これらは mucinous carcinoma ではみられない所見であり，乳房外 Paget 病ですべてを説明すべきことを物語っている．

(19) 浸潤部が汗器官腫瘍の像を呈することはない！

　乳房外 Paget 病の真皮内浸潤例を多数見ても，前記の mucinous carcinoma 以外には，汗器官腫瘍への分化を示すことはない．上述の単純な腺癌の像でしかない．ところが，欧米の論文には，「乳房外 Paget 病の底部には汗器官の癌が存在することがある」と堂々と書かれている．Rook や Fitzpatrick などの有名な教科書でもそうである．もし，汗器官の癌が本当に存在するのなら，その汗器官癌の名称は何な

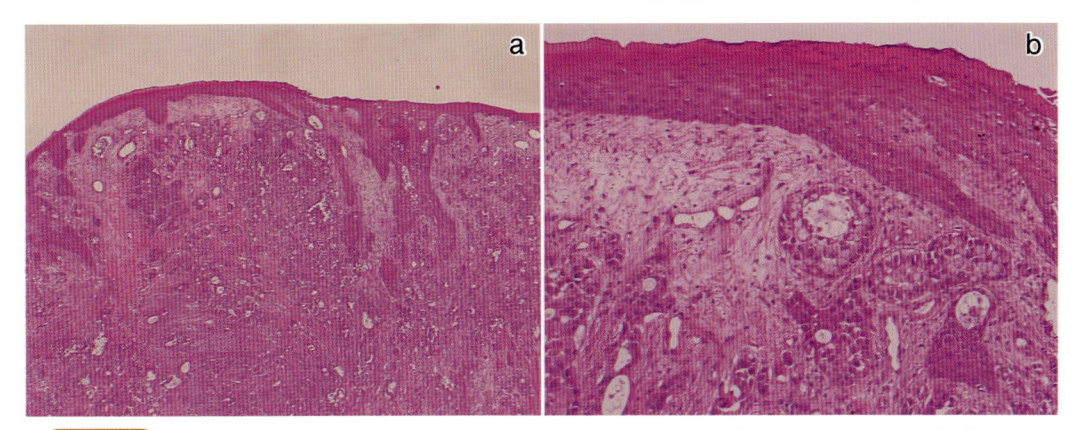

図Ⅱ-33　真皮内病巣があるのに表皮内病巣がない．これは単に再生上皮を見ているにすぎない．

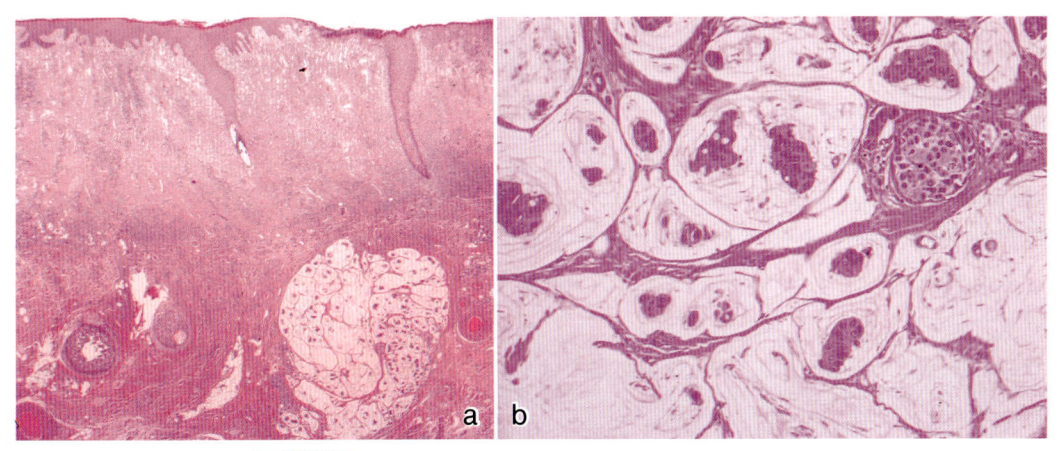

図Ⅱ-34　Mucinous carcinoma の組織像を示す稀な例
ⓐ左下方の毛包内浸潤に注意
ⓑ右上の腫瘍細胞塊にはムチンの取り巻きのないことに注意

のか？　汗器官癌には，porocarcinoma, spiradenocarcinoma, syringoid carcinoma など，その分化を捉えた名称が付けられるはずである．ところが，そうした汗器官癌の詳細な名称を記載したものはほぼ皆無である．これは，「乳房外 Paget 病の底部に存在する癌というものが，はっきりとした汗器官への分化を示していない」ということである．であれば，我々の見ている乳房外 Paget 病からの真皮に向かっての浸潤と同じものを見ていると言わざるをえない．それなのに，汗器官癌だと記載している．これは，根拠のない無責任な記載をいつまでも引きずっているといえる（第Ⅱ-4項（p.20～）を参考にしてください）．

(20) 浸潤の程度をどのように段階別に評価するか？

　明らかにわずかな浸潤の場合と，逆に大きな塊を示す腫瘍の場合とは，両極端であり，区別は容易である．しかし，質的な差があるわけではない．このため量的な判断では微小浸潤と明らかな浸潤との区別は，不定なものである．どこかで2者に線引きをするとすれば，人為的な線引きをするしかない．その方法としては，①乳頭層までの浸潤と網状層・皮下に至る浸潤とで分ける，もしくは②悪性黒色腫の場合のような tumor thickness で定義するのも方法である．悪性黒色腫では現在は1mm，2mm，4mm で段階を決めている．しかし，これは多数例の予後を検討することで設定してきたもので，実際変更を繰り返した結果である[*4]．そのまま乳房外 Paget 病に当てはめてよいはずはない．目標は，転移を生じるか否かを，原発巣の浸潤の程度で予測することである．

脚注

[*4] いずれまた修正が加えられていくと考えてよい．それが生きている臨床研究である．

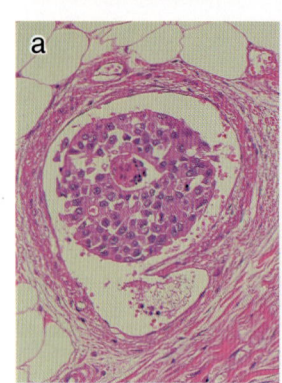

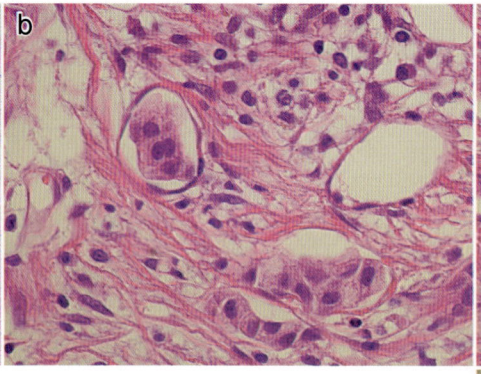

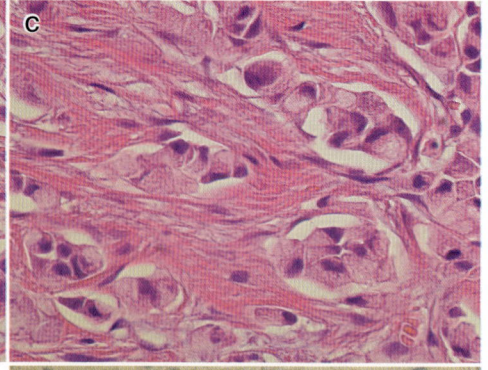

図Ⅱ-35　リンパ管浸潤．空隙内の Paget 細胞
ⓐ，ⓓ(D2-40)はリンパ管内．ⓑ，ⓒはほとんどは組織間隙

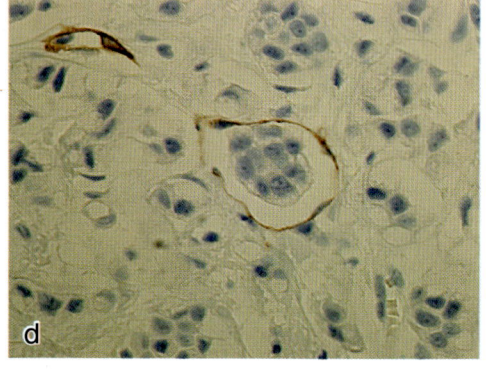

(21) リンパ管浸潤も誤認される

　リンパ管浸潤はおそらく重要な予後因子であるが，まず量的な判断が困難である，という問題がある．また，硬い結合組織の真皮内で密に腫瘍細胞が増殖する乳房外 Paget 病においては，リンパ管浸潤の有無を判断するのは必ずしも容易でない(図Ⅱ-35)．

　リンパ管浸潤：図Ⅱ-35-ⓐは皮下脂肪組織で，明らかに内皮細胞で縁取られた腔内に浮遊する Paget 細胞の塊を示す．図Ⅱ-35-ⓑは真皮内でのリンパ管浸潤と思われるが，見えている 4 つの空隙のうちどこまでを判定するかは一定しないであろう．図Ⅱ-35-ⓒは実際には結合組織と腫瘍細胞塊との間の裂隙であるが，一部はリンパ管浸潤と判断されてしまうかもしれない．図Ⅱ-35-ⓓは，D2-40 染色陽性のリンパ管壁内に存在する腫瘍細胞を示している．

(22) 乳房外 Paget 病のリンパ節転移の特徴

　リンパ節転移では辺縁洞から実質にびまん性に結節を形成する．大型で好酸性の細胞質を持つ異型な腫瘍細胞の単調な増殖であり，リンパ節転移内の腫瘍塊のなかには管腔形成は通常みられない．しばしば節外に浸潤し，またリンパ管を閉塞する(図Ⅱ-36)．

(23) パンツ型紅斑の組織像

　パンツ型紅斑[48)49)]は病理組織学的には，皮膚の癌性リンパ管炎そのものである(図Ⅱ-37)．部位が原発巣と重ならない限り，表皮には Paget 細胞はない．真皮全層，ときに皮下も含めて，リンパ管が拡張している．そして，その中にリンパ管と相似形の腫瘍塊が浮遊するように見える．内皮細胞の縁取りと，腔内に少数の血球が存在することでリンパ管であることが分かる．相似形を示すのは，実際にはほぼ閉塞した状態であり，標本作成時に生じる空隙のため浮遊する印象となるのであろう．リンパ管炎とは呼ぶが，炎症性細胞浸潤はごく軽度である．

(24) 肺転移のリンパ管浸潤

　肺転移では画像的に結節影を呈することもあるが，乳房外 Paget 病の転移では癌性リンパ管炎を呈することが少なくない[50)]．これは，リンパ節周囲のリンパ管閉塞や皮膚のパンツ型紅斑と共通した Paget 細胞の性状を示している(図Ⅱ-38)．

(25) 特殊染色

　特殊染色としては，PAS 染色(periodic acid-Schiff stain)や Alcian blue 染色による粘液の証明が有用である(前述したので省略(第Ⅱ-6項(1)(p.25～)))．

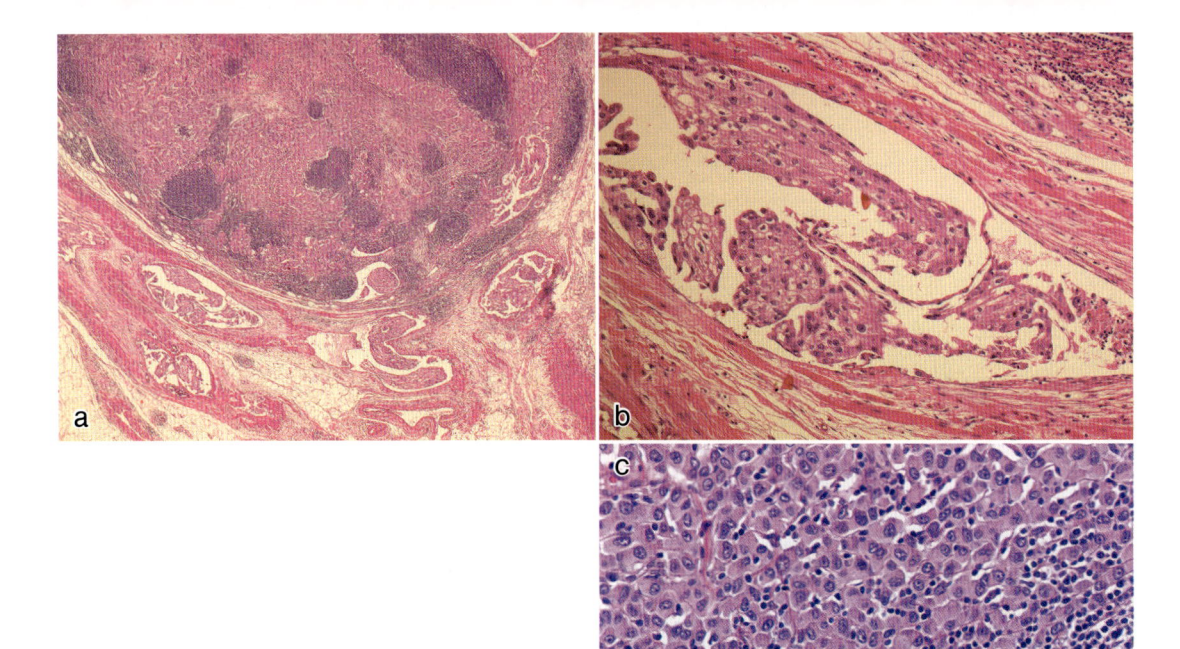

図 Ⅱ-36
リンパ節転移
ⓐ 周囲のリンパ管閉塞にも注意
ⓑ 拡張した腔内にはリンパ管の弁が見える．
ⓒ 腫瘍細胞は通常特徴のない「単純癌」の様相

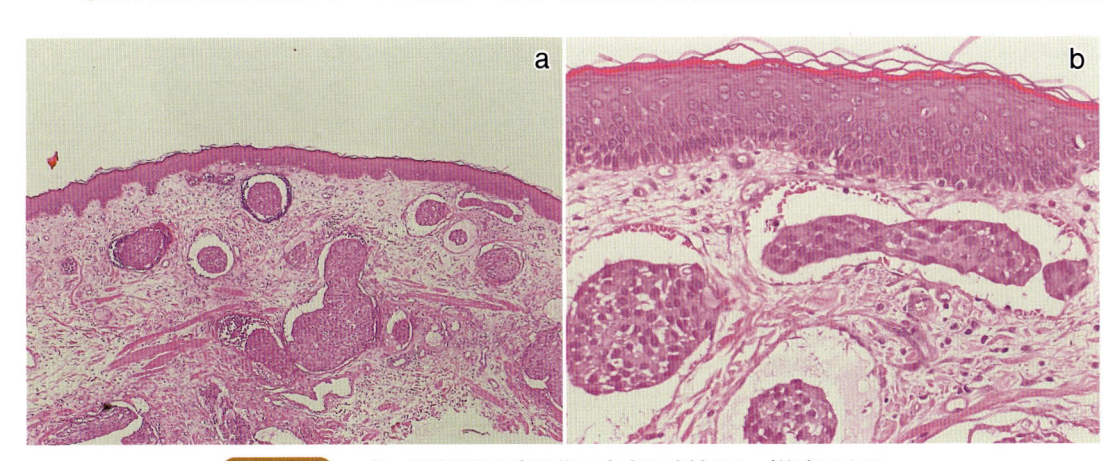

図 Ⅱ-37　パンツ型紅斑の病理像は皮膚の癌性リンパ管炎である．

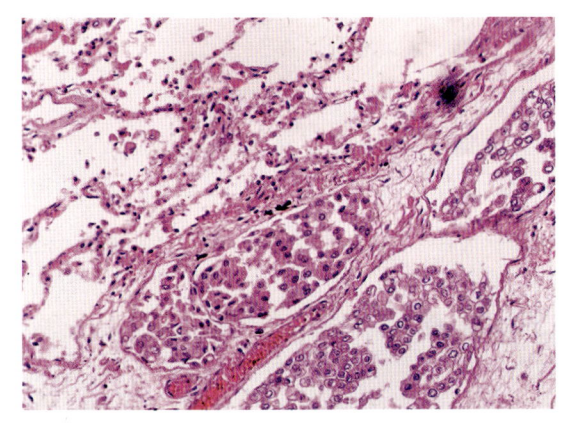

図 Ⅱ-38
肺転移の病理像も癌性リンパ管炎のことが多い．

Ⅱ．乳房外 Paget 病の興味深い基礎知識

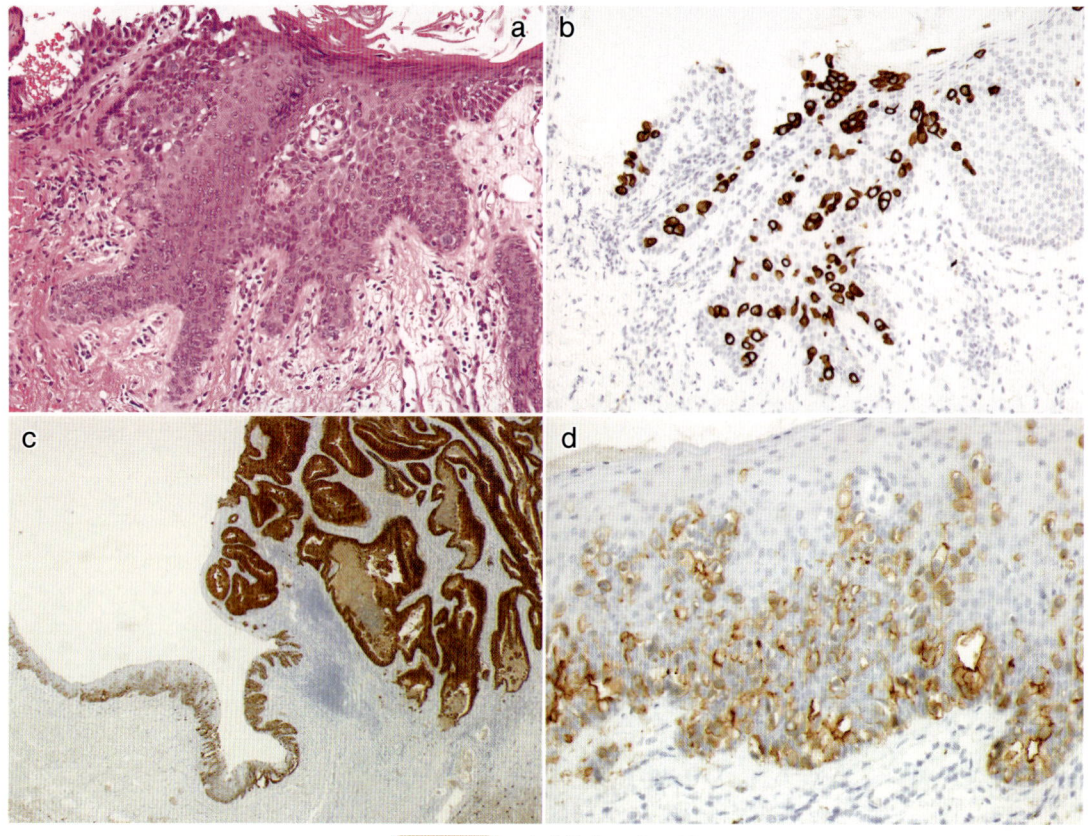

図Ⅱ-39　免疫染色の有用性
ⓐHE染色ではPaget細胞があまり澄明でなく分かりにくい場合がある．
ⓑサイトケラチン7染色で腫瘍細胞が鮮やかにハイライトされる．
ⓒ，ⓓVillin染色．ⓒ右では直腸腫瘍，左では表皮内が染色されている．ⓓでは表皮内の各腫瘍細胞がvillin陽性

（26）免疫組織化学的染色

　サイトケラチン7が有用で，乳房外Paget病では表皮の中で陽性細胞はほかになく，Paget細胞のみが際立って染色される（図Ⅱ-39）．真皮内病巣もよく描出される．

　ほかにGCDFP-15が論文では有用とされているが，我々の経験ではGCDFP-15は陽性率が低く，不安定な染色態度であると判断している．

　サイトケラチン20は通常陰性とされるが，実際には陽性のこともある．免疫染色での判断には注意が必要である．肛囲の乳房外Paget病では，皮膚原発の場合と，直腸・肛門の腺癌から二次的に肛囲皮膚に進展した続発性肛囲乳房外Paget病の場合とがあり，その鑑別にサイトケラチン7，サイトケラチン20，そしてGCDFP-15の染色パターンの違いが有用だとされている．原発性のパターンは，サイトケラチン7陽性，サイトケラチン20陰性，GCDFP-15陽性であり，一方，続発性ではサイトケラチン7陰性，サイトケラチン20陽性，GCDFP-15陰性とされる．しかし，実際には続発性のほとんどの症例はサイトケラチン7陽性である．また，原発性でもサイトケラチン20陽性，GCDFP-15陰性のことが半数の症例でみられる．以上から，サイトケラチン20陽性，GCDFP-15陰性であっても続発性とは言い切れない．このため，肛門・直腸癌が粘膜下であったり微小癌であったりして肛門鏡などで発見できない場合に，乳房外Paget病が原発性なのか，続発性なのか，結論を出せないことがある．

　我々は，villin染色がこの鑑別に極めて有用であると考えている．Villinは，その名の由来である腸絨毛に特異的な蛋白である．このため，腸上皮では陽性となるが，皮膚には陽性となる細胞は存在しない．実際，我々の症例では，続発性肛囲乳房外Paget病では全例陽性である（図Ⅱ-39-ⓒ，ⓓ）のに

表 Ⅱ-6 原発性と二次性（続発性）のHE像の差異

	原発性	二次性（続発性）
辺縁部のPaget細胞の密度	まばらとなることが多い	境界まで表皮内に充満する
Paget細胞の集合性	集合する傾向が強い	単独に存在する傾向が強い
Paget細胞の細胞質	豊富で蒼白	やや乏しくむしろ好酸性
Paget細胞の核	空胞状のことが多い	濃縮することが多い
表皮の肥厚	必ずしも伴わない	必ず伴う

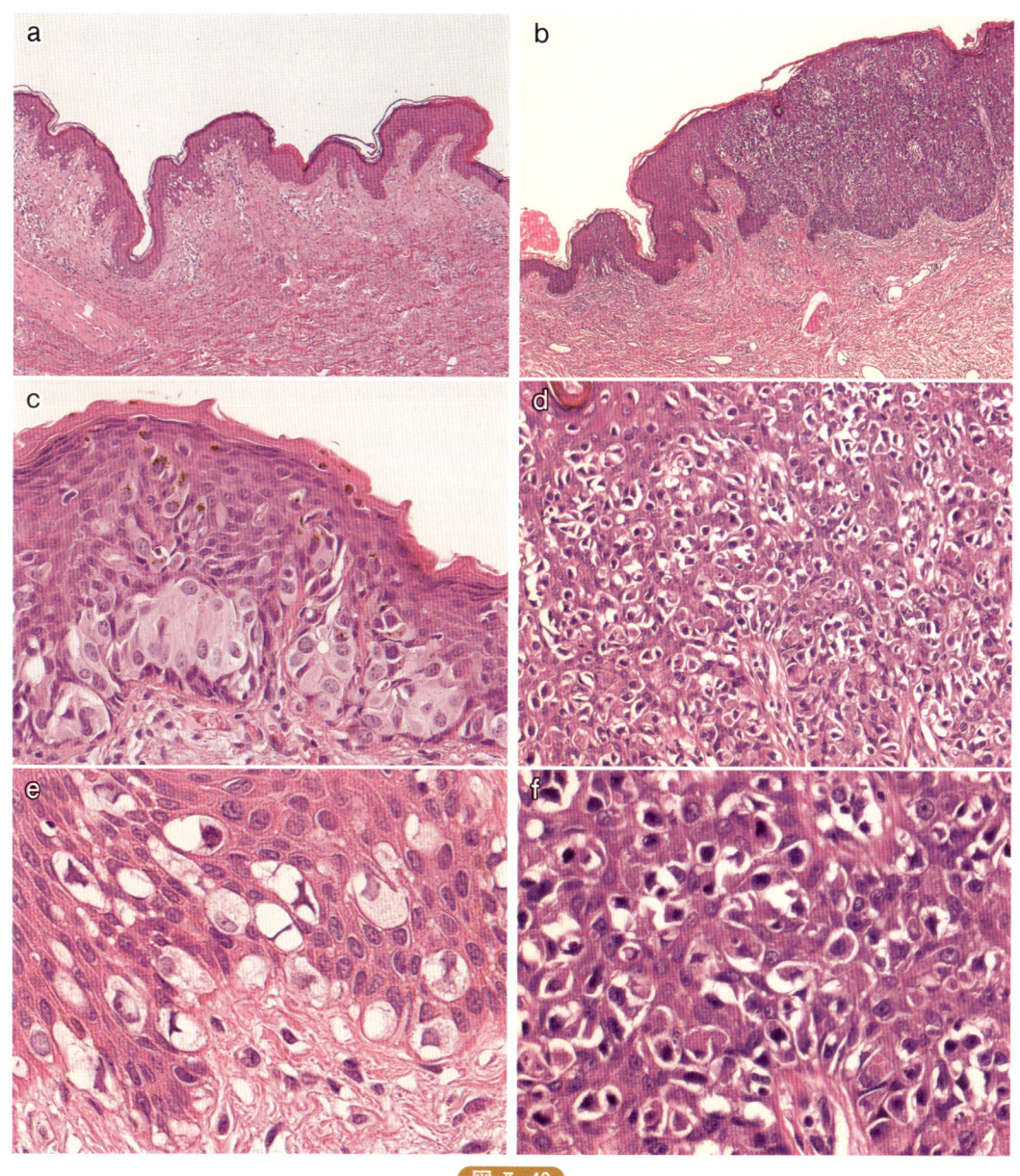

図 Ⅱ-40

ⓐ原発性．辺縁ではPaget細胞は乏しい．
ⓑ二次性．辺縁までぎっしりとPaget細胞がある．
ⓒ原発性．表皮の肥厚なし．細胞の集合傾向が強い．
ⓓ二次性．表皮肥厚が顕著．細胞の孤立傾向が強い．
ⓔ原発性．細胞質は淡く，核は空胞状
ⓕ二次性．細胞質はやや好酸性で核は濃縮

対し，皮膚原発性乳房外 Paget 病では全例陰性であり，これら 2 者を鮮やかに区別できている．

CDX2 も基本的な考えは同様であるが，染色性が劣っており，villin のほうが有用と考える[51]．

(27) 原発性と二次性（続発性）の HE 像の差異

実は HE でも，この二者にはかなりの差がある．それを表Ⅱ-6 に示した．

上記の所見は臨床像の差にも現れてくる（図Ⅱ-40）．これについては別項で詳述する（第Ⅸ-1 項 (p. 149〜) を参考にしてください）．

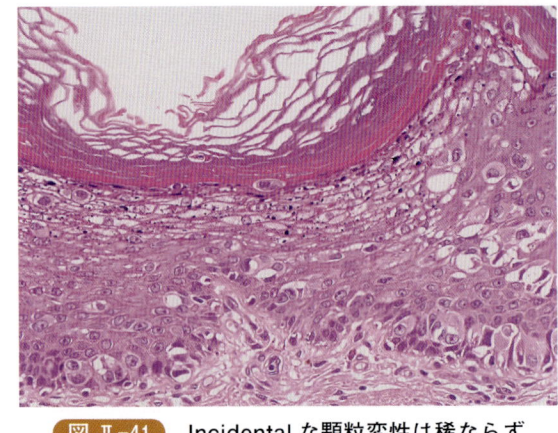

図Ⅱ-41 Incidental な顆粒変性は稀ならず遭遇する．

(28) 付随所見

乳房外 Paget 病を治療した病理標本を見るときには，外陰部の広範囲な皮膚を検鏡することになる．このとき，しばしば認める所見に，incidental な顆粒変性がある（図Ⅱ-41）．この所見にいまだ遭遇していないなら，症例が少ないか，病理標本の見方に問題があるといえるかもしれないほどである．

(29) Gunn の論文について

1980 年の Cancer 誌に掲載されている Gunn の論文[52]を読まれた方は少なくないと思う．「肉眼的な範囲を越えて Paget 細胞が存在する」あるいは「多中心性に多発する」ことを述べるときに，必ずといってよいほど引用されるものである．Lever の教科書でも参考文献に取り上げており，Weedon の教科書でも孫引きしていくと，この Gunn の論文に行き当たる．

そのサマリーを逐語訳して紹介すると，「4 例の陰唇 Paget 病患者の陰唇切除術標本で，切除標本全体を全割して準連続切片を作成して検討した．どの症例においても，組織学的に確認された病巣の範囲は，肉眼で見える範囲をはるかに超えていた．そして，その輪郭は高度に不規則であり，また多中心性でもあった．この所見は重要であり，治療方法の選択，術中の対応方法，そして組織発生にも関与すると考えた．」というものである．そして，その図 1 には，陰唇切除標本を 261 ブロックに切り分ける写真を載せている．そして，図 2 には，模式図で，「臨床的に見える病巣」と「病理組織学的に最終判断した病巣範囲」とを描き分けている．そして，4 例とも，臨床的な範囲は片側で狭い範囲であるのに比べ，病理組織学的な病巣は，両側で，かつ極めて広範囲であったことを示している．

この文章と掲載されている図だけからは，「なるほど，臨床では病巣のごく一部しか見えていないのだ」と思ってしまうだろう．

しかし，この論文には大きな問題点がある．それは Material and Methods に一度だけ記載しているのだが，Gunn のいう「臨床像（臨床的に見える病巣）」は office copying machine で印刷された紙で彼が得た白黒コピーの「臨床像」なのである．当時は，IBM あるいは Xerox 社のものが一般的であった，そのコピー機である．この複写機で得たコピー紙の像を臨床的な範囲としている．しかもまた著者の資格は，病理の fellow とのみしか記載されいないので，それ以上のことは分からないが，共同発表者は，Gunn RA の上司の外科病理の教授だけである．論文内容が臨床的判断を扱っているにもかかわらず，その臨床に携わった医師が共同著者に加わっていないこと，またさらに Material and Methods にもそれに関する記載がないことから，Gunn 自身は，臨床像を見た可能性はないと考えられる．

論文では office copying machine という言葉は一度だけ使用された後には出現せず，その後には

photodiagram という意味不明な用語に変わり，grossly visible lesion と変わり，そして上述の模式図のところでは，clinically visible lesion に変化している．詭弁的論述と指摘されるべきものと考える．

この論文の主題が「Paget 病の病巣の境界線の検討」であるにもかかわらず，白黒の「コピー機で得た像」が「臨床的な病巣」と判断したとすれば，この研究の方法論が根本的に過ちを犯しており，この論文の評価が根底から揺らぐものとなる．

読者には，ぜひ Gunn の論文をもう一度精読して確認していただきたい．コピー機で判断した「病巣」が，実際に肉眼で見える病巣と「同じ程度としてよい」という臨床家はいないであろうと，筆者は考える．少なくとも，この研究の主題が，その臨床像を問題としているからである．

文献

1) http://en.wikipedia.org/wiki/James_Paget (2013/4/29)
2) http://www.boxvalley.co.uk/nature/sns/wad72/w72-09.asp (2013/4/29)
3) http://www.boxvalley.co.uk/nature/sns/wad74/W74-15.asp (2013/4/29)
4) http://en.wikipedia.org/wiki/Elizabeth_Blackwell (2013/4/29)
5) http://www.smd.qmul.ac.uk/omfs/history.htm (2013/4/29)
6) Siesling S：Epidemiology and treatment of extramammary Paget disease in the Netherlands. Eur J Surg Oncol 33(8)：951-955, 2007.
7) 石原和之：Paget 病全国アンケートの集計と説明．Skin Cancer 9(1) special Issue：37-43, 1994.
8) 神谷秀喜ほか：乳房外 Paget 病グループスタディ 2010 年報告．日本皮膚外科学会誌 15(2)：148-151, 2011.
9) 森　俊二：乳房外 Paget 病の研究．第 1 編　文献的考察並びに原発性 Paget 病と続発性 Paget 病との別について．日皮会誌 75：21-46, 1965.
10) 内ケ崎周子ほか：15 年後に肛門癌を併発した肛囲 Paget 病．Skin Cancer 7(3)：254-258, 1992.
11) Coldiron BM：Surgical treatment of extramammary Paget's disease. Cancer 67(4)：933-938, 1991.
12) Yoon SN：Extramammary Paget's disease in Korea：its association with gastrointestinal neoplasms. Int J Colorectal Dis 23(11)：1125-1130, 2008.
13) Chan JY：Extramammary Paget's disease：20 years experience in Chinese population. Int J Surg Oncol. 2012：416418. (Epub 2012 Feb 28)
14) 村田洋三：兵庫県の皮膚悪性腫瘍の統計（第 2 報）（会議録）．皮膚の科学 4(6)：628, 2005.
15) 熊野公子：兵庫県立がんセンターで扱った乳房外 Paget 病 200 例の臨床的特徴：殊にその誤診率と予後について．兵庫県医師会医学雑誌 50(2)：169-170, 2008.
16) Kuehn PG：Familial occurrence of extramammary Paget's disease. Cancer 31：145-148, 1973.
17) 坂元孝栄：三重大学皮膚科における 10 年間の乳房外 Paget 病の統計的観察．西日皮膚 54(4)：765-769, 1992.
18) 神吉晴久：外陰部 Paget 病の夫婦例．日皮会誌 117(3)：291-296, 2007.
19) 熊野公子：乳房外 Paget 病の家族内発生 4 例の検討．Skin Cancer 28：174-180, 2013.
20) 西坊直恭：乳房外ページェット病の父子発症例．皮膚科紀要（Acta Dermatol）91：470, 1996.（学会抄録）
21) 望月太郎：第 14 回日本皮膚悪性腫瘍学会抄録集，1998.
22) 大城宏治：第 27 回日本皮膚悪性腫瘍学会抄録集，2011.
23) 橋本秀樹：乳房外パジェット病の兄弟例．Skin Cancer 10(3)：351-354, 1995.
24) 柴田史子：外陰部パジェット病の兄弟例．皮膚の科学 5：269-270, 2006.
25) 天野雅弘：妹と兄に相次いで発症した外陰部ページェット病．日皮会誌 104：923, 1994.
26) Demitsu T：Extramammary Paget's disease in two siblings. British J Dermatol 141：951-953, 1999.
27) Inoue S：Extramammary Paget's disease in siblings. Dermatology 201：178, 2000.
28) 米倉直美：Paget 病の姉弟例．皮膚臨床 53(7)：1065-1068, 2011.
29) Shepherd V：Extramammary Paget's disease. International Journal of Obstetrics and Gynaecology 112

(3)：273-279, 2005.
30) Chanda JJ：Extramammary Paget's disease：prognosis and relationship to internal malignancy. J Am Acad of Dermatol 13(6)：1009-1014, 1985.
31) Jones RE Jr：Extramammary Paget's disease. A critical reexamination. Am J Dermatopathol 1(2)：101-132, 1979.
32) Besa P：Extramammary Paget's disease of the perineal skin：role of radiotherapy. Int J Radiat Oncol Biol Phys 24(1)：73-78, 1992.
33) Fanning J：Paget's disease of the vulva：prevalence of associated vulvar adenocarcinoma, invasive Paget's disease, and recurrence after surgical excision. Am J Obstet Gynecol 180(1 Pt 1)：24-27, 1999.
34) Parker LP：Paget's disease of the vulva：pathology, pattern of involvement, and prognosis. Gynecol Oncol 77(1)：183-189, 2000.
35) Helwig EB：Anogenital(extramammary)Paget's disease. A clinicopathological study. Cancer 16：387-403, 1963.
36) Foraker AG：Extramammary Paget's disease of perianal skin. Cancer 2(1)：144-152, 1949.
37) Lai YL：Penoscrotal extramammary Paget's disease：a review of 33 cases in a 20-year experience. Plast Reconstr Surg 112(4)：1017-1023, 2003.
38) Knauer WJ：Extramammary Paget's Disease originating in MOLL'S glands of the lids. Trans Am Acad Ophthalmol Otolaryngol 67：829-833, 1963.
39) Fligiel Z：Extramammary Paget's disease of the external ear canal in association with ceruminous gland carcinoma. A case report. Cancer 36(3)：1072-1076, 1975.
40) Changus GW：Extramammary Paget's disease of the tongue. Laryngoscope 81：1621-1625, 1971.
41) Abraham SC：Paget cells in the esophagus：assessment of their histopathologic features and near-universal association with underlying esophageal adenocarcinoma. Am J Surg Pathol 32：1068-1074, 2008.
42) Wahl CE：Apocrine hidradenocarcinoma showing Paget's disease and mucinous metaplasia. J Cutan Pathol 36(5)：582-585, 2009.
43) Murata Y：Multicentricity of extramammary Paget's disease. Eur J Dermatol 17：164-165, 2007.
44) 新村　出（編）：広辞苑　第6版，岩波書店，2008.
45) Kazakov DV：Lesions of anogenital mammary-like glands：an update. Adv Anat Pathol 18：1-28, 2011.
46) 宮里　肇：乳房外Paget病の知見補遺―特にその悪性進展について―．日皮会誌82：519-539, 1972.
47) 大原國章：乳房外Paget病の診断と治療．Skin Cancer 8(special issue)：39-60, 1993.
48) Bunker CB：Extramammary Paget's disease. Rook's Textbook of Dermatology(Burns T, ed)8th ed, Wiley-Blackwell, Oxford, pp. 71. 46-47, 2010.
49) Murata Y：Underpants-pattern erythema：a previously unrecognized cutaneous manifestation of extramammary Paget's disease of the genitalia with advanced metastatic spread. J Am Acad Dermatol 40 (6 Pt 1)：949-956, 1999.
50) 熊野公子：Paget癌の肺転移の特徴．Skin Cancer 5：80-84, 1990.
51) 村田洋三：乳房外Paget病におけるvillin染色の有用性．第29回日本皮膚悪性腫瘍学会学術大会抄録集，p. 114.
52) Gunn RA：Vulvar Paget's disease：a topographic study. Cancer 46：590-594, 1980.

III. 乳房外 Paget 病の素顔に出会う術

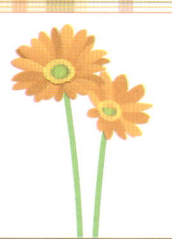

　「素顔」とは，化粧をしていない顔，転じて，ありのままの状態を言う[1]．その意味合いを，乳房外 Paget 病の臨床の場に与えてみよう．

　初診時には，病巣は，いろいろの理由で外観も質的にも修飾された状態であることが多い．その病巣がどんな種類の修飾（お化粧）を受けているのか，化粧をしていないありのままの状態ではどのような顔をしているのか，どうしたら素顔を見せてくれるのかを求めるのが，この章の目的である．

　これらの目的に簡単に達するためには，「すべては丁寧な"皮膚の観察から"始まる」（第 I-1 項参照）ことを肝に銘じたうえで，この"化粧されている状態を除く"方法について読み進めていただけるとよいと考える．

　診療経験年数がわずかな人にとっても長い人にとっても，皮膚病巣が醸し出す情報は同じであるが，観察する側で何に気づくかが異なる．"経験年数の差"は単純な歴的年齢の差を意味しているのではなく，皮膚症状の観察に，想い入れがなされているかどうかの差なのである．

　第 I 章では，"乳房外 Paget 病の素顔に出会う"契機について述べ，その腫瘍境界は明瞭であるという特徴を生かすと，必ずしも広範囲に切除を必要とせず，そこにこそ，その素顔を引き出す必要性を説くエッセンスがあることを述べた．その素顔を引き出した結果，次々とそのほかの興味深い乳房外 Paget 病の本質的特徴に，出会うことができる．そのことは次に続く第Ⅳ～Ⅵ章で述べ，それらの知識に基づいた具体的手術術式は，第 X 章で述べる．

III-1　乳房外 Paget 病の腫瘍境界の明瞭性について

a．乳房外 Paget 病は再発しやすいという考え方は正しいのだろうか？

　通常，腫瘍病巣の範囲は臨床像で決める．そして，臨床的に捉えた腫瘍縁を基準に，切除ラインを決める．そして腫瘍の範囲が捉えていたよりも広く，取り残しや局所再発しやすい腫瘍では，経験的に切除範囲を広くするように勧められてきた．

　乳房外 Paget 病の場合，腫瘍の境界線の明瞭さがこの疾患の臨床の特徴とされているにもかかわらず，再発しやすいものの一つとされてきた．

　それでは，やはり乳房外 Paget 病は再発しやすいのだろうか？　その答えは「No!」である．すべての症例で広範囲切除が必要なのだろうか？　その答えは「No!」である．境界明瞭な症例では，広範囲に切除をしなくとも，極端に言えば単純切除でも，完全切除は可能であり，従って局所再発は起こらない．

　もし再発しやすいとすれば，その理由は何か？　一言で言えば，これが腫瘍の端だと思ったことが，間違っていたのである．実際には，周辺皮膚との境界線は決して明瞭ではないことがある．術前の局所の皮膚ケアのないままの皮膚症状では，確かに，境界線がきれいに把握されないと，「境界線は明瞭

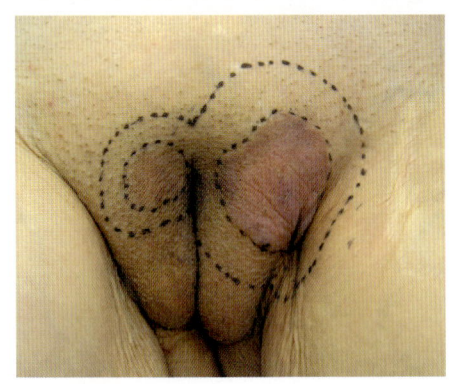

図Ⅲ-1 明瞭化度100%の症例（女性の下腹部型）．黒線での印は明瞭であることを示す．

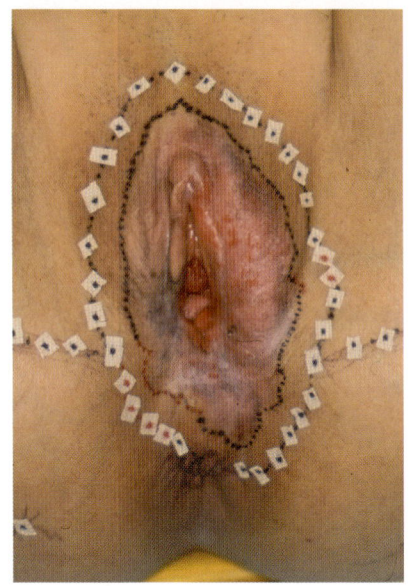

図Ⅲ-2 明瞭化度87%の症例（女性の全周囲型）．赤線での印の部分では明瞭でないことを示す．

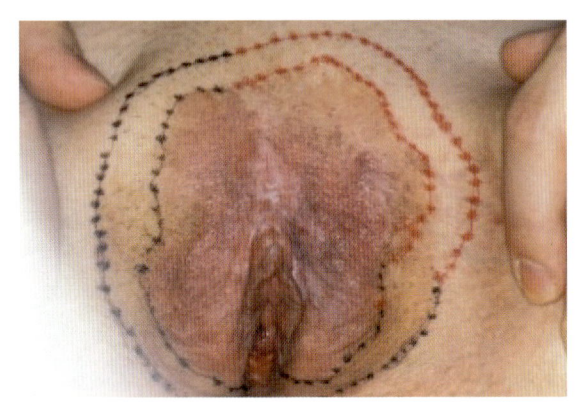

図Ⅲ-3 明瞭化度62%の症例（女性の偏倚型）

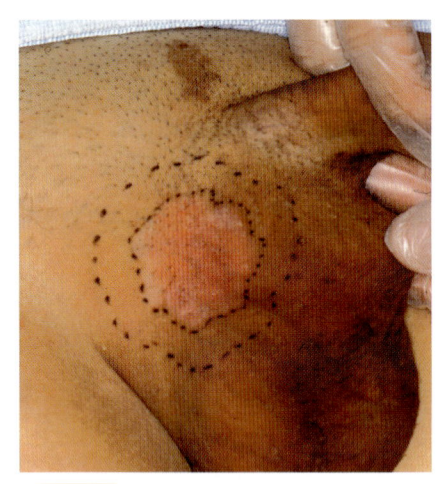

図Ⅲ-4 明瞭化度100%の症例（男性の偏倚型）

だが，その外側に肉眼的に捉えられない病巣が広がっているのだ」という矛盾を含んだ言い方で，腫瘍側に理由を押しつけて納得しようとしてきた．

そして，少なくとも境界線が不明瞭のままの症例で，切除ラインは決められないことは当然であるから，その結果，安全域を得るために広範囲切除にしているのが多くの施設の現状であることを，改めて意識してほしいと思う．

境界線が不明瞭になるその原因を次に述べるが，境界線がもともと不明瞭なものと，一時的に不明瞭になっているものの区別がまず必要である．

b. 乳房外Paget病の原発巣は，どの程度境界線を明瞭化できるのだろうか？

手術前日に腫瘍の境界線を描いた資料から，女性症例36例を対象にして，乳房外Paget病の原発巣の境界線がどの程度明瞭化できているかを検討した．それによると，そのなかで100%明瞭化できていたのは14例あった（図Ⅲ-1）．90%以上の部分で明瞭であったのは，20例（56%）である．残りの16例でも，2例以外は境界線は50〜89%の明瞭化が得られている（全体の94%の症例）（図Ⅲ-2，3）．女性の外陰部乳房外Paget病の皮疹の型別（第Ⅴ章（p.83〜）を参考にしてください）では明らかな差がなかった．

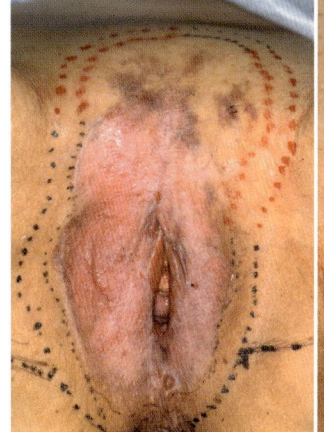

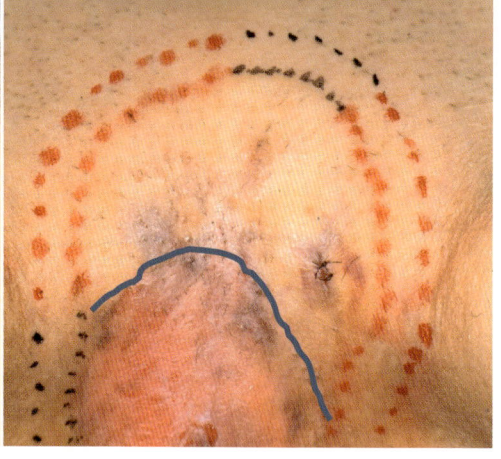

図 Ⅲ-5
明瞭化度 65%の症例（女性の全周囲型）
不明瞭の部分（赤線）は，既存の陰裂を囲む全周囲型の病巣（青色ラインから下方部分）から新しく拡大したと推測される部分に一致する．

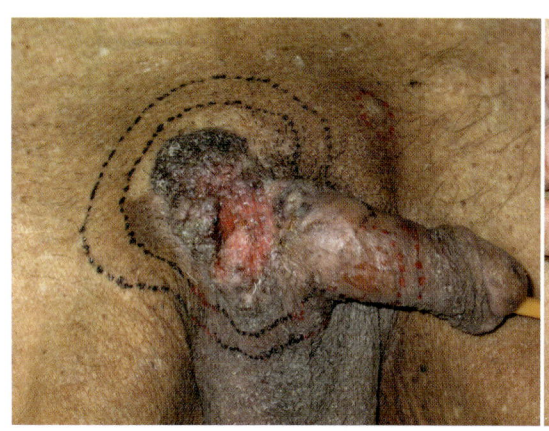

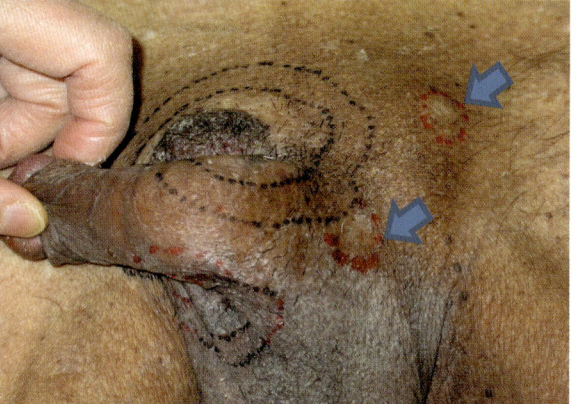

図 Ⅲ-6 明瞭化度 74%の症例（男性の偏倚型）
右陰茎基始部の主病巣の反対側の陰茎左側で主病巣とは独立して2か所に小さい白斑病巣があり，術中迅速病理診断で確認できる．

C. 腫瘍境界線が明らかにされない原因：その1．腫瘍側に由来するもの

病巣が発生初期のものか（図Ⅲ-4），あるいは既存の病巣の一部が新しく拡大を始めた部分では（図Ⅲ-5），まだ浸潤像のない低色素性病変を示し，肉眼的に正常皮膚との境界線をつけにくいことがある．組織学的には *in situ* 病変で，Paget 細胞数が少ないときや真皮内の炎症性細胞浸潤が少ないときである（第Ⅱ-6項(p.25～)を参考にしてください）．

男性の陰嚢内に病巣が複数発生するときに，時期をずらして後で生まれた病巣は，まだ時間がたっていない発生初期の像を示し，小さな低色素あるいは淡紅色の紅斑の状態である（図Ⅲ-6）．この場合，主病巣との間の正常皮膚を明確に区分していない場合は，切除線が2つ目の皮疹上に乗っているのを気づかずに，間違って再発と捉えることがある（第Ⅳ-2項(p.67～)に詳しく述べる）．

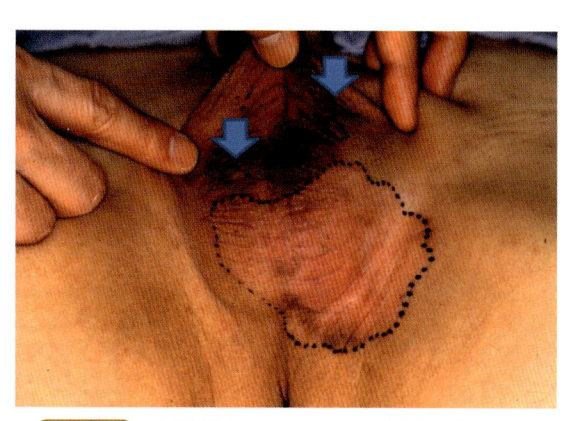

図 Ⅲ-7 明瞭化度 100%の症例（男性の陰嚢辺縁寡数型）
2つの副病巣はまだ小さい白斑であるが，境界は分かりやすい．

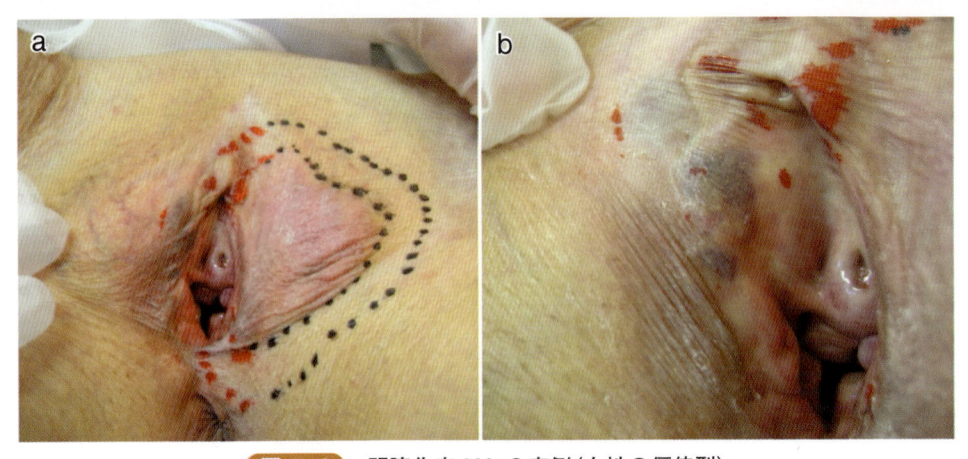

図Ⅲ-8 明瞭化度80％の症例（女性の偏倚型）
この症例では，病巣は陰裂左側のみであるが，右側では前医で行われてきた数か所に及ぶ組織検査後の湿潤化，内出血の影響が残り，いかにも病巣と思わせている．

　身体部位によって腫瘍境界の明瞭性に相違がある．腋窩病巣は，通常は分かりにくい（第Ⅶ-2項（p.124～）を参考にしてください）．一方，生理的色素沈着部位，例えば陰嚢では，皮疹が数mm大と小さくとも，その境界は分かりやすい（図Ⅲ-7）．

d. 腫瘍境界線が明らかにされない原因：その2．二次的に修飾（お化粧）されているもの

　分かりやすくいえば，本来明瞭なはずの病巣の境界線が汚れて不明瞭になっていることがある．筆者たちが実際に出会う症例で腫瘍境界が明瞭と言いがたい多くのものは，二次的に修飾（お化粧）されている乳房外Paget病である．この場合，元の境界線は明らかなのであるから，努力すれば明瞭化させることができる（具体的な方法については次の項で述べる）．

　少なくとも本来は明瞭に戻せる腫瘍境界線を不明瞭のままに放置していることは，切除のための測定の基となる線が不確かなままであるので，それを基準に「手術切除範囲は何cmにした」などと主張する資格はない！　取り残さないという名目で，無駄な広い切除面積を患者に負担させることも許されるべきでない．

e. 術前の生検は，腫瘍境界線を不明瞭にさせる

　診察者自身が，人為的に境界線を不明瞭化させることがある．それは，術前の組織検査という行為である．診断やステージ診断あるいは腫瘍範囲を決めるためには，当然，組織検査をする．通常の皮膚疾患の組織検査は，周囲の正常組織との境目で行う．しかし，その部分では2～3週間にわたって，腫瘍境界線は不明瞭になることを覚悟しなければならない（図Ⅲ-8）．残念なことに，境界線が分かりにくい場合には，生検によってさらに境界線が分かりにくくなる．

　乳房外Page病の診断確認は辺縁で行わないようにするのも，一つの考え方と思う．ステージ診断のためには腫瘍の中央部で行うほうがベターであり，かつ，腫瘍境界線に影響を与えない．

f. 境界不明瞭の部分のみで，予定切除ラインで組織検査を行う

　腫瘍範囲を決めるために，多数の部分で生検を行うことがある．Mapping biopsyと呼ばれているものである．それ自体を必ずしも否定するわけではないが，2つの面で気をつけておくことがある．少なくともその創傷が治るまで，腫瘍境界線がますます分かりにくくなり，状態を回復するには1か月ほど待たねばならない．これを，mapping biopsyの負の面の一つと考えている．

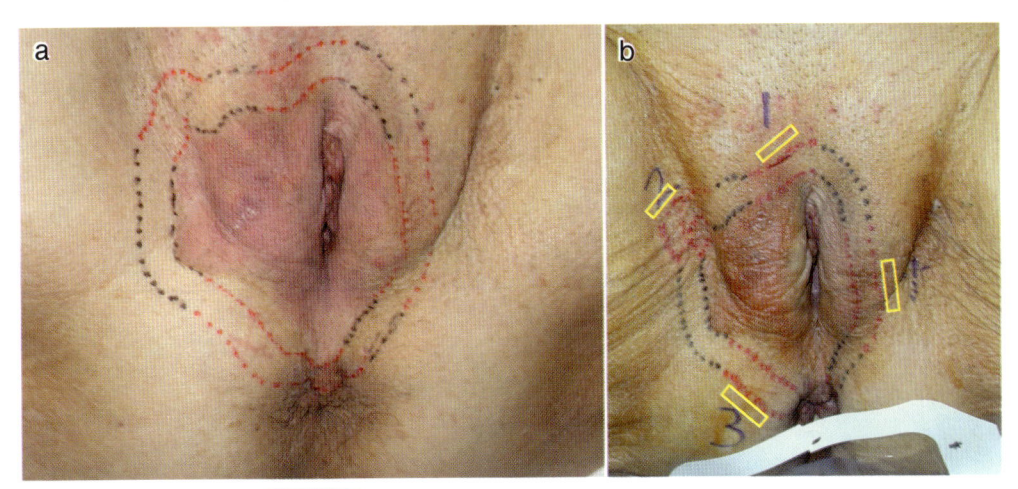

図Ⅲ-9　明瞭化度 41％の症例（女性の全周囲型）
ⓐ 手術前日（女性の全周囲型）
ⓑ 手術時にまず初めに，その不明瞭とした部分（赤線の部分）の切除予定ラインに沿って
　その外縁側で迅速病理診断を行う．

　また，たとえ mapping biopsy を行うとしても，すべての部位を一律に検査する必要などない．腫瘍境界が明瞭な部分では，全く不必要な作業であり，当然，省略してよい．初めに「境界線が不明瞭なのはどの部分であるか？」を明らかにする．そうしてから，境界不明瞭の部分だけ予定切除ラインに沿ってその外側でサンプルを採取し，組織検査を予定するのでよい（図Ⅲ-9）．

　余分な mapping biopsy という操作はいろいろな点から，例えば，主治医の時間的負担，病理関連の操作のための時間的・経済的負担，患者の心痛・身体痛の負担など，マイナス点が多いと筆者は感じている．

g. 境界線が不明瞭でも，皮疹全体のパターンから，境界線が推測できる

　男性の陰嚢の症例では，ときに複雑な形状を示すが，基本的には病巣は円形に拡大している（第Ⅳ章 (p.63〜) を参考にしてください）．女性症例でも，複雑に見えている皮膚症状も，境界線が明瞭な部分をまず探して描き（図Ⅲ-9 黒破線），その間の不明瞭な部分をつないでいくと（図Ⅲ-9 赤破線），後で行う組織検査（図Ⅲ-9-ⓑ）で，その把握が正しかったことが確認できる．

　どの症例でも観察できるが，例えば図Ⅲ-3 の症例（偏倚型）でも，推定（赤破線）部分を描くと，クリトリス近くに発生した病巣が円形に拡大し，左右対称性に分布したことが推測できる．

Ⅲ-2　腫瘍境界線を明らかにする病巣ケア

a. 皮膚腫瘍の術前の病巣皮膚ケアとは何か？

　皮膚に限らないだろうが，腫瘍が診察時にベストな見え方をしているとは限らない．特に皮膚では，表皮の角化という生理的な現象があるし，腫瘍が存在することに関連して，種々の炎症などの付随現象が起こる．これらが，角化性鱗屑，痂皮や血痂，苔癬化，湿潤，糜爛，潰瘍など続発疹を生じさせ，腫瘍本来の原発疹を見えにくくする．脂漏性角化症でも基底細胞癌でも，そして悪性黒色腫でも，こうした続発疹の影響が前面に出ることがある．

　皮膚科学を学んだ者なら，眼前の皮疹を解析できるはずである．初診時から，視覚・嗅覚・触覚を

すべて働かせ，その皮膚症状を丁寧に観察し，そして，臨床像を構成している種々の要素を素早く読み取る[2]．

"皮膚腫瘍の術前の病巣皮膚ケア"とは，臨床像を構成している種々雑多の原因のうちから"化粧されている状態"を原因別に除くことであり，多くの場合は，炎症性の変化をなくす操作である．

b. 乳房外 Paget 病にも術前の病巣皮膚ケアが必要か？

初期には通常腫瘤を形成しない乳房外 Paget 病においてこそ，必須の作業である．乳房外 Paget 病は外陰部・肛門・腋窩という間擦部位に好発する．初期の自覚症状は瘙痒であるため間擦性皮膚炎としてステロイド軟膏が用いられていることが多く，また真菌感染症として素人治療を含めて抗真菌剤が用いられる．そのほかに，尿尿汚染による刺激性皮膚炎や種々の真菌・細菌・寄生虫感染もある．乳房外 Paget 病では，臨床経過が穏やかに長く過ぎるなかで，患者自身に慣れが生じており，「よくこれまで我慢できた」と思うほどの湿潤状態を示す症例は少なくない．

それゆえ，乳房外 Paget 病では，殊更に，次の治療計画を立てる前に術前病巣皮膚ケアが重要である[2]．

c. 悪性の皮膚腫瘍の術前病巣皮膚ケアの効果は何か？

診断前では，病巣皮膚ケアの結果，臨床像だけで正確な診断を可能にする効果がある．

術前であれば，病巣皮膚ケアの効果は，第1は，縮小手術を可能にする．第2は，腫瘍の取り残しや，術中の腫瘍細胞の散布を起こさない．そして第3には，局所の術後の感染を最小にする．さらに第4には，術前に腫瘍境界線を明らかにすることができるので，完全切除の見通しが立ち，腫瘍切除後の皮膚欠損部の修復方法の計画が可能になる．

d. まず入浴あるいは清拭

基本となる手技は，まず入浴，あるいは十分な清拭である．

「洗って大丈夫ですか？」と問う人や，入浴を怖がっているケースが多く，ときには皮膚科医師の指示で入浴を禁止されていることさえあるので，その考え方の変更指導を行う．もちろん，毎日の入浴と，石鹸を用いた局所の洗浄を指導する．バイ菌が入る，石鹸でしみる，お湯で痛むなどの訴えがあっても丁寧に説明すれば納得いただける．

e. 外用剤 1―ポリエチレングリコール軟膏

湿潤した病巣には，洗浄した後にポリエチレングリコール（マクロゴール，ソルベース）軟膏（我々はテラジアパスタ®を用いている）をガーゼに塗布し貼付するように指導する．ポリエチレングリコールを基剤とした水溶性軟膏は，湿潤面に貼付すると，皮膚からの分泌液を効果的に吸収する．こうした軟膏の原理，それに基づく使用法が皮膚科医にはなくてはならない手技である．

男性では朝夕の交換で間に合うが，女性では排尿のつど交換する必要がある．頻繁な交換が困難な場合には，その生活様式に対応して適宜，軟膏処置をさせる．

洗浄と，水溶性軟膏外用で病巣を乾燥化させるだけでも，同じ症例とは思われないぐらいに，臨床像が一変する（図Ⅲ-10）．

なお，初診時に一度目の剃毛を行うとよい．手術前に初めて剃毛するようではいけない．それは丁

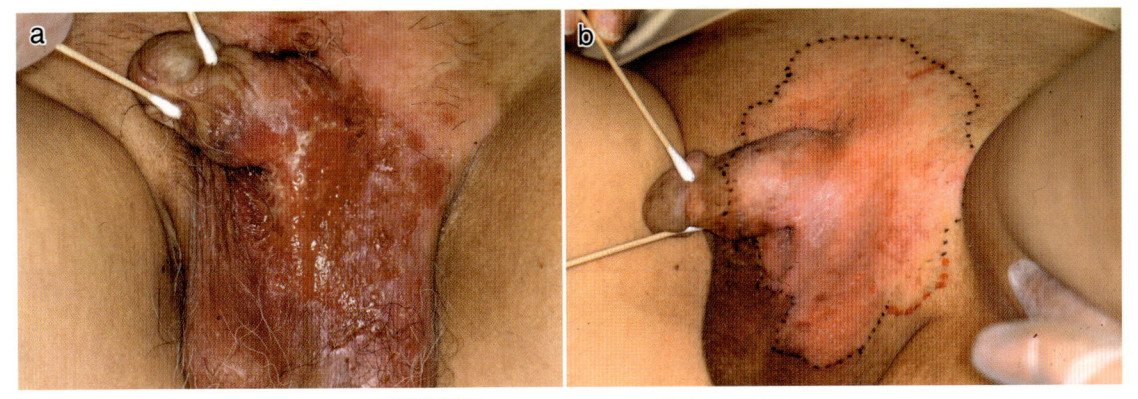

図 Ⅲ-10　初診時(ⓐ)と手術前日(ⓑ)

乾燥化し，鼠径部の間擦性皮膚炎も治癒し，腫瘍境界線は大部分明瞭となっている(黒線は明らかな腫瘍境界を捉えた部分を示している).

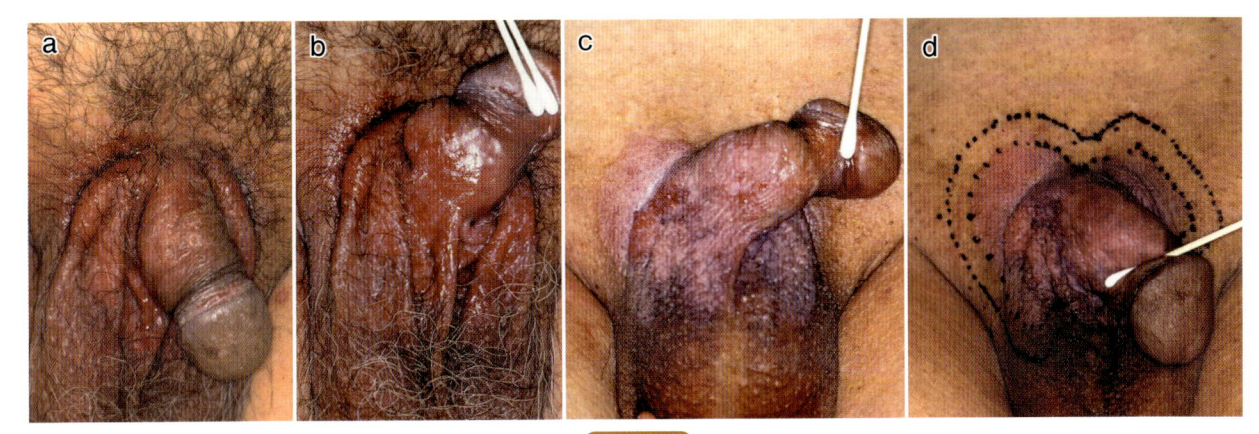

図 Ⅲ-11

ⓐ，ⓑ初診時．剃毛は早期に行うことがこつである．
ⓒ剃毛して，手術日まで乾燥させるための軟膏治療の途中である．糜爛面が部分的に残っている．
ⓓ手術前日．病巣は乾燥し腫瘍縁はすべて明らかになった．腫瘍縁外側1 cmに切除予定線を印している.

寧な皮疹の観察・適切な処置が行えていないことを意味する．早期の剃毛は，病巣範囲を正しく捉えるためだけではなく，洗浄と乾燥化のための軟膏外用の効果を，いや増すものである(図Ⅲ-11).

f. 外用剤 2─原因別の皮膚ケア

　次には二次的に加わっている皮膚炎の症状を原因ごとに積極的に治療する．もしカンジダなどの真菌が証明できれば，抗真菌剤を併用する(図Ⅲ-12)．湿潤しているままクリーム基剤の抗真菌剤を併用すると刺激性皮膚炎を起こすことがあるので，最初の乾燥化を進めてから行う．

　間擦疹，湿疹性皮膚炎，接触皮膚炎など非感染性の皮膚炎に対しては，ステロイド軟膏を用いるが，やはり病巣が乾燥化したころから適宜使用することが多い．ここでは，腫瘍病巣であることを承知したうえで，ステロイド軟膏の外用を行うわけである．外用ステロイドの強度や使用頻度は皮膚科的な判断を応用する．アズノール軟膏®のような非ステロイド外用剤も，局所の表在性鎮痛の即効的効果があり，必要に応じて使用する．

　手術日までは，通常は週に1回の外来受診をさせ，1週ごとの皮疹の変化を見ながら，ステロイド軟膏を外用する部分としない部分，あるいは毎日外用する部分と，例えば3日だけ外用する部分などと指示する．ステロイド軟膏外用の上に，ポリエチレングリコール軟膏を上塗りするのもよい．

Ⅲ．乳房外Paget病の素顔に出会う術

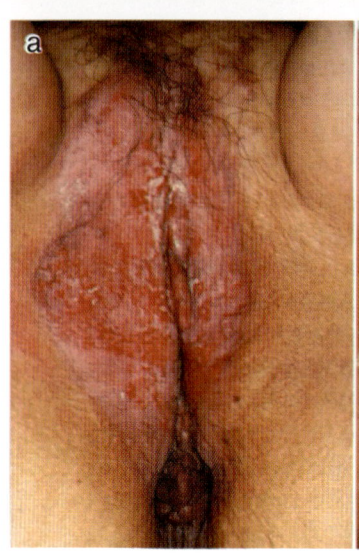

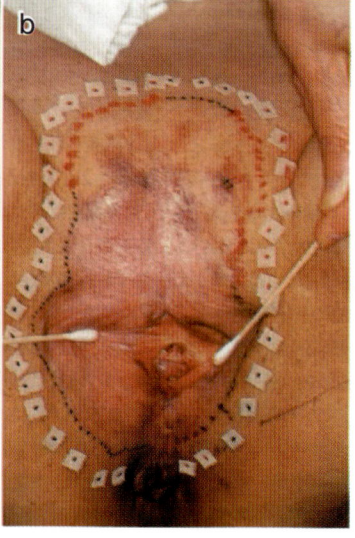

図 Ⅲ-12
(図 Ⅲ-5 と同一症例)
ⓐ 初診時．糜爛，白苔が著明でカンジダが検出された．
ⓑ 4週後の手術前日．糜爛面はなく，引き締まった紅斑に変わっている．1 cm 外側に切除予定線を示している（赤線部分を含めて，予定線で完全切除ができた）．

g. 外用の習得

　上記の外用を工夫し，その結果を自分の目で見ることによって，しだいに，病変部の紅斑性要素を整理できるようになる．つまり，乳房外 Paget 病由来の紅斑か，そのほかの皮膚炎による紅斑かの区別が可能になってくる．そうすれば，外用治療がさらに上手になる．よく，「乳房外 Paget 病の術前に何を塗ったらよいのですか？」と質問される．マニュアル的な即答を希望するこうした質問は，私は苦手である．なぜならば，日々微妙な外用剤の使い方を変化させねばならないからである．つまり「眼前の皮膚の状態を見れば見えてくるはず」としか答えられない．皮膚科的軟膏治療の妙技を，ぜひ自分なりに育ててほしい．「皮膚科であれば分かるはず」とは言いたいが，必ずしもそうはいかないかもしれない．

　もし，外用剤にマイナス点があるとすれば，稀だが，以下のことがある．ステロイド剤は腫瘍に対して生じている細胞浸潤をも抑制し，長期間用いていると，腫瘍境界部を形成していた隆起性の変化が目立ちにくくなることである（第Ⅱ-6項(12)(p.31～)も参考にしてください）．これもきめ細かく観察しておれば対応できる．

　高齢などで，軟膏治療の自己管理がままならないときは，手術予定日前よりも早めに入院させ，入浴時の洗浄や軟膏処置を医療者側で行うのがよい．この場合，通常1週間の余裕があるほうがよい．

h. ミノサイクリンの内服を行う

　ミノサイクリンは，細菌感染への効果以外に，抗炎症作用，病巣内への色素沈着などが，そのほかの抗菌剤にはみられない皮膚症状への独特の効果を与えてくれる（第Ⅲ-4項(p.57～)を参考にしてください）．

i. 術前ケアの目標は縮小手術である

　これまで述べてきたように，乳房外 Paget 病の腫瘍境界が明らかにされることは，切除範囲を過不足なく決められることを意味する．今までは必要とされてきた3 cm 切除法は不要で，より縮小した手術，つまり腫瘍境界線から1 cm 外側で十分な切除が可能になる．これを皮膚科的感性を働かせた結果としたい[3]．

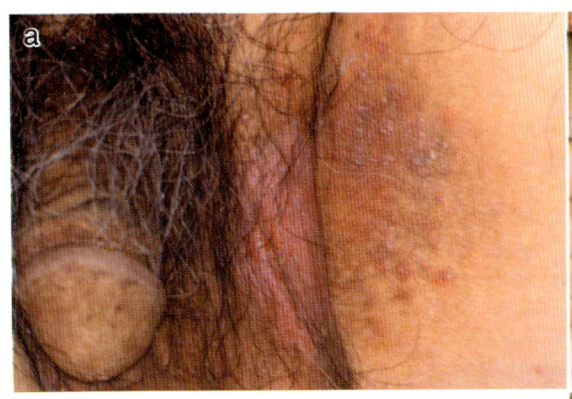

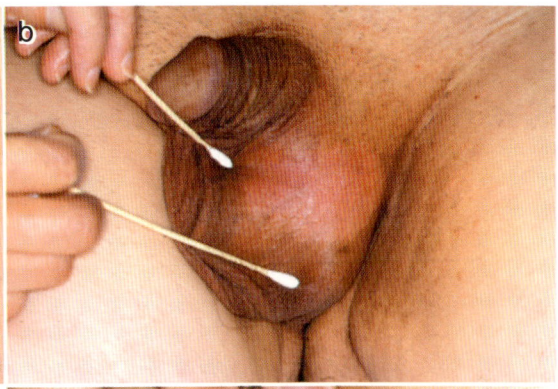

図 Ⅲ-13
ⓐ 初診時，病巣部から連続して左大腿部にも紅斑が及ぶ．
ⓑ 初診時にできれば剃毛を行う．陰囊側には糜爛も認められるので，最初の1週間は入浴洗浄とポリエチレングリコールを外用．次の1週間はカンジダ感染に対して抗真菌剤外用．次の1週間はステロイド軟膏も外用．周辺の紅斑は消失し，腫瘍病巣が陰囊内に限局していることが分かる．
ⓒ 4週目の手術前日には，9割以上の辺縁で腫瘍の境界線が明らかになっている（黒色の内輪点線部分）．その外側1cmでの切除予定線をマークしている．この症例では，赤い部分は，前後の黒のラインから想像できるラインであるので，術中の組織検査は省略できる．

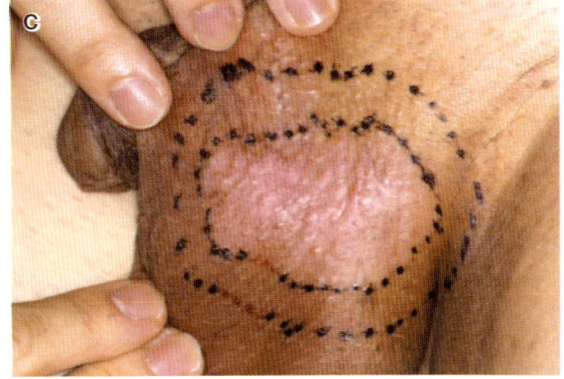

j. 外用治療について誤解のないように

上述のステロイド軟膏や抗真菌剤などは，多くの乳房外Paget病症例が，実はまだ乳房外Paget病の診断を受けていない時期に，処方されていることが多い．「それは適切であったのではないか？」あるいは，我々の示した外用治療が「なんだ，普通に処方されているものにすぎないではないか！」という向きもあろう．しかし，診断なき治療には患者も敏感で，その治療は効果を発現するはずもない．そうした，行き当たりばったりの治療と，乳房外Paget病と診断したうえでの，目的の明確な外用指導とは，全く異なるものである．繰り返して言うが，マニュアルではない．状態に応じて医師が考えることである．

Ⅲ-3 切除ラインの設定方法と術後標本の切り出し方法

a. 切除ラインの基点の設定

初診時から始められた病巣部の皮膚ケアが十分に行われると，いよいよ，手術準備に入る．

手術治療を行うとき，その姿勢の基本は，過剰・過少のいずれにも偏らない，適切な範囲の切除が行われる努力をすることにある．切除ラインの基点，すなわち"腫瘍境界線"の設定が正しくなければ，その後に決めていくことは当然，すべて正しくない設定となる．

切除ラインの基点の設定はあくまでも皮疹をきれいに描出することにかかっている．そうした努力が，各施設で行われているか，実は疑問である．「外来で，診断が決まり，入院予約をする．病棟医長なり，手術担当医が予約状況の順番で入院の決定をする．その間，患者は，受診前と変わらぬ皮疹の状態で待っている．入院すれば，初めて顔を合わせる主治医たちの診察となり，2日以内に手術が待っ

Ⅲ．乳房外Paget病の素顔に出会う術　53

ている」．これが，多くの施設の現状であろう．筆者たちは，皮疹が診察者の求めているきれいな状態になる期間を推測して，手術日を予定している．乳房外 Paget 病では，数週間先に予定しておくとよい．その間，毎週１回は受診させ，手術日に最良の状態になるように，局所ケアの軌道修正をしていく(図Ⅲ-13)．

b. 腫瘍の外縁が不分明のままでは，当然，切除範囲は決められない

　論文や教科書に掲載されている乳房外 Paget 病の臨床写真のなかには，病巣の皮膚ケアが不十分なままのものが載せられていることがある．それは乳房外 Paget 病の典型的皮膚症状ではないと読める目があればだれでも気づくことである．にもかかわらず，それらの説明文のなかで，腫瘍の切除範囲について議論されている．こうした論文や教科書を見ると，「その腫瘍の外縁(基点・測定の 0 点)がどこであるかが不明のままでは，3 cm，5 cm などと切除範囲は言えないのに」と思ってしまう．臨床症状をきちんと見れば，どれが乳房外 Paget 病の皮疹であり，どれが間擦疹や接触皮膚炎やカンジダ症の皮疹であるのか，皮膚科なら考えるのが当然である．「こうした付随の皮膚症状を取り除くこともせずに，切除範囲を議論するような論文・教科書には全く意味がない」というと言い過ぎなのであろうか？

c. 手術前日に行う病巣の印の付け方

　乳房外 Paget 病の皮疹の正確な観察は，明るい照明の下で行う．単なる「明るい部屋」では不十分である．手術場で用いる天井設置の無影燈がベストであるが，病棟には通常ないので，これに準じた照明を処置室に常備する．私たちの病棟では移動式の無影燈を処置室で用いている．これなら天井に設置する必要はない．

　初めに病巣をアルコール綿で清拭する．これは局所が汗や皮脂で汚れていると，皮膚表面の落屑などが詳しく観察しにくいことと，ボールペンや油性インキの印が付けにくいからである．

　いよいよ，腫瘍境界線を決める場面である．腫瘍境界線に沿って，まず，ボールペンで dots を付けていく．ボールペンは一度描いた後でもアルコール綿で完全に拭き取れる．

　腫瘍境界線が明瞭と考えた部分には，黒ボールペンで dots を付ける．腫瘍境界線が捉えにくい部分には，最も可能性があると考えた所に赤ボールペンで赤い dots を付けておく．そして実線ではなく，点線で仕上げておく(実線で描いてしまうと，もう皮疹の境界は直視できなくなり，修正できなくなる．手術直前にもう一度境界を確認するためには点線でマークせねばならない)．次に，この点線の外側 1 cm に，同じ色の dots を付ける．これが切除ラインとなる．

　病巣の全体の印を付け終えたら，全体を観察し直しこれでよいとなると，ボールペンで付けた dots を黒(または赤)の油性のインキ(マジックインキ®)で描き直す(図Ⅲ-13-ⓒ)．

　仕上げとして，この油性インキの印の上に，サイコロ型の絆創膏を貼付する(図Ⅲ-14-ⓐ)．というのは，外陰部の症例では，手術前日に行った油性インキの印は，翌日には残念ながら消えてしまっていることが多いからである(それなら，手術直前に上記の作業を始めればよいと思われるだろう．しかし，この作業にはたっぷりと時間をかけることが必要である．全身麻酔がかかってからでは，手術時間が長くなってしまう．麻酔直前に作業するのでは，時間の制限が発生して，落ちついて判断しにくい．こうした経験の末，前日にマークするのが最良と考えている)．いろいろの試みを行ってみたが，今のところこのサイコロ絆創膏方法(シルキーテックス・ベージ®を用いる)が最良のようである(サ

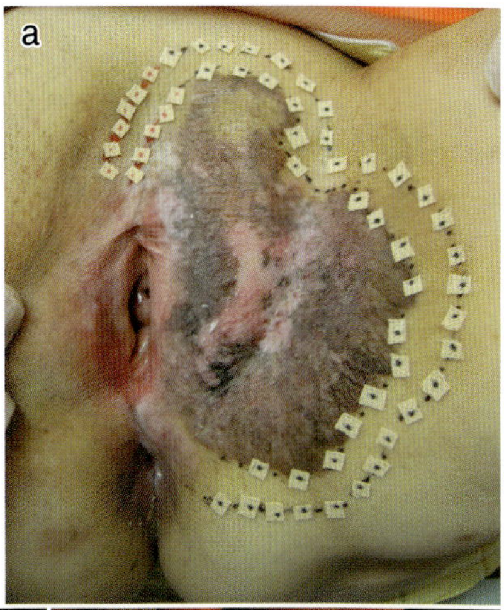

図 Ⅲ-14

ⓐ サイコロ型絆創膏貼付の翌日．手術場で手術体位（砕石位）を整え，前日に印した手術デザインを見ている．
ⓑ サイコロ絆創膏を鑷子で除去しながら，ⓒ 境界明瞭な部分では最終の黒点を付け加え，ⓓ 境界線が不明瞭に思う所には赤点を付け加えている．

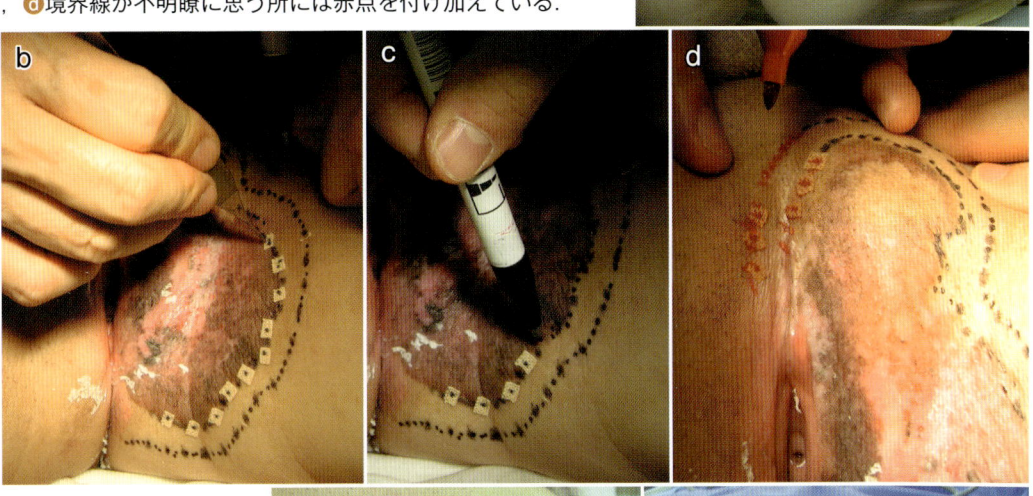

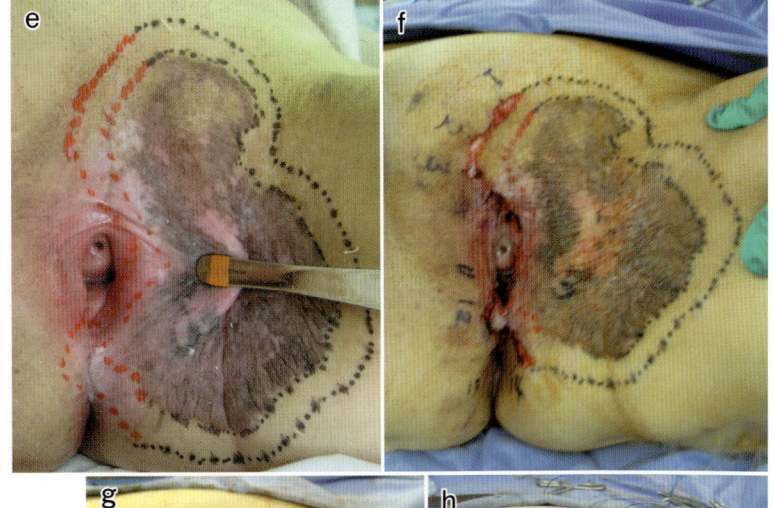

ⓔ 粘膜側も予定切除ラインを1cm ラインで印している．赤色の線は腫瘍境界が100%確実ではない部分である．
ⓕ 手術開始時にその赤印の予定切除ライン部分に切開線を入れ，それより外側部分の2～3mm幅の長方形の皮膚（粘膜）を，迅速診断に供する．筆者は，粘膜ではすべてのラインで迅速診断することが多い．皮膚では必ずしもすべてのラインを迅速診断する必要はなく，全体とのバランスで部位を選んでいる．

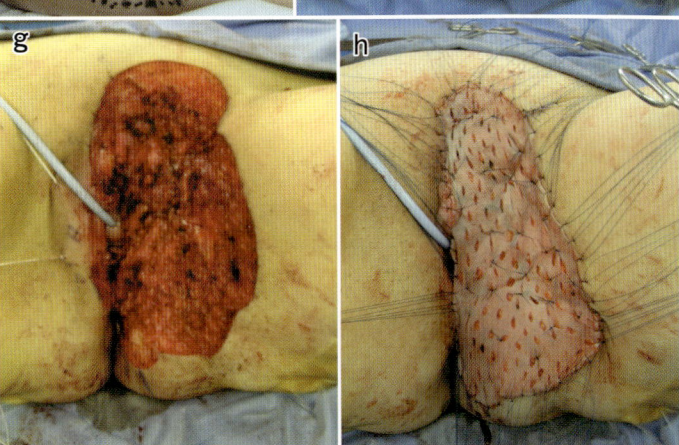

ⓖ 迅速診断の結果を待たずに，境界明瞭な部分から切除を始める．この症例では赤ラインを示した部分も，予定していた切除ラインすべてで腫瘍の完全切除が得られていたので，追加切除は不要であった．
ⓗ 手作りメッシュ植皮をして，手術を終了している．

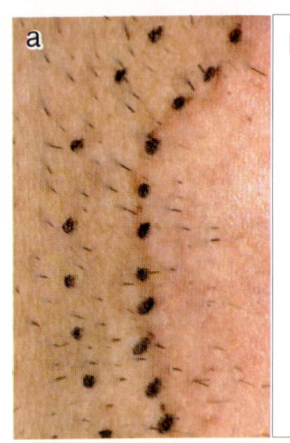

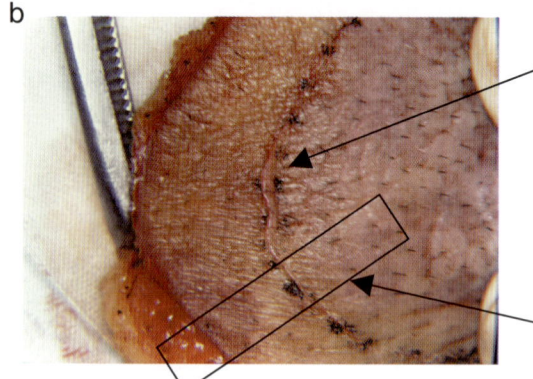

(1) 腫瘍境界線上にメスで浅い切開線を付ける

(2) メス傷に直角に放射状に細切

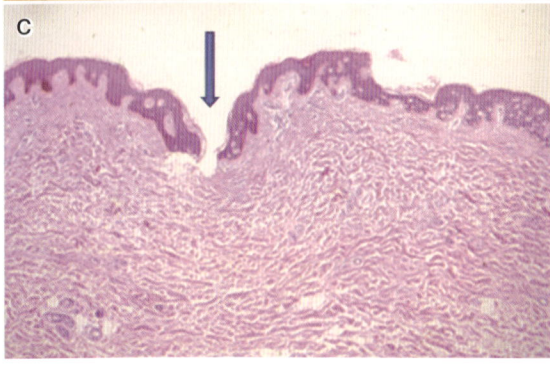

図Ⅲ-15
ⓐ 切除前にデザインされた病巣の肉眼的腫瘍縁（内側）と1 cm外側の切除ライン（外側）
ⓑ 肉眼的に臨床的腫瘍境界線と考えた腫瘍境界線上に，15番メスで浅い切開線（すなわちメス傷）を付ける．
ⓒ 矢印部分が標本固定前に15番メスで印したメス傷である．それの右左の病巣のあるなしの境目とよく一致している．臨床的に比較的境界線の区別が難しい症例でもこのように一致させることができる．

イコロ型絆創膏の作り方は第Ⅹ-3項(p.184～)を参考にしてください）．

　この時点で，病巣の全体を見渡して，腫瘍境界線の明らかな所と，そうでない所を把握しておく．明らかでないと思われた所も，腫瘍全体の形状の，1つの線上あるいは円形上に描かれることが分かるであろう（図Ⅲ-13-ⓒ）．

　最終的に明らかにできなかった部分は，翌日の手術時に迅速病理組織検査に供される部分となる．

d. 手術当日に行う切除ラインの基点(病巣)の確認

　図Ⅲ-14-ⓐでは，手術前日に貼付した印のうち陰裂側から肛門近辺にかけては，サイコロ絆創膏の印はなくなっている．このように，手術前日に準備した腫瘍縁と切除ラインの印は，翌日の手術当日までそのままきれいに保つことは，外陰部の症例では難しいことが多い（排泄行為のため不可避）．

　そこで，手術当日には，手術体位を決めた後で，更に明るい照明の下で，前日の印が的確であったかどうかを見ると同時に，消えた印をまた描き直す．

　その後で，サイコロ絆創膏を除去していく．絆創膏を除去しながら，皮膚に印を追加しておく（図Ⅲ-14-ⓑ～ⓓ）．サイコロ絆創膏と次のサイコロ絆創膏との間に，まず黒点（あるいは赤点）を加えておいてから，絆創膏をはがしていくのもよい方法である．

　手術の開始とともに，境界線が不明瞭とした部位の，その赤印の予定切除ライン（外側のライン）部分で，切開線を入れ，それより外側部分の2～3 mm幅の長方形の皮膚を採取し，迅速病理組織診断に供する（図Ⅲ-14-ⓔ，ⓕ）．筆者は，粘膜ではすべてのラインで迅速診断することが多い．

　境界線が明らかな黒線の部分から，自信を持って切除を始めるとよい．迅速診断の結果は，手術を進めるなかでタイミングよく（待たされることも多いが），病理部から報告されてくることになる．その結果を受けて，すべて腫瘍が取り切れている場合は，境界線が100％確実ではないと思われた部分の切除手術も安心して続ける（図Ⅲ-14-ⓖ，ⓗ）．もし，病理学的に腫瘍細胞が陽性であれば，さらに

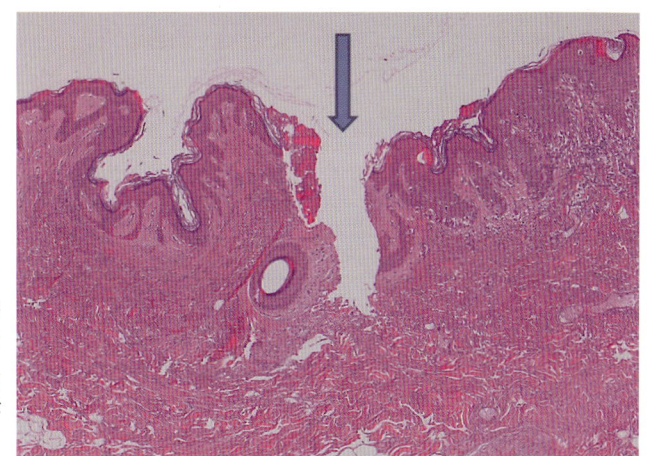

図 Ⅲ-16
図Ⅲ-14 の症例の組織像
腫瘍細胞の存在する標本の右側では表皮の肥厚と真皮内の炎症性細胞浸潤があり，メス傷を挟んで左側にはその所見は全くなく，きれいに臨床的腫瘍境界上でメス傷が一致することが納得できる．

1 cm 以上外側に切除線を拡大して再度病理を提出することになる．その範囲は機械的に決定するのではなく，皮疹の状況や，周囲の迅速診断結果などを考慮して，柔軟に判断していく．

e. 手術標本へのメス傷による印の付け方

術前にデザインした病巣の肉眼的腫瘍縁の正しさと切除ラインの適正さとを，病理学的に確認するために，手術終了時に行う作業である．

図Ⅲ-15-ⓐのような切除前の臨床像を持つ症例で分かりやすく説明する．

全摘した組織を板の上で平らに伸ばし，虫ピンで適宜固定して資料の形を整える．そして，肉眼的腫瘍境界線に沿ってメス（15 番もしくは 11 番）で浅い切開（すなわちメス傷）を入れる（図Ⅲ-15-ⓑ）．

続いて，そのメス傷と直交する方向で，つまり，腫瘍中心から放射状の方向に短冊形に細切して標本を作成する（図Ⅲ-15-ⓑ）．調べたい部分は同様の短冊切りをする．

臨床と病理をフィードバックさせ，自分の判断力を養成するためには，標本の切り出し作業は術者が自ら行うことが，絶対に必要である．

f. メス傷が顕微鏡的な腫瘍境界線と一致しているか？

HE 染色組織標本で，加えておいたメス傷がどこに位置しているかを観察する．もちろん，辺縁では希薄に存在する Paget 細胞の各 1 個を逃さず観察しながらである．

病理標本上で，臨床的腫瘍境界線（メス傷を付けた部分）が腫瘍境界線と一致すると，顕微鏡を覗きながら，思わず微笑んでしまう（図Ⅲ-15-ⓒ，図Ⅲ-16）．

病理組織学的腫瘍境界が，肉眼的に考えた腫瘍境界線（つまりメス傷）とどれだけのずれがあるかをマイクロオクロメーターで計測するとよい．それは術者の「臨床的判断のずれ」そのものである．この観察を行って初めて，腫瘍境界線を判断する自らの実力を，客観的に評価できる（詳しくは第Ⅰ-3 項 (p.5〜) を参考にしてください）．

Ⅲ-4 ミノサイクリンによる色素沈着作用に病巣を浮き立たせる効用あり！

ミノサイクリンによる色素沈着はよく知られた副作用である．この色素沈着には，炎症/瘢痕に生じる type 1，下腿の正常皮膚に生じる type 2，光線裸露部に生じる type 3 に分けられるのが普通である．Type 1 の炎症のある部位では数週〜数か月のうちに生じる．

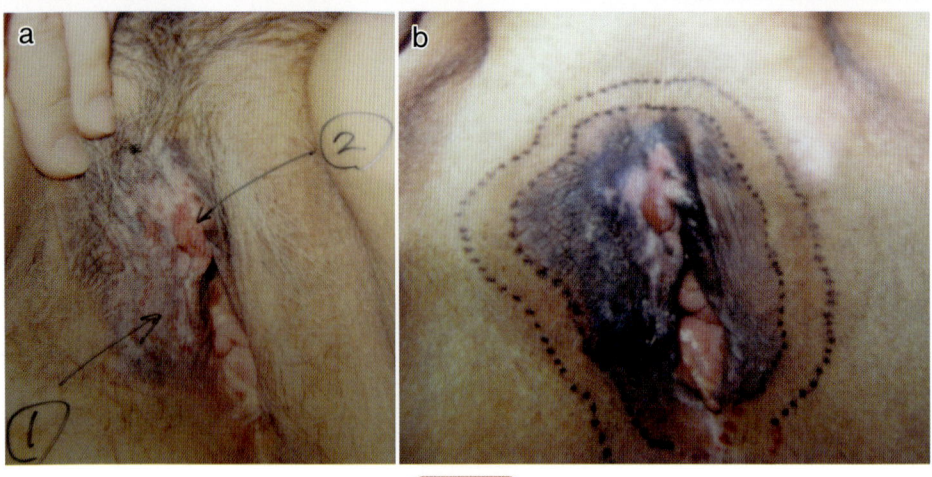

図 Ⅲ-17

ⓐ 初診時．病巣は湿潤・糜爛化し白苔が付き，腫瘍境界も不明瞭である．
ⓑ ミノサイクリン内服 4 週目の手術時．病巣はよく乾燥し，腫瘍全体の色素沈着で腫瘍境界線は全体に明瞭化されている．この症例の皮疹パターンは女性偏倚型・馬蹄状パターンであり（第Ⅴ章(p.83〜)を参考にしてください），会陰側の腫瘍細胞のない部分(赤い破線)では，ミノサイクリンによる色素沈着も生じていない．

　この項では，このミノサイクリンの色素沈着作用を利用して，乳房外 Paget 病の腫瘍境界線を明らかにする方法を述べる．つまり通常は"困った副作用"として嫌われる事象を逆手に取るのである[4]．
　奇抜で異端な意見と思われるだろうが，実はテトラサイクリン，ミノマイシンにはこうした応用の研究の歴史がある．1960 年代には，「各種腫瘍の術前にテトラサイクリンを投与すると，悪性のものほどテトラサイクリンを取り込むので，紫外線によるテトラサイクリンの蛍光を指標にして，悪性腫瘍の診断・治療に応用できる」として研究されていた[5]．また，基底細胞癌がミノサイクリン投与で黒色になった 3 症例の報告がある．基底細胞癌は東洋人では通常黒色だが，白人では黒くないのが普通である．酒皶様皮膚炎でミノサイクリンを内服していると，無色だった皮膚腫瘍が黒色化し，基底細胞癌の診断に至ったと報告されている[6]．

a. ミノサイクリンの投与法

　乳房外 Paget 病の病理診断がつきしだい，ミノサイクリン投与を開始する．
　乳房外 Paget 病の発生している部位の，術前の病巣の皮膚ケアを行い，接触性皮膚炎や真菌・細菌感染のコントロールの外用剤や内服薬を工夫するが(第Ⅲ-2 項(p.49〜)を参考にしてください)，同時にミノサイクリンを併用し始める．その結果，清拭や軟膏処置だけでは得られない，腫瘍境界線のさらなる明瞭化が得られる．
　ミノサイクリンは，通常 200 mg/day で開始する．脳圧亢進症状が生じた場合には，夕方に 1 回(あるいは朝夕の分 2 での)100 mg/day に減量する．100 mg/day の場合は，投与期間を長くする必要がある．
　ミノサイクリンを内服して約 1 週後から，腫瘍病巣部に一致して全体に，あるいは部分的に色素沈着が始まる．しかも，二次感染症状なども速やかに鎮まるのが分かる．ミノサイクリンの色素沈着の発現効果からすれば，内服を初めて 4 週目頃が手術日として適切である(図Ⅲ-17)．

b. ミノサイクリンの色素沈着はどこに起こるのか？

　ミノサイクリンの色素沈着は，乳房外 Paget 病病巣に一致して起こる．糜爛し鮮紅色であった部分

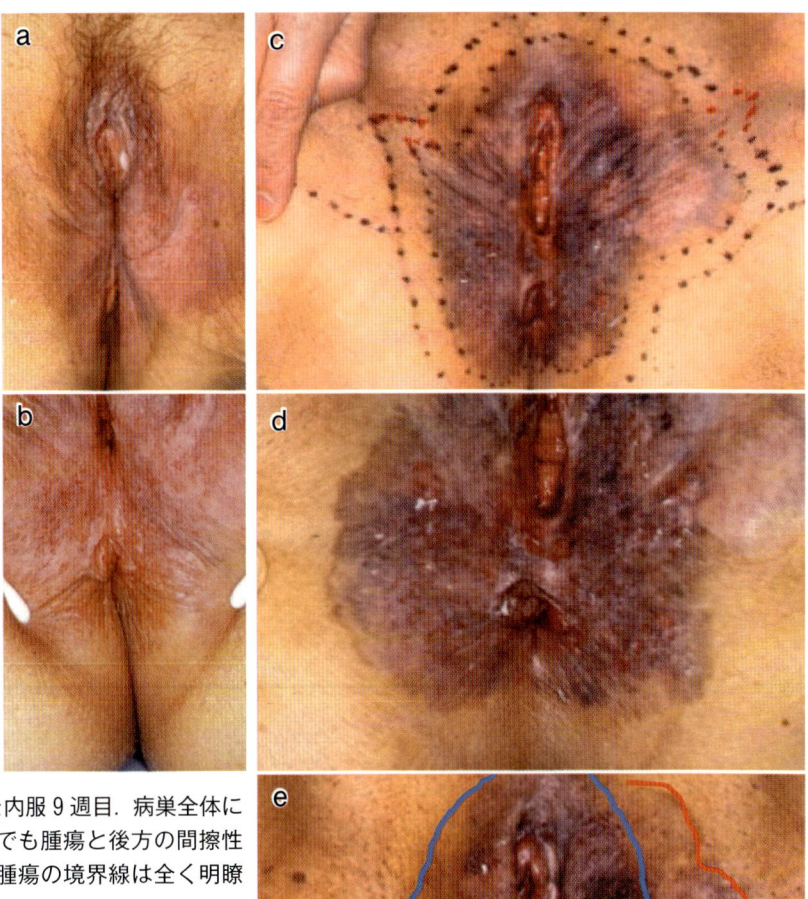

図Ⅲ-18

ⓐ, ⓑ 初診時．カンジダ感染と肛門周囲間擦性皮膚炎があり，腫瘍境界線は全く不明瞭である．

ⓒ, ⓓ ミノサイクリン（100 mg/日）を内服9週目．病巣全体に色素沈着が加わり，肛門周囲でも腫瘍と後方の間擦性皮膚炎との区別が明らかで，腫瘍の境界線は全く明瞭になっている．

ⓔ 青色で囲った部分が全周囲型として初めに生まれた病巣と考えられるが，その病巣は左大腿側に向かって，遅れて生じてきたと思われる低色素性紅斑病巣の部分（赤線で囲んだ部分）ではミノマイシンによる色素沈着は明らかに少ない．乳房外 Paget 病の拡大の仕方が一律でない可能性を示している．

は，乾燥していくなかで，色素が著明に沈着してくる．色調は濃い青黒色のことが多い．

　基本的には病巣全体に色素沈着が生じるが，病巣のなかで染まり方に差を見ることがある（図Ⅲ-18）．その意義については後述する．

　もし病巣の外側の皮膚に間擦性皮膚炎があれば，そこにも軽く色素沈着が生じるが，腫瘍部分での特異な色素沈着とはかなり異なり，びまん性の軽微なものである（図Ⅲ-19）．こうして，ミノサイクリン内服で腫瘍境界線がさらに明らかになる．

c. 乳房外 Paget 病への色素沈着効果には程度の差がある

　乳房外 Paget 病の病巣内のミノサイクリンによる色素沈着の様子は必ずしも一様ではない．

　図Ⅲ-17, 18 では，濃淡はあるが，一応，腫瘍病巣に一致して全体に色素沈着がみられている．しかし，すべて一律に色素沈着が起こるとは限らない．浸潤の強い紅斑ほど強く色素沈着をきたしやすく，反対に，浸潤がない紅斑あるいは低色素性病巣では，ミノサイクリンの色素沈着は起こりにくい傾向を示している．そして，その結果，色素沈着が二重あるいは三重の層を形成することがある．

　図Ⅲ-20 の男性例は，病巣が発生してからかなり経過の長い症例と思われ，濃淡の明らかな三重の

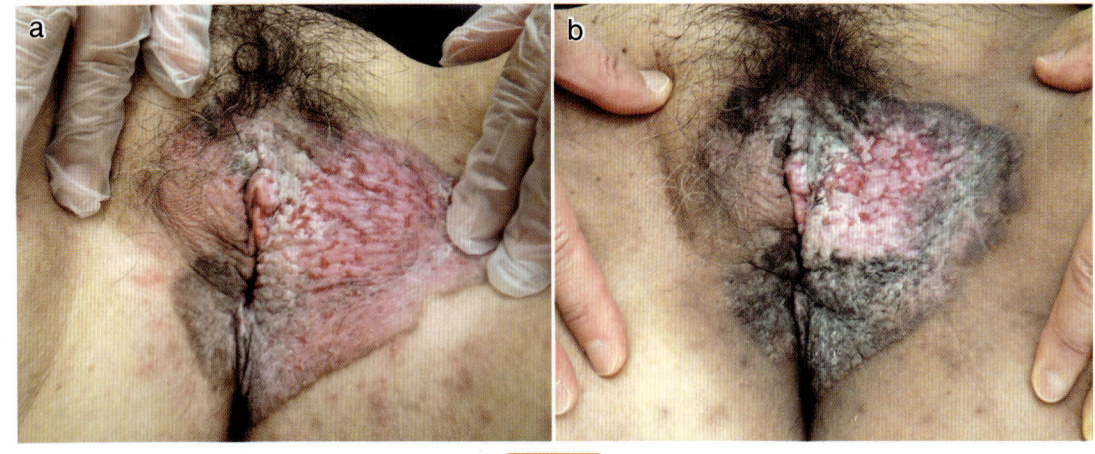

図 Ⅲ-19

ⓐ 初診時
ⓑ 4週後．腫瘍病巣周囲の両側大腿にも，初診時と比べて明らかに色素沈着が認められる．しかし，病巣部分の色素沈着とはかなり異なる．

リング状の層を形成している．ミノサイクリンによる色素沈着のパターンはさらに奇妙である．糜爛化し隆起した部分は炎症性細胞浸潤も強いものと推測されるが，その中央部は暗赤色となり，その辺縁部に著明な色素沈着を生じ，さらにその外側の，本来淡い紅斑であった部分は淡い褐色の色素沈着となっている（図Ⅲ-20-ⓓ青色矢印部分）．もちろん，全体としては，ミノマイシンによる色素沈着後では，腫瘍境界線は下腹部側の一部を除いて，明瞭化している．

このような層状の色調の差の理由は，不明である．乳房外Paget病にみられる炎症性細胞浸潤の程度に相関していることは当然考えられる．しかし，単にそうであれば，グラデーション的な色調の差が予想される．図にみられるように，この色調の差は極めて"境界明瞭"なのである．

図Ⅲ-18の症例は女性の全周囲型であるが（第Ⅴ章（p.83～）を参考にしてください）（青色で囲った部分が全周囲型として初めに生まれた病巣と考えられる），その病巣は左大腿側に向かって，遅れて生じてきたと思われる低色素性紅斑病巣の部分（赤線で囲んだ部分）ではミノマイシンによる色素沈着は明らかに少ない（図Ⅲ-18-ⓔ）．これは前例とは異なり，環状の層を形成せず，主病巣の外側に付着したような形状である．ミノマイシンによる色素沈着の程度差は，"乳房外Paget病の拡大の仕方"が一律でない可能性を示しているように思われる．

ⓓ いったん生じた色素沈着は意外と減じていく

いったん得られたミノサイクリンによる腫瘍病巣内の色素沈着は，いつまでも続くのではない．実は，時間経過とともにしだいに，しかも比較的早くに褪色していく．

ミノサイクリン内服約1か月頃には，病巣での色素沈着は最高潮に達する．しかし，その後は内服を続けていても，色素沈着は進行せず，かえって褪色していく．それゆえ，ミノサイクリンの色素沈着効果を最大限に利用するためには，内服約1か月頃に手術予定日を設定するとよいといえる．

この興味深い現象，つまり内服を続けていても褪色していくのはなぜか？　その理由は不明である．

ⓔ ミノサイクリンの色素沈着の組織像

ミノサイクリンを内服していなくても，乳房外Paget病の皮疹のなかに色素沈着はしばしば存在する．ミノサイクリンを内服して臨床的に増強した色素沈着は，この薬剤の影響であることはもちろん把握することができる．しかし，病理組織では，どの色素が「元来存在したものなのか」あるいは「ミ

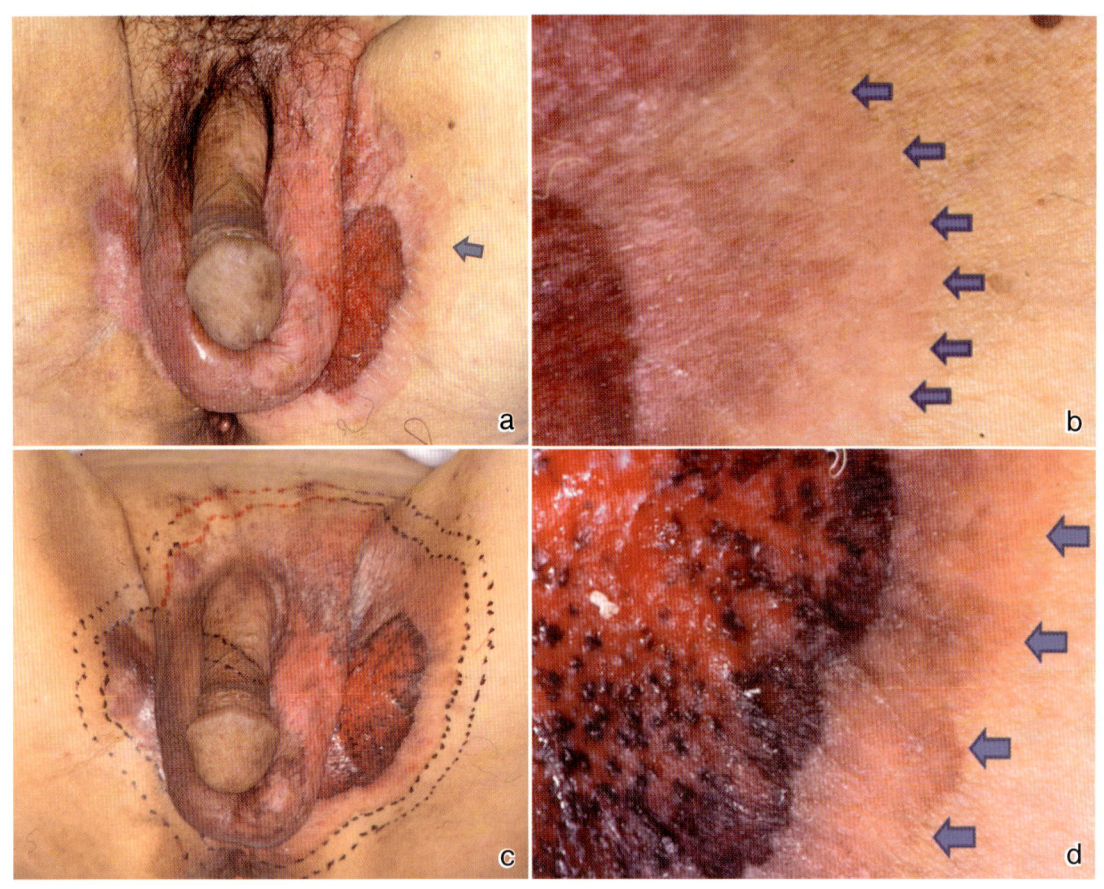

図 Ⅲ-20

ⓐ 初診時．周囲皮膚との境界は不明瞭な部分が多い．
ⓑ 初診時の矢印部分の拡大
ⓒ ミノサイクリン内服（200 mg/day）7 週目．病巣全体に色素沈着は生じ腫瘍境界線は明らかになる（内側の黒または赤破線は腫瘍境界線，外側は切除予定ラインを示す）．
ⓓ 色素沈着は濃淡のある奇妙な二重リングを形成した．矢印部分が腫瘍境界線である．

ノサイクリンを内服して増強したものなのか」を判定するのは至難の業である．しかし，臨床像と経過とを合わせて判断してミノサイクリンの影響が強いと判定できる皮疹の病理組織像は以下のとおりである．

(1) 表皮内のメラニンの増加，メラノサイトの増加，活性化

表皮内の Paget 細胞中のメラニンが増加する．Paget 細胞に紛れて分かりにくいが樹枝状突起のよく発達したメラノサイトが増加していることもある（図Ⅲ-21-ⓐ）．図Ⅲ-21-ⓑは Melan-A 染色で基底層のメラノサイトの増加が明らかである．

(2) 真皮内のメラニンの増加，メラノファージの増加

真皮内にメラニン顆粒，多くはメラノファージ内の顆粒が多量にみられる場合がある．多くは Paget 細胞に富む表皮に対する真皮の炎症性細胞浸潤層の下層にみられる．これらの顆粒は鉄染色には陰性である（図Ⅲ-21-ⓒ）．

以上のように，ミノサイクリン内服後の色素沈着は表皮から真皮に行き渡っている．これは同時に起こったとするよりも，経時的な変遷の過程，つまり，まず表皮でのメラノサイトの活性化，表皮細胞，Paget 細胞への受け渡し，一方では，真皮炎症部での上皮から滴落したメラニン顆粒の貪食，真皮下層への移動，といった過程を，症例ごとに違った断面で観察しているものと思われる．

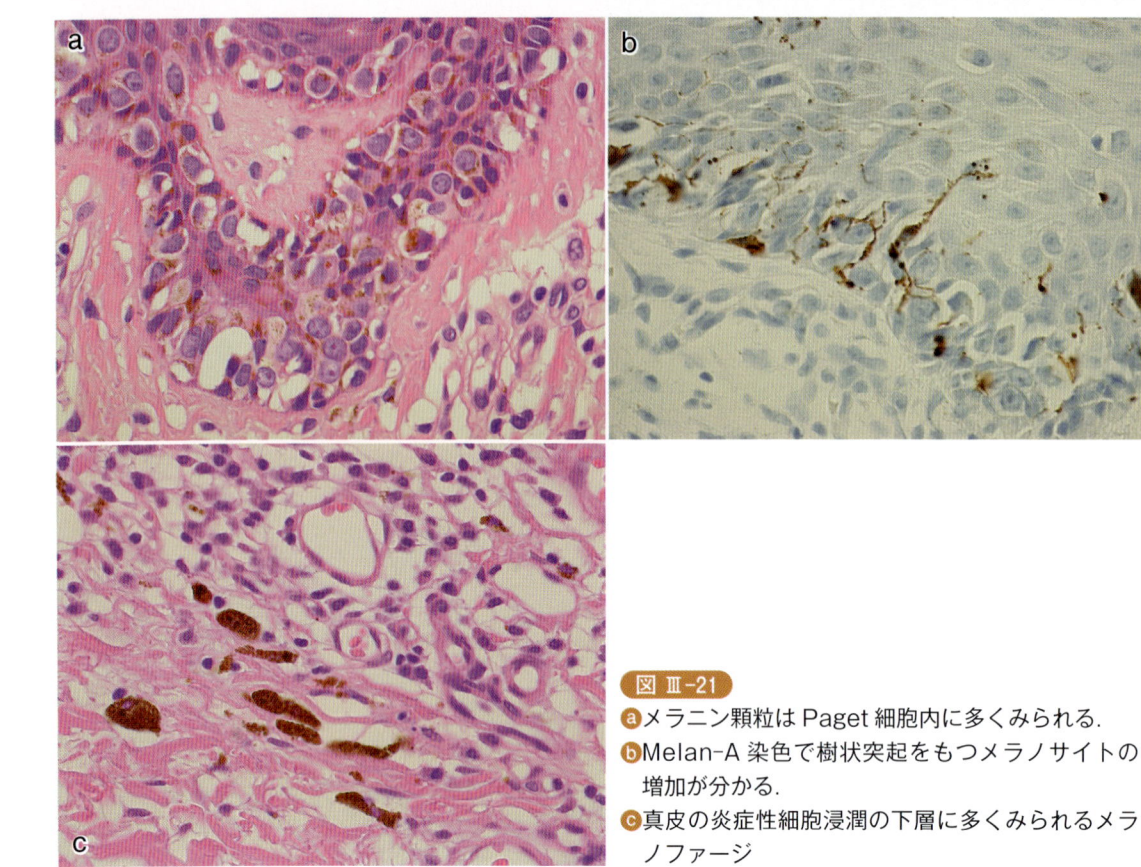

図 Ⅲ-21
ⓐメラニン顆粒は Paget 細胞内に多くみられる．
ⓑMelan-A 染色で樹状突起をもつメラノサイトの増加が分かる．
ⓒ真皮の炎症性細胞浸潤の下層に多くみられるメラノファージ

文献

1) 新村　出(編)：広辞苑　第5版，岩波書店，1998．
2) 熊野公子：適切な手術適応を決めるために，術前の軟膏治療の重要性について．MB Derma 81：14-22，2003．
3) 熊野公子：皮膚外科に必要な皮膚科医のセンス．日皮会誌：115，2095-2098，2005．
4) 熊野公子：ミノサイクリンの色素沈着作用を利用した乳房外 Paget 病の腫瘍境界線の明瞭化．第29回日本皮膚悪性腫瘍学会抄録集，p.114，2013．
5) McLeay JF, Walske BR：Relationship of tetracycline to carcinoma. Ann Surg 156：313-317, 1962.
6) Butt A, et al：Minocycline-induced pigmentation of basalcell carcinomas. J Dermatol Treat 9：39-40, 1998.
7) Bowen AR, et al：The histopathlogy of subcutaneous minocycline pigmentation. J Am Acad Dermatol 57：836-839, 2007.
8) Fenske NA, et al：Minocycline-induced pigmentation at sites of cutaneous inflammation. JAMA 244(10)：1103-1106, 1980.

IV. 男性の外陰部乳房外 Paget 病の臨床パターン

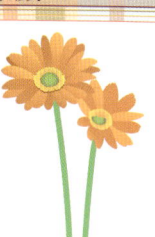

IV-1 男性の外陰部の病巣は円形が基本である

　悪性腫瘍の形状は，臨床的にも組織学的にも，その形のいびつさや左右不対象性が，診断の根拠であることが多い．しかし，悪性腫瘍であっても円い形の腫瘍は決して少なくない．例えば転移性肺癌の coin lesion は球型である．結節型の悪性黒色腫も整った半球状である．急速に一律に増殖する細胞塊の形状が球状を呈するのは当然である．むしろ不整形は，"悪性だから"ではなくて，"細胞集団の heterogeneity" あるいは "増殖と消褪の合計像" と理解できる．

　では，男性外陰部の乳房外 Paget 病ではどうであろうか？　男性外陰部の乳房外 Paget 病の皮疹の形状はどうなっているか？　と尋ねられれば，多くの皮膚科医は，「乳房外 Paget 病は陰茎・陰囊に不規則に拡大し，雲のような不定の形状をとる」と答えると思われる．

　実際，乳房外 Paget 病全般の皮膚の形状についてはもちろんのこと，男性外陰部症例の形態については教科書的には，全く述べられていない．筆者も，以前は外陰部の病巣は不整な入道雲のような形状だと思っていた．

　しかし，病巣部の術前の皮膚軟膏処置を十分に行い，その後，明るい照明器具の下で，また，ときには婦人科診察台の上での体位で，仔細に観察し，丁寧に腫瘍境界線を描いてみると，次のことが明らかになってきた．

(1) 小さな病巣では，一見して円形と分かる
　陰茎基始部に発生した病巣でも，小さい病巣であれば，円形拡大を示していることがよく分かる（図IV-1）．

(2) 折れ曲がりも，伸ばせば円形と分かる
　少し大きめの皮疹になると，発生する部位によって，形状は複雑に見え始める．例えば，陰囊裏面と会陰部境界部分の病巣では，折れ曲がって，一見，瓢箪型に見える（図IV-2-ⓐ）．しかし，病巣ケアを行い，陰囊を上方に伸張して観察すると，病巣は円形であることが分かる（図IV-2-ⓑ）．

(3) 雲をつかむような形も実は円形！
　上述のように男性外陰部 Paget 病の皮疹は，初期は円形であることが容易に見て取れる．それはさらに円形に拡大していく．しかし，外陰部という立体的構造に沿って拡大するためにその形状が歪んで見える．さらに陰囊，陰茎の伸展性の高い皮膚のために，いっそう形状が把握

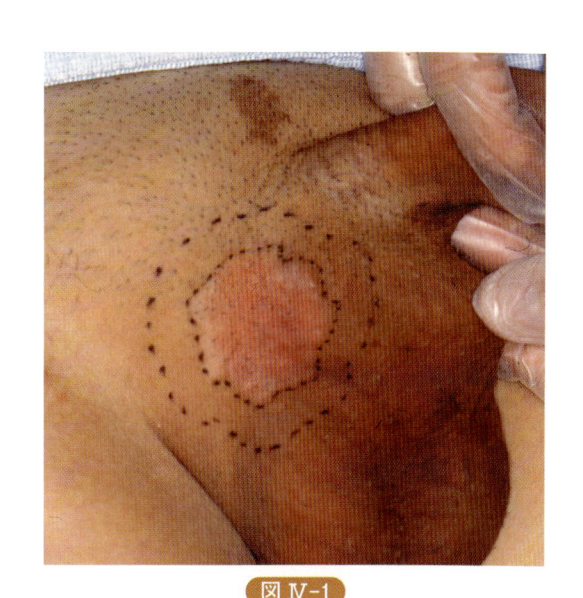

図 IV-1
小さい病巣であれば，円形拡大は明らかである．

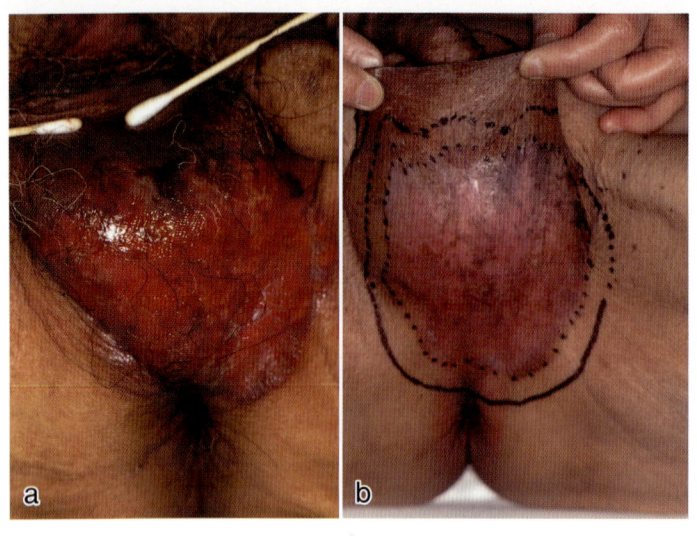

図 Ⅳ-2
ⓐ 初診時，とても円形の病巣とは思われない．
ⓑ 手術前日．乾燥化させてから，再び陰嚢を上方に伸張して観察すると，病巣は円形であることが分かる．

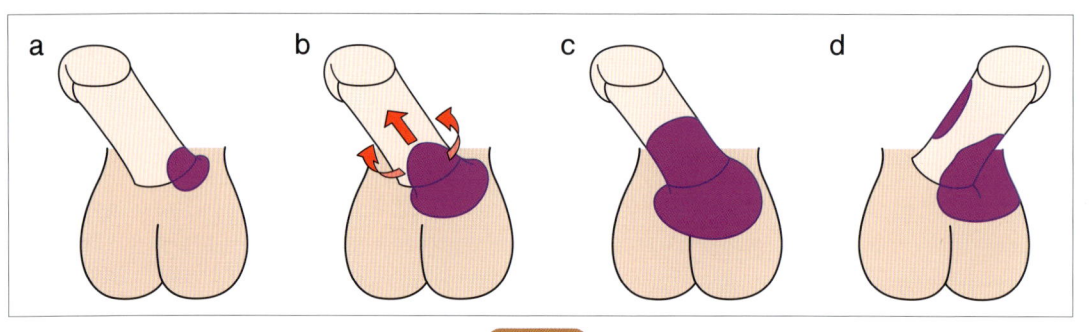

図 Ⅳ-3
陰茎基始部に病巣の中心を持つ場合を，模式的に示し，病巣の一点から円形に拡大していく状態をⓐからⓓまでシミュレーションして表している．

しにくく見える[1]．

シミュレーションした図形で示すと分かりやすい．陰茎基始部に病巣の中心を持つ場合を模式的に示し，病巣の一点から円形に拡大していく状態をシミュレーションする（図Ⅳ-3）．

同じスピードで円形に拡大していく病巣の拡大は，陰嚢では平面的に扇状に，陰茎では円筒の壁を上るように進行する（図Ⅳ-3-ⓐ）．陰茎の円筒の壁では円周方向に沿って，側方にも拡大する（図Ⅳ-3-ⓑ）．さらに拡大すると，陰茎の円筒の半周を超えてしまう（図Ⅳ-3-ⓒ）．反対方向から見ると，陰茎の正常皮膚を挟むように病巣が対面して見える（図Ⅳ-3-ⓓ）．陰茎を下方に倒して観察すると，全体像はもう円形には見えない．さらには，陰嚢の皮膚は伸縮自在で，形状は刻々変化する．このため，陰嚢の皮疹の形態は，陰嚢皮膚の伸展の仕方しだいで変化する．

このように同じ円状に拡大していても，陰茎陰嚢の立体的構造のために円形とは思えぬ形状を示してしまうことがシミュレートできた．この図Ⅳ-3-ⓓのパターンの皮疹を示す症例は実は多いのである．その例を以下に示す．

a. シミュレーションに見事に一致する臨床像
＜症例 1 ＞（図Ⅳ-4）

初診時には，右陰嚢基始部が病巣の中心と思われるが，皮疹の境界線も，形状も把握しにくい（図Ⅳ-4-ⓐ）．十分な皮膚病巣のケアとミノサイクリン内服を行い，約 1 か月後の手術日には，陰茎基始部の一部の赤線の部分を除いて全体に境界明瞭となる．陰茎を左に向けると一見いびつな形状である（図

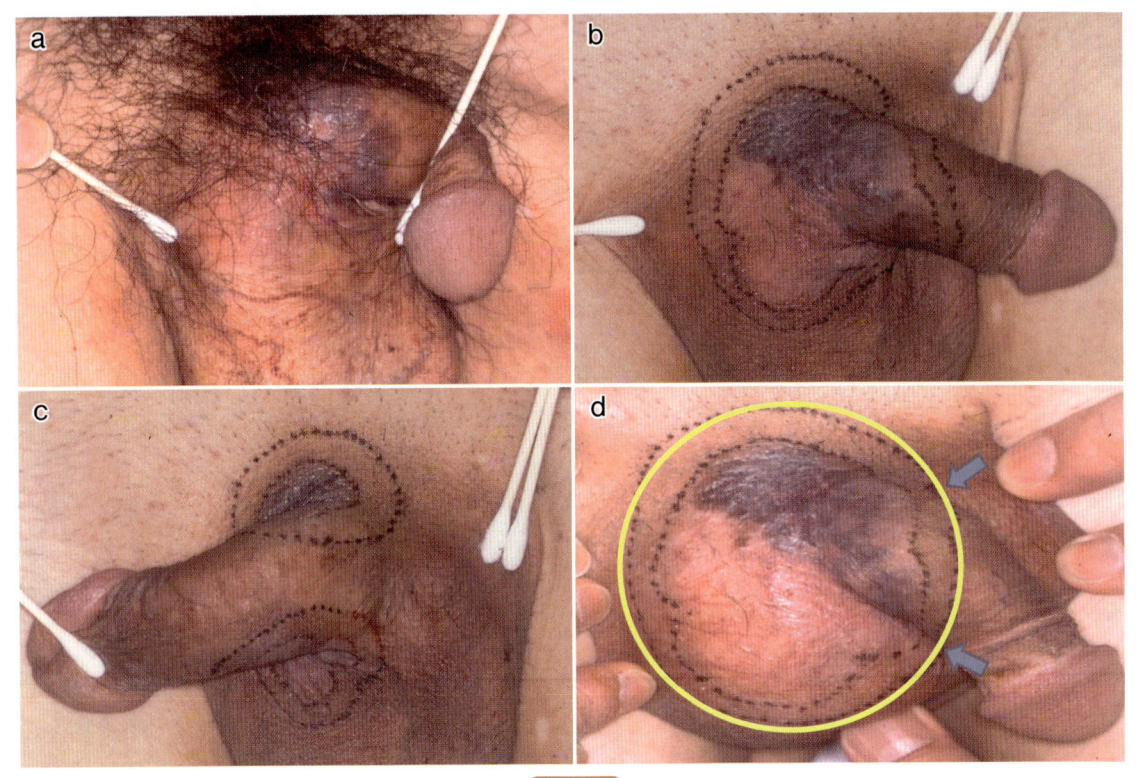

図Ⅳ-4

ⓐ 初診時には，皮疹の境界線も，形状も把握しにくい．
ⓑ 約1か月後の手術日，全体に境界明瞭となるが，ⓒ 陰茎を右に向けると一見していびつな形状になる．
ⓓ 陰茎を平坦に押しつけると，陰茎に描いた境界線が，恥丘，陰嚢に描いた境界線と極めてよく一致して重なる（矢印）．この円（黄線）の中心から疾患が発生し，遠心性に進展している．

Ⅳ-4-ⓑ）．陰茎を右に向けると陰茎の正常皮膚の残る方向から見ることになるが，さらに形容しにくい形状である（図Ⅳ-4-ⓒ）．

皮疹の形状を見たままに記載すれば，「陰茎の右側面の約半周とこれに連続して恥丘から陰嚢にかけて不規則な形状の云々」とカルテに書かれることだろう．

しかし，最適な方向から見て，陰茎を平坦に押しつけると，陰茎に描いた境界線が，恥丘，陰嚢に描いた境界線と極めてよく一致して重なることが分かる．このとき全体の形状は，円形を示している．1 cm切除予定ラインもきれいに重なりつつ一致して円形をとっている（図Ⅳ-4-ⓓ）．この円の中心，つまり陰茎・陰嚢の接合部近傍から疾患が発生し，遠心性に進展したと考えることができる．

＜症例2＞（図Ⅳ-5）

陰茎をどちらに向けても，円形になっている．

陰茎を右下の方向に向けると図Ⅳ-5-ⓐのように，陰茎に描いたラインが陰嚢に描いたラインと重なる．陰茎を左上方に返すと図Ⅳ-5-ⓑのように，陰茎のラインは恥丘部のラインに重なる．

＜症例3＞（図Ⅳ-6）

腫瘍境界線が不明瞭な部分が多い（赤い破線）このような症例で，円形拡大の考え方を踏まえると，病巣の境界を追跡しやすくなる．

この症例でも，実際に術前検討では，なんとか円形にトレースできているが，不明瞭な部分（赤線で印した部分）が多い．しかし，術後の組織学的検討で臨床的に不明瞭部分（赤線で印した部分）も組織学的に腫瘍境界線に一致していることが確認されている．

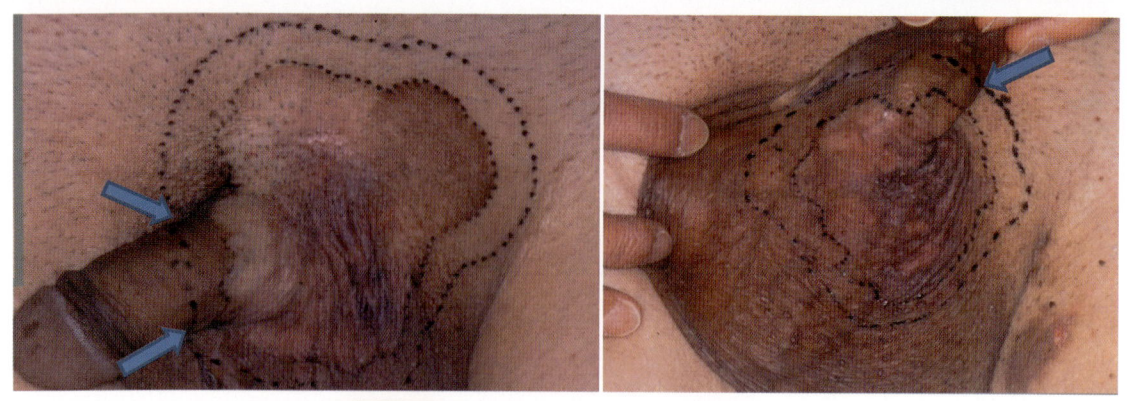

図Ⅳ-5　どちらに向けても，円形になる．

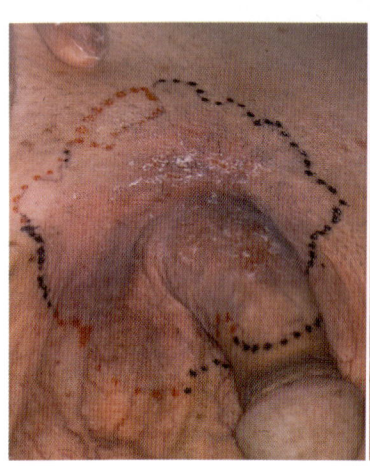

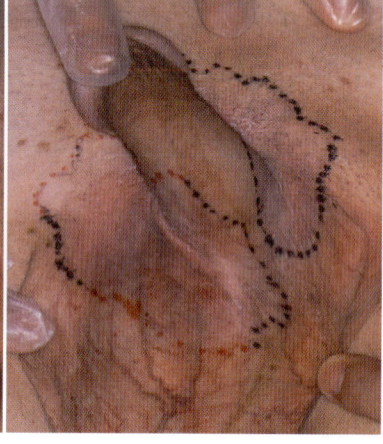

図Ⅳ-6
術後の検討で赤線の不明瞭部も組織学的境界に一致
術前検討で赤線ながらも円形を呈していることが，むしろ組織学的境界の一致を暗示している．陰茎を両側から挟むように存在する病巣が近接してきていることにも注意．

b. 1＋1＝2．では，円＋円は？

　乳房外 Paget 病は同じ領域内で局所多発する(次項を参照)．ある程度離れていれば，その認識は容易である．では，もし近接した病巣が拡大すると，どうなるか？　2つ以上の病巣が接近・癒合する結果，複雑な形状を呈することになる．

＜症例4＞（図Ⅳ-7）
　陰嚢左側に2か所の独立した病巣がある．それぞれが円形に拡大している．

＜症例5＞（図Ⅳ-8）
　右陰嚢の一見地図状の形状である．しかし，本来円形を呈する2つの病巣が融合したと考えてよい症例である．症例4(図Ⅳ-7)も受診がもっと遅れていれば，時間とともにこの症例のようになることが予想できる．

　以上の重要な2点は，①基本は円形，②しばしば多発，である．図Ⅳ-8 のような複雑な形状の症例では，この2点を把握すれば，発生の仕方が理解できるようになる．

c. "病巣の円形拡大"の考え方の効用

　次のような大きな意味を持つと考える．

　1）円形を基本に臨床像を見ると，一部が境界不鮮明な症例においても，その腫瘍境界線が円の上に乗っていると予想できる．実際，その結果は正しいことが多い．

　2）外陰部の乳房外 Paget 病の形状の捉え方の今までの不十分さを正すことになり，将来的に，発生母地を検討する学問的資料を与えてくれる．

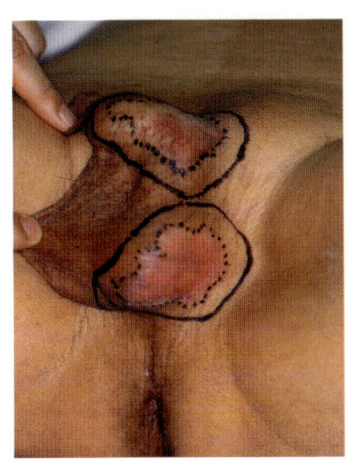

◀ 図Ⅳ-7（症例4）
陰囊左側に2か所の独立した病巣がある．それぞれが円形に拡大している．

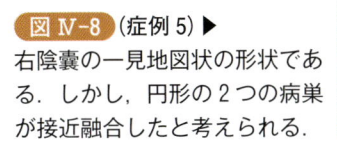

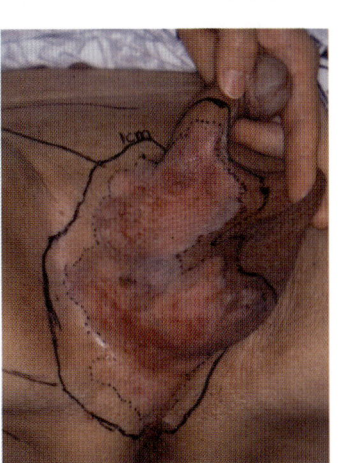

図Ⅳ-8（症例5）▶
右陰囊の一見地図状の形状である．しかし，円形の2つの病巣が接近融合したと考えられる．

Ⅳ-2　男性の外陰部内では多中心性に多発する

a. 外陰部乳房外Paget病の多発の経験のない医師

　乳房外Paget病の多発には，2つの意味がある．1つは，外陰部内で複数の病巣ができることである（第Ⅱ-5項（p.22～）を参考にしてください）．ほかの1つは，異なった身体部位，例えば外陰部，腋窩，肛門などに同時に病巣が発生することである（第Ⅱ-5項（p.22～）およびⅣ-4項（p.76～）を参考にしてください）．この項では，前者の「男性の外陰部内で複数の病巣ができる」ことについて考える．

　もし，読者のあなたが「10例以上の男性の外陰部乳房外Paget病を経験しているにもかかわらず，外陰部での局所多発を経験していない」のであれば，「あなたは，乳房外Paget病の皮疹のマージンを十分に把握せずに治療に臨んでいる」と言えるほどに，頻度の高い現象である．

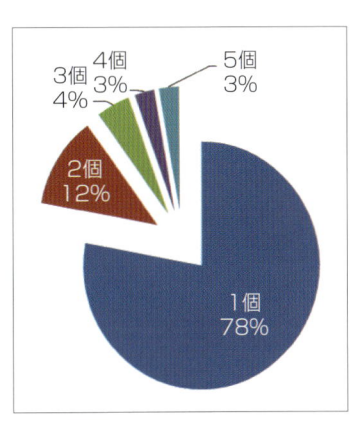

図Ⅳ-9　男性外陰部内の病巣数ごとの症例数
22％の症例では外陰部内で多発している．

b. 男性症例の約1/5が外陰部内で多発する

　男性外陰部症例118例のうち，進行期で皮疹が外陰部を埋め尽くした9例を除いて，検討可能な109例で検討すると，単発病巣は85例（78％），多発病巣24例（22％）である．つまり，22％の症例で多発している．多発病巣のうち，病巣が2か所発生は13例（12％），3か所は5例（4％），4か所は3例（3％），5か所以上は3例（3％）である（図Ⅳ-9）．

c. 同時性多発と異時性多発

　初診時に観察された複数病巣を「同時性（synchronous）多発」（図Ⅳ-10），初回術後の経過観察中に新しく発見された病巣を「異時性（metachronous）多発」と定義する（図Ⅳ-11）．

　同時性多発とした群では，初診時に存在していただけであり，必ずしも同時期に発生したとは限らない．

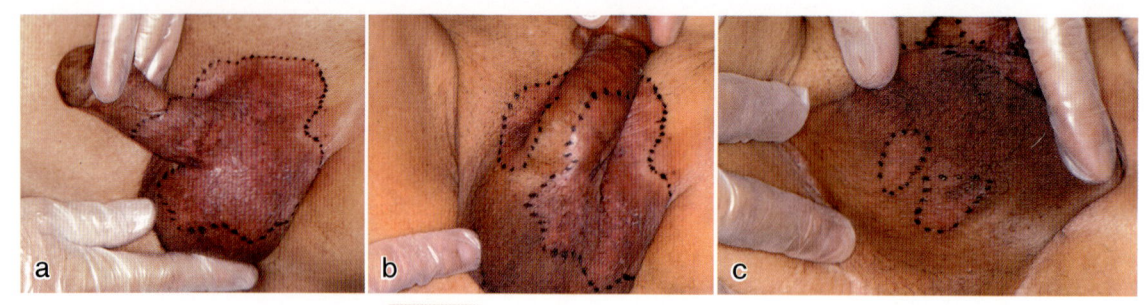

図Ⅳ-10　同時性に3か所多発の症例

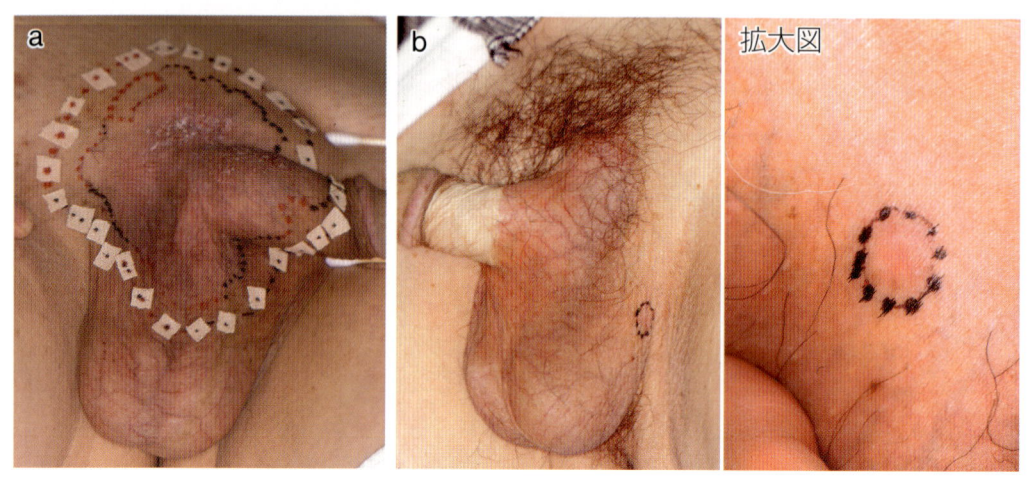

ⓐ初回手術時の病巣と切除ライン　ⓑ2年7か月後に発見された新しい病巣は初発部分とは全く離れている．

図Ⅳ-11　異時性に多発をみた症例

d. 同時性多発の例

　図Ⅳ-10の症例の主訴は，左陰茎基始部の病変である（図Ⅳ-10-ⓐ，ⓑ）．しかし，陰嚢裏面の小さい2つの病巣には患者自身は気づいていない（図Ⅳ-10-ⓒ）．こうした目立たない第2，第3の病巣を，医師も見落とすかもしれない．術前の局所の十分なスキンケアと，乳房外Paget病の約1/5の症例に多発の可能性があるとの知識が，見落としを防いでくれる．

e. 異時性多発の例

　図Ⅳ-11の症例は，初回の手術時は右陰嚢基始部に生じた単発の症例であった（図Ⅳ-11-ⓐ）．術後経過観察中の2年7か月後に，反対側の左陰嚢辺縁部に10 mm大の淡紅色斑病巣を発見した．患者自身は全く皮疹に気づいていなかった（図Ⅳ-11-ⓑ）．

　この症例では，時間をかけて注意深く観察した結果，乳房外Paget病は異時性に病巣が新発生することが証明されたことになる．初診時から同時性に多発を認める症例においても，それらの多発病巣が本当は同時に発生したのではない．多発病巣には，病巣の大小や皮疹の軽重がある．このことは，同時性の多発症例でも，腫瘍病巣の発生には新旧があることを物語っている．

　しかし，この異時性多発の症例は，決して多いわけではない．長年経過観察した自験の男性症例171例のなかでは，数例にすぎない．よって，このことはどんどんと新生することを意味するのではないと考えられる．臨床的な発症時期がずれていても，発症すべき病巣は，その症例ごとに既に決定されていると，筆者は考えている．それゆえ，多発した病巣をそれぞれ丁寧にデザインして切除するとよいのであって，陰嚢皮膚を全部切除してしまうのはやはり，過剰治療である（次項参照）．

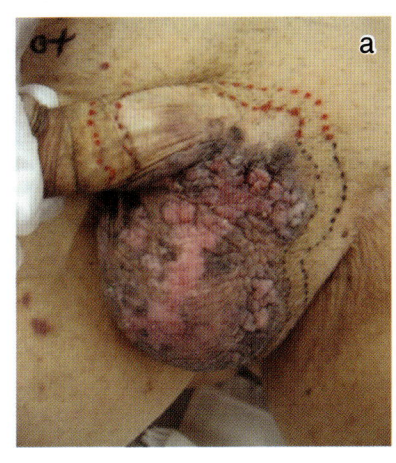

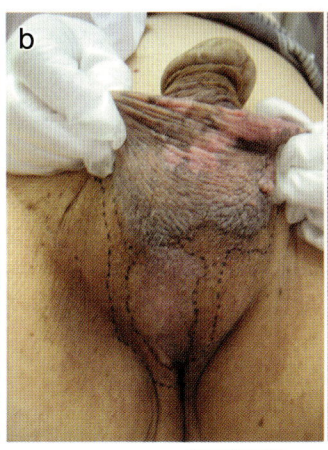

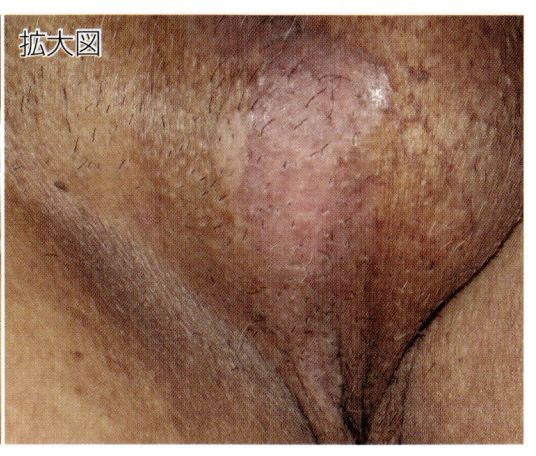

図 Ⅳ-12

ⓐ 陰嚢の浸潤性病巣に連続して，左陰茎に低色素斑がある．
ⓑ 陰嚢裏面から会陰にかけて，小さい円形皮疹もある．陰茎側の皮疹は陰嚢の主な病巣と一体のものであろうが，会陰側の病巣は，元来は不連続な多発病巣が，拡大の結果ついに癒合したと考えるのが，より自然である．

f. 一見単発，実は多発？

図Ⅳ-12 の症例は，病巣の中心は左陰茎基始部近傍であり，結節を形成し，病理組織学的には浸潤癌化しておりリンパ節転移もある．このように時間経過の長い症例であるが，この病巣の陰茎側，会陰側の 2 か所において，初期症状と思われる低色素性紅斑局面がある．陰嚢裏面の小さい円形皮疹は主な病巣とごく一部で連続している．これをどう理解するべきか？ 主病巣の一部から，まるで風船を膨らませるように円形の病巣を形成したと考えるのか？ それよりも，「多発する別の病巣が陰嚢の進行性病巣と融合した」と考えるほうが素直である（図Ⅳ-12-ⓑ）．もう少し早い時期に受診しておれば，明らかに分離した病巣であったと思われる．そして，もっと早い時期に受診しておれば，この病巣はまだ生じておらず，手術後に局所再発したと誤解されたかもしれない[2]．

このように，一見単発とされる症例でも，実は多発しており，それらが癒合したにすぎないとすれば，乳房外 Paget 病の局所多発は実はもっと頻度が高いのかもしれない．

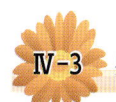

Ⅳ-3 男性外陰部の皮疹パターンを 3 型に分類する

男性の乳房外 Paget 病の 80％ は外陰部（陰嚢）に生じる（第Ⅱ-5 項（p.22〜）を参考にしてください）．ここでは，陰嚢病巣の皮疹がどのような分布を示すのか，パターン認識を行う．

陰茎は？と思う人もあるだろう．しかし，陰茎だけに発生した乳房外 Paget 病の症例は実は存在しない．陰茎に皮疹がある症例は，すべて陰嚢に皮疹があり，これと連続している．つまり陰茎との接合部（陰茎基部）の陰嚢側に病巣の出発点がある．

a. 陰嚢の皮疹をパターン分類した人は，かつていない！

乳房外 Paget 病の病巣を漠然と見て，そして手術しているだけでは，皮疹のパターンを型分類しようと思いつきもしないだろう．実際，男性外陰部の乳房外 Paget 病の病巣の形状や分布に関する記載やデータは，陰茎基始部に多いといわれている以外は，これまでになにもない．

第Ⅳ-1項で示したように，個々の病巣は基本的には円形である．しかし，それが陰嚢の中でいくつかの独特の分布パターンをとっていることが，多くの症例を俯瞰するなかに見えてきた．その結果，この皮疹のパターンを型分類することができる[*1]．

陰嚢の皮疹の型分類は，外陰部症例のうち検討可能な110例を対象に行った．進行して陰嚢全体が腫瘍に置き換わっているような症例では，だれが見ても分類どころではないであろう．このような症例は今回の検討からは除外した（図Ⅳ-13）．

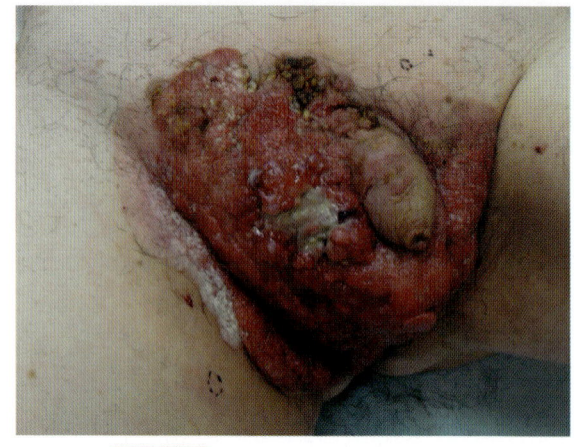

図Ⅳ-13　検討対象から除外した例

b. 陰嚢の皮疹の分布を3つのパターンに分類する（図Ⅳ-14）

次の3つのパターンである．

1. **陰茎偏倚型**：陰茎の境界近傍の陰嚢に発生する．通常は単発病巣．
2. **陰嚢辺縁型**：陰嚢のやや辺縁寄りに発生する．寡数発生しやすい．
3. **陰嚢数珠状型**：陰嚢の両側端に数珠状に多発する．

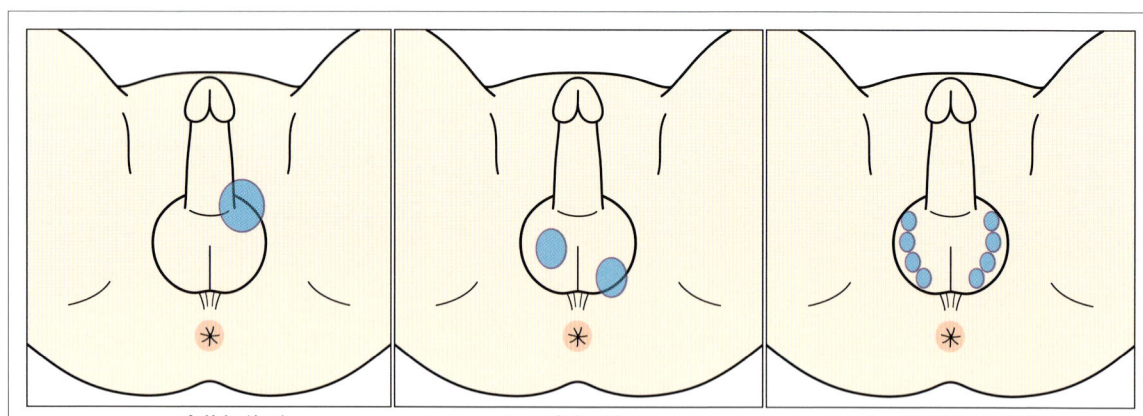

1．陰茎偏倚型　　2．陰嚢辺縁型　　3．陰嚢数珠状型

男性陰嚢の病巣のパターン	発生部位	病巣数	男性外陰部中の症例の頻度
1．陰茎偏倚型	陰茎との境界近傍	通常は単発	70%
2．陰嚢辺縁型	陰嚢の辺縁寄り	寡数発生	27%
3．陰嚢数珠状型	陰嚢の両側端	数珠状に多発	3%

図Ⅳ-14　陰嚢の皮疹は3つのパターンに分類できる．

脚注

[*1] 型分類は単なる分類ではない．これを認識することによって，病巣の把握がしやすくなり，病巣の多発状態を類推し，さらには乳房外Paget病の病理発生についてのヒントを得ることができる（第Ⅵ章（p.109～）参照）．

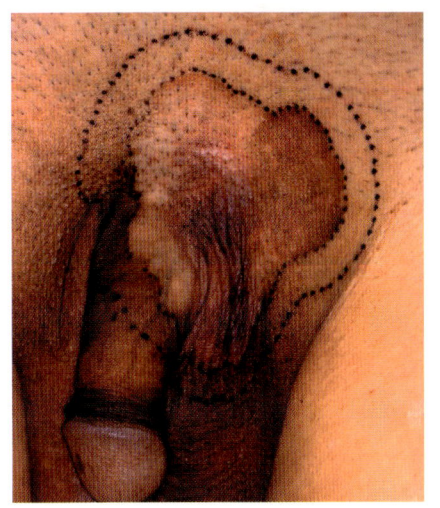

図Ⅳ-15 陰茎偏倚型
陰茎の境界近傍に中心を持つパターンは最も数多く，しかも左側がその 2/3 を占める．

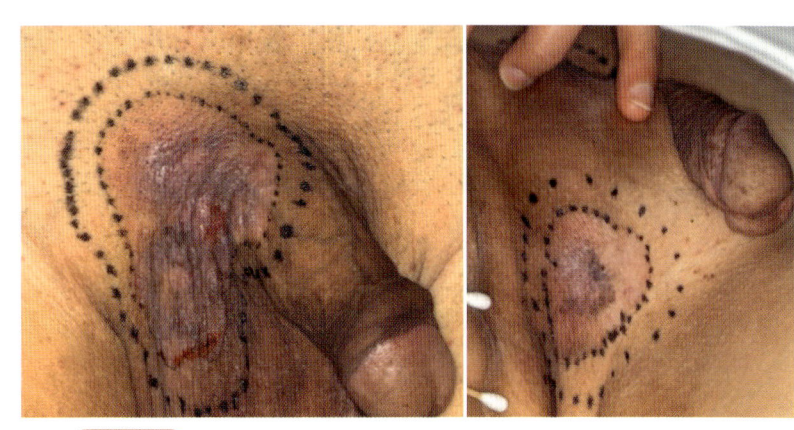

図Ⅳ-16 陰茎偏倚型であるが，陰囊裏面に 2 つ目の病巣がある．

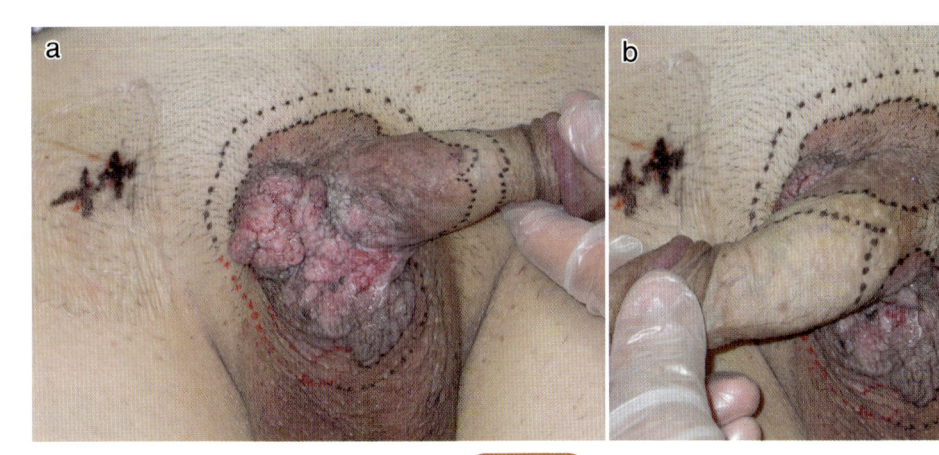

図Ⅳ-17 陰茎偏倚型
ⓐ腫瘍境界線を丁寧に追跡すると，ⓑ陰茎の右側に発生した病巣から囲まれていったことが分かる（黒色（あるいは赤色）破線の内側は腫瘍境界線，外側は 1 cm 外側の切除予定ラインを示す）．

C. 第 1 番目のパターン：陰茎偏倚型

　陰茎との境界近傍の陰囊に発生する．このパターンは最も数多くみられ，70％を占める．さらにそのなかの 70％は単発の病巣である．また，2/3 は陰茎の左側に生じ，左側に優位に発生する[*2]（図Ⅳ-15）．

　多発する場合の 2 つ目の病巣は，陰茎から離れた陰囊内に分布することが多いが（図Ⅳ-16），少数例では陰茎を挟んで反対側の陰茎基始部に病巣を持つこともある．

　この陰茎偏倚型に分類されるもののなかに，（おそらく長期の経過の結果）あたかも腫瘍が陰茎の周囲を囲んで発生したような外観を持つものがある．しかし，腫瘍境界線を丁寧に追跡すると，180°反対側で融合しそうになっている時期の陰茎偏倚型であることが分かるであろう（図Ⅳ-17）（第Ⅳ-1 項（p. 63〜）を参考にしてください）．

脚注

[*2] 女性乳癌が左側に多いのはよく知られている．乳房外 Paget 病での左優位にもなにか理由があるのだろうか？

Ⅳ．男性の外陰部乳房外 Paget 病の臨床パターン

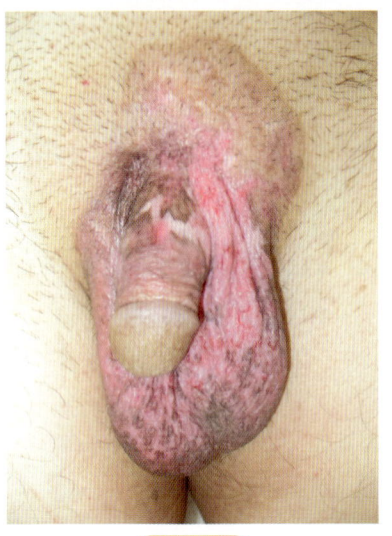

図Ⅳ-18
左陰茎基始部近傍に病巣の中心があり，既に陰茎全周囲に拡大し，陰茎遠位では病巣は環状溝まで及ぶ．皮疹の拡大面積からみると，亀頭部にまで病巣が及んでも不思議ではないが，実際には亀頭には紅斑を認めない．

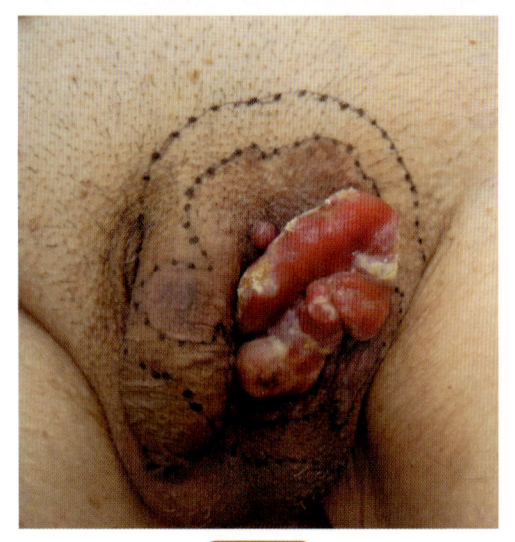

図Ⅳ-19
この症例は包茎がある．陰茎境界部で既に腫瘤形成のみられる時期であるが，病巣の面積は小さく，陰茎側への病巣の拡大も少ない．

　陰茎方向への拡大はどうであろうか？　陰茎基始部近傍の陰嚢に発生した病巣は，もちろん，亀頭方向に向かっても拡大する．しかし，亀頭環状溝を超えて亀頭部にまで病巣が拡大することはほとんどない（図Ⅳ-18）．
　既に腫瘤形成やリンパ節転移のみられる症例でも，皮疹の拡大面積は意外と小さいものも多い．その場合にも，病期としては進行期であるにもかかわらず，亀頭部とは相当の距離を置いている（図Ⅳ-17，19）．すなわち，病巣の面積と，疾患の病期の進行度とは必ずしも相関しない．

d. 第2番目のパターン：陰嚢辺縁型
　第2番目のパターンは，陰茎から離れた陰嚢辺縁側に病巣の中心があるものである（図Ⅳ-20）．外陰部症例の27％を占める．

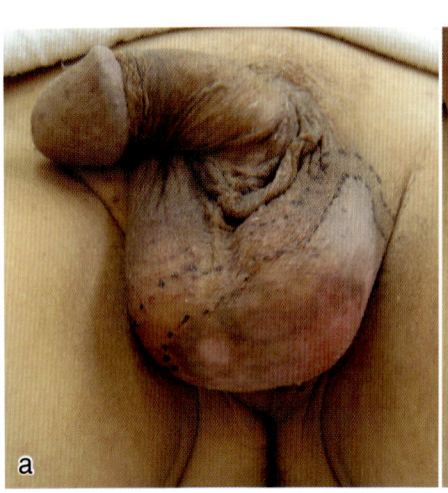

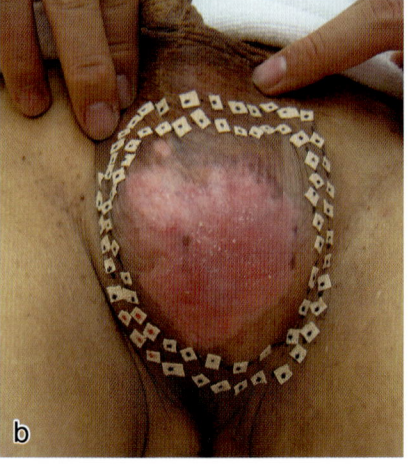

図Ⅳ-20
陰嚢辺縁型
ⓐ自然体では病巣の中心が分かりにくい．
ⓑ陰嚢を持ち上げると，円形拡大する病巣中心の位置がよく分かる．

72　カラーアトラス 乳房外 Paget 病―その素顔―

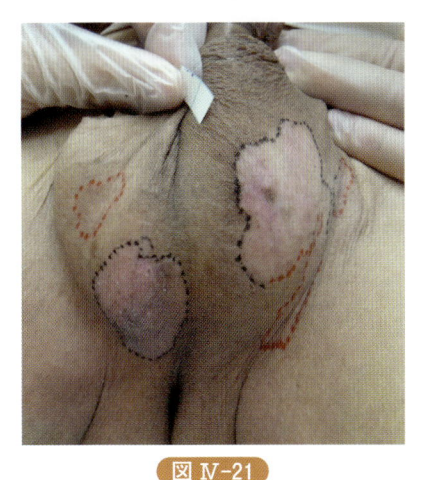

図 Ⅳ-21
陰嚢辺縁型では陰嚢内に 2〜3 個の寡数発生をする傾向がある．

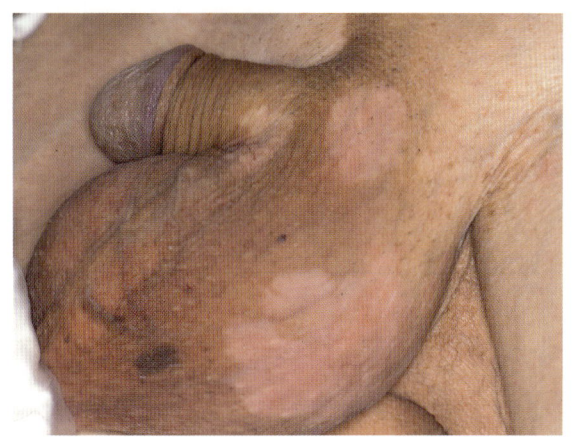

図 Ⅳ-22 陰嚢辺縁型
低色素斑〜淡紅斑の病巣が 5 か所に認められる．

　陰嚢辺縁内にだけ病巣がある症例のうち，単発が 83％，複数病巣を持つのは 17％である．複数病巣を持つ場合は寡数発生する傾向がある（図Ⅳ-21）．
　第 1 番目のパターン陰茎偏倚型とこの第 2 番目のパターン陰嚢辺縁型をまとめて多発の頻度をみると，もし陰嚢辺縁に病巣が存在する症例に出会うと，その 52％すなわち半数に，もう 1 つの病巣が陰茎基始部を含めて陰嚢のどこかに存在すると思わねばならない（図Ⅳ-22）．

e. 第 3 番目のパターン：陰嚢数珠状型

　第 3 番目のパターンは，陰嚢両側に左右対称性に数珠状に多発するものである．このパターンの頻度は低く，男性外陰部症例の 3％である．第 2 のパターンの特殊なグループとしてもよいが，いくつかの特殊性があり，別のグループとしてまとめる．このグループでは腫瘍境界が不明瞭のことが多く，この"多発している状態"は，念入りに診察して個々の病巣をきちんと丁寧に描くと，初めてその様子が確認できる（図Ⅳ-23）．

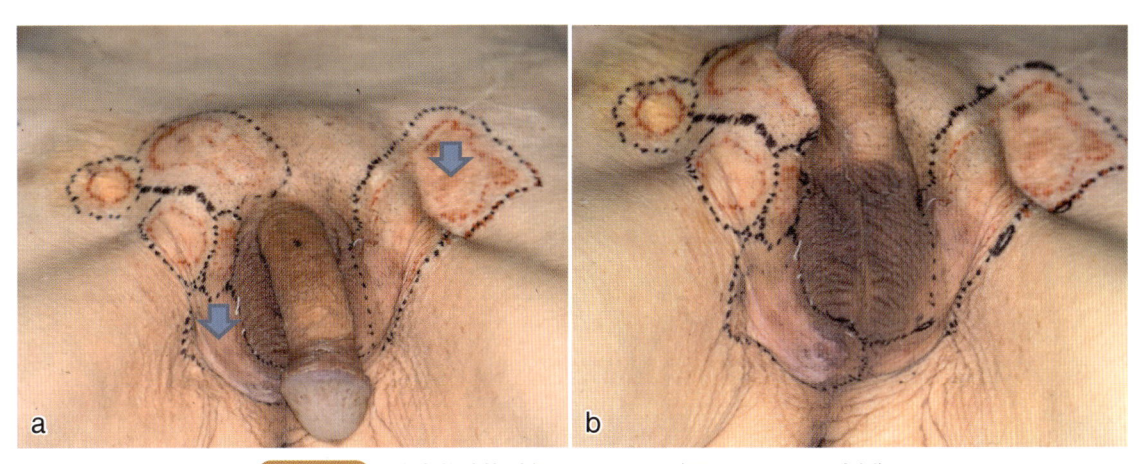

図 Ⅳ-23 陰嚢数珠状型（図Ⅳ-32 および図Ⅶ-13 と同一症例）
ⓐ 多数の病巣が並んで配列し数珠状になる（矢印は浸潤癌化している部分を示す）（赤破線は病巣の境界が明瞭でないことを示している）．
ⓑ 陰茎を上方へ上げて見ると，陰嚢正中部，すなわち陰嚢縫線上には病巣がみられない（黒破線は病巣の 1 cm 外側の切除予定ラインを示す）．

Ⅳ．男性の外陰部乳房外 Paget 病の臨床パターン

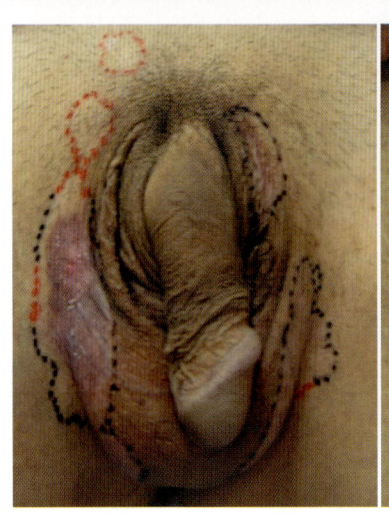

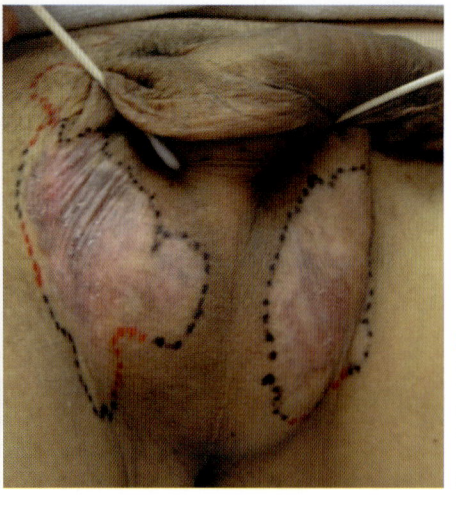

図 Ⅳ-24
陰囊数珠状型では，左右陰囊にほぼ対称性に，通常，病巣数が7～8個に及ぶ多数の病巣を持っている．

f. 陰囊数珠状型には，以下の注目すべき特徴がある

1）皮疹の分布が左右対称性である．多数の病巣が数珠状，あるいは襟飾り状に並ぶ（図Ⅳ-24）．この多中心性の病巣は，時間経過とともに拡大融合していくため，本来の円形の形状が失われ，polycyclic あるいは不整形の形状となる．

2）複数病巣の皮疹の大きさや性状が類似している．これは，全病巣が同時期に多発してきたことを思わせる．

3）皮疹は，炎症の乏しい低色素斑のことが多く，腫瘍境界線は不明瞭な部分が多い．腫瘤形成をみることはほとんどない．

4）低色素斑が主体の病巣であるが，病理組織学的には浸潤癌化していることがある．しかも，異なった複数の場所で，同時に，浸潤癌化が起こる傾向がある（第Ⅳ-5項（p.78～）を参考にしてください）．

5）しかし，予後は良好である．

6）陰囊正中部，陰囊縫線部分では，病巣は認めにくい[*3]．

g. 多発例と単発例では受診年齢の差はない！

「単発例も時間が経過すれば，多発してくるのだろう」と単純に思う方もあるだろう．そうであれば，今回行った分布の型分類は全く無意味となる．検証には，受診年齢を検討するのが，一つの方法である．もし，単発例が経時的に多発例に移行するのであれば，両者の受診時年齢に差があるはずである．結果は図のとおりで，男性の外陰部症例（104例を対象）において，病巣が単発かあるいは多発かで，受診年齢には差がない（図Ⅳ-25）．

つまり，「単発例がいずれ多発例に移行する」という証拠は得られなかった．

また，実際に単発例の術後のフォロー中に新たな病巣を発見し，その結果，異時性の多発例となる症例は存在するが，実は多くはない[*4]．このことも単発例と多発例とは，本来異なる群であることを示唆している．

脚注

[*3] 陰囊縫線は，接し合う両側の陰囊とは発生学的に異なる起源を持つ．このため理論的にも，そして現実的にも，（拡大した病巣が陰囊縫線上に波及することはあっても）乳房外Paget病の発生はみられないという特殊性があり，興味深い（第Ⅵ章（p.109～）参照）．

[*4] 「外陰部全体に乳房外Paget病を発症するポテンシャルがある」として，外陰部全体の皮膚を切除する考えもあるが，緻密なフォローの結果からは，大多数の症例で過剰治療となるので，受け入れがたいといえる．

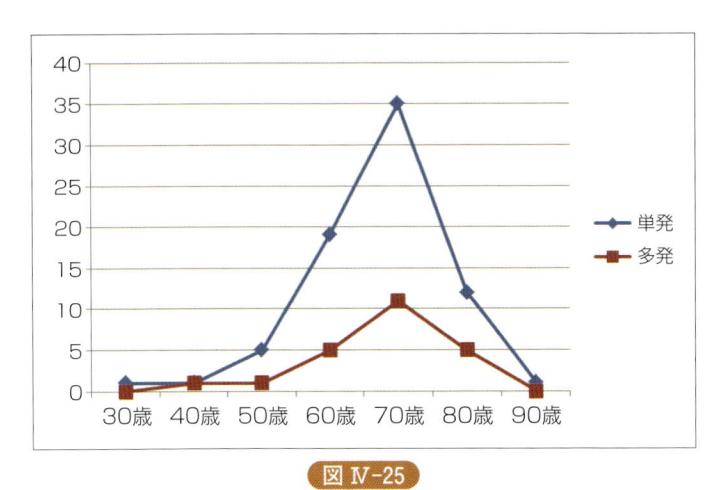

図Ⅳ-25
縦は症例数，横は受診年代を表す．単発と多発では受診年齢に差がない．

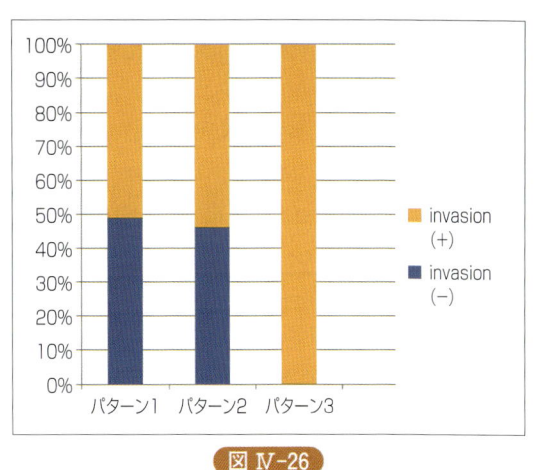

図Ⅳ-26
パターン1（陰茎偏倚型）とパターン2（陰嚢辺縁型）の症例で，浸潤癌化に差がない．

h. 陰茎偏倚型・陰嚢辺縁型・陰嚢数珠状型で，浸潤癌化に差があるのか？

この3つの皮疹の分布の型別に，浸潤癌化に差がないかどうかをみた．そうすると，パターン1（陰茎偏倚型）とパターン2（陰嚢辺縁型）の症例では浸潤癌化した症例はそれぞれ51％，54％であり，大きな差がなかった[*5]（図Ⅳ-26）．しかしパターン3（陰嚢数珠状型）では全症例（100％）で浸潤癌化しており，ときには2か所あるいは3か所で同時に浸潤癌化することさえある．しかも，臨床的な腫瘍形成がない．このように，陰嚢数珠状型は浸潤癌化の面でも，特異な性状がある．

i. 陰茎偏倚型あるいは陰嚢辺縁型に出会ったときに，そのほかに2つめの病巣が見つかる頻度（多発の頻度）は，どちらに高いか？

陰茎偏倚型に出会ったときはその24％に，陰嚢辺縁型に出会ったときはその51％に，2つめの病巣が（陰茎近傍も含めて）存在するので，心して，陰嚢全体を診察するとよい．

j. 多発した病巣は，腫瘍境界線が不明瞭なことが多い

第3番目のパターン（陰嚢数珠状型）では，皮疹は低色素斑や淡紅色斑として認められることが多いことを既に述べた．また，第2番目のパターン（陰嚢辺縁型）の寡数発生例でも腫瘍境界が分かりにくい傾向にある．病理組織学的にも腫瘍に対する真皮の炎症細胞浸潤が少ない．多発した病巣のなかで，大きさが小さいほど，低色素斑や淡紅色斑でとどまっている傾向がある．これは乳房外Paget病の初期病巣が，このように始まるためだと解釈できる．そして，こうした皮疹を見落とす可能性を少なくするためには，何回も何回も繰り返して目に焼き付けていくことであるが，これは術前の皮疹の検討を手術チーム全員でじっくり時間をかけて行うことによって，能率よく訓練することができる．

k. この項の結論として

男性外陰部の乳房外Paget病において，その皮疹の分布を，初めて型分類した．単に見え方を分類したのではない．この分類の知識は，臨床診断，治療方針に利用できる．また，発生学的な視点から，女性の場合と比較検討するためにも必要となる（第Ⅵ章（p.109～）参照）．

脚注

[*5] これは，女性症例と異なるところである（第Ⅴ（p.83～），Ⅵ章（p.109～）参照）．

Ⅳ-4 外陰部と腋窩などほかの身体部位との併発

　乳房外 Paget 病は，稀に身体の異なる部位に，病巣が併存することがある．外陰部と腋窩の組み合わせが最も多い．ほかの皮膚癌，例えば基底細胞癌，有棘細胞癌，悪性黒色腫，Bowen 病，血管肉腫などでも多発性はある．しかし身体の特定の部位に多発するのは，乳房外 Paget 病に独特のものである．乳房外 Paget 病のこの現象は，乳房外 Paget 病の発生母地や発症機序を考えるうえで，大きなヒントを与える．

a. 身体の異なる部位に発生する頻度

　1971 年に川津らは外陰部と両腋窩に多発した症例を報告し，"triple extramammary Paget's disease"とした[3]．それ以降，3 か所に生じれば triple Paget's disease，2 か所ならば double Paget's disease として報告が続いている．

　世界最初の報告は 1964 年の Duperrat の症例（外陰部と右腋窩）である（文献 3 から引用）．1964〜2010 年までの約 45 年間に，約 120 例が報告されている．我が国からの報告が目立ち，本邦での乳房外 Paget 病への並々ならぬ関心がうかがわれる．

　自験例では外陰部乳房外 Paget 病 230 例中の 13 例（5.6％，11 例が腋窩，2 例が肛門）にみられた[4]．2006 年の石塚らの報告では 286 例中 13 例（4.5％）[5]．また，1994 年の石原の全国統計（1987〜1991 年）でも，単発 445 例，多発は 46 例で 9.3％の頻度（ただし，この統計では多発としてのみ集計されており詳細は不明．単なる外陰部内での多発も含まれている可能性がある）である[6]．

b. 外陰部と腋窩に併存する症例は男性に多い

　腋窩にも併存する自験例 8 症例のうち 7 例（88％）は男性である（第Ⅱ-5 項（p.22〜）およびⅦ-2 項（p.124〜）を参考にしてください）．男性 150 例中の 7 例であり（4.7％），女性は 90 例中の 1 例である（1.1％）．

　石塚らの報告でも，13 例のうち男性 12 例，女性 1 例であり，やはり圧倒的に男性に多い．

c. 初診時から併存の例

　男性の外陰部と腋窩に病巣のある自験例 6 例中 3 例が，初診時に（synchronous に）発見されている．図Ⅳ-27 の症例は，数年以上の病悩期間を持つ症例であり，初診時から両側腋窩にも病巣を認めたが，患者自身も，紹介元の医師も，腋窩病巣には気づいていなかった（図Ⅳ-27-ⓑ，ⓒ）．

d. 経過観察中に metachronous に発生した例

　初診時には外陰部病巣のみであったが，術後の経過観察中の 2〜8 年後に，腋窩や肛門周囲に新しく病巣出現する 3 例を経験した．いずれも軽微な皮疹で，自覚症状はなく，診察者によって発見されている．

　図Ⅳ-28 の 75 歳の男性症例は，右陰茎近傍に病巣中心があるが，手術治療後 2 年 6 か月目に左陰嚢に 2 か所の新生病巣が発見された（図Ⅳ-28-ⓑ）．そして，そのさらに 8 年 8 か月後に，左右腋窩に新しく小さな紅斑病巣が発見された（図Ⅳ-28-ⓒ，ⓓ）．

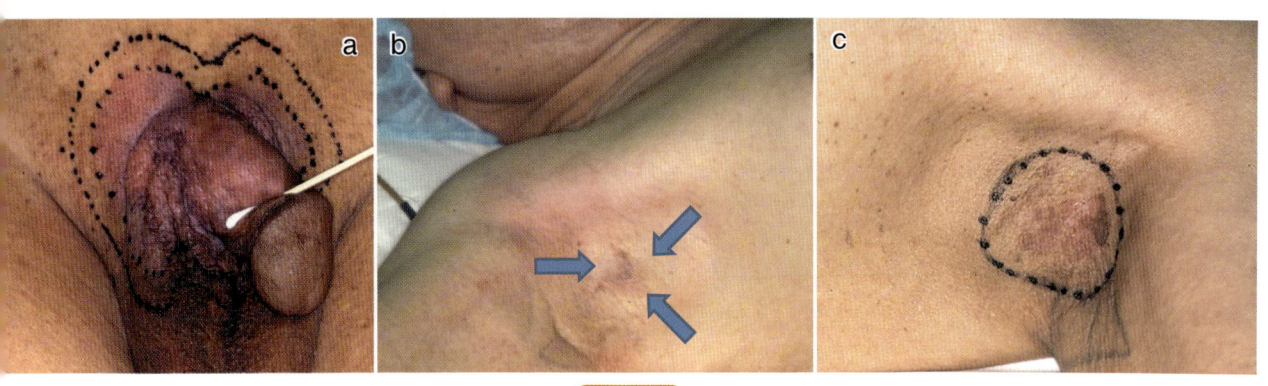

図 IV-27

陰茎起始部の皮疹で紹介受診した(ⓐ). 初診時から両側腋窩(ⓑ右, ⓒ左)にも病巣を認めたが, 患者自身も, 紹介元の医師も, 気づいていなかった.

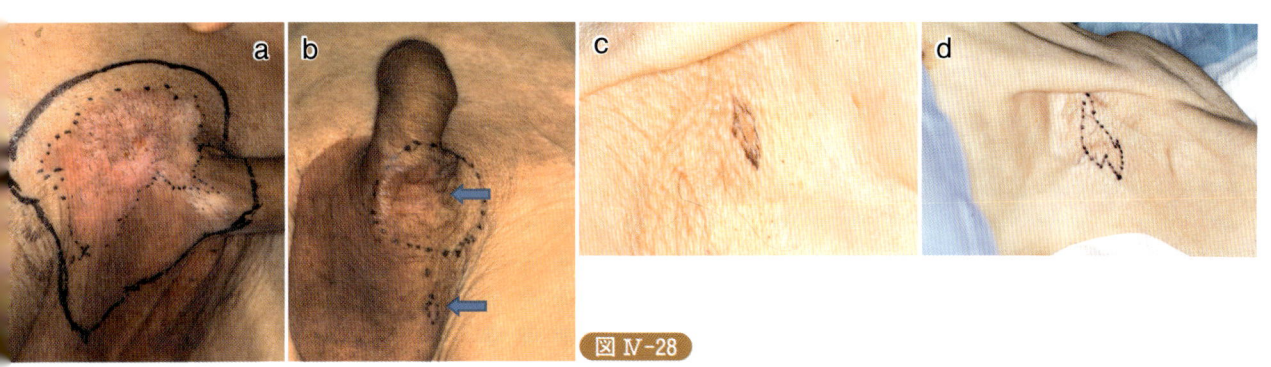

図 IV-28

初診時は右陰茎起始部のみの病巣(ⓐ). 2年6か月後に左陰嚢に2か所の新生病巣が発見された(ⓑ). そしてその更に8年8か月後に, 右(ⓒ)左(ⓓ)腋窩に新しく小さな紅斑病巣が発見された.

e. 外陰部内で多発していると腋窩にも発生しやすい

"乳房外 Paget 病の多発"には, ①外陰部局所での多発と, ②外陰部と腋窩という複数部位での併発, の両方の意味があると前述した. そして, この2者には関連がある. つまり, 外陰部内で病巣が多発する症例では, 腋窩などの身体の異なる部位にも病巣が発生しやすいのである.

男性の外陰部内の多発性と, 腋窩などでの病巣の合併率を, 術後28～143か月(中央値61か月間)経過観察した48例で検討した. その結果, 外陰部に病巣が1個の症例(33例)では, 腋窩に病巣を併発したのは1例(3%)であった. 外陰部内に病巣が多発した症例(15例)では, 腋窩の病巣が3例(20%)にみられた(表IV-1). この間には統計的に有意差がある. つまり, 外陰部に多発する症例では, 有意差をもって, 腋窩病巣を合併する傾向があることが分かる(P=0.049)(表IV-1)[7].

表 IV-1
男性の外陰部に多発する症例では, 統計的有意差をもって, 腋窩病巣を合併することが分かる.

	腋窩病巣あり(例)	腋窩病巣なし(例)	合計(例)
男性陰嚢の病巣単発	1	32	33
男性陰嚢の病巣多発	3	12	15
合計	4	44	48

(P=0.049)

IV. 男性の外陰部乳房外 Paget 病の臨床パターン

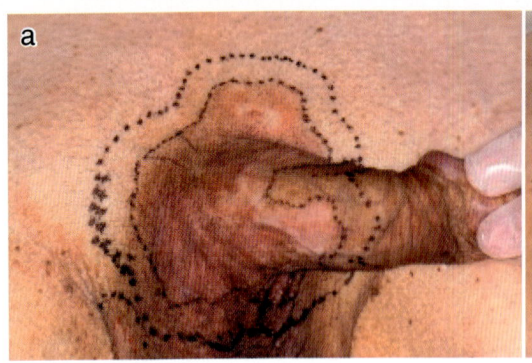

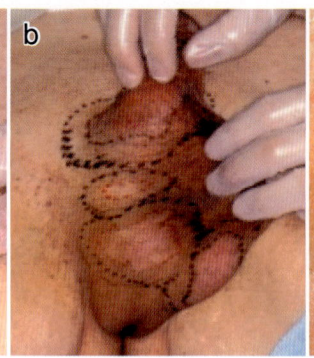

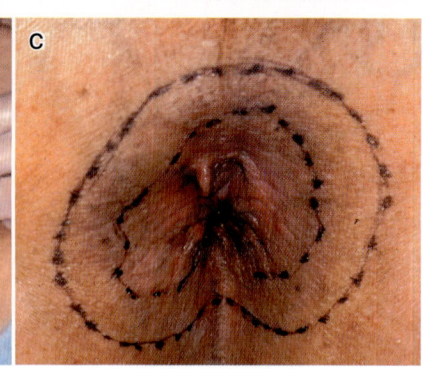

図 Ⅳ-29
外陰部に複数多発しているが（ⓐ，ⓑ），同時に肛門周囲皮膚にも病巣がある（ⓒ）．

f. 訴えの病巣にだけ着目していると，ほかの病巣には気づかない！

　自験例のすべての腋窩病巣は，診察医が指摘したものであり，患者自身は気づいていなかった．腋窩病巣は外陰部病巣に比べて，とても軽微である．そして自覚症状もないため，患者自身は全く気づいていなかった．紹介医も気づいていなかったし，当科初診医も実は見逃していたことさえある．

　こうした腋窩の第2，第3の乳房外 Paget 病病巣は，小範囲で低色素性斑であるため，意識して診察しない限り，放置されることになる．また軽微な皮疹なので，必ず良好な光線の下で，じっくりと，観察することが必要である．

　腋窩が最も頻度が高いが，肛門周囲に第2の病巣があることもある（図Ⅳ-29）．

g. 外陰部症例でも，術後も必ず腋窩を診る！

　術後経過をみるときには必ず，腋窩，肛囲，乳房，そして臍も観察する習慣が大切である．多分一般的には，こうした診察はなされていないだろうと感じている．決して時間のかかることではない．厚着の冬はつい腋窩の診察をさぼりたくなるが，乳房外 Paget 病を診るのであれば，必ず腋窩も肛門周囲も診る習慣をつけることが大切である．

　我々の症例でみる限り，外陰部の病巣が先行し，腋窩病巣は遅れて発生しているが，逆の順序の報告もある．また，男性の外陰部内での多発症例では腋窩にも病巣がある可能性が高いこと，8年以上の経過観察後にも腋窩に発症する症例があることを忘れないでほしい．

　このような考え方や検討は，外陰部内の多中心性多発の把握が正確に行われなければ，論じることはできない．なにもかも広範囲切除してしまうと，気づかない特徴である．

Ⅳ-5　乳房外 Paget 病の病巣が多中心性に浸潤癌化する

　この項では，乳房外 Paget 病の外陰部内の多発病巣で，同時に浸潤癌化が起こる現象について述べる．

a. 単一の表皮内癌の浸潤癌化はどこからスタートするのか？

　単一病巣の表皮内癌が浸潤癌化する場合，通常は，その病巣の中心部分から浸潤性増殖が起こると考えられる．実際，表皮内癌，例えば Bowen 病や日光角化症，あるいは *in situ* の経過が長い疾患，例えば大部分の悪性黒色腫や，ここで取り上げる乳房外 Paget 病で，時間経過とともに真皮内への浸潤

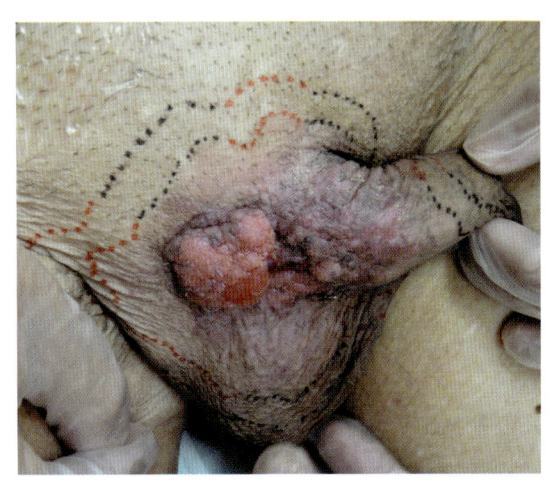

図 Ⅳ-30 既にリンパ節転移のある症例である．腫瘤形成は病巣の中心にみられる．

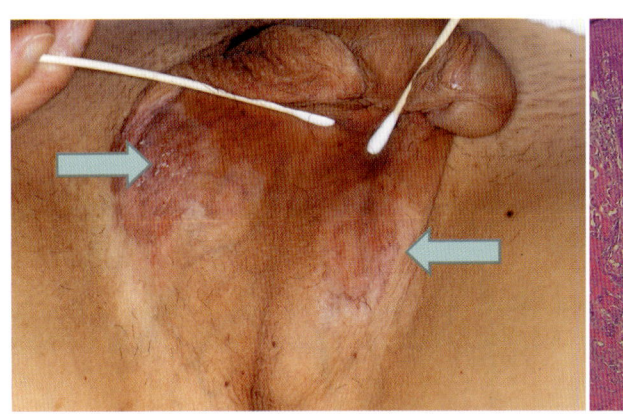

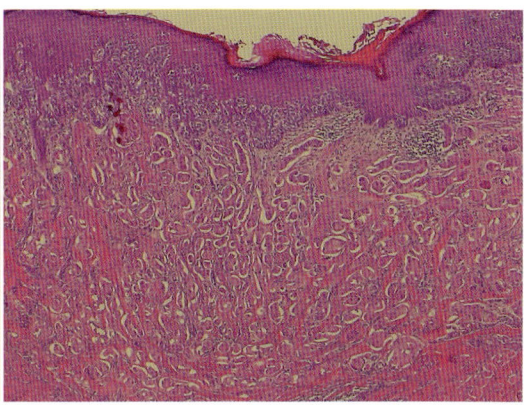

図 Ⅳ-31 複数病巣が複数の浸潤癌を生じる（矢印部分）．この症例では左右陰囊に3か所の地図形状の病巣があり，その2か所で同時に浸潤癌化をみる．この症例は型分類では陰囊数珠状型としたものである．

癌化が起こるとき，病巣の中心部分に浸潤癌化が始まる（先天性巨大母斑では，むしろ偏心性に悪性黒色腫が生じるが，これは同列ではない）．

また，invasive な乳房外 Paget 病では，図Ⅳ-30 のように，斑状病巣の中心で結節や腫瘤形成，あるいは浸潤の強い隆起性変化や潰瘍を認めることが多い．

b. 病巣が多発した表皮内癌では，真皮内への浸潤癌化は，複数の病巣で起こるのか？

複数病巣がしばしばみられる日光角化症や Bowen 病，あるいは播種性の汗孔角化症から浸潤癌化するときは，いくつかの病巣で複数の浸潤癌を生じる症例をときに経験する（しかし，それらの疾患における浸潤癌化は異時性のことが多い[8]）．

それでは，乳房外 Paget 病でも同じ現象を示すのだろうか？　その答えは"しかり"なのである（図Ⅳ-31）．そこには，臨床的取り扱いでの注意のみならず，本症の発症機序を垣間見る思いがする．このことは，従来の教科書には全く記載されていない．

c. 乳房外 Paget 病で病巣が多発すると，浸潤癌化の率が高くなる

男性の外陰部の乳房外 Paget 病では，その 1/5 の症例で多発病巣を認め（第Ⅳ-2 項(p.67〜)参照），一方，約半数の症例が初診時に既に浸潤癌化している（第Ⅳ-3 項(p.69〜)参照）．それでは，乳房外 Paget 病において，病巣数と浸潤癌化になんらかの関連があるのだろうか？

症例の病巣数 （症例数）	In situ (%)	浸潤癌化 (%)
単発 (64例)	48%	52%
多発 (22例)	32%	68% (15例)
合計 (86例)	44%	56%

表 Ⅳ-2 浸潤癌化の有無と，浸潤癌化の病巣の数

男性86症例を対象に，陰囊内の病巣数を単発と多発に分けて，*in situ* 病巣かあるいは浸潤癌化しているのか，さらに浸潤癌化の病巣の数をまとめると，陰囊内で病巣が単発の症例での浸潤癌化は52%，多発病巣の症例での浸潤癌化は68%である．病巣が多発している症例で，浸潤癌化率が高いことが分かる．ただし，P＝0.1757で統計的有意差はない(表Ⅳ-2)．

実は，病巣が多発していてしかも浸潤癌化している15例のうちの4例(27%)で，同時に，2か所あるいはそれ以上の病巣の浸潤癌化が起こっている．そして，これらの症例は，全例，皮疹のパターン分類の第3のグループ(陰囊数珠状型)に分類されたものである．乳房外Paget病で陰囊内に病巣が多発する症例のうちでも，特殊な型で高頻度に，かつ同時に複数の病巣で癌化する現象がみられることになる．

d. 浸潤癌化が同時に複数の病巣でみられるものには，一定の臨床的特徴がある

(1) 癌化した部分でも，臨床像は軽微であり，結節や腫瘤形成はない．単なる不完全白斑，軽い浸潤性紅斑の状態である．皮疹の境界は比較的不明瞭である(図Ⅳ-32)．

(2) 病理組織学的には，表皮内の腫瘍量は軽微であり，真皮内病巣は小型の胞巣が少数真皮上層に限局して認められる(雨降り型)というパターンが多い．また癌化した複数個所で，同じ病理所見を示すのが常である[9]．

(3) これらの症例の臨床的予後は，決して悪くない．つまり，病巣が多発し，全体としては病巣の面積が結構広く，複数の部分で浸潤癌化が起き，さぞかし疾患の予後は悪いのではないかと考えていた．しかし，自験4例は，初期治療の後，長期のフォローアップの結果，いずれも再発・転移していない．

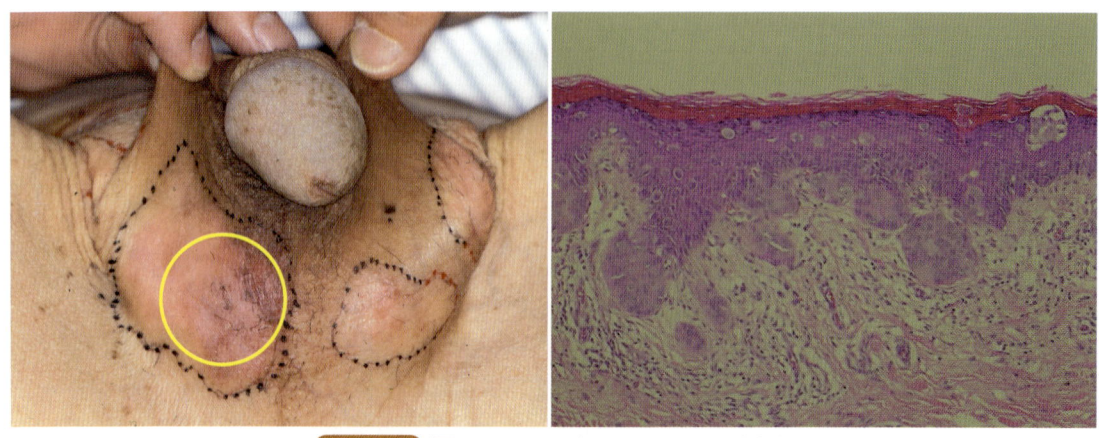

図 Ⅳ-32 (図Ⅳ-23 および図Ⅶ-13 と同一症例)
8か所の独立した病巣が認められ，その2か所で浸潤癌化がみられた．さらに両側腋窩 *in situ* 病巣がある．全体に，隆起性腫瘤形成はない．

e. 同時多発性の浸潤癌化は何を意味するのか？

我々は以下のように考える．

多発する病巣のそれぞれがいつ発生したかは，患者の病歴からも通常は聴取することはできない．しかし，一般には「1個がまず発生し，その後，緩徐に第2，第3の病巣が新生してくる」と考えるであろう．本当にそうであれば，そして *in situ* 病巣から浸潤癌化に至る期間が各病巣に同様に必要であれば，受診時には第1の病巣は浸潤癌化していても，ほかの後続の病巣はいまだ浸潤癌化しておらず，*in situ* のままであると考えてよい．

ところが，上述のように，多発症例はいずれも数珠状型に分類されたものであり，浸潤癌化した複数病巣では，その程度は同じ程度で真皮上層に点在するもので，臨床的には明らかな腫瘍を形成していない．

それゆえ，最初の仮定が間違っていると考える．つまり，「多発病巣は，長期間にわたって緩徐に新生してくるのではない．同時進行しているのだ」と考えるほうが理解しやすい．実際，多数多発病巣の症例(型分類すると数珠状型)では，陰嚢の左右病巣のサイズや性状は同様のことが多い．特別に大きな病巣，特別に小さな病巣がみられるのは，寡数多発(型分類すると陰嚢辺縁型)の場合のほうである．

つまり，多数多発の病巣には，なんらかの発癌の指令が外陰部皮膚に一斉に発令される，そうした背景があると思われる．

我々は，多発病巣をそれぞれマージン1cmで個別に切除するようにしている．これには異論があろう．「多発している場合には，取り残した正常皮膚に後日新たに別の病巣が新生するであろう」と考えて，「陰嚢・陰茎の皮膚をすべて切除する」ことを勧める考えである．その考えに，通常は圧倒され，説得されてしまうであろう．しかし，実は逆なのである．

我々は多発病巣を個別に切除した後，長期間のフォローを行っているが，残された本来の外陰部皮膚に，さらに新たな病巣が発生したことはない(陰茎偏倚型では，主病巣は臨床的にも腫瘍形成をきたしてから浸潤癌化をきたし，副病巣として異時病巣が発生するのを数例に経験したが，発見される副病巣はいずれも1cm以下の小さな副病巣である)．ゆえに，前述の異論は，根拠がなく，想像上の議論の域を出ていないといえる．

まとめると，おそらく遺伝的背景によって乳房外Paget病を発症すべき細胞は，必ずしも外陰部全体に一様に存在するのではない．外陰部に点在するそれらの"運命づけられた細胞"が高齢になってなんらかの指令によって乳房外Paget病を発症するとき，それらは同時に，そして同じ速度で，病巣を形成していく．当初は *in situ* 病巣として，そして一定の期間の後には，やはり同時に浸潤性の病変に進行する．こう考えればすべてが統一的に理解できる．

これらの所見は，男性において検討可能なことであった．一方，女性では極めて稀な出来事であることを，次の章で述べる．

文献

1) 村田洋三ほか：男性外陰部Paget病の形状について．日本皮膚外科学会雑誌 8：74-75，2004．
2) 高井利浩：乳房外Paget病における低色素斑性病巣について．日皮会誌 118(9)：1719-1723，2008．
3) Kawatsu T：Triple extramammary Paget's disease. Arch Dermatol 104：316-319, 1971.

4) 村田洋三：第18回日本皮膚悪性腫瘍学会　外陰部Paget病の多中心性と腋窩Paget病の合併について．2002．
5) 石塚洋典：Triple extramammary Paget's disease. Visual Dermatology 5(7)：648-649, 2006.
6) 石原和之：全国アンケートの集計と説明．Skin Cancer 9(1)：37-43, 1994.
7) Murata Y：Multicentricity of extramammary Paget's disease. Eur J Dermatol 17(2)：164-165, 2007.
8) Murata Y：Type 2 segmental manifestasion of disseminated superficial porokeratosis showing a systematized pattern of involvement and pronounced cancer proneness. Eur J Dermatol 11(3)：191-194, 2001.
9) 熊野公子：外陰部Paget病における多中心性発生と多中心性癌化について．第22回日本皮膚悪性腫瘍学会抄録集，2006．

V. 女性の外陰部乳房外 Paget 病の臨床パターン

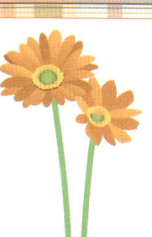

V-1 女性外陰部の乳房外 Paget 病の皮疹パターンの 3 型分類

この項では，女性外陰部の乳房外 Paget 病の皮疹パターンが 3 型に分類できることについて述べる．

a. 女性の皮疹パターンの認識は，過不足のない治療をもたらす

　女性の乳房外 Paget 病は，男性と同様に，外陰部に好発する（第Ⅱ-5 項（p.22～）を参考にしてください）．しかしこれまで，外陰部の病巣の分布や形状については，陰唇に多いとする記載がある以外には，その臨床像についての考察は全くと言ってよいほど，なされていない．

　女性の外陰部は，構造的に間擦性皮膚炎やカンジダ感染などを生じやすいので，乳房外 Paget 病の病巣の素顔をきれいに描出することは，困難であると考えられがちである．しかし，毎日の入浴と石鹸を使用した洗浄と適切な軟膏外用によって，女性の場合も術前に皮疹の素顔をきれいに描出させることができる．そして丁寧に皮疹を観察し境界線を描いていくと，皮疹のパターンが区別でき，次に述べるような分類が可能となる[1]．

　この女性の皮疹パターンを認識すると，過剰でもなく過少でもない治療方針を立てるために大いに役立つ．そして乳房外 Paget 病というだけで大きな手術治療を想定したり，あるいは粘膜側の手術治療の困難さの，いつもの心痛を覚えなくなるかもしれない．

　女性の外陰部の皮疹パターンは，男性の外陰部の皮疹パターン（第Ⅳ-3 項（p.69～）参照）とは様子がずいぶん異なる．この女性の皮疹パターンを把握することも，また，乳房外 Paget 病の発生機序を考えるうえで，大きなヒントを与える．

b. 女性の外陰部乳房外 Paget 病の皮疹パターンは，陰裂を中心にして偏倚型・左右二分型・全周囲型の 3 型に分類できる

　型分類に際し，術前の清拭と軟膏治療のあと手術治療に臨み，術後には病理組織学的に十分に検討を加えた 67 例を分類の対象とした．陰裂部から離れた部位の症例（下腹部，体幹，腋窩，肛門など）や，臨床写真が検討するには不十分のもの，巨大すぎるもの，および無治療症例は検討対象から除外している．

　その結果，大陰唇に生じる乳房外 Paget 病のうち，陰裂に接するようにして大陰唇の一部分に限局して発生する第 1 型「偏倚型」は 36％，陰裂から少し距離をおいて陰裂の左右に離れて 2 か所分布する第 2 型「左右二分型」は 7％，陰裂を囲んでドーナツ型に全周囲性に取り巻く第 3 型「全周囲型」は 57％の頻度でみられた（図 V-1）．

　この 3 型に，すべての症例が納まるので，それ以外のパターンはないと思われる．以下，各型につき述べる．

a	b	c
ⓐ 偏倚型	ⓑ 左右二分型	ⓒ 全周囲型

女性外陰部の病巣の3つのパターン	形状	症例数 計67例（%）
第1型：偏倚型	陰裂に接するように，大陰唇の一部分に限局	24例（36%）
第2型：左右二分型	陰裂から少し距離をおいて，陰裂の左右に離れて2か所分布	5例（7%）
第3型：全周囲型	陰裂を囲んでドーナツ型に全周囲性に取り巻く	38例（57%）

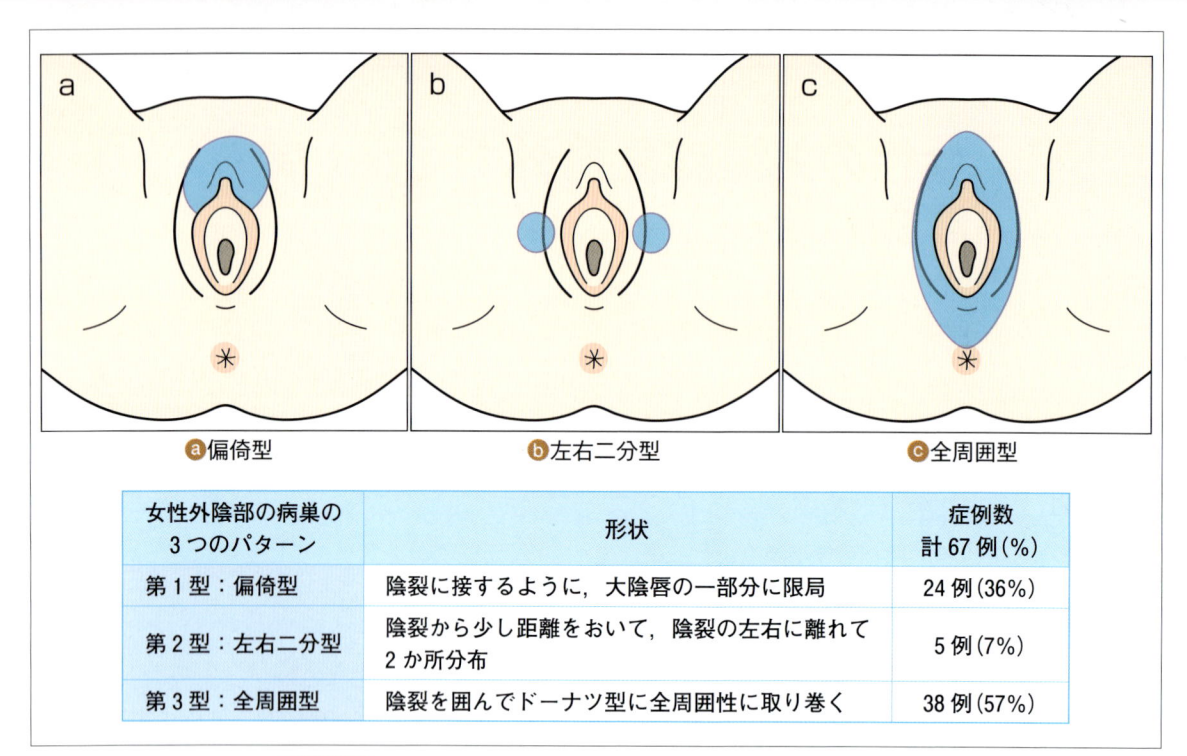

図 V-1　女性の外陰部乳房外 Paget 病の3つの皮疹パターン

第1型：偏倚型

大陰唇の一領域に限局して発生し，陰裂に接するように存在するものを「偏倚型」と呼ぶ．病巣が大陰唇のどの部分にできるかによって形状が異なる（図 V-11）．陰核近くでは馬蹄状となる（図 V-2）．逆に膣の後交連近くでは逆馬蹄状となる．陰唇側壁が中心であれば，半月状となる（図 V-3）．

第2型：左右二分型

陰裂を挟んで左右に2つの病巣が存在し，陰裂と距離をおいて存在する「左右二分型」である．最も少ない型である．前述の偏倚型が2つあるのではない．偏倚型は陰裂に接するように存在するが，この左右二分型の皮疹は，陰裂とは明らかに距離をおいて存在するものである．病巣中心が大陰唇外縁寄りに位置している（図 V-4）．

読者のなかには，症例によっては，「偏倚型のものが左右に存在するパターン」や「左右二分型の片方だけが存在するパターン」もあるのではないか？と疑問を持つ方もあるであろう．数学的にはその可能性はあるのだが，ところが少なくとも前者の可能性はないようである．つまり偏倚型は常に一つの病巣から成り立っている（後者に関しても実際にはない．それでも，その可能性の議論を再度，第 V-3 項（p.93～）で行う）．

第3型：全周囲型

全周囲性に，つまり陰裂を囲んでドーナツ型の形状である（図 V-5）．陰裂の全周囲性ということは，会陰部でも途切れずに皮疹があることを意味する．つまり肛門側は，会陰部から肛門近くまで必ず病変がある．後述するが，この会陰部の病変の有無は偏倚型との鑑別に役立つ．半数以上の症例が，この全周囲型である．

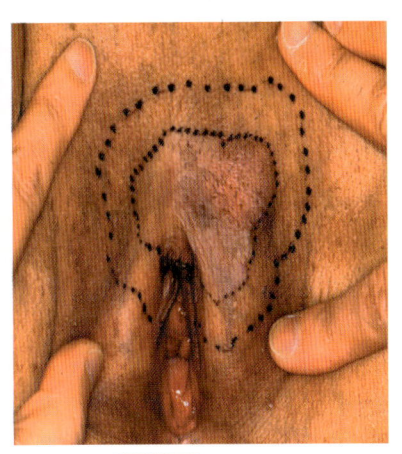

図Ⅴ-2　偏倚型
陰裂に接するように大陰唇の一領域に限局して馬蹄状の皮疹である．

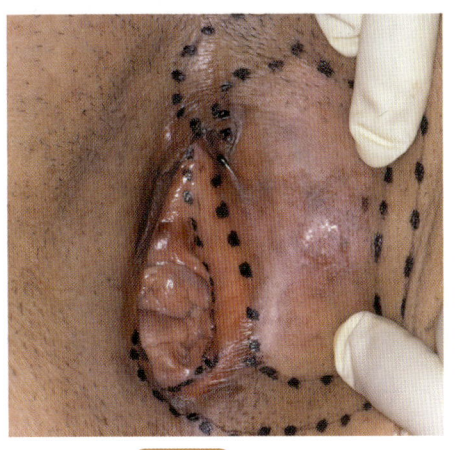

図Ⅴ-3　偏倚型
この症例ではたまたま結節を形成している所が，病巣の発生の中心を表している半月状の症例．

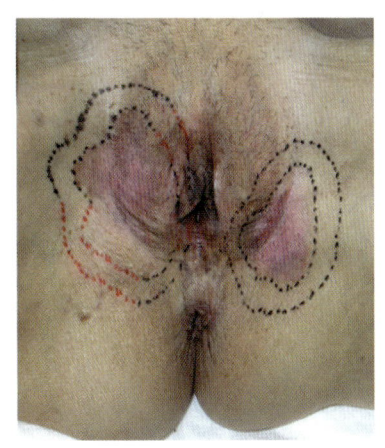

図Ⅴ-4　左右二分型
大陰唇外縁近くに病巣の中心がある（腫瘍境界線と1cm外側切除予定線を黒（または赤）線は，いずれも陰裂には接していない）．

f. これら3型は，発生起源が異なる！

　偏倚型は，ほかの通常の癌腫にみられるのと同じように，腫瘍は明らかに一中心から発生拡大したと考えられる（図Ⅴ-2, 3）．また，左右二分型は2か所で発生し，それぞれ拡大したと考えてよいだろう（ただし，両側に同じように発生するのには，それなりの理由があるのだろうが）（図Ⅴ-4）．

　それでは，図Ⅴ-5のような陰裂を中心にドーナツ型の分布を示す全周囲型は，どのように発生してくるのであろうか？　3つの可能性が挙げられる．

　①偏倚型の限局した病巣から順次成長して陰裂の全周囲に拡大する（図Ⅴ-6-ⓐ）．
　②左右二分型のような病巣が多発した後，連なって1つの平面に成長する（図Ⅴ-6-ⓑ）．
　③陰裂を取り囲む大陰唇全体に発癌の潜在能力があって，全周性にびまん性に同時に乳房外Paget病が発生する（図Ⅴ-6-ⓒ）．

　このなかで，①と②は，いわば常識的な無難な考え方である．しかし，以下に示すように，これらの説明では矛盾する事実がいくつかある．一方，③は一見強引な考え方にみえるだろう．しかし，多くの事実は，この考え方が最も可能性が高いことを実証してくれる．以下に，そのことを示す．

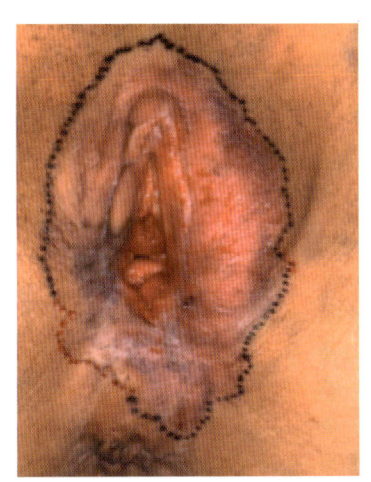

図Ⅴ-5　全周囲型
陰裂全周囲性に皮疹が取り巻く（腫瘍境界線を黒（または赤）線で示している）．

g. 実証その1：症例数の比較

　もし偏倚型（図Ⅴ-6-ⓐ）や左右二分型（図Ⅴ-6-ⓑ）から進展して，全周囲性になっていくのであれば，偏倚型や左右二分型のほうに，もっと高い頻度の症例数が期待される．ところが実際には，偏倚型は36％，左右二分型は7％と少ない．逆に全周囲型が全症例の約半数以上の57％を占める．

　また，偏倚型から全周囲型に移行していくのであれば，その途中経過とみなせるパターンの症例があるはずである．そうした症例は実際には少ないし，たとえそれを思わせる症例があっても，本来の全周囲型とは皮疹で区別可能である（第Ⅴ-3項(p.93～)を参考にしてください）．

Ⅴ．女性の外陰部乳房外Paget病の臨床パターン　85

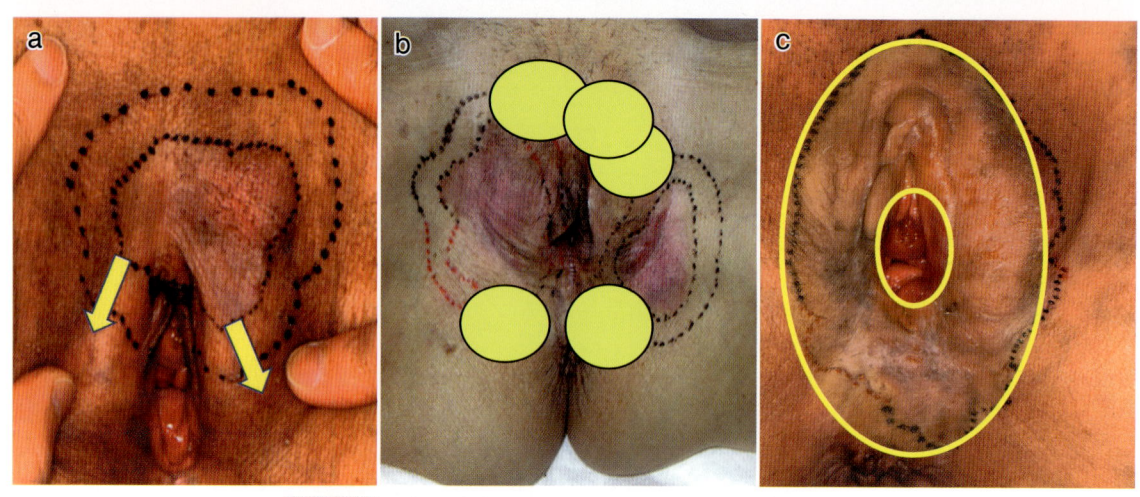

図 V-6　全周囲型の発生の機序を模式的に表している.
ⓐ偏倚型の病巣から順次拡大して陰裂の全周囲に拡大する.
ⓑ左右二分型のような病巣が多発し，連なって1つの平面に成長する.
ⓒ全周に同時に乳房外Paget病巣が発生する素地がある.

図 V-7　全周囲型（77歳）

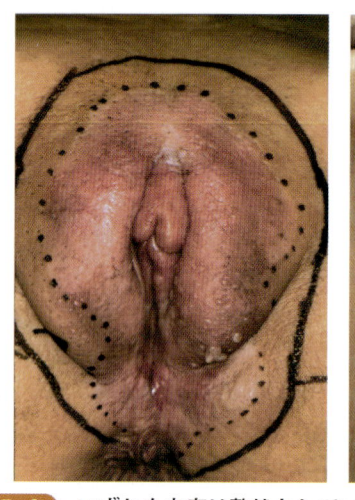

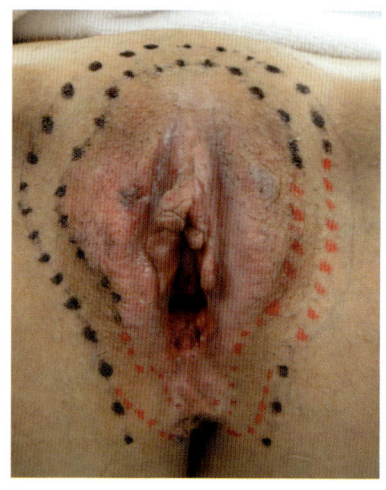

図 V-8　全周囲型（60歳）

図 V-7, 8　いずれも皮疹は整然としている（腫瘍境界線と1cm外側での切除予定線を黒（または赤）線で示している）.

h. 実証その2：全周囲型の形状がよく整っていること

　全周囲型の皮疹をじっくり観察すると，その発生にますます興味深さを覚える．全周囲型の初期症例では，左右にも上下にも対称性の形状であり，陰裂の全周囲に，その相似拡大形を描いたように存在する．

　例えば図V-7，8の2症例を見ると，全く異なった症例であるが非常によく似た形状である．それは，両大陰唇と前交連を含む円形の部分と，会陰の長方形の部分とが合わさった，"前方後円墳"の特徴的な形である．そして，どの症例でも皮疹の性状は均一で，全体として整然としている．

　この整然とした形状と性状を見ると，この全周囲型が，「元来は他の型であったものが，時間とともに拡大しつつ，陰裂を一周して出来上がったもの」とは，とても考えにくい．

i. 実証その3：発症年齢や受診年齢からの考察

　全周囲型がほかの2つの型を母体にして派生するとすれば，ほかの2つの型に比べて病悩期間が長

表 V-1 女性外陰部乳房外 Paget 病の3つの皮疹パターン型別にみた臨床的進行度

病理組織学的浸潤，臨床的腫瘤，リンパ節転移，および原病死の有無を比較している．予後のよい症例の率が高いのは，左右二分型，全周囲型，偏倚型の順である．

	局所の浸潤癌化	臨床的腫瘤形成	リンパ節転移	原病死
第1型：偏倚型 24例	10 (42%)	6 (25%)	4 (17%)	4 (17%)
第2型：左右二分型 5例	0	0	0	0
第3型：全周囲型 38例	8 (21%)	5 (13%)	2 (5%)	1 (3%)

い例が多いはずである．しかし本人からの病歴に頼るしかないので，正確な発症年齢を知ることはできない．そして，病悩期間を正確に知ることも困難である．そこで，単純に受診年齢（受診年齢が病悩期間と同意ではないにしても，ある程度の相関を期待して）で比較してみた．もし，全周囲型がほかの2型の進展結果であれば，3型のうちで最も高齢であると期待される．しかし，平均受診年齢は，偏倚型は71.8歳，左右二分型は79歳，全周囲型は73.9歳であった．全周囲型は決して最高齢ではなく，ほかの2型からの進展の可能性は少ないといえる．

j. 実証その4：浸潤癌化・転移・原病死から検討

　もし，全周囲型がほかの型から進行した型であるならば，全周囲型では疾患の進行度が進んでいる可能性がある．そこで，3つの型の進行度を検討した．病理組織学的浸潤，臨床的腫瘤形成，リンパ節転移，原病死の有無を比較した（表V-1）．

　表V-1で示すように，これら4つの評価因子のいずれもが偏倚型に最も高い．その結果，全周囲型に比べて偏倚型のほうが，進行度が高いといえる．つまり，偏倚型から全周囲型に拡大するのであれば，疾患の進行性は全周囲型のほうに偏って当然であるが，実際には偏倚型のほうが進行度の高いものが多く，偏倚型や左右二分型から全周囲型に拡大するという仮説は棄却される．

　図V-9の症例は，皮疹の中心は陰裂右側にあり，左側はまだ腫瘍の及んでいない部分が残る．しかし明らかな腫瘤を形成し，初診時既にパンツ型紅斑を下腹部に認めた（第XI-2項(p.222～)を参考にしてください）．その後，約1年で原病死している．

　図V-10も，偏倚型の症例であるが，皮疹の面積は決して大きくないが，初診時臨床的に既に腫瘤形成と，両側鼠径リンパ節に多数のリンパ節腫大を認め，約2年で原病死している．

　このような偏倚型でみられる腫瘤形成は，全周囲型では滅多に出会うことはない．

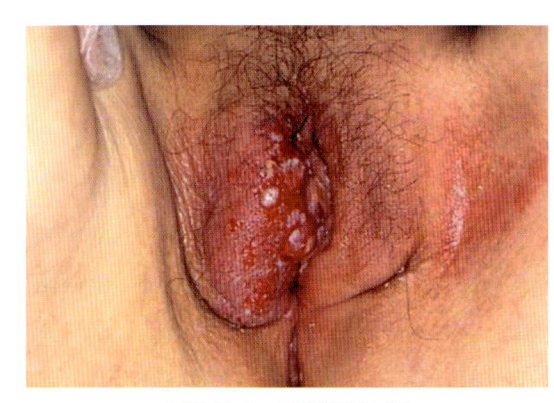

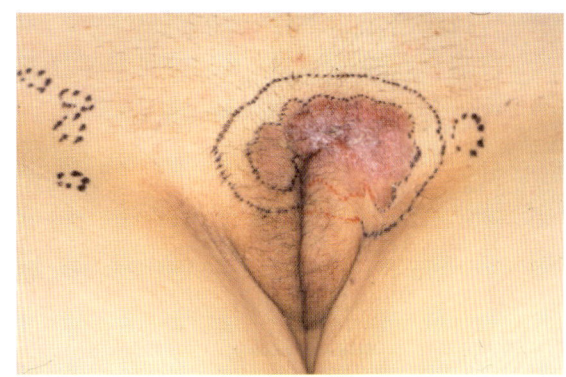

▲図 V-9　偏倚型（78歳）　　　▲図 V-10　偏倚型（67歳）

図 V-9, 10　いずれの症例も原病死している．

以上の4つの点からも実証されるように，全周囲型は現に存在し，しかも「ほかの2型が拡大して陰裂全体に及んだもの」ではないことが分かる．一般に腫瘍は，たとえ多発するにせよ，それぞれは1点から始まり，周囲に拡大していくものである．ところが，上述してきたように，女性外陰部乳房外Paget病全周囲型の場合は，この通常の考え方が，適応できないことになる．これは発生学的な事項を考え合わせて，初めて理解できる(次章(p.109〜)を参考にしてください)．

V-2　第1型：偏倚型の特徴

　女性外陰部の乳房外Paget病の偏倚型とは，陰裂周囲の大陰唇の或る1か所に病巣が生じたタイプである．女性外陰部の3型の皮疹パターンのなかで，一番単純に単発しているものであり，約1/3 (36%)がこの偏倚型である．受診年齢は45〜92歳(平均72歳)である．この型のなかに，小さい皮疹のときから，皮疹の大きさに似合わず浸潤癌化の率が高く，生命予後の悪い症例が多く含まれる[*1](前項を参考にしてください)．

a. 陰裂のどの方向に生じやすいか？

　図V-11は偏倚型のなかで，陰裂のどの部位に生じやすいかを示している．4か所に大きく分けると3対2対1対1の割合で，陰核側が最も多く発生する．

　陰裂の左右いずれかの位置に生じた場合には，円形(実際には半月状の時期のものが多い)の病巣である．これは男性の場合と同様に理解しやすい(第IV-1項(p.63〜)を参考にしてください)．陰裂の上下いずれかの位置に生じると，陰裂に達した部分は皮疹が欠損(中空には皮疹は進行できないから)する．このため円の一部が欠損した，馬蹄状を呈する．ゆえに，偏倚型のなかでも陰裂円周のどこを中心にして病巣が発生したかによって，病巣の形にそれぞれ特徴を持つことになる．

　こうした把握の仕方は，これまでは全くなされておらず，読者は違和感を覚えるかもしれない．し

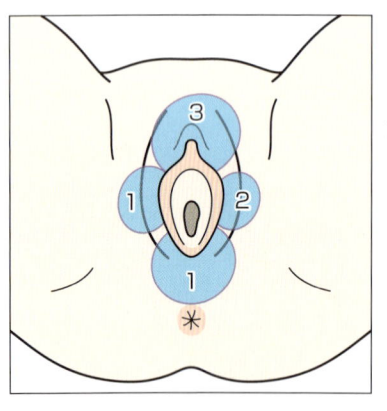

◀ **図 V-11**
陰裂のどの部位に生じやすいかを示している．3対2対1対1の割合で，陰核側が最も多く発生する．

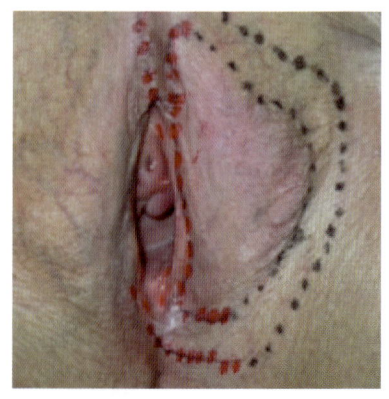

図 V-12 ▶
半月状あるいは腎臓形に近い偏倚型

脚注

[*1] この第1型(女性の偏倚型)は，男性の陰茎偏倚型に相応するものと考えるが，浸潤癌化率も男性と女性で相応している．

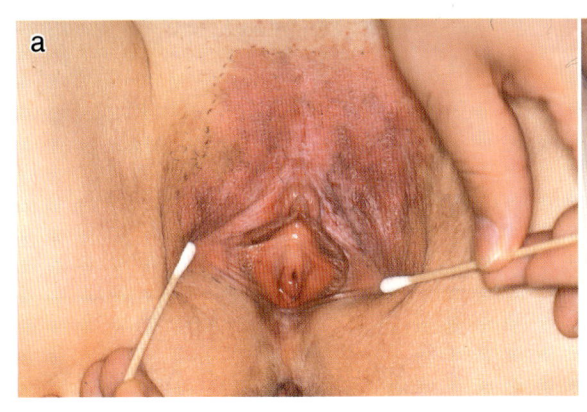

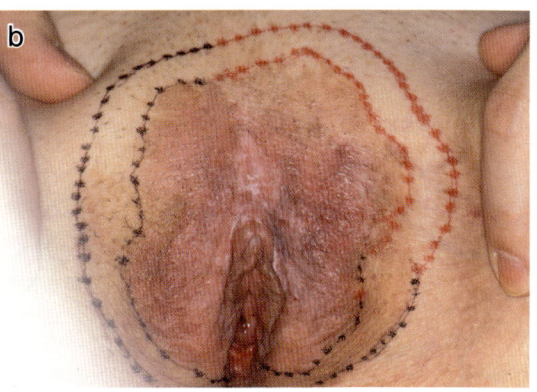

ⓐ 陰裂の下半分には病巣がない．　　　　　ⓑ マーキングすると馬蹄状であることがよく分かる．

図 Ⅴ-13　偏倚型の馬蹄状の症例

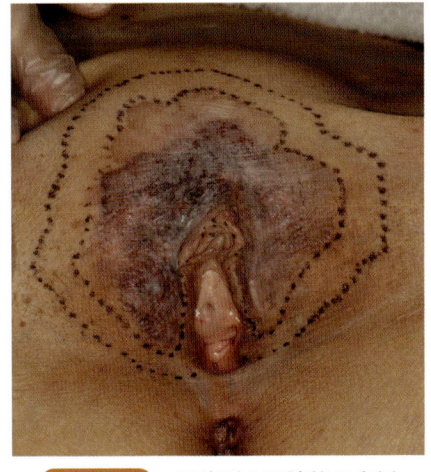

図 Ⅴ-14　偏倚型の馬蹄状の症例
図Ⅴ-13の症例と瓜二つのようによく似ている．

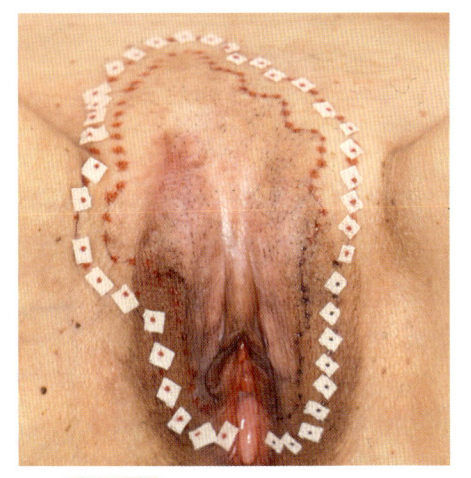

図 Ⅴ-15　偏倚型の馬蹄状の症例
いわば頭でっかちの形である．

かし，自分の経験例を思い出し，いかに帰納的にパターンを集約できるかを考えてみると，必ずや理解していただけるものと思う．

b. 最も理解しやすいパターンは，病巣中心が左右いずれかの陰裂側方に偏るもの

陰裂側方に偏るものは，片側の大陰唇に乗るように存在する円形（〜半月状）の病巣を呈する（図Ⅴ-12）．大陰唇より外側では円弧状を呈しており，遠心性の拡大によることが分かる．一方，大陰唇より内側では，小陰唇に接して，病巣の縁となっている．このため全体としては，正円形ではなく，半月状あるいは腎臓形に近い．

c. 偏倚型の病巣の中心が陰核周囲にあると，馬蹄状になる

陰裂の前方方向，つまり陰核周囲から恥丘の一帯を中心に持つと，これが遠心性に拡大するにつれて，上方は円形に拡大するが，下方では陰裂に沿って割れ目ができる．つまり馬蹄状を呈することになる（図Ⅴ-13）．偏倚型のうちの約43%はこのような形状をしている．図Ⅴ-14の症例も馬蹄状の例であり，図Ⅴ-13の症例と瓜二つのようによく似ている．

このようにいくつかの症例で同じ形状が存在することは，1つの型分類ができることを示す．

d. 馬蹄状は"頭でっかち"の形状である

　これら馬蹄状の皮疹をよく見ると，恥丘側の外側に向かっての広がり方と，陰裂側に向かっての広がり方とに，差があることが分かる．恥丘側では周囲にかなり広く遠心性に拡大している．ところが，陰裂の方向には拡大が少ない．いわば頭でっかちの形である（図V-13～15）．この点が，一見して「全周囲型」と異なり，鑑別するために役立つ．

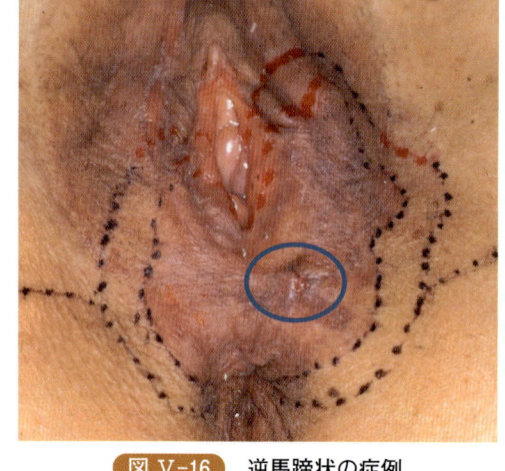

図 V-16　逆馬蹄状の症例
（青円形マークは病巣中心部での浸潤癌化部分）

e. 病巣中心が会陰側であると，逆馬蹄状になる

　前述の馬蹄状の上下反対のパターンである（図V-16）．会陰を中心に円形に拡大しつつ，陰裂左右にも，やや先細りの形で進展する．また，肛囲に近い所に病巣の中心があるので，肛門方向にも皮疹は拡大する．この症例は，病巣は小さく腫瘤形成も明らかでないが，病巣中央で浸潤癌化している．

　これらの形状は皮疹の十分なケアを行って初めて把握できるものである．女性の乳房外Paget病の皮疹をこのような形で描出しなければ，つまり皮疹マージンをきちんと把握する努力を怠ると，陰裂全体を不必要な範囲で切除してしまうことになる．治療的には余分な切除と，余分な修復をしているのではないだろうか？あるいは再発させているのではないだろうか？

f. 陰裂を取り巻いて見える症例でも偏倚型？
＜その1＞

　図V-17は，陰裂の全周囲に近いほどの病巣の拡大がみられるが，最終的には馬蹄状の偏倚型と考えた症例である（実は，この症例を扱ったときは，筆者はまだ病巣の型分類のイメージを持っていなかった時代である）．

　初診時の状態では，とてものこと，病巣の型分類など思いもつかない（図V-17-ⓐ）．間擦性皮膚炎とカンジダ感染が著明で，外陰部全体に表面顆粒状のびらん状態であり，疼痛が激しく粘膜側は全く観察できない．この時点で，「皮疹の型分類は？」と尋ねられれば，「分からない」と言うか，でなければ「全周囲型に間違いない」と言うと思われる．

　しかし，局所の軟膏ケア，ミノマイシン内服などを行い6週間後では，腫瘍境界線は大部分明瞭化されている．粘膜側も観察できるようになっている（図V-17-ⓑ）．

　繰り返すが，皮疹の3型分類を行うとすれば，一見すると全周囲型を考えてしまう．しかし再度，病巣を丁寧に見ると，会陰側（陰裂の6時の部位）にはミノマイシンの色素沈着がない表面光沢のある部分がある．そこには術後の病理組織学的検査で病巣がないことが確認できている（図V-17-ⓒ）．つまり，この症例は，病巣はまず陰核の領域に発生し，それが馬蹄状にしだいに陰裂両側から，さらには会陰方向に進展拡大した，馬蹄状の，いわば頭でっかちの形の偏倚型の最たるものなのである．ちなみに，この症例は，すべての部位で，*in situ* 病変である．しかも粘膜側への進展は，ほとんど認めていない（第Ⅷ-3項（p.141～）を参考にしてください）．

　このように病巣が隆起して，広く陰裂を取り囲むほどに時間経過が長い症例であるが，全周囲型とは区別可能である．

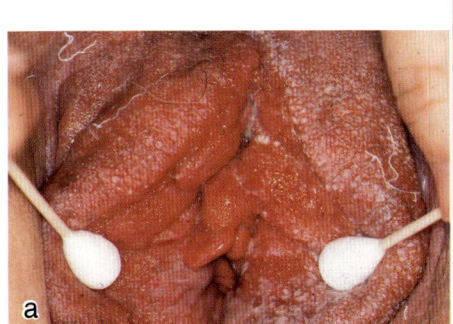

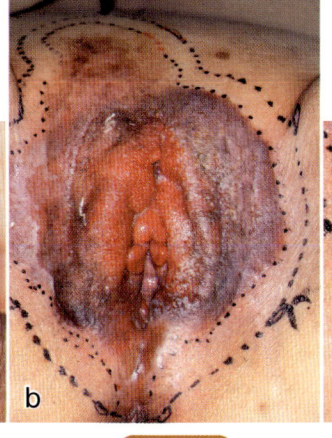

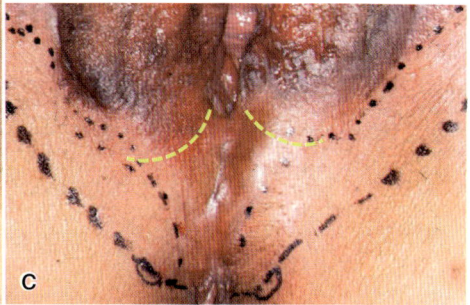

図 V-17

ⓐ 初診時．間擦性皮膚炎とカンジダ感染が著明で，外陰部全体に表面顆粒状の糜爛状態であり，疼痛が激しく粘膜側は全く観察できない．
ⓑ 病巣ケア 6 週間後の手術時．ミノマイシンの色素沈着も加わり，腫瘍境界線は大部分明らかになった．粘膜側も観察できる．
ⓒ 会陰部分の拡大図．陰裂下端 6 時位のあたりから肛門にかけて，texture の異なる光沢のあるきれいな皮膚面が残っている．この部分で病巣が途切れているので馬蹄状の偏倚型になる（黄色線で，後日確認された正しい病巣境界線を示す．肛門方向への黒破線は結果的には過剰のデザインである）．

＜その 2＞

　図 V-18 の症例では初診時，触ると痛みが著明であり，患者は開脚を拒んだ．その状況下での臨床像の第一印象は左の陰唇にのみ病巣があるように見えた（図 V-18-ⓐ）．キシロカインゼリーを外用して陰裂部を綿棒で展開したところ，全周囲性に拡大した病巣が観察された（図 V-18-ⓑ）．
　疼痛を訴える状況でも，石鹸洗浄を行わせ，抗真菌剤外用でカンジダ感染を除去し，ミノマイシン内服を加え，初診から 5 週後（手術前日）には，糜爛面の疼痛は消失し，乾燥に向かっている（図 V-18-ⓒ）．腫瘍境界は全体に明瞭となり，ここで，皮疹のパターンを読むことができるであろう．
　この症例では，初診時の皮疹でも観察できるが，よく見ると陰裂の 10 時の位置で，明らかに病巣のない正常皮膚が，小陰唇に至るまで残されていることが分かる（図 V-18-ⓓ）．つまり，この症例は偏倚型なのである．
　では，どこに発症したと考えるのか？　ここで，図 V-18-ⓐを見直してほしい．この症例の最も症状の激しいのは，陰裂左側の陰唇の 4 時位置のあたりである．10 時位置のちょうど反対側に半月状の病巣のスタートがあったと推測できる．
　もしもっと遅れて受診していた場合には，陰裂周囲で，上下から進展してきた皮疹が融合するかもしれない．その場合には，この偏倚型が進行して全周囲に至ったのか，それとも最初から全周囲型であるのか，区別できないのではないかとの異論はあるであろう．もちろん，症状が進行して区別できないものもあってよい．だからといって，それが"我々の示す 3 型分類が無意味"と結論されることには結びつかない．
　それは，全周囲型は，大陰唇の全体に同時に発癌するという考え方だからである．そのため，全周囲型では陰裂下端 6 時部分から会陰部そして肛門に至る皮膚にも，必ず病巣が初めから存在する．そのため，もし全周囲型が＜その 1＞あるいは＜その 2＞のような皮膚症状がさらに進行した時期のものであれば，会陰部分から肛門周囲両側を通って肛門後方に病巣は拡大していなければならないだろう（第 V-4 項（p. 95〜）を参考にしてください）．

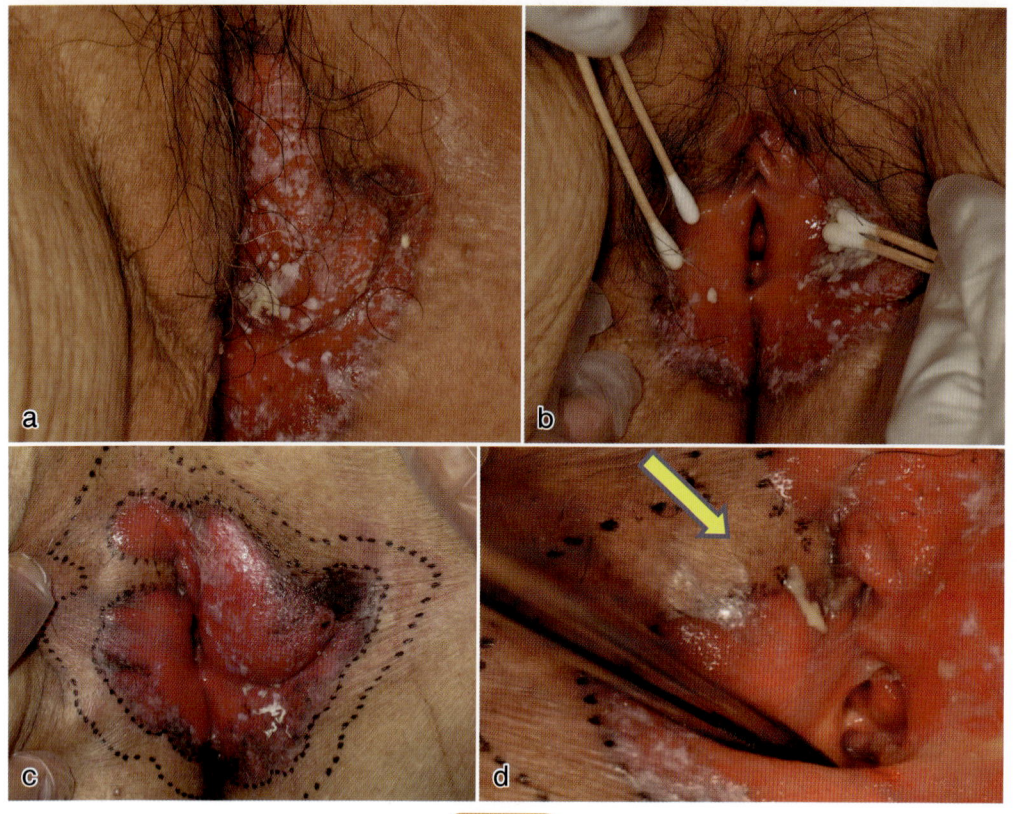

図 V-18
ⓐ 初診時，触ると痛みがあり開脚不十分での状態では，外陰部左側にのみ病巣があるように見えた．
ⓑ キシロカインゼリーを外用して陰裂部を観察すると，全周囲性に拡大した病巣が見える．
ⓒ 初診から5週後（手術前日）には，腫瘍境界は全体に明瞭となり，病巣の皮疹パターンが読める．
ⓓ 一部で，明らかに正常皮膚が小陰唇に至るまで残されていることから，偏倚型に分類される．

このようにここに挙げた2例を参考に考察すると，全周囲型と偏倚型は鑑別可能になる．

g. 女性の偏倚型は，男性の偏倚型の単発円形のパターンと相同のもの？

　この項で扱った女性外陰部の偏倚型の半月状，馬蹄状，逆馬蹄状は，一見異なる形状に見えるかもしれないが，「偏倚型」という意味ですべて等価のものである．数学的には位相幾何学的に同一である．大陰唇の一点で始まった病巣が陰裂周囲に拡大していく．陰裂との関係で，半円状を示したり，馬蹄状の形を示すかによって，一見異なって見えるだけである．そして，この型は，男性の陰茎周囲の偏倚型と，単発円形のパターンが相応するものと考えられる．つまり一点から病巣が始まり，周囲に円形拡大するものである．その結果，男性の場合は陰茎を取り囲むように拡大し，女性の場合は小陰唇を取り囲むように拡大するのである．

h. なぜ，馬蹄状は"頭でっかち"の形状になるのか？

　なぜ，馬蹄状は"頭でっかち"の形状になるのか？　その理由を推論する．
　大陰唇の1か所に発生した乳房外Paget病が円形に拡大を始める．そして，片面は陰核あるいは小陰唇にぶつかる．反対側の面はぶつかるものがない．前者側は，解剖学的に溝や丘がある，また発生学的に本来異なる原基からの組織でもあり馴染みにくい（次章(p.109～)を参考にしてください）．それに比べ

て後者側は，自由にのびのびと拡大しても邪魔されるものはない．そのような理由ではないかと思う．そのことを支持する臨床像が偏倚型にはみられる．それは，病巣全体のなかで，小陰唇に近い部分では病巣の表面の変化や触診での硬さが強いのである．それは表皮内での増殖が水平方向でブロックされると，分厚くなるのは自然と考えられるからである．それは，あたかも小陰唇に接して病巣の中心があるように思えるほどである．もう一つの頭でっかちになる理由は，図V-15, 17 の症例で明らかなように，病悩期間が長くなると，円形の病巣に第二次的な不規則な拡大が生じ，それが腹側方向に生じた結果を見ていると考えられる．

V-3　第2型：左右二分型の特徴

a. 女性の外陰部 Paget 病の左右二分型パターンとは，何？

「左右二分型パターンとは？　見たことも聞いたこともない！」と言われるであろう読者のあなたに，まず一言．

その発言は無理もないことである．なぜならば，男性では多発現象は有名であるが，女性外陰部の乳房外 Paget 病症例で，その皮疹が左右両側に離れて存在することがあるのは，多分ほとんど知られていないからである．しかし，多数例の皮疹のマージンをきちんと付けることを繰り返せば，いずれは，この左右二分型の症例にも出会うことであろう．

左右二分型パターンは，女性の外陰部症例 67 例中 5 例（7％）と，かなり少数派である．しかし，存在する．ここで示す症例では，個々の皮疹を 1 cm マージンで円形に切除している．そして，切除マージンの 1 cm の臨床的正常皮膚に，病理組織学的にも Paget 細胞が存在しないことを確認することにより，左右 2 個の皮疹は全く孤立して存在し，病理細胞レベルでも連続していないことを確認した．さらに，全例で長期のフォローを行い，この左右二分型で皮疹が新生した症例はない．つまり，手術で取り去らなかった外陰部皮膚には，後日 Paget 病巣は発生しなかったので，当初の左右 2 個の皮疹は時間的要素を入れても，やはり孤立した皮疹であったことが実証される．

b. 左右二分型の皮疹の特徴

女性外陰部の皮疹パターンの 3 型分類のなかで，症例数の占める割合は少ないが，興味深い特徴を示すのが，左右二分型である．その名のとおり，陰裂の左右両側に，1 個ずつ乳房外 Paget 病の皮疹が存在する（図V-4, 19）．陰裂の前後（陰核側と会陰部）に二分するような分布はない．一般に女性外陰部の乳房外 Paget 病のほかのパターン（全周囲型，偏倚型）は，小陰唇に接するように存在する．しかし，左右二分型は，陰裂からかなり距離をおいた大陰唇外縁近くに病巣中心がある．そのため，粘膜側に皮疹の及ぶには時間がかかるのであろうか，この型に含めた症例のなかで，小陰唇に接近した症例には出会っていない．これは臨床的には，いずれの症例も小陰唇と病巣との間に隙間が存在するという，この左右二分型の特異的特徴を作っている．

左右の病巣の大きさは，ほぼ同大の場合もあれば，左右で大小の差を認める場合もある（図V-20）．

年齢は 72～84 歳（平均 78.9 歳）である．罹患の平均年齢的には決して低い年齢ではないが，病理組織学的に浸潤癌化症例は稀であり，*in situ* の時期のものが多い．

手術治療時には，全くと言ってよいほど，切除範囲として粘膜側を考慮する必要はない．

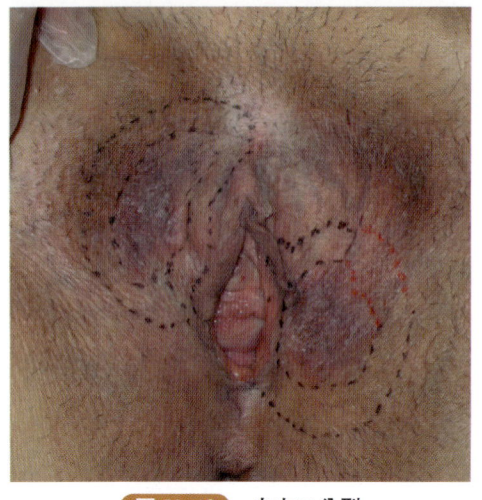

図 V-19　左右二分型
左側も(写真の角度では分かりにくいが,実際には)小陰唇には接していない.

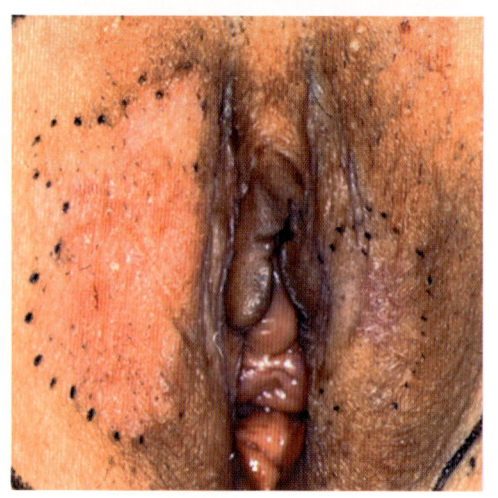

図 V-20　左右二分型
左右病巣に大きさの差がある.

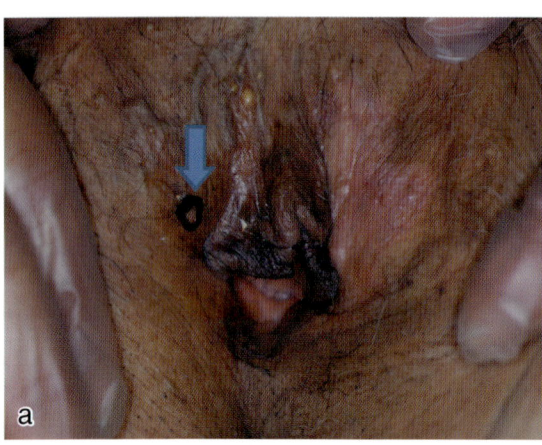

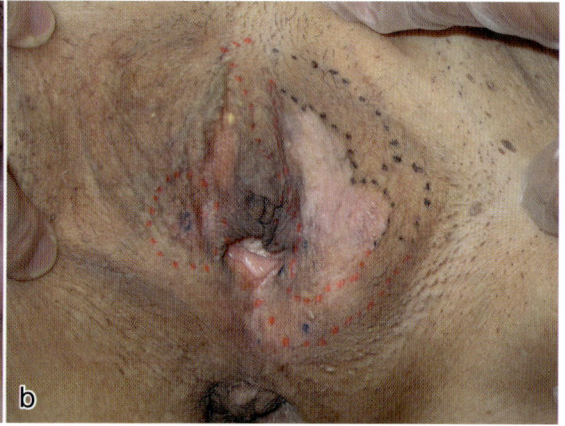

図 V-21
ⓐ 初診時,病巣が小陰唇と離れているために,左右二分型とすれば,反対側の大陰唇に病巣の可能性ありと考え,小さい5mm大の低色素斑(青矢印部分)を病巣と疑い,組織検査を行った.
ⓑ 手術時,その部分も1cm外側で切除

c. 演繹的に,外陰部の反対側の小さい病巣を見つけることができる

演繹的に「外陰部の片側に,陰裂から距離をおいた皮疹を診た場合には,左右二分型のパターンであり,その反対側にも病巣があるかもしれない」と仮定して,反対側の大陰唇に小さい皮疹を発見した症例を示す.

図V-21の症例は,左側陰唇部に病巣が認められるが,陰裂に接していない,小陰唇から距離をおいた外側に病巣が存在している.そのことから,左右二分型の特徴を持っていると考えた.そして,陰裂の反対側(右側)の病巣を探したところ,右側大陰唇のなかに,5mm大の低色素斑を発見し,組織検査で左右二分型であることが確認できた.

d. 左右の病巣の大きさの違いは,発生の時期が異なることを意味する

図V-20の症例および図V-21は,いずれも左右の病巣に大きさの違いがある.左右の病巣の大きさの違いは,発生の時期が異なることを意味すると考えてよい.よって,第V-1項で話題にしたが,「こ

れらの症例が受診する年齢が早期であれば，病巣が片側に存在する時期があってもよい」と考える．
　このタイプは，男性でみられる陰囊内の多発症例に一致するかもしれない．なぜならば，発生学的に陰囊と大陰唇は同じ発生原基にあたるからである（次章（p.109〜）を参考にしてください）．しかし，男性外陰部症例の22％に外陰部内での多発現象があるのに比べて，女性外陰部内の多中心性多発（すなわち左右二分型）は7％と稀である．ちなみに，女性では身体の異なる部位の多発も男性に比べて稀である（第VII-2項（p.124〜）を参考にしてください）．それゆえ，男性外陰部にみられる多発の概念と相応させにくいかもしれない．

V-4　第3型：全周囲型の特徴

　女性外陰部の乳房外Paget病の皮疹パターンの3つの型のなかでも，診断上，治療上，あるいはなぜこのような形状かという腫瘍発生学的にも，前述したようにさまざまな問題を投げかけるのが，この全周囲型である．
　その病巣の形状は，陰裂の周囲の大陰唇全体に途切れることのない1つの腫瘍面を形成し，陰裂を囲んだドーナツ型である．
　女性の外陰部症例の57％を占め，最も多くみられる臨床パターンになる．受診年齢は48〜95歳（平均73.9歳）である．乳房外Paget病としては，比較的若い年齢の症例も含まれている．

a. 初期の特徴

　初期あるいは相当長い間にわたって，淡紅色や，生理的色素沈着部位ゆえに低色素斑に見えるだけの臨床像である．腫瘤を形成することが少ないので，自覚症状や，受診したときの医師の判断は，どうしても外陰部瘙痒症や間擦性皮膚炎に終始する（図V-22）．
　乳房外Paget病であれば，境界明瞭なはっきりとした浸潤を触れる局面形成があるはずであるのに，それもない．ステロイド外用剤で，痒みもいったんは治癒するし，搔破によって生じた皮膚炎症状も軽快を示す．その結果，"治りにくい皮膚炎"で診断はとどまり，さらに誤診状態が続いていくのであろう．

b. 全周囲型の臨床像は整然としている

　その形状は，陰裂を囲んだドーナツ型で，途切れることのない1つの面を形成し，おおむね左右対称性の整然とした臨床像である．
　色調は，淡紅色あるいは，生理的色素沈着部位のため低色素斑に見えることがある．腫瘍の境界線は，初診時に明瞭なことが多いが，局所皮膚ケアで明瞭になることも多い（図V-23）．

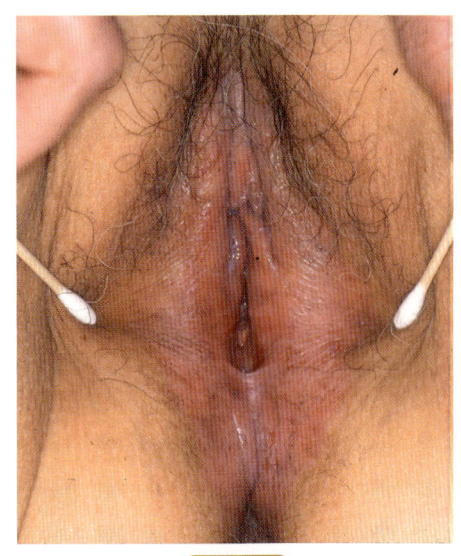

図V-22
淡紅色や低色素性に見えるだけの臨床像である．

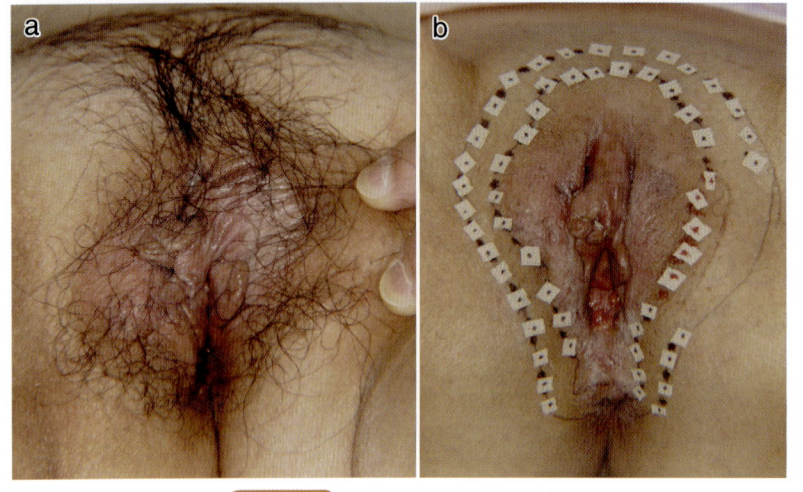

図 V-23 （図 V-8 と同一症例）

ⓐ 初診時
ⓑ 手術前日に，腫瘍境界線が明瞭の部分と，なお不明瞭と考える部分を印しつつある場面である．赤線の部分は手術前日でも境界線が明らかでないと考えた部分であるが，ごく一部にすぎない．そのほかの境界線は明瞭化した（黒線部分）．典型的な全周囲型であることが描出されている．

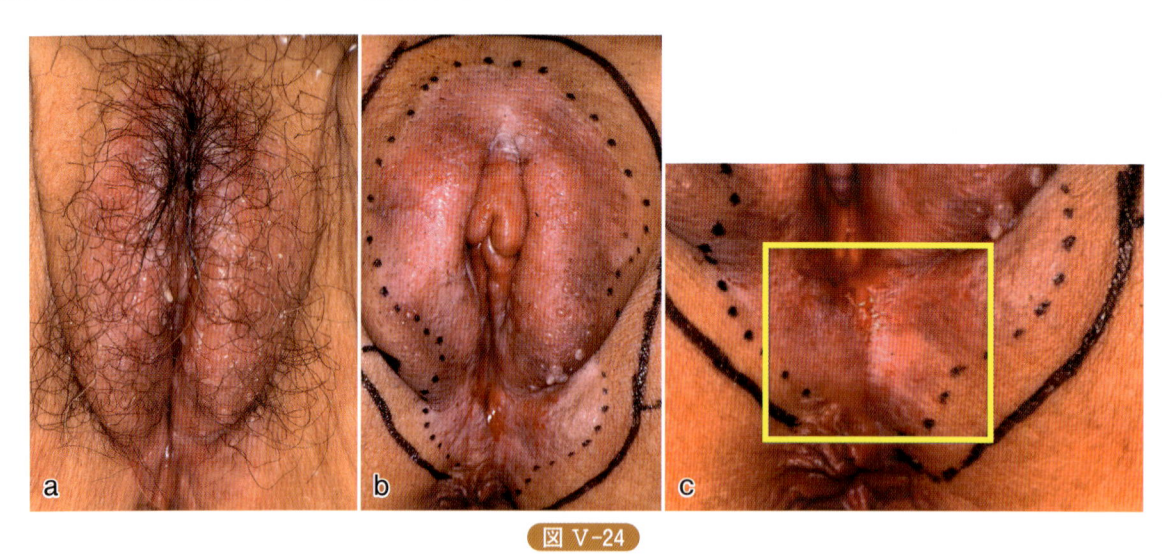

図 V-付録図
胎生 14 週目の⑤が大陰唇になる部分を示す．（「Human Embryology Organogenesis」より）

図 V-24

ⓐ 初診時
ⓑ 手術前日．全周囲型の初期像と考えられる皮疹．おおむね左右対称性に整然とした形状である（問診では病悩期間は 2〜3 か月である．その真偽のほどは分からないので初期像かどうかは明らかでないが）．
ⓒ 会陰部から肛門にかけて，病巣が存在する．

　実はこの形状は，発生学の教科書[*2]で記載されている大陰唇を示す部分の形と，瓜二つに，よく似ている（図 V-付録図）．

脚注

[*2] Human Embryology Organogenesis. 21.5 The external genitalia. Differentiated stage of the female genitalia. Fig. 64-Differentiated female genitalia fetus, from the 14th week. ⑤Labia majora.（www.embryology.ch/anglais/ugenital/genitexterne03.html（2014/12/21 時点）

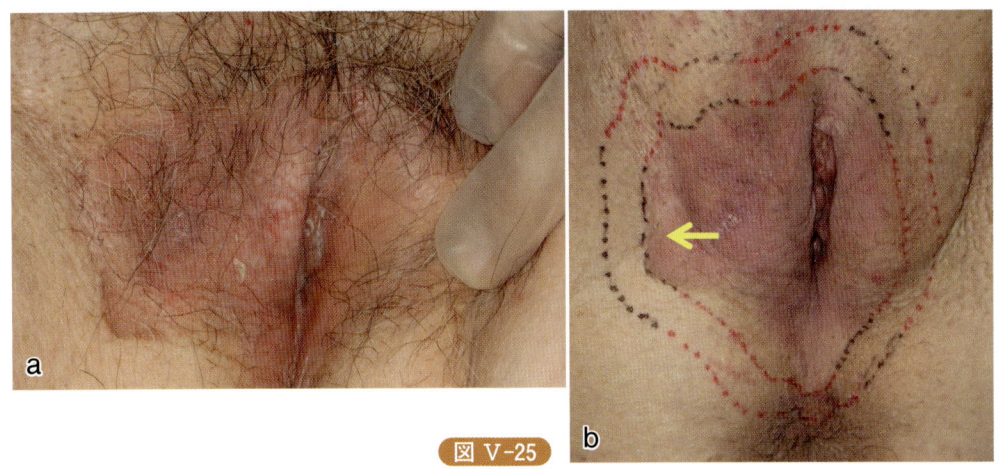

図 V-25
ⓐ 初診時
ⓑ 手術前日．右大陰唇から大腿の方に紅斑はドーナツ型状を崩して拡大している．

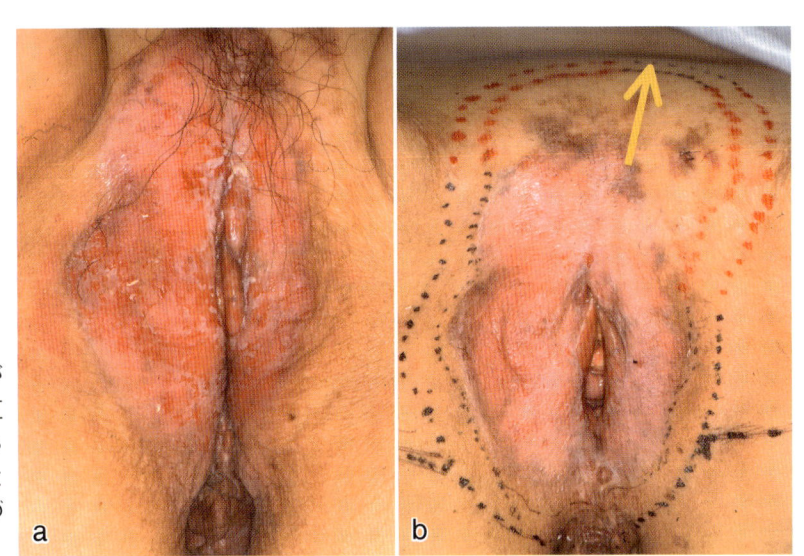

図 V-26
ⓐ 初診時
ⓑ 手術前日．ドーナツ型が崩れ，恥丘部の方向に紅斑は拡大している．明らかに，新しい皮疹部分と古い皮疹部分の差に気づくことができる．

c. 全周囲型の皮疹のもう1つのポイント

また，全周囲型のはっきりとした特徴といえるのが，会陰部，すなわち陰裂6時位から肛門上端にかけて，病巣が必ず存在することである（図V-24）．この皮疹の特徴は重要な所見であり，発生学的にこの部分が明らかに大陰唇の一部分であることを示していると考える（次章(p.109～)を参考にしてください）．この所見は，また一方で，女性の第1型である偏倚型との鑑別点にもなる（第V-2項(p.88～)を参考にしてください）．

紅斑性病巣は，軽重はあっても通常は触診で浸潤を認めるが，臨床的に腫瘤形成することは少ない（第V-1項(p.83～)を参考にしてください）．

d. 全周囲型がしだいに形を崩すとき

病悩期間が長くなると，病巣は大陰唇の外側に向かって，不規則な拡大を始める．その結果，ドーナツ状の整然とした形態が崩れ，皮疹は歪な形態になる（図V-25）．

この頃になると，新しく拡大したと思われる部分に比べて，本来のドーナツ型紅斑部分の臨床像は進み，浸潤が強くなり，糜爛や，ときには潰瘍や，表面凹凸が認められるようになる（図V-26）．そのため，本来のドーナツ型紅斑の部分と，新しく拡大した部分との臨床像の差に気づくことができる．

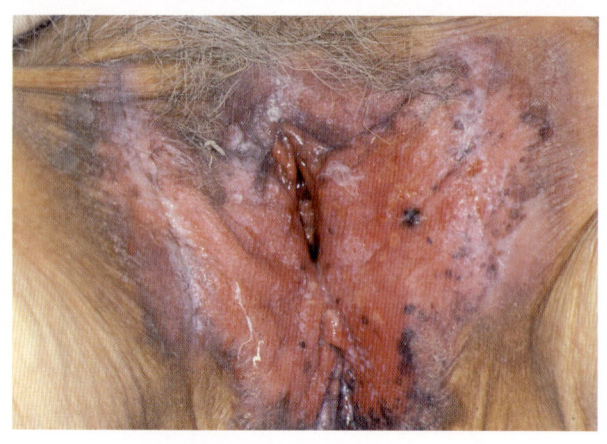

図 V-27
問診による病悩期間は 10 年である．全体に浸潤性紅斑からなるが，*in situ* 病変である．

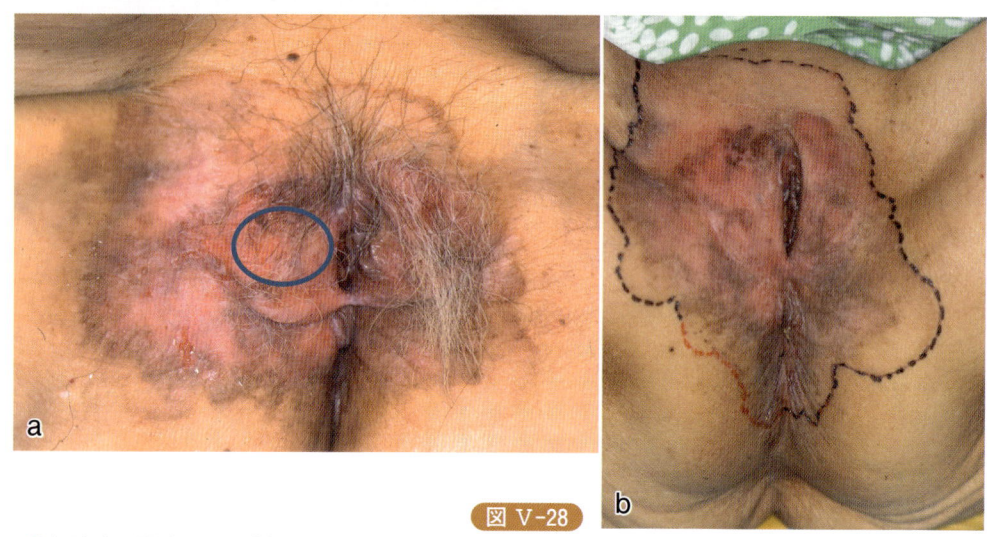

図 V-28
ⓐ 初診時．問診による病悩期間は 4 年である．既に，右陰唇部では浸潤癌化している（青丸印）．
ⓑ 手術時．経過が長くなると，肛門周囲を囲むように拡大が起こる．

e. 全周囲型が放置されたときの形状

　四方に病巣は拡大するのだが，2つの道に分かれる．その1つは，あくまでも *in situ* 病変のまま，拡大する場合である（図V-27）．もう1つでは，病巣の一部から，やはり浸潤癌化を起こし，リンパ節転移をきたした後に，原病死に至る症例がある（図V-28）．

　肛門方向では，肛門後方にまで拡大していく（図V-27，28）．また，小陰唇を乗り越えて，粘膜側にも皮疹の拡大をしていくことになる．次項でさらに述べる．

V-5　病型別にみた粘膜側への病巣拡大の特徴

a. 女性の乳房外 Paget 病の粘膜進展は，病型ごとに特徴がある

　女性の外陰部乳房外 Paget 病の場合，膣粘膜側の病巣拡大の把握と，その手術治療範囲を決めることは，最も悩ましい問題と言ってよい．言うまでもなく，女性外陰部は膣，尿道，肛門の開口部であり，機能的に重要な部分である．また粘膜側は解剖学的に平面でなく，陥凹しており，肉眼的に捉えにくい．しかも粘膜の病変は，角層を持つ皮膚とは異なり，発疹としての変化が乏しく，判断の根拠となりにくいことも大きな問題である[*3]．

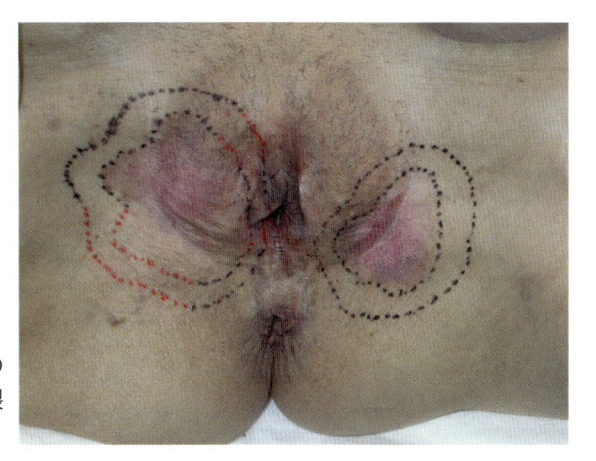

図 V-29
左右二分型
病巣の中心部分は，両側の大陰唇隆起と大腿部の境界寄りにあることが，よく分かる．また，陰裂と距離をおいていることもよく分かる．

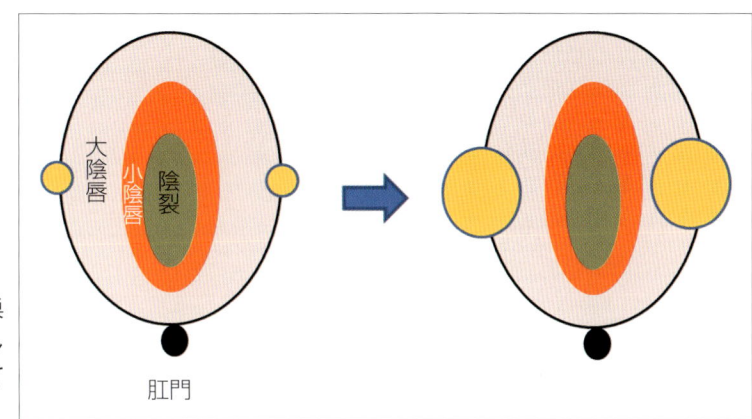

図 V-30
左右二分型の病巣（黄色は病巣を示す）が小さい頃と，拡大していったときにも陰裂と離れていることを示す．

　しかし，すべての症例で同じ苦労があるかといえば，そうではない．というのは，女性の外陰部乳房外 Paget 病は，皮膚粘膜移行部で，粘膜側へは意外と進展しにくいからである[*4]（第Ⅱ-6項(13)(p.33)も参考にしてください）．

　しかも，皮疹の型分類（第Ⅴ-1項(p.83〜)参照）ごとに，粘膜側への進展しやすさが異なるのである．それゆえ，皮疹の型を判断すれば，粘膜進展の仕方を予測できるのである．

　この項ではこれらの考え方を整理する．

b. 左右二分型（女性の第2型）の粘膜側への浸潤の特徴

　左右二分型では，大陰唇の外縁部分つまり陰裂から遠く離れた所に，病巣の発生中心がある．粘膜との間にはかなりの距離がある．粘膜にまで進展するには相当な時間経過が必要で，このとき大きな皮疹となる．しかし，実際には，そのような大きな皮疹にまで放置されることはなく，腫瘍境界線から 1 cm 外側に切除ラインをデザインしても，粘膜側は全く切除を必要としないことになる（図V-29）．左右二分型症例では，粘膜側の切除の苦労はないとしてよい．

　病巣が出現して，それが大きくなったときの陰裂との関連を模式図で表したのが，図V-30 である．

脚注

[*3] 粘膜側の観察は，難しいとされるが，術前の局所ケアによって皮膚側の腫瘍境界線がきれいに描出できれば，多くの症例で同時に粘膜側の腫瘍縁も輪郭を得ることができる．粘膜側では texture の差異を把握するよう努める．病巣の及んだ粘膜は表面が混濁し，光沢のある正常の粘膜との境界が観察できる．

[*4] これは誤解されやすいだろう．「粘膜に進展しない」と言い切るのではない．しかし，必要以上に医師側が恐れて，過剰な対応がなされているのも事実である．「粘膜浸潤の可能性は強調され過ぎている」と言いたいのである．本項の要点はこれに尽きる．

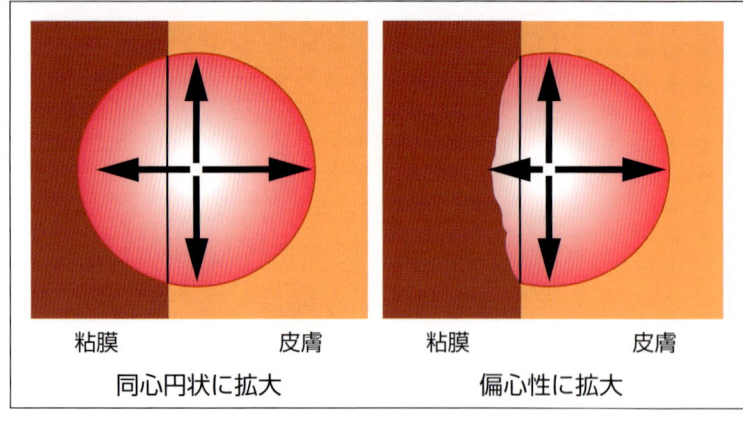

図 V-31
病巣中心から同心円状に拡大せず，粘膜側への拡大が抑制され，偏心性の拡大を示す．

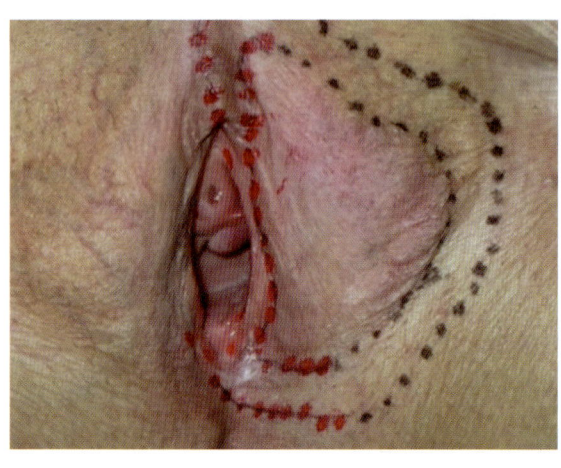

図 V-32
粘膜側の腫瘍境界線を観察すると，粘膜側には病巣が及んでいないことが分かる．

C. 偏倚型(女性の第1型)の粘膜側への浸潤の特徴

　偏倚型とは，大陰唇内の一部分に限局して，しかも小陰唇に接して病巣が存在する型である．発生した病巣が，病巣中心から同心円状に拡大していくと，小陰唇に接するようになる．すると，次には小陰唇を越えて陰裂側の粘膜に向かっても拡大していくと考えるのが素直であろう．本当にそうであれば，粘膜側もかなり大きな切除をしなければならない．

　ところが，実際はそうではない．偏倚型の病巣では，皮疹が明らかに粘膜側に接していても，粘膜側への進展拡大は皮膚粘膜移行部でとどまる．その結果，この偏倚型での臨床形態は，同心円状ではなく，粘膜側への拡大が抑制され，偏心性の拡大を示すことになる(図V-31)．その理由は不明であるが，その事実を，臨床と病理とで以下に詳細に示していく．

(1) 陰裂の側方の病巣の場合

　大陰唇側方で陰裂近くに病巣中心がある場合は，皮膚粘膜移行部側で病巣が拡大しないため，皮疹全体の形状は半月状〜三日月状の偏倚した形状となる(図V-32)．実際に，この部分では半月状〜三日月状の形状を取る例が多い．小陰唇の皮膚部分で拡大してきた病巣が，小陰唇の高まりに位置する皮膚粘膜移行部を境に進展がとどまり，粘膜側には病巣が及んでいない像が観察できる(図V-32)．

　以上のことは，組織学的に明らかにできる．図V-33は，手術切除標本に，臨床的に病巣縁と考えた所にメス傷を加えておき，その後に薄切切片を作成したものである．HE標本で見るとその境界線(メス傷)は，小陰唇の隆起の皮膚粘膜移行部にきれいに一致している．そのメス傷の左右で，表皮内のPaget細胞の分布の有無が明らかである．つまり，皮膚粘膜移行部で，粘膜側への拡大がきれいに止まっているのである(周知のように，標本の右半分は小陰唇の外側から峰にかけての顆粒層を持つ皮膚であり，左下半分は小陰唇の内側側の顆粒層を欠く陰唇の粘膜である．それらのちょうど皮膚側と

拡大像

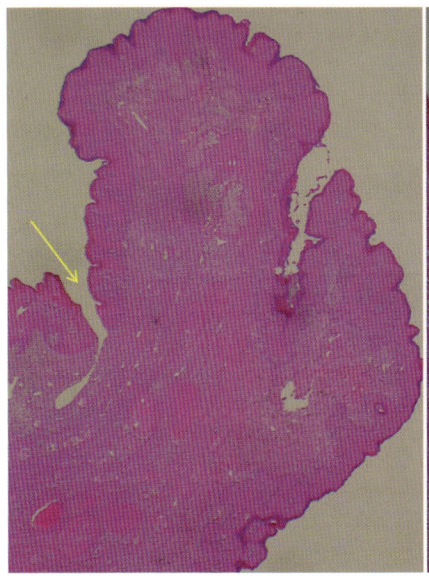

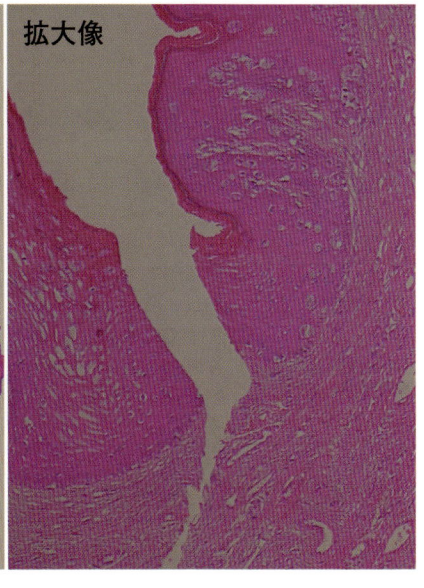

図V-33
矢印の右側は小陰唇の隆起があり，矢印は皮膚粘膜移行部である．臨床的に見て印したメス傷と見事に一致している．Paget細胞の分布がそこで途切れていることがよく分かり，そのポイントは皮膚粘膜移行部によく一致している．

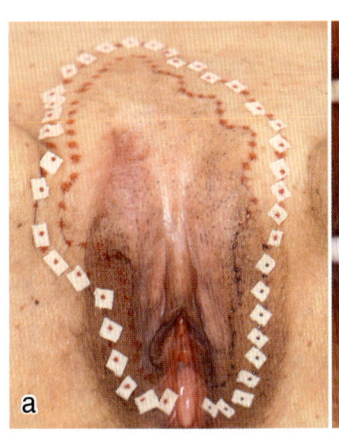

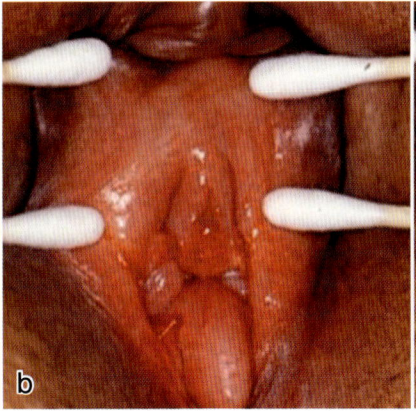

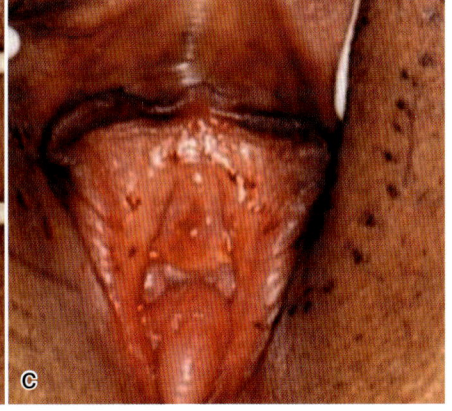

図V-34 （図V-15と同一症例）
ⓐ馬蹄状の症例で観察すると，ⓑ粘膜側に全く腫瘍浸潤はみられない．ⓒその結果，粘膜側の切除ラインは，皮膚粘膜移行部から，わずか粘膜側1cmでの切除が可能であった．粘膜側の切除ラインを示す．

粘膜側の境界部に一致してPaget細胞の進展が止まっている）．

(2) 陰裂の頭側（陰核側）の病巣の場合

図V-34の症例を見ると，陰核包皮を中心にした病巣である．もし，粘膜側にも同心円状に拡大するのなら，病巣は当然尿道口にまで及ぶはずである．しかし，この症例では粘膜側には全く浸潤していなかった（図V-34-ⓑ）．その結果，粘膜側の手術切除ラインは，腫瘍縁から1cm離した所，すなわち，皮膚粘膜移行部から，わずか粘膜側1cmで十分であった（図V-34-ⓒ）．

このように，馬蹄状症例でも，小陰唇の粘膜側に腫瘍浸潤がほとんど認められない症例は多い．

(3) 偏倚型が長期経過した場合

しかし，さらに病悩期間が長くなると，偏倚型においても，皮膚粘膜移行部から粘膜側に病巣が拡大進展する症例はある（図V-35）．皮膚側の病巣は大腿にまで大きく拡大している．一方，陰裂側では，小陰唇の隆起した形状が失われているが，腫瘍病巣は皮膚粘膜移行部できれいに一線を描けるぐらいに明らかに境界明瞭に把握できる．ところがよく見ると，病巣の中心と思われる陰裂の3時位置の粘膜側に濁りのある変化，すなわち粘膜側浸潤をしている部分が観察できる（図V-35-ⓑ矢印）．それにしても，明らかに皮膚側の拡大に比べて，粘膜側は全くの小範囲でとどまっているといえる．粘膜側

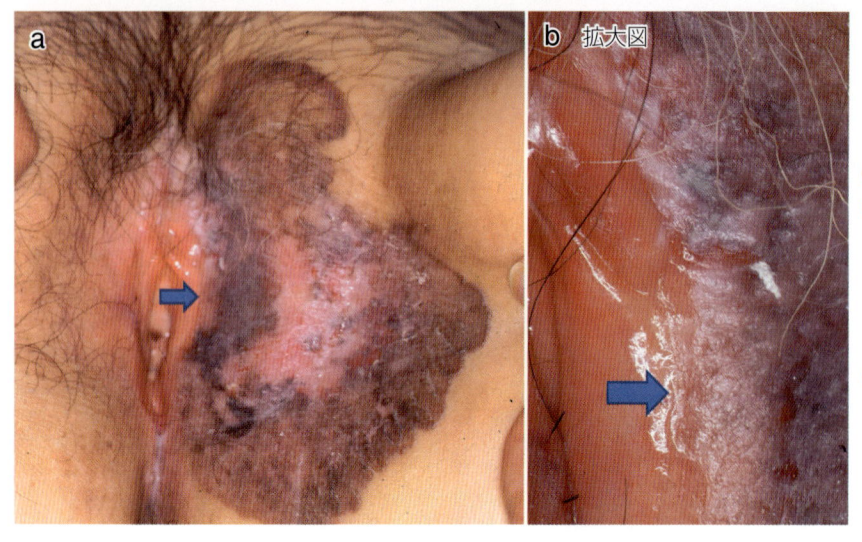

> 図Ⅴ-35
> ⓐ皮膚側の病巣は大腿にまで大きく拡大している．しかし，明らかに皮膚側の拡大に比べて，粘膜側は全くの小範囲でとどまっている．
> ⓑ病巣の中心と思われる陰裂の3時位置の粘膜側に濁りのある変化，すなわち粘膜側浸潤をしている部分が観察できる．

> 図Ⅴ-36　偏倚型の半月状になる病巣（黄色は病巣を示す）の粘膜側への進展の部位

> 図Ⅴ-37　この馬蹄状の病巣（黄色は病巣を示す）が拡大して，もし粘膜浸潤が起こるとすれば，やはり病巣の中心に近い領域で始まる．

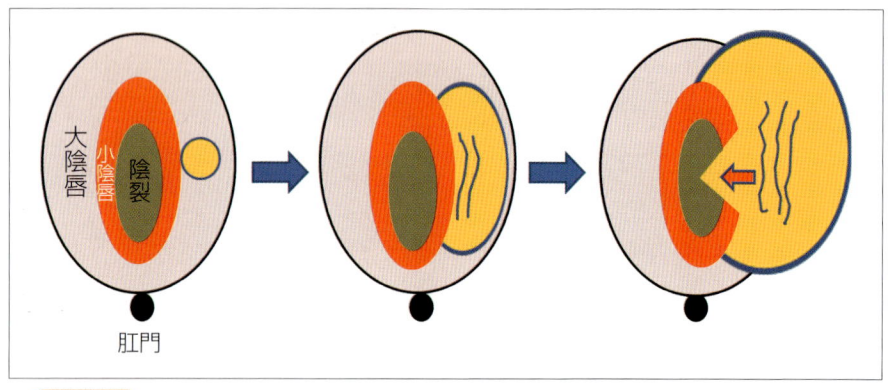

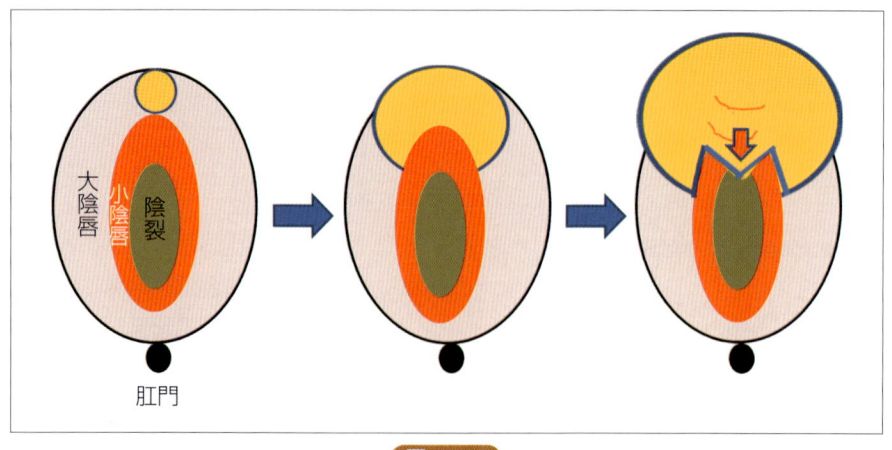

の切除範囲はこの部分では，浸潤境界ラインからさらに1cm粘膜側になるので，粘膜側に約15mm幅の切除で治療は完成する．

　この半月状になる病巣が生まれてから，拡大して小陰唇にぶつかり，さらに時間がたつと病巣の中心に近い所で，やがて粘膜側に浸潤が始まる流れを，図Ⅴ-36に表した．決してあちこちから広い範囲

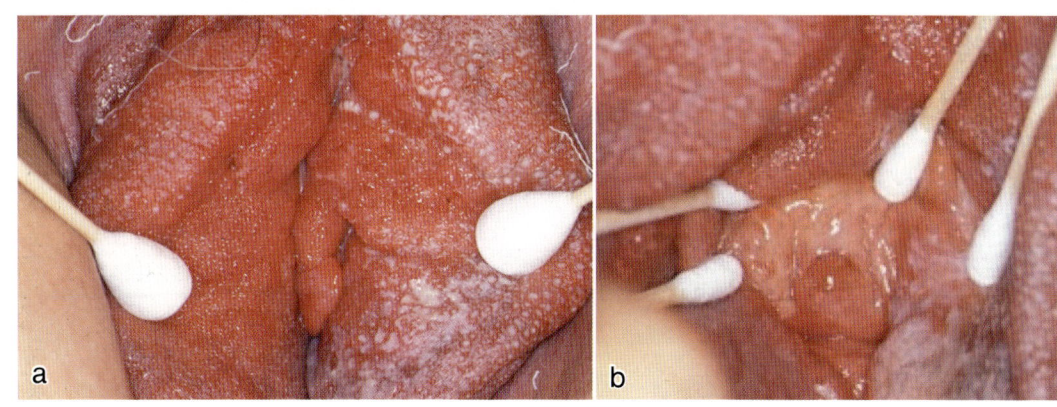

図 V-38
ⓐ 初診時．粘膜側は診察不可であった．
ⓑ 手術時．粘膜は光沢があり，陰核の皮膚側部分で病巣拡大は止まり，病巣が粘膜側に進展していないことを示している．

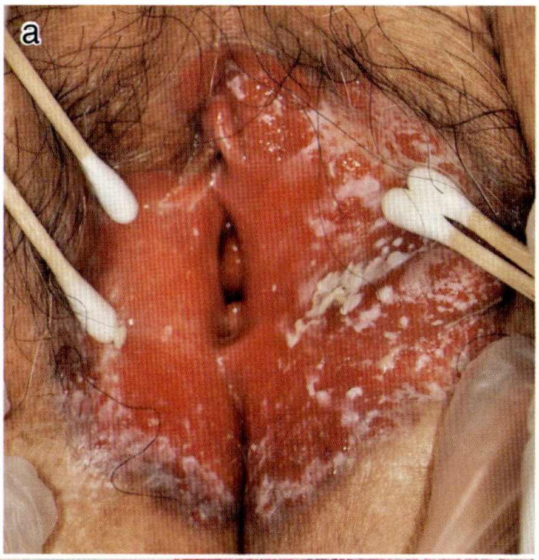

図 V-39
ⓐ これほどに拡大した症例でも，粘膜側へは全く浸潤が認められない．治療的には皮膚粘膜移行部から1cm内側で完全切除されている．
ⓑ その病理組織像である．
ⓒ 拡大図である．矢印部分が皮膚粘膜移行部である．

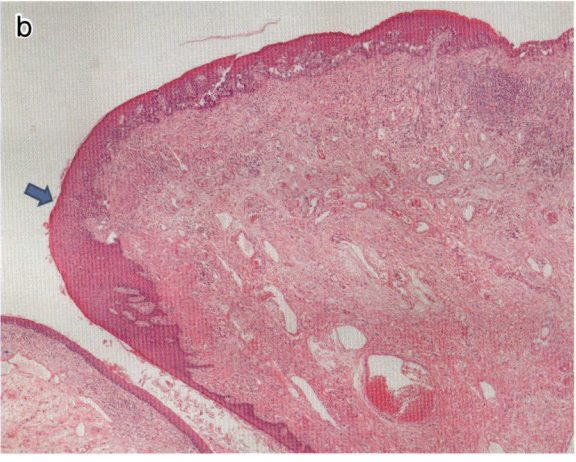

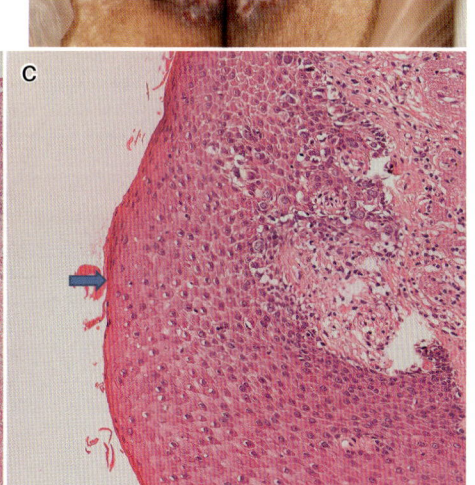

で粘膜側に浸潤するのではないので，粘膜側の浸潤を見つけるためには，皮膚側の病巣の中心を把握することが大事である（図V-36）．

馬蹄状の症例では粘膜側はどのようになるのであろうか？

この馬蹄状の病巣が拡大して，もし粘膜浸潤が起こるとすれば，やはり病巣の中心に近い領域で始まる（図V-37）．

V．女性の外陰部乳房外 Paget 病の臨床パターン

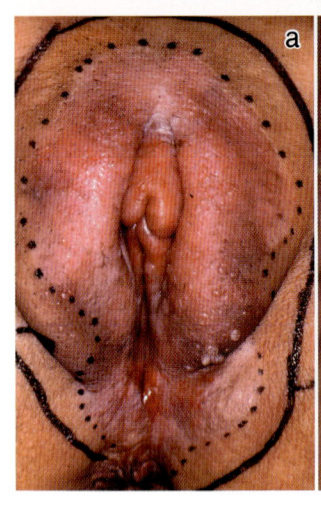

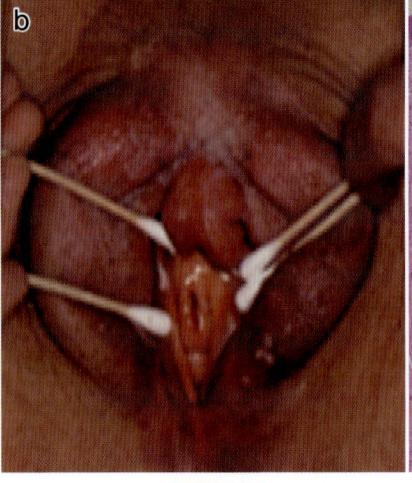

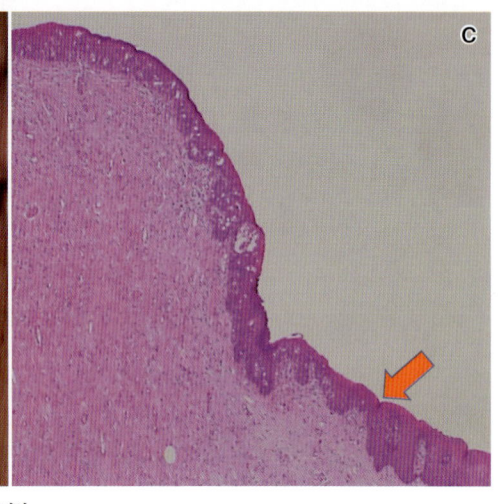

図 V-40　全周囲型症例
ⓐ 腫瘍の皮膚側の外縁の境界は明瞭である．破線と実線ラインは腫瘍縁と1cm外側切除ラインを示している．
ⓑ 粘膜側は光沢が保たれているのが観察できる．
ⓒ 病理組織学的にも，皮膚粘膜移行部で腫瘍の拡大が止まっており，皮膚側と粘膜側で腫瘍の有無が明らかである．矢印は皮膚粘膜移行部

(4) 病悩期間がさらに長い偏倚型の場合

＜その1＞

　図 V-38（図 V-17 と同じ症例）は，皮膚側の症状は著明な顆粒状を示すが，粘膜は正常の光沢があり，陰核包皮の皮膚側部分で病巣拡大は止まり，粘膜側には病巣が進展していないことが臨床的に把握できる．そして実際の手術治療において，外尿道口縁での切除ラインで十分な切除範囲が得られた．そのことは術後病理標本で確認している．

＜その2＞

　図 V-39（図 V-18 と同じ症例）は，陰裂のほぼ全周囲にまで拡大している症例である．一見しただけでは，全周囲型と考えかねない．しかし実は，10時の位置で病巣は欠如しており，偏倚型と判断した．この症例でも，小陰唇の粘膜側には進展していなかった．そして手術治療は皮膚粘膜移行部から粘膜側1cmの距離で腫瘍の完全切除が可能であり，病理的にも確認できた（図 V-39）．

　以上のように，偏倚型では，皮膚粘膜移行部では進展の抑制があり，このため偏心性の臨床像をとることが理解できる．このため，偏倚型の粘膜側の手術治療の範囲の決定は，意外と簡単である．

　症例写真で示したように，初期では大陰唇内にとどまり，粘膜側に浸潤のない症例が多い．それを丁寧に見極めれば，皮膚粘膜移行部から1cm粘膜側で完全切除可能となる．粘膜側に一部で進展していても，皮膚粘膜移行部から2cm内側程度なら，簡単に切除手術できる．偏倚型のほとんどの症例は，粘膜側も容易に切除させることができることになる．

d. 全周囲型（女性の第3型）の粘膜側への浸潤の特徴

　全周囲型（第 V-1 項（p.83～）参照）では，すべての部分で皮疹が小陰唇と陰裂（粘膜側）に接している．当然，陰裂の全周囲性に粘膜への拡大が予想され，手術治療上大いに臨床家を悩ませることになる．

　ところが，実際には全周囲型でも，粘膜側への拡大がみられない時期の症例が多い．

(1) 早期の全周囲型の場合

　まず，図 V-40（図 V-7 と同じ症例）のような全周囲型の初期症例と考えられる症例の粘膜病変を観察する．皮膚側は全周にわたって境界明瞭で左右対称性の整然とした *in situ* 病変である（図 V-40-

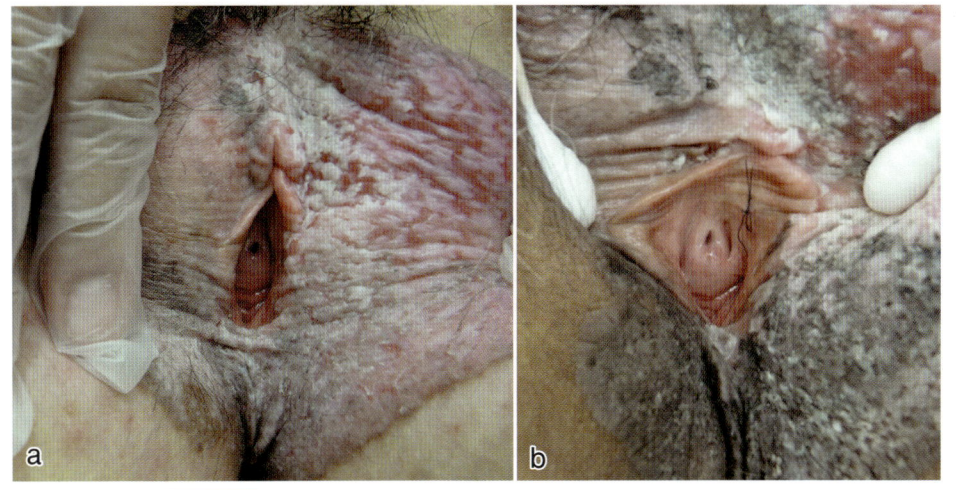

図 V-41　粘膜に全周性に浸潤した，病悩期間の長い全周囲型
ⓐ初診時．皮膚病巣が大陰唇の外縁を越えて大腿側に，下方では肛門周囲を取り巻くように拡大している．
ⓑ手術時．粘膜側では腫瘍の進展部分は光沢のない白色調の表面粗糙な面として，全周囲で観察できる．外尿道口周囲にも同じ変化がある（皮膚側の色素沈着はミノマイシンによるものである）．

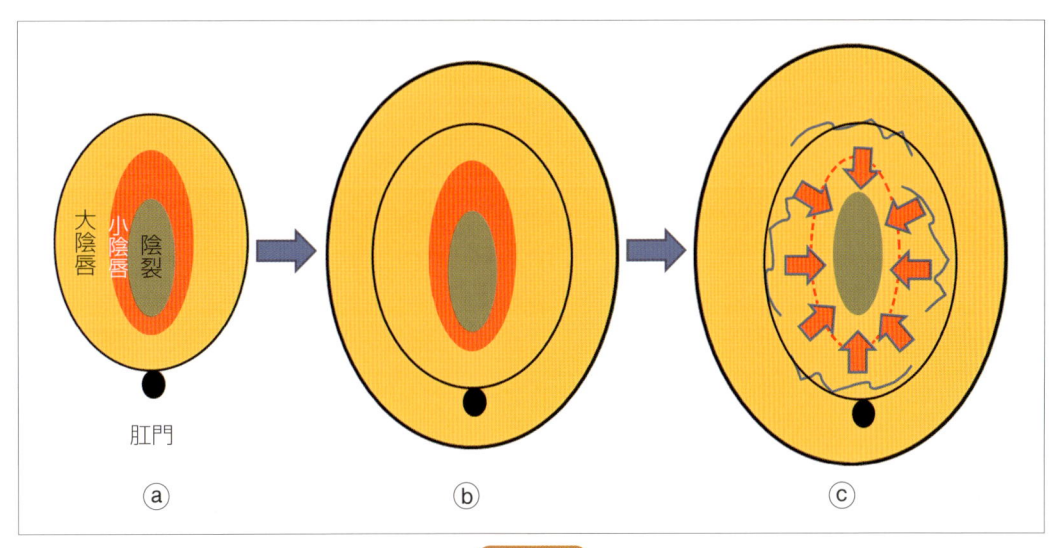

図 V-42
ⓐ大陰唇全体に病巣（黄色は病巣を示す）が生じるが，その外側にもあるいは粘膜側にも病巣拡大が明らかでない時期を示す．
ⓑ大陰唇を越えて病巣は皮膚側外側に拡大しているが粘膜側には拡大しない時期を示す．
ⓒ陰裂の粘膜側にも病巣が全周囲性に侵入していく時期を示す．

ⓐ）．腫瘍の皮膚側の外縁の境界は全く明瞭である．小陰唇は形状を保ち，陰裂の粘膜側は光沢が保たれているのが観察できる（図V-40-ⓑ）．病理組織学的にも，皮膚粘膜移行部で腫瘍の拡大が止まっており，皮膚側と粘膜側で腫瘍の有無が明らかである（図V-40-ⓒ）．

手術治療として，粘膜側も1cm粘膜側切除で完全切除ができた．

(2) 拡大した全周囲型の場合

この場合には，陰裂の全周囲で粘膜側に進展する可能性が高くなる．

図V-41 はかなり拡大した全周囲型である．皮膚病巣が大陰唇の外縁を越えて大腿側に，下方では肛門周囲を取り巻くほどにまで拡大している（図V-41-ⓐ）．病巣の術前のケアを行うも，小陰唇は，

V．女性の外陰部乳房外 Paget 病の臨床パターン　105

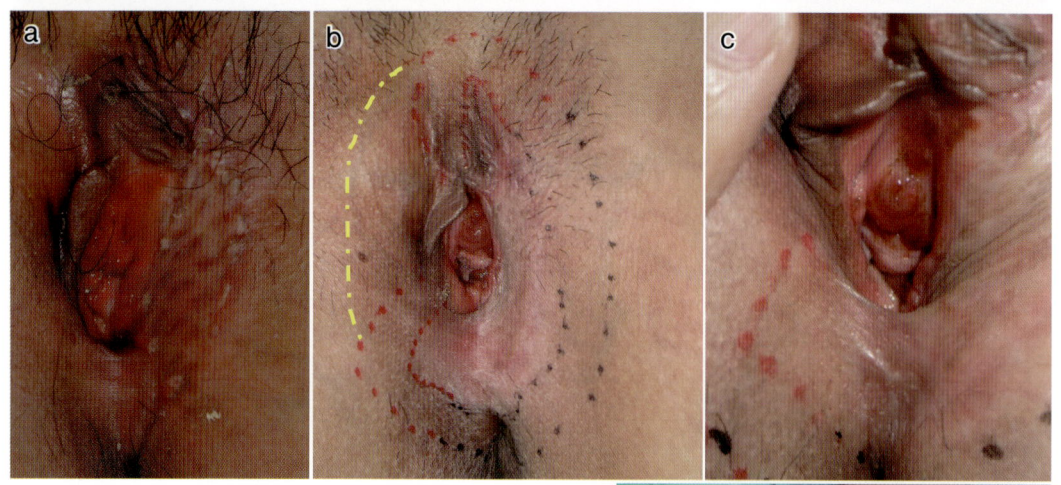

図 V-43
全周囲型：病巣の範囲が分かりにくい症例
ⓐ 前医による植皮部分がみられるが，残存している病巣の範囲は非常に分かりにくい．
ⓑ 十分に局所ケアの後，不明瞭であるが一応赤の破線で示した部分で切除ラインを設定したが，これは間違っていた．右の大陰唇部全体にも病巣が存在した（黄線ライン）．
ⓒ 尿道縁まで白濁している．
ⓓ しかし，粘膜側も術中の迅速組織診断で予定ラインよりもさらに中枢側に，膣側は 2 cm 中枢側で，尿道口は尿道 1 cm 奥まで切除を必要とした．

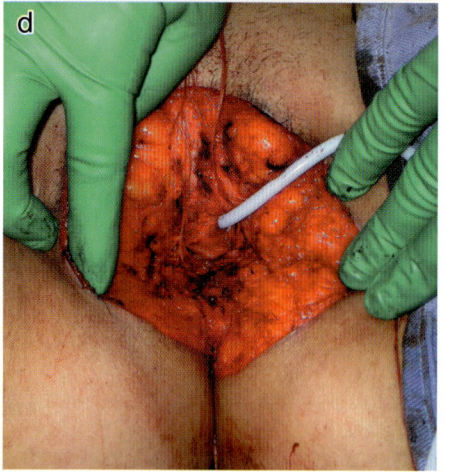

扁平化し表面は粗糙で光沢を失い混濁している．その変化は粘膜側にも連続しており，粘膜は全体に光沢がない．この変化は外尿道口まで及んでいる（図 V-41-ⓑ）．

上の 2 つの時期をまとめると，以下のように考えることができる．全周囲型では，当初は粘膜側へは拡大を示さない．ただし，皮膚側には遠心状，同心円状に拡大する．そして，かなり病悩期間が長くなると，粘膜側への波及も生じ始める．その場合は，図 V-41 の症例のように，全周囲性に進展する可能性がある（図 V-42）．

e. 全周囲型では，近接臓器の粘膜奥深く浸潤することがある？

学会発表や論文で，乳房外 Paget 病が尿道から膀胱へ，深く浸潤した症例の報告に出会うことがある．しかし，実はその多くは，以前に外陰部病巣の治療の既往歴があるのである．

全周囲型では，その臨床像は必ずしも結節や腫瘤形成はなく紅斑や低色素斑など"おとなしい"皮膚症状の症例が多い（第 V-2 項 (p.88〜) を参考にしてください）．そのため病悩期間が長引きやすく，皮膚症状のわりには，粘膜への進展拡大が既に始まっている可能性がある．あるいは全周囲型には，粘膜側への進展の性格が，偏倚型が皮膚粘膜移行部で皮膚側に踏みとどまっている姿とは異なるのかもしれない．

そのうえ，術前の局所ケアが不十分の状態では，手術時にさらに粘膜側の腫瘍境界線は明らかにはできず，結果的には，皮膚側も粘膜側も腫瘍の取り残しが生じる．

その結果，10 年あるいは 20 年を経て，取り残した in situ 病巣がゆっくりと，ただし着実に，粘膜の奥側，ときには尿道口から膀胱へ，ときには膣前庭から膣奥へ，深く近接臓器に進展拡大してしまう

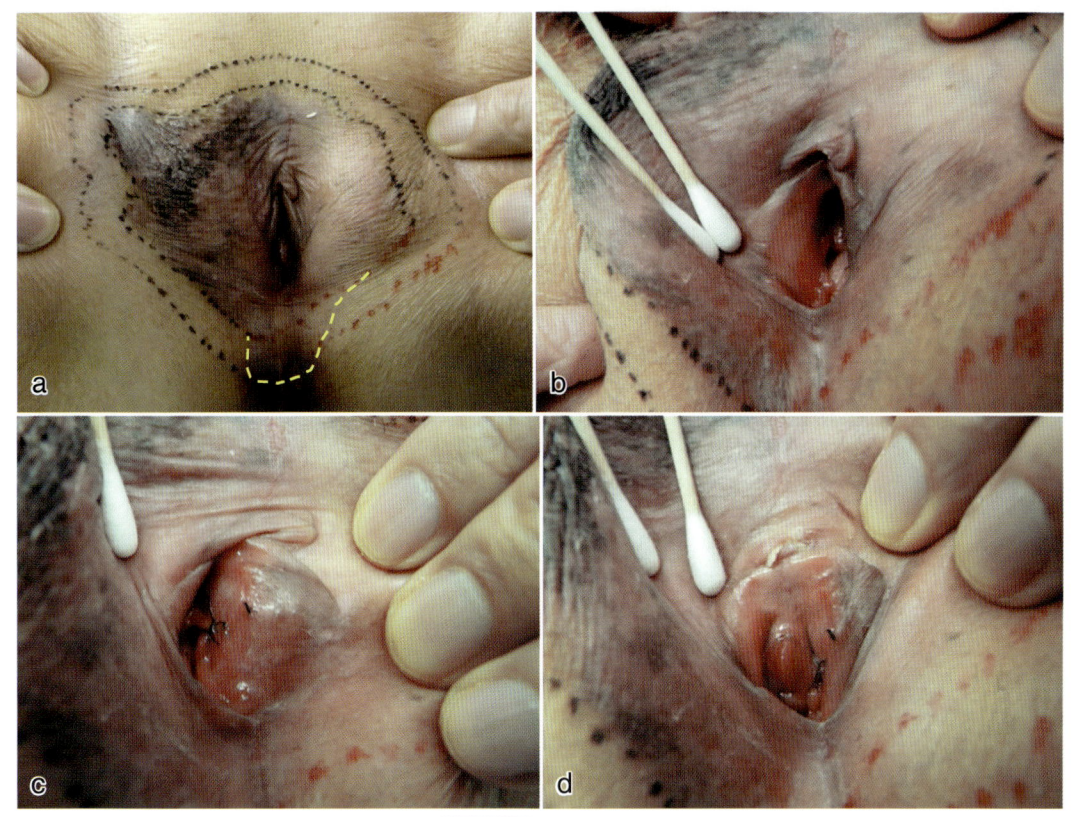

図 V-44　全周囲型

ⓐ境界不明瞭とした部分（赤ライン）も最終的には黄ラインに病巣を確保した．ⓑ,ⓒ膣側は左右共に，浸潤ラインが明らかに確認できたが，ⓓ尿道口は全周囲に腫瘍浸潤があり尿道を1cm奥まで切除の必要があったので，このような症例は尿道の扱いの困難症例数に含めた．

と考えることができる．

　このことは，粘膜側の *in situ* 病変の紅斑性変化はとらえにくく，腫瘍の進展が把握しにくいことを意味する．初期治療でのこのような粘膜側の取り残しという医原的な原因によって，近接臓器への特異な直達的浸潤の症例が，学会などに報告されることになるのではないだろうか．

＜症例呈示＞（図V-43）

　初回治療は前医で行われた．前医で大陰唇の右下1/4の領域の病巣切除を行ったが，組織学的に断端陽性であった．病巣の把握が困難だったのであろう．このため当科に紹介された．当科初診時は，メッシュ植皮された部分を含めて外陰部全体が湿潤化していた（図V-43-ⓐ）．軟膏ケア後の再手術を計画したが，植皮部分は把握できるが残存している病巣はとらえることは困難であった．そして，我々もまた，手術開始時には全周囲性とはとらえていないことが，マーキングから分かる（図V-43-ⓑ）．当科切除での病理組織の検討からは全周囲型であった．術中のゲフリール迅速組織検査で修正を加え，陰裂全周囲の病巣の切除を行い，しかも粘膜側も尿道口では，迅速組織診断を行いつつ，尿道口から1cm中枢側（奥）まで切除を必要とした（図V-43-ⓒ, ⓓ）．その後尿道ないし膣粘膜の再切除を計3回行いその後再発はない．

　もし，当科でも尿道粘膜病巣を取り残しておれば，10年後には，膀胱まで進展拡大していたであろう．

f. 以上3つの病型の比較

　皮膚粘膜移行部で粘膜側へは病巣の進展が抑制されることが分かったが，一方で，病悩期間が非常

病型 症例数	膣 困難例	尿道 困難例	肛門 困難例	皮膚病巣の 浸潤癌化例
偏椅型 20例	0	0	0	4 (20%)
左右二分型 5例	0	0	0	0 (0%)
全周囲型 28例	4	3	3	3 (10.7%)

表 V-2 粘膜側の広範囲切除を必要とした症例（困難例）の割合，および皮膚病巣の真皮浸潤症例数（癌化率）

（同一症例で尿道，膣あるいは肛門に計算されているものあり）

に長い偏倚型には陰裂の一方向から，あるいは全周囲型では陰裂の全周囲性に，膣腔や尿道口にも病巣の伸展が及ぶ症例があることも分かった．

　それでは，その可能性はどの程度あるのだろうか？

　そこで，女性外陰部症例の型ごとに，粘膜側で広く切除を必要とした症例数を検討した．粘膜側の腫瘍浸潤の範囲を数値で記録しにくいので，当科で行った手術記録から，切除範囲で困難を覚えたかどうかで検討した．肉眼的判断で単純に手術を終えられたものを手術容易例とし，肉眼的判断を迅速診断で確認すると腫瘍陽性のため粘膜の追加切除を行った症例を手術困難例と分類した．

　例えば，図V-44の全周囲型症例では，膣側は全周囲性に浸潤しているが浸潤ラインが明らかに確認できた（図V-44-b，c）．肛門側も粘膜の切除を必要としないが，尿道口の全周囲には腫瘍浸潤があり（図V-44-d），尿道を1cm奥まで切除の必要があったので，このような症例は尿道の扱いの困難症例数に含めた．

　対象にした症例は，粘膜面の手術に関する記載が明らかな53例である（表V-2）．その結果，左右二分型と偏倚型では，粘膜側の切除は，全例，手術容易なグループに含まれたので，すべて0例となった．しかし全周囲型28例では，膣で4例，尿道で3例，肛門で3例に，手術に困難を覚えた．すなわち，粘膜側の広範囲切除を余儀なくされた症例であった．

　以上のように，全周囲型に，粘膜に深く進展する症例があるが，そのほかの型では粘膜への進展は，手術治療では比較的容易に切除可能な範囲に収まっているといえる．従って，手術治療上，丁寧に皮疹の型分類ができれば，粘膜側の治療方針も立てやすくなるのである．

　「どの症例にも，粘膜も広く手術せねばならない」と医師が思い込み，患者にそう説明し，患者は悩み込んでしまうという診療の場面が，少しでも是正されるとよいと考える．

文献

1) 熊野公子：女性外陰部Paget病の分布パターンについて．第24回日本皮膚悪性腫瘍学会抄録集，2008.

VI. 発生学から乳房外 Paget 病を俯瞰する：多様な皮疹形態の統一的理解

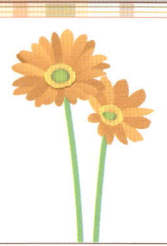

VI-1 男性と女性の皮疹分布の相似性の探求

　第IV章では男性での多様な臨床形態を述べ，第V章では女性での多様な臨床形態を述べた．それほど乳房外 Paget 病の皮疹は多様なのか？と思われたであろう．

　本章では，この臨床像の両性での多様性を，発生学的な見地から考察し，統一的に理解できることを示す．これまでは教科書・論文で皮疹の形態について述べたものすらないので，この章で扱う乳房外 Paget 病の発生に関する考え方がユニークなのは避けられない．独断的とのご批判もあるかもしれないが，必ずや，なるほどと納得していただけると考える．

　第IV，V章と重複するが，理解しやすいように，まず男性と女性の皮疹のパターンをまとめる．

a. 男性の皮疹の3つのパターンのまとめ

　男性では陰嚢のなかで次の3つのパターンに分類できる（図VI-1）（第IV-3項（p.69～）を参照してください）．

　(1) **陰茎偏倚型**：陰茎との境界部近傍に局在する．通常は単発である．ただし，1/4 の症例で陰嚢内に小さな副病巣を持つことがある．

　(2) **陰嚢辺縁型**：陰嚢の辺縁寄りに単発ないし 2～3 個の寡数発生する．

　(3) **陰嚢数珠状型**：陰嚢内で，両側に数珠状に多発する．

　第1番目のパターン（陰茎偏倚型）は，陰茎との境界部近傍に中心を持ち，円形に拡大すると陰茎を取り巻くようになり，陰茎にも病巣が及んでいくパターンである（図VI-2）．

　第2番目のパターン（陰嚢辺縁型）は，陰嚢の辺縁部に主病変が局在するグループで，単発あるいは

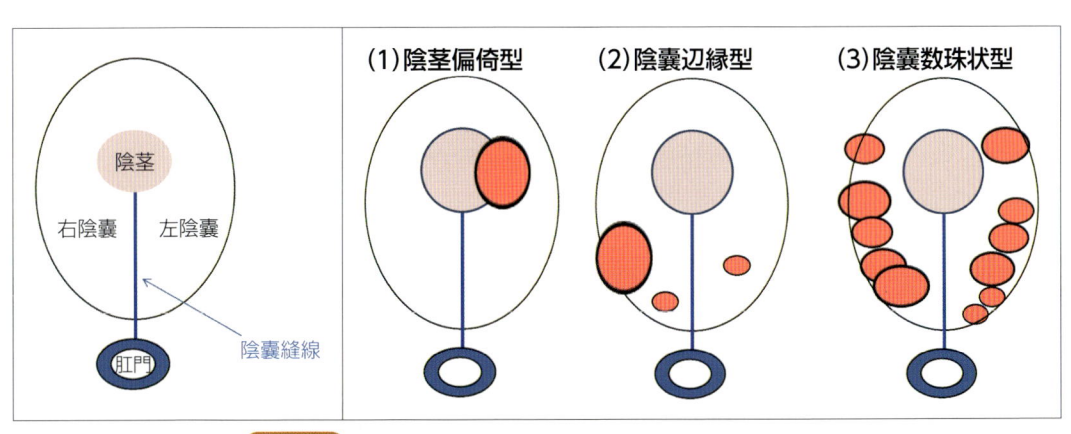

図 VI-1　男性陰嚢の皮疹の3つのパターン分類の模式図

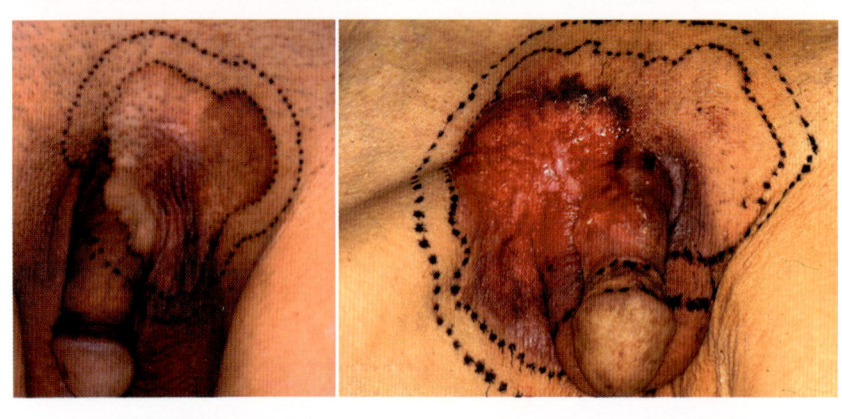

図Ⅵ-2
(1) 陰茎偏倚型の例

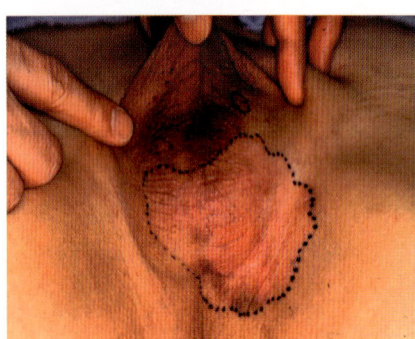

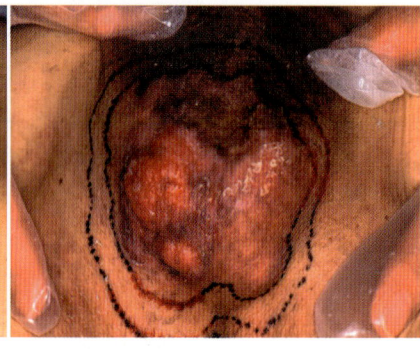

図Ⅵ-3
(2) 陰嚢辺縁型の例

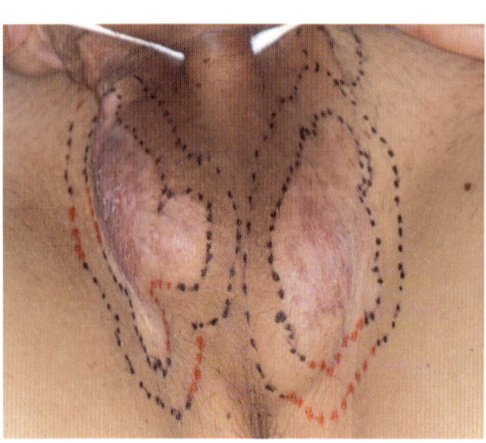

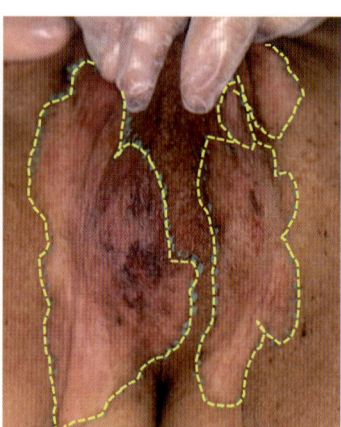

図Ⅵ-4
(3) 陰嚢数珠状型の例

寡数発生する．寡数発生する場合には，左右陰嚢に離れて生じる場合もある(図Ⅵ-3)．
　第3番目のパターン(陰嚢数珠状型)は，両側陰嚢の辺縁部に，左右上下に病巣が数珠状に多発するグループであり，どちらかというと陰嚢の外回りに多数の独立した病巣，あるいは融合した病巣がみられる．左右対称性の構図を取る．このパターンの発生頻度は低く，2～3%である．このパターンで注目することは，多発している複数病巣で皮疹の性状，大きさが類似している点である．つまり，同時期に多発してきたことを思わせる(図Ⅵ-4)．

b. 女性の皮疹の3つのパターンのまとめ
　女性では陰裂との関係から，次の3つに分類できる(図Ⅵ-5)(第Ⅴ-1項(p.83～)を参照してください)．
(1) **偏倚型**：小陰唇近傍に単発局在する．
(2) **左右二分型**：大陰唇の辺縁側に，通常，左右2か所に局在する．
(3) **全周囲型**：陰裂を取り巻く大陰唇全周にびまん性にみる．

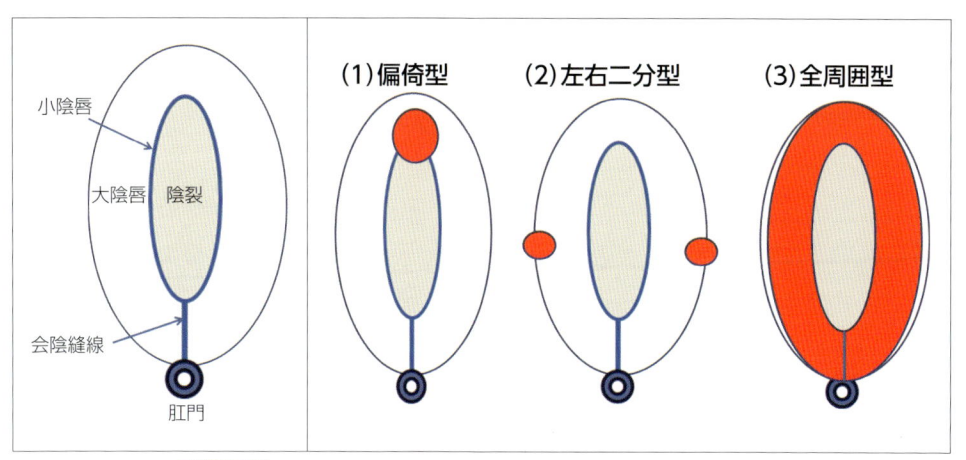

図 Ⅵ-5　女性大陰唇の皮疹の3つのパターン分類の模式図

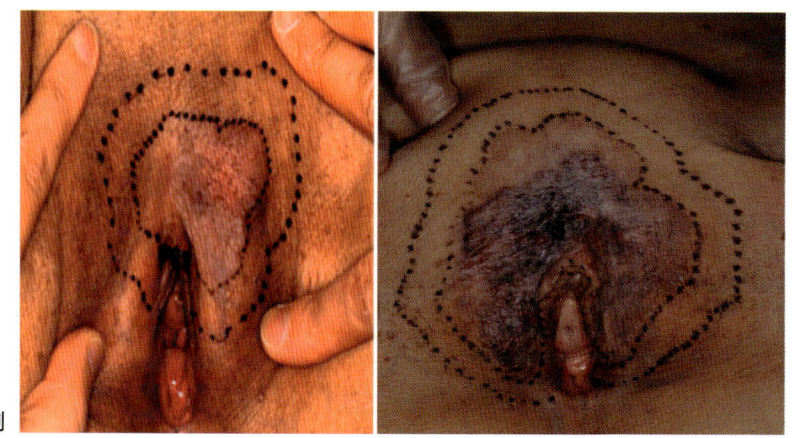

図 Ⅵ-6
(1) 偏倚型の例

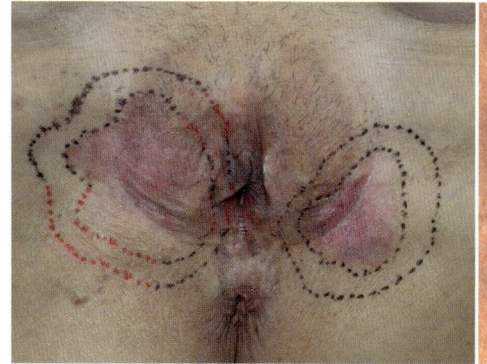

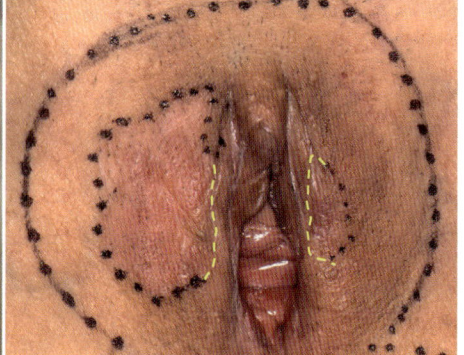

図 Ⅵ-7
(2) 左右二分型の例

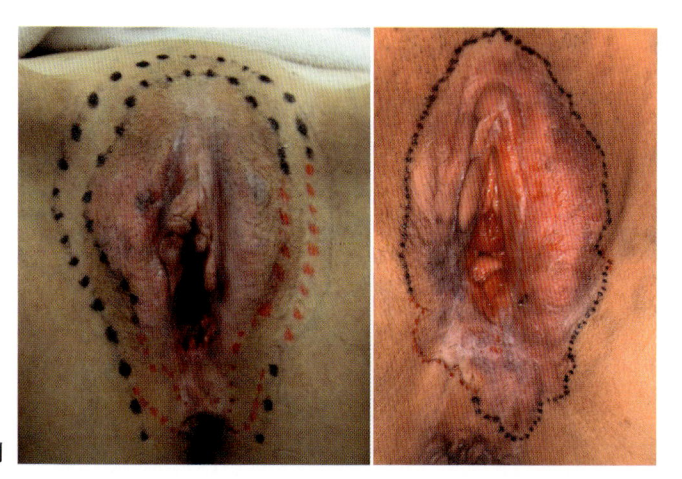

図 Ⅵ-8
(3) 全周囲型の例

第1のパターン（偏倚型）は，大陰唇の一部分で局在発生する．このとき，一面で小陰唇に接するように存在する．大陰唇の右あるいは左というふうに，一側に限局し半円状を呈するもの，クリトリス近傍を中心に生じる馬蹄状のもの，会陰側を中心にした逆馬蹄状のものがある（図Ⅵ-6）．
　第2のパターン（左右二分型）は，大陰唇の辺縁部に局在して発生する．通常，左右2か所に多発する．単発の例もごく少数ある．陰裂から離れて生じるこのパターンでは，粘膜まで病巣が及びにくい（図Ⅵ-7）．
　第3のパターン（全周囲型）は，大陰唇全体にびまん性に生じ，ドーナツのように，陰裂の外周を完全に取り巻く．最も症例数が多い．皮疹は左右対称性で大陰唇から恥丘，会陰を満遍なく，一様に取り巻いている．全体に皮膚の変化は単調である（図Ⅵ-8）．

Ⅵ-2　男性と女性の皮疹の3型分類には普遍性がある！

　外陰部乳房外 Paget 病の，この男性での3分類と，女性での3分類とは，別の事柄であり関連性がないと思うだろう．
　しかし，よく比較すると，両者には普遍的な関係のあることが理解できる（図Ⅵ-9）．
　第1のパターンでは，男性の陰茎基始部寄りの陰嚢に生じる偏倚型としたものと，女性の小陰唇寄りの大陰唇の一部に生じる偏倚型としたものとは，「"陰茎基始部寄り"あるいは"小陰唇寄り"に，極めて限局した部分に単発する」という意味でよく似ている．しかし，男性と女性の解剖学的な位置から言えば，「同一」とは言いにくい．
　第2のパターンの比較では，男性の陰嚢辺縁の寡数型と，女性の大陰唇辺縁寄りを中心とした左右二分型は，実は類似点がある．それは，男性では陰茎とは遠く離れた所に皮疹の中心があることと，女性の場合も陰裂からかなり離れて皮疹の中心が存在するという点で，よく似ている．
　第3のパターンでは，女性は大陰唇全周性にきれいに全面に分布している．男性では，これに全く同じに，陰嚢全体にびまん性に生じる症例はない．しかし，このように左右陰嚢を取り巻くように数珠状に多発することが，女性の全周囲型に類似していると考えることができる．実際，女性での全周性の皮疹は，全体に皮疹の幅が一定しており，一方，男性では数珠状に多発する皮疹の大きさが比較的揃っている．さらに，男性の数珠状型も女性の全周囲型も，皮疹全体の単調さはすべての皮疹がいずれも同時期に生じたことを思わせる点で，よく似ている[*1]．

　このように見ていくと，男性女性の臨床像は，男女の外性器の解剖学的構造，形状の違いがあるにもかかわらず，むしろかなり類似性があることが理解できる．

脚注

[*1]　「単調でない」とは，「皮疹の主要素が異なる複数の部分から構成される」という意味で「複雑な構築」のものである．乳房外 Paget 病の皮疹をよく見ると，軽度隆起性の局面の部分に接して単調な紅斑であったり，低色素斑のみの部分が隣接することが少なくない．こうした複雑な皮疹は同時期に発生したのではなく，一方の皮疹が拡大した後に，その一部から別のクローンの皮疹が二次的に発生し拡大してきたものと理解できる．本文の「単調な皮疹」はその逆であり，同時期の発生を示唆しているわけである．

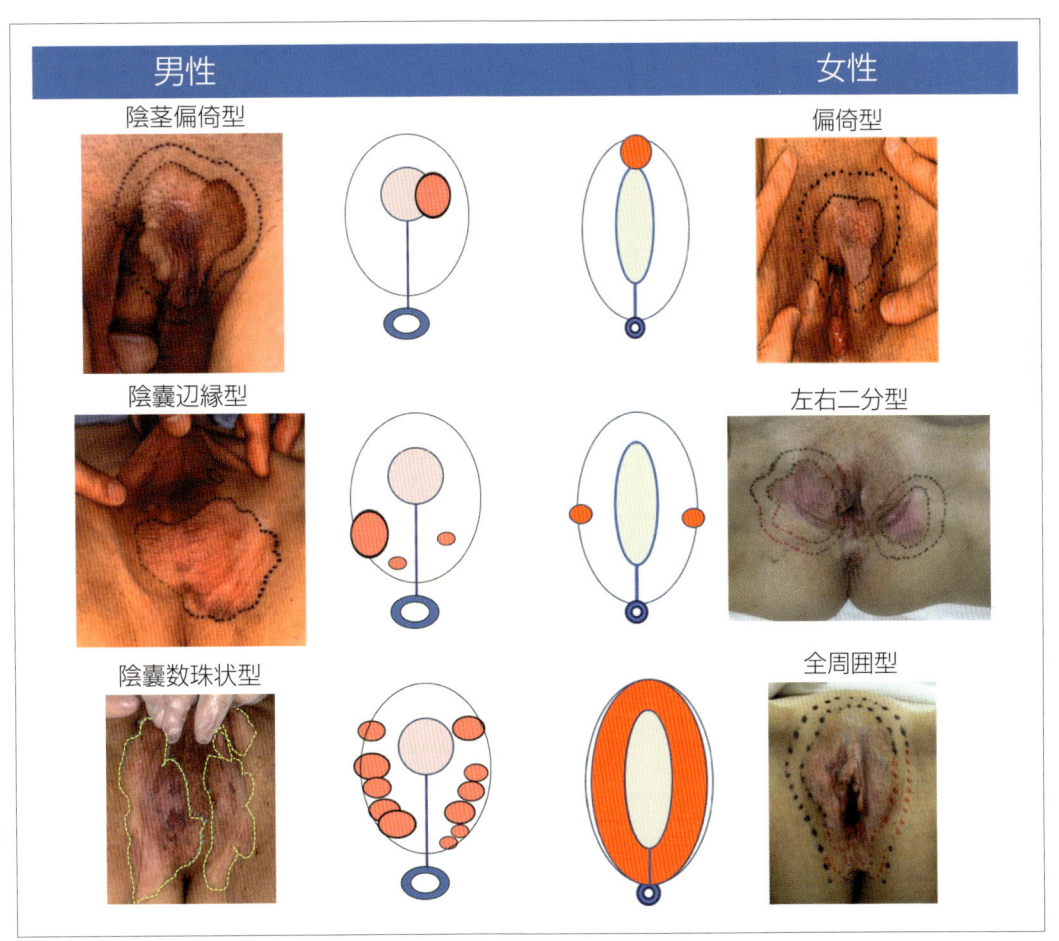

図Ⅵ-9　男性と女性の3分類には普遍性がある．

Ⅵ-3　発生学を理解すれば，男性と女性の乳房外 Paget 病の臨床3型を一元的に解釈できる！

発生の過程において，胎児の外陰部は大きく変化する．
「ムーア人体発生学」[1]を援用して，外陰部の発生を示す．

a. 陰嚢と大陰唇の起源は，胎生期の陰唇陰嚢隆起である

図Ⅵ-10 の上図は，胎生初期の外陰部が男女に分かれる前の発生原基を表す．生殖結節という塊があり，その後方に排泄腔膜という膜がある．その左右に尿生殖ヒダ，さらにその外側に陰唇陰嚢隆起という膨らみがある．

この生殖結節，尿生殖ヒダ，陰唇陰嚢隆起が，外陰部を構成していく重要な原基である．そして，胎児発生の進行に伴い，これら3つの同じ原基から，男性・女性で異なる構造に発生過程が進む（図Ⅵ-10 下図）．

重要なポイントは以下の3つである．
　1）生殖結節は，男性では亀頭になり，女性では陰核になる．
　2）尿生殖ヒダは，男性では陰茎になり，女性では小陰唇になる．
　3）陰唇陰嚢隆起は，男性では陰嚢になり，女性では大陰唇になる．
つまり，亀頭と陰核，陰茎と小陰唇，陰嚢と大陰唇が同じ起源である．

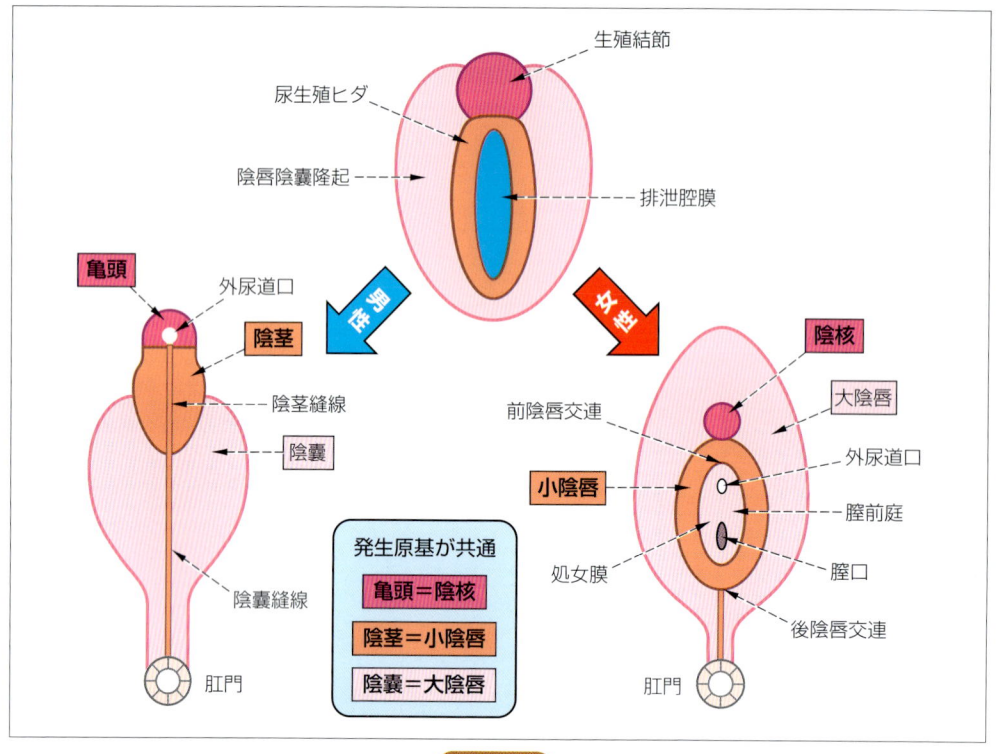

図 Ⅵ-10

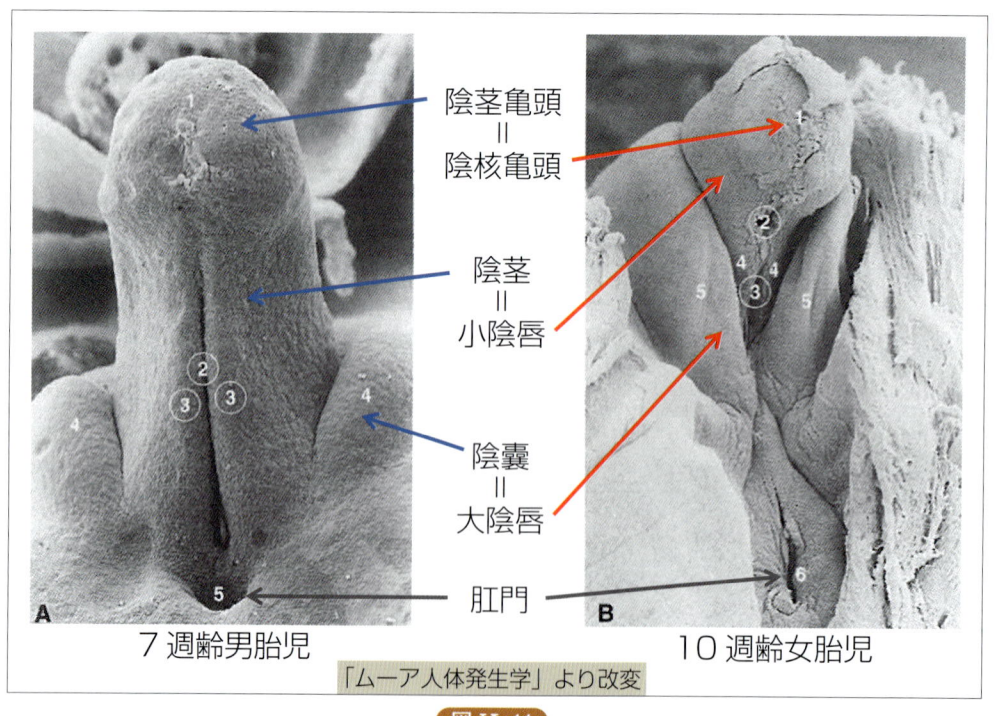

図 Ⅵ-11　A　7週齢男胎児　　B　10週齢女胎児
「ムーア人体発生学」より改変

　外陰部に発生する乳房外 Paget 病は，この胎児期の陰唇陰嚢隆起に由来する陰嚢と大陰唇にのみ生じるのである．つまり，陰唇陰嚢隆起という部位に強く関連した発生学的解剖学的構造に一致して乳房外 Paget 病が発生すると考えられる．誤解を恐れずに一言で済ませれば，「陰唇陰嚢隆起に乳房外 Paget 病の原基がある」となる．

陰茎偏倚型　　　　　　　　　　　　偏倚型

陰茎亀頭
＝
陰核亀頭

陰茎
＝
小陰唇

陰嚢
＝
大陰唇

肛門

A　7週齢男胎児　　　　　　B　10週齢女胎児

「ムーア人体発生学」より改変

図 Ⅵ-12

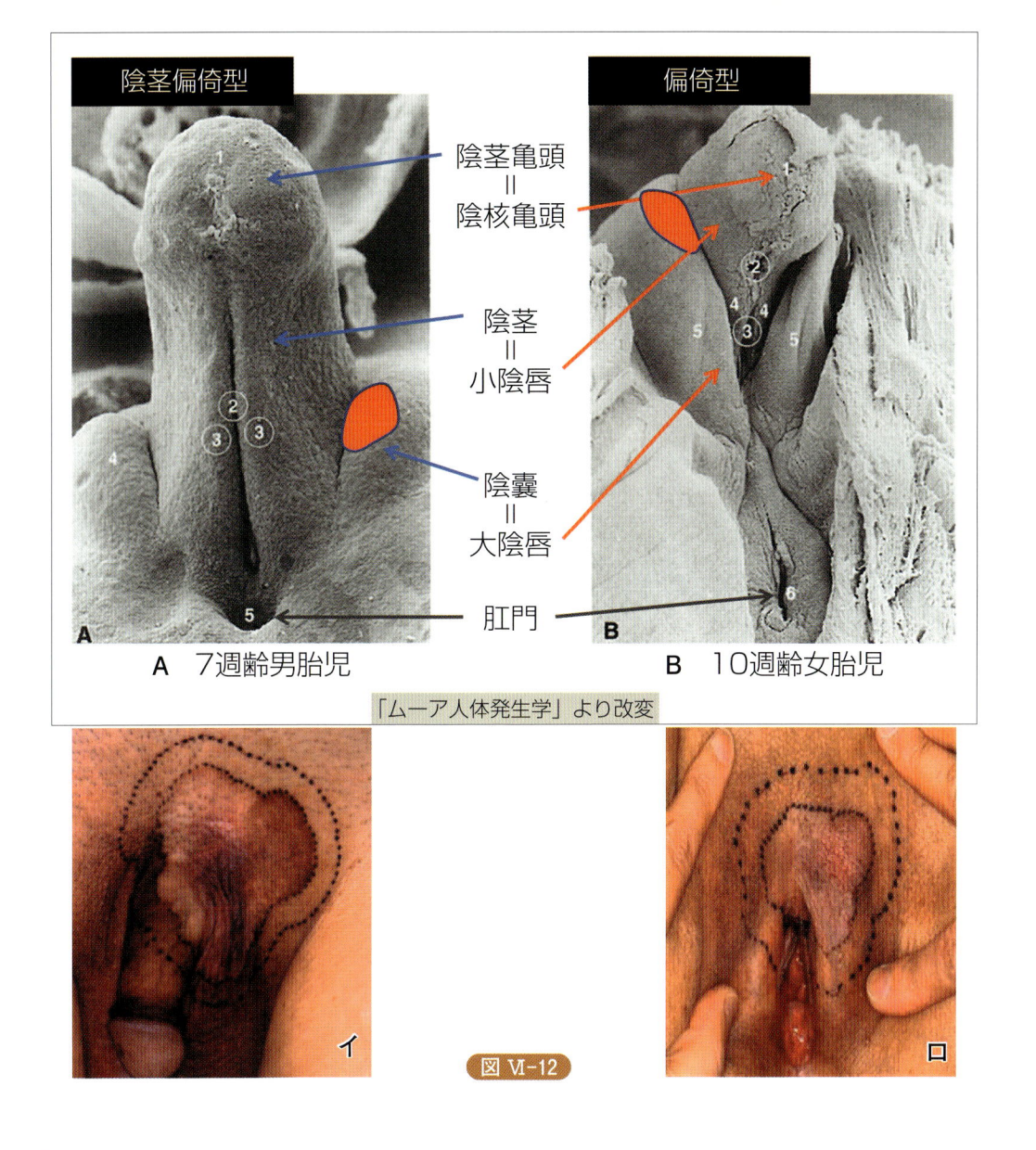

イ　　　　　　　　　　　　　　　ロ

b. 胎生過程における外陰部構造の図に，乳房外 Paget 病を重ねる

図Ⅵ-11 は，かなり発生の進んだ男女の外陰部の走査電顕写真を「ムーア人体発生学」から援用した[2]（写真のなかの数字は原著に用いられているものであり，ここでは必ずしも一致しない）．

生殖結節から始まった，陰茎亀頭と陰核亀頭が判別できる．男性では，亀頭の成長とともに，尿生殖ヒダから発生する陰茎がその高まりを既に形成している．女性では，陰核亀頭周囲を取り巻くように小陰唇が幅狭い帯状に認められている．その外側に襟巻き状に膨らんだ陰唇陰嚢隆起がある．発生のこの時点では陰嚢と大陰唇は，まだ，全く同様の構造として見えている．

ここで，この写真（図Ⅵ-11）の上に，乳房外 Paget 病の皮疹のパターンを重ねてみると，男性と女性とで一見異なる臨床パターンが，実は，この発生学的相同性からの発展に基づいているということが理解可能となる．

c. 第1のパターン：偏倚型について（図Ⅵ-12）

男性では，陰唇陰嚢隆起（後の陰嚢）のなかで，尿生殖ヒダ（つまり陰茎）に接した領域の近傍の一部

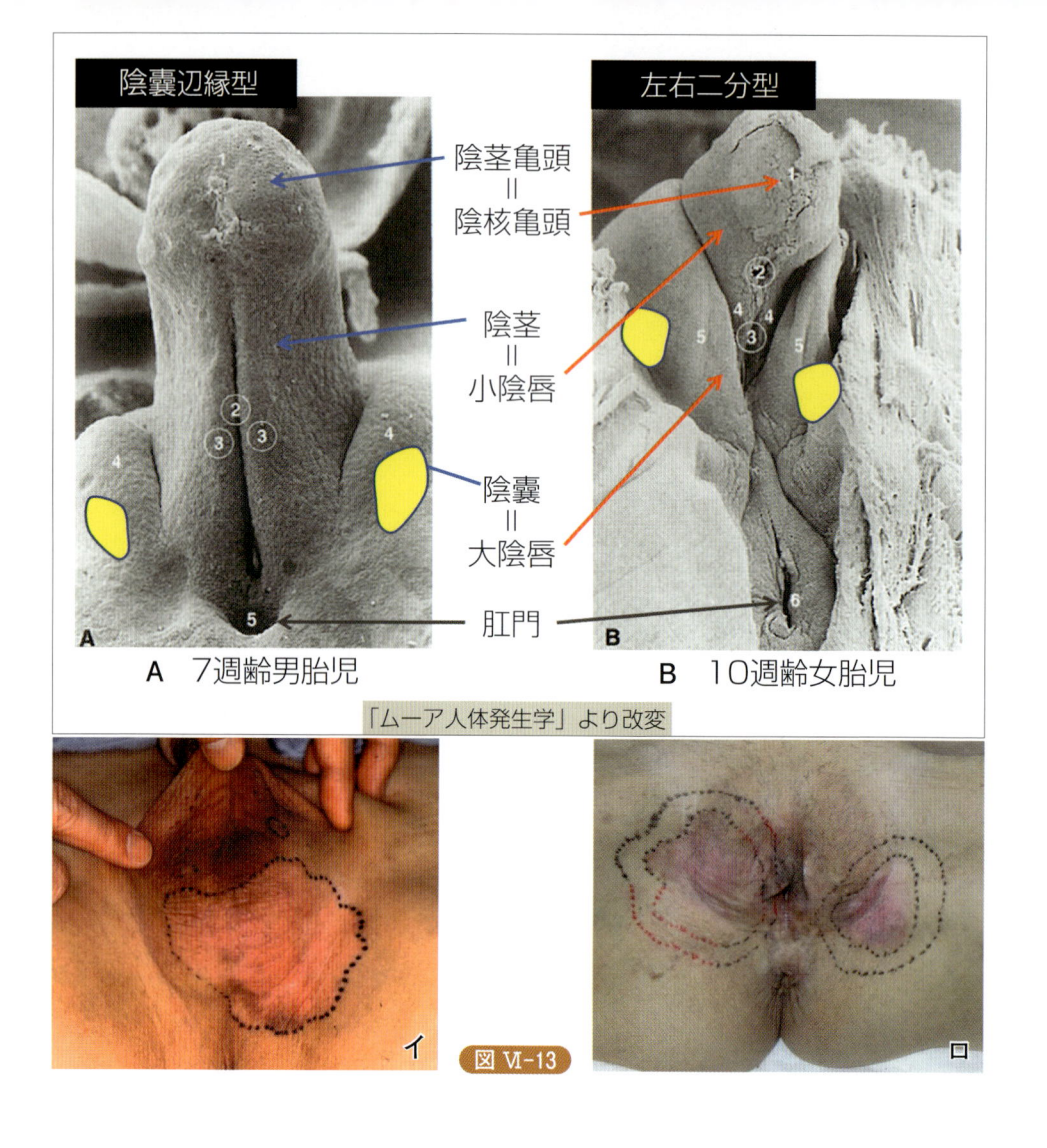

分（後の陰嚢と陰茎の境界部近く）で乳房外 Paget 病が始まり，これが拡大すると（図Ⅵ-12-A），男性外陰部の乳房外 Paget 病の偏倚型となる（図Ⅵ-12-イ）．

　女性では，陰唇陰嚢隆起（後の大陰唇）のなかで，尿生殖ヒダ（つまり小陰唇）に接した領域の近傍の一部分（後の大陰唇と小陰唇や陰核周囲の境界部近く）で乳房外 Paget 病が始まり，これが拡大すると（図Ⅵ-12-B），女性外陰部の乳房外 Paget 病の偏倚型となる（図Ⅵ-12-ロ）．このタイプでは，「尿生殖ヒダと接する陰唇陰嚢隆起の部分に病巣が発生している」という意味で，男性の偏倚型と女性の偏倚型とは全く相同のものである．

d. 第2のパターン：陰嚢辺縁型（男性）と左右二分型（女性）について（図Ⅵ-13）

　男性では，陰唇陰嚢隆起（後の陰嚢）の辺縁部分に単発あるいは，少数多発するパターンである．これは尿生殖ヒダ（後の陰茎）境界近傍ではなく，陰唇陰嚢隆起の辺縁部の一部に発癌が起こるパターンと理解できる（図Ⅵ-13-A, イ）．女性でこれに対応するパターンは，左右二分型のパターンである（図Ⅵ-13-B, ロ）．陰唇陰嚢隆起（後の大陰唇）の辺縁部分に生じるとの理解で，男女両性の皮疹を一元的に理解できる．

図 Ⅵ-14

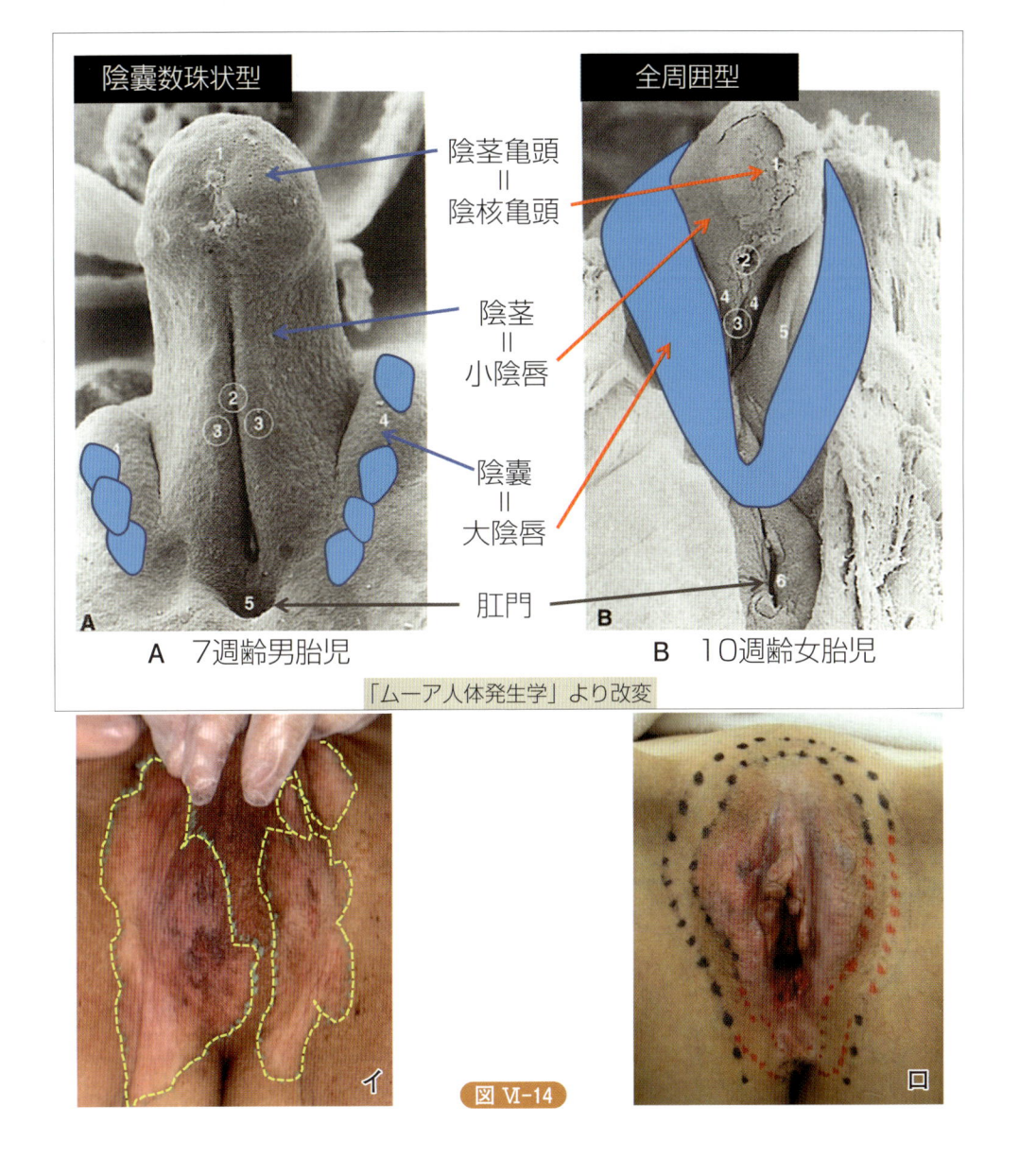

e. 第3のパターン：陰嚢数珠状型（男性）と全周囲型（女性）について（図Ⅵ-14）

　女性では一番多い，ドーナツ型のパターンである．これは陰唇陰嚢隆起の全体（後の大陰唇の全体）から発生するものといえる（図Ⅵ-14-B, ロ）．皮疹は全周囲型つまり襟巻き状あるいはドーナツ状である．男性でこれに対応するのは，多数の皮疹が陰唇陰嚢隆起の内に全体を数珠状に取り巻くように多発する，陰嚢数珠状型のパターンである（図Ⅵ-14-A, イ）．女性のように全体を覆い尽くすことはない．この数珠状しかないその理由は不明である．憶測としては，女性では大陰唇は胎児期の陰唇陰嚢隆起と基本的にはあまり変わらない形をしているが，男性では陰唇陰嚢隆起のなかに精巣が入ってきて，大きく皮膚を引き伸ばし，後の陰嚢となる．このために密度がかなり薄くなるからかもしれない．

Ⅵ．発生学から乳房外 Paget 病を俯瞰する：多様な皮疹形態の統一的理解

図Ⅵ-15

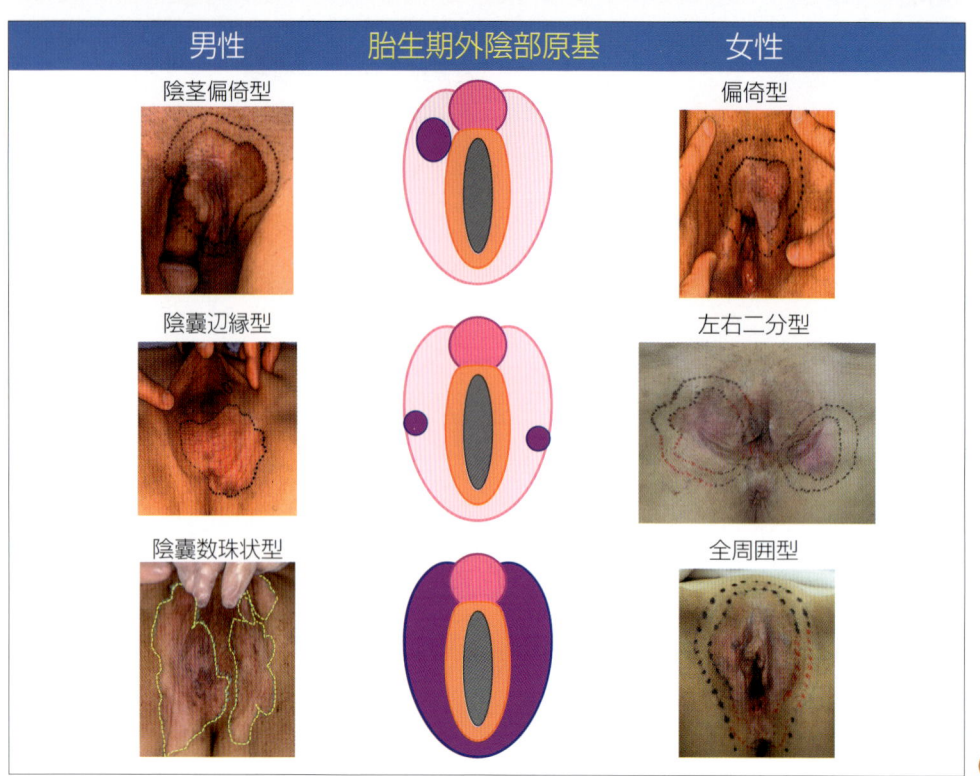

f. 発生学から俯瞰した乳房外 Paget 病のまとめ

図Ⅵ-15 は,乳房外 Paget 病の皮疹の男性での分布,女性での分布をそれぞれ3つに類型化し,それが,発生学的な根拠によって統一的に理解できることを示している.

g. 発生学から俯瞰した乳房外 Paget 病の新しい展望

男性と女性の臨床的特徴を,発生学的な見地から統一的に理解できた.しかし,「胎児期の形態が乳房外 Paget 病と関係がある」と言われても,納得しにくいかもしれない.乳房外 Paget 病は小児には生じない.高齢者特有といってよいほどである.

我々は,「胎児期の異常として乳房外 Paget 病が生じる」と言っているわけではない.胎児期にダイナミックに変化する外陰部の中で,おそらく発生しては消滅していく細胞,組織構築があり,これが高齢になって制御が外れ,発癌していくものと考える.このときに胎児発生時の構築が臨床像に関与してくる可能性を述べたのである.

こうした解析は机上の空論ではない.確かに大きな意味があり,乳房外 Paget 病の日常の診断,治療に利益になるのである.なぜならば,皮疹のマージンの予測,粘膜侵入の判定,あるいは浸潤,転移,予後との関係などを予知することができる.さらには,乳房外 Paget 病の母地となる細胞の研究,発生機序の解明に大きなヒントを与えると信じている.

文献

1) Moore KL, Persaud TVN(原著),瀬口春道,小林俊博,Eva Garcia dei Saz(訳):ムーア人体発生学 原著第7版,医歯薬出版,2007.
2) 教育講演2.乳房外パジェット病,多様な皮疹形態を統一的に理解する.2012年日本皮膚科学会中部支部学術大会抄録集,p.54.

Ⅶ. 外陰部以外の乳房外 Paget 病の特徴

Ⅶ-1　肛囲の皮膚原発性の乳房外 Paget 病

　この項では，肛門周囲に発生する皮膚原発の乳房外 Paget 病の特徴をまとめる．

　最も重要なことは，肛門に発生する続発性乳房外 Paget 病と混乱しないことである．なぜなら発生部位が似ていても，皮膚原発のものと続発性のものとは病態が全く異なることから，当然，治療方針も大きく異なるからである．この続発性乳房外 Paget 病との鑑別法については，後述する（第Ⅸ-1 項（p.149～）を参考にしてください）．

a. 肛囲の皮膚原発の乳房外 Paget 病の発生頻度

　男女含めて，乳房外 Paget 病の自験 230 例を対象に検討すると，肛門周囲の皮膚原発の乳房外 Paget 病は 10 例（4.3％）である．全例が男性である．

　我が国での発生頻度を調べてみた．1990～2007 年（17 年間）に大学病院（13 施設）とがんセンターなどの専門病院（6 施設），計 19 施設の報告から，筆者がピックアップできた肛門症例は，19 施設の計 760 例中 17 例（2.2％）と少ない．1994 年の石原の統計では 526 例中 27 例（5.1％）であり，肛門に単発は 20 例，多発の一部が肛門にもあるものは 7 例となっている[1]．

b. 肛囲の病巣の特徴（自験例 10 例より）

　1）女性症例がないことが一つの大きな特徴である[*1]．年齢は 58～78 歳（平均 68 歳）である．

　2）病巣が，肛門周囲にのみに単発したのは 7 例，残りの 3 例は陰嚢に病巣があり肛門周囲にも生じたものである．しかもそのうちの 2 例は，陰嚢数珠状型の症例である（図Ⅶ-7，8）．

　3）病理組織学的には，*in situ* 病変の時期に受診した症例が多い（10 例中 9 例）．

　4）肛門との位置関係は，半数は，一部分で接近しているもの（図Ⅶ-1，7），あるいは肛門に近いが肛門とは接していないものである（図Ⅶ-2，3）．これらの症例では，診断学的にも治療面でも，扱いやすい[*2]．

　しかし，肛囲の症例の残りの半数は，肛門を取り巻くような分布をしている（図Ⅶ-4～6，8，9）．

脚注

[*1] 最近女性例が 1 例あり男女比は 10：1 となったが，やはり男性に偏っていることには違いない．

[*2] 肛囲の乳房外 Paget 病というと，いかにも肛囲全周に病巣があるようにイメージするであろう．しかし，実際には原発性の肛囲乳房外 Paget 病の半数は全周囲性ではなかった．こうした指摘はこれまでにされたことがない．十把一絡げに肛囲乳房外 Paget 病として集計され，まるで続発性の乳房外 Paget 病との鑑別には，各種の検査が必須であるかのように記載されるのが通常である．肛囲に存在していても決して肛門内に連続していない，いわば普通の乳房外 Paget 病が肛門近くの皮膚に発生することはあるのであり，通常に治療すればよいのである．

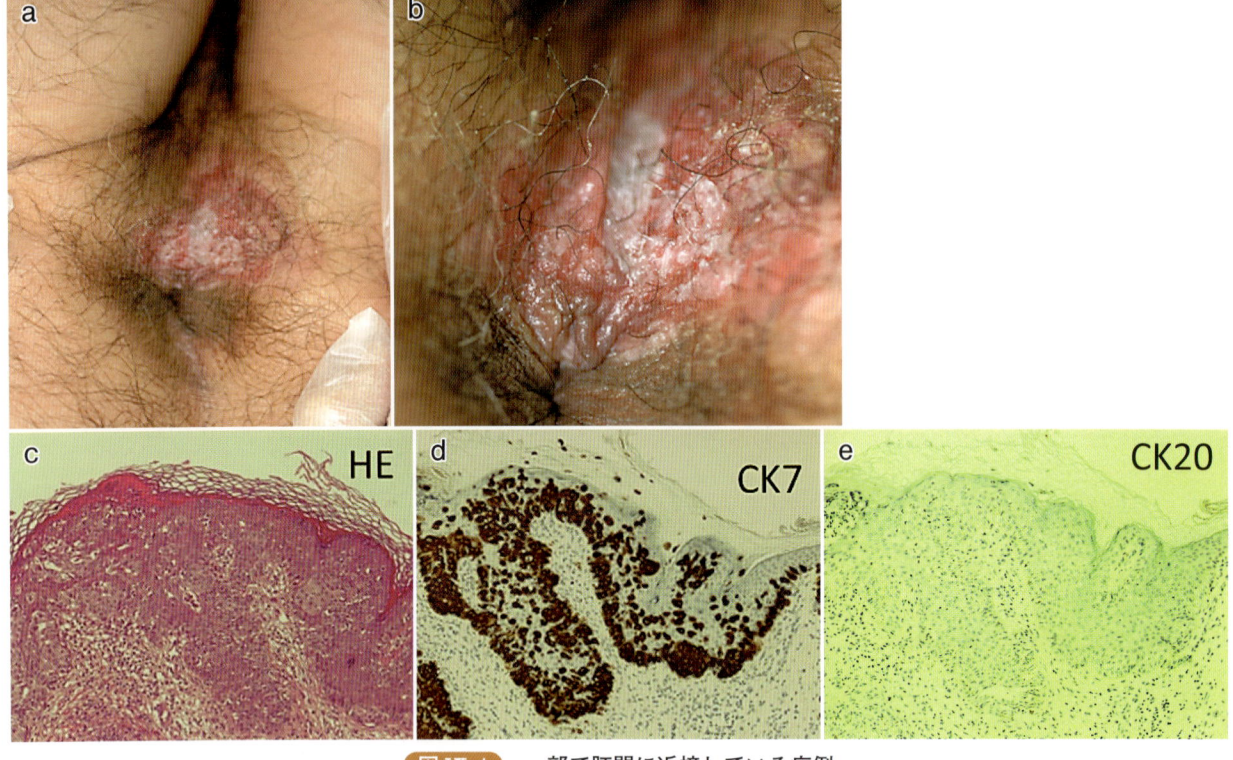

図Ⅶ-1　一部で肛門に近接している症例
病巣の中心は明らかに皮膚側にあり，全切除標本でも粘膜まで1cmの腫瘍フリーの皮膚を認める．病理組織学的には *in situ* 病変であり，免疫染色はCK7⁺，CK20⁻である．

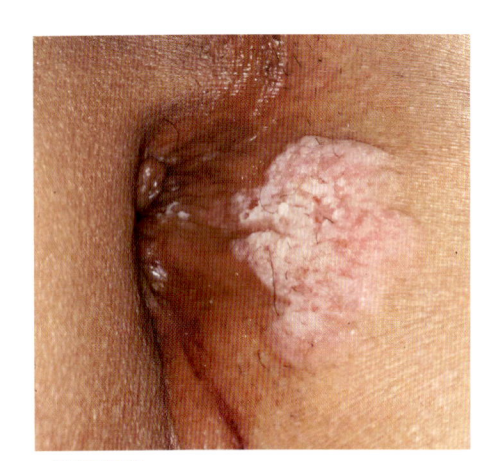

図Ⅶ-2　病巣は肛門には接していない症例．病理組織学的には *in situ* 病変

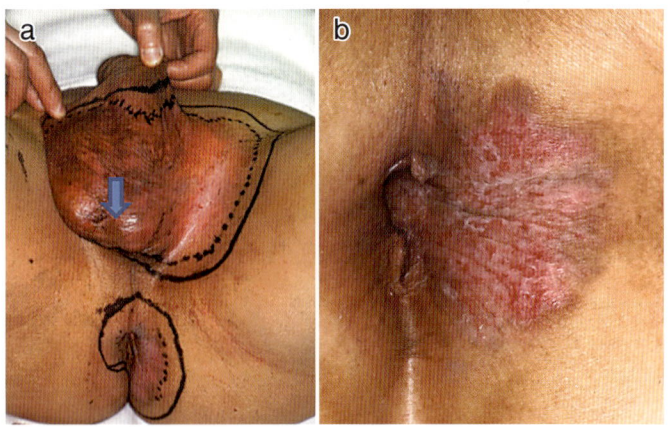

図Ⅶ-3　陰嚢に主病変のある症例．陰嚢裏面の紅斑性病巣が病理組織学的には invasive (ⓐ矢印)．肛囲の病巣は，*in situ* である．

5) 陰嚢に病巣があり肛門周囲にも生じた3例では，陰嚢病巣が，臨床的には腫瘤形成はなく扁平な紅斑性病巣であるが，いずれも組織学的に invasive であることが，非常に特異的である（図Ⅶ-3, 7, 8）．

c. 肛門を取り巻く形状の症例の特徴

肛門を取り巻く形状のものでは，続発性の乳房外Paget病との鑑別が問われる．最終診断には，肛

門・直腸の診察と，病理組織学的に HE および免疫組織学的染色 CK7，CK20，GCDFP あるいは villin 染色が続発性のものとの鑑別に用いられる．

しかし，臨床像からも鑑別可能な点がある．ここでは，皮膚原発の症例の角度から述べる．続発性の症例については，別に扱う（第IX-1項（p.149～）を参考にしてください）．

1）第1には，皮膚側の皮疹辺縁の隆起が少ないことである．肛囲の乳房外 Paget 病では乳頭腫状の隆起があることを強調した論文があるが，実はこれは続発性の肛囲乳房外 Paget 病での特徴である．一般に皮膚原発性の乳房外 Paget 病を陰嚢や陰唇で見る場合には，その皮疹

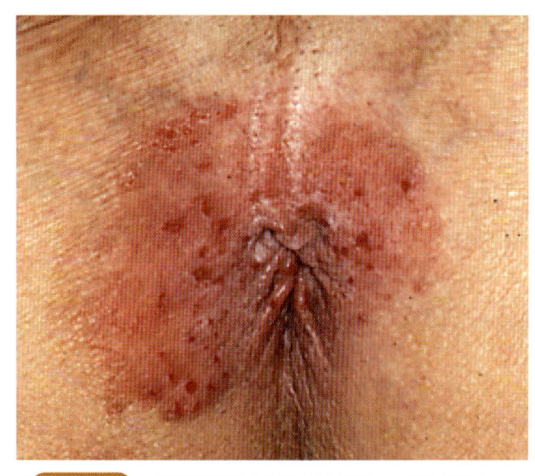

図 VII-4 肛門を囲んで病巣が拡大する症例
しかし全周囲性に均一に拡大していない．肛囲6時位の方向では皮疹が欠如した馬蹄状の病巣である．病理組織学的には *in situ* 病変．治療は，肛門は温存され局所皮弁で修復．

の辺縁部は全く隆起のない紅斑あるいは白斑であることが通常である．この原則が肛囲においても皮膚原発性乳房外 Paget 病では貫かれている．

2）また，肛門周囲を取り巻く病巣の紅斑の形が馬蹄状（スペード形）（図VII-4, 8）あるいは逆馬蹄状（ハート形）（図VII-5, 6）でとどまっている傾向がある．我々が経験した肛門周囲を取り巻く皮膚原発の症例の5例中4例までが，その形状であった．この形状は，「肛囲のある一点から始まった乳房外 Paget 病が遠心性に拡大するが，そのなかで，肛門の粘膜側には侵入することなく，肛囲を迂回する」ように進展することを示している．つまり，女性の陰裂を避けて拡大するパターン（女性の1型の偏倚型）と相同の現象であると理解できる．

なお，残りの1例は，非常に病巣面積の大きい症例であったため，その皮疹形態について検討はできなかったが，皮膚側の皮疹辺縁の外観は皮膚原発の性状を示していることが分かる（図VII-9）．

それゆえ，肛門を取り巻くように拡大していても，このような臨床的な病巣の特徴から，皮膚原発の可能性を強く考えることができる．単に免疫染色の態度だけで判断しようとすると，思わぬ誤診を招くこともありうる．臨床像をよく見ることが基本である．

d. 皮疹分類の陰嚢数珠状型と肛門病巣のかかわり

肛囲の自験例の10例のうち，陰嚢にも病巣がある症例は3例であることを上述したが，それは，乳房外 Paget 病 230 例のなかの3例（1.3%）と少数である．この3例のうち2例が，皮疹分類の陰嚢数珠状型に分類した症例なのである（図VII-7, 8）．もともと数珠状型に属する症例は全体の数例（2～3%）と少数であるので，そのなかの2症例が肛囲にも病巣があることは，意味がありそうである．

それゆえ，陰嚢数珠状型に出会ったときには，肛囲にも病巣が生じる可能性が高いと考え，その観察を十分に行うとよい．例えば，図VII-7 の症例では，術後経過観察2年目に肛門近くに低色素斑が新たに診察者によって発見された．

さらに特異的な点は，この2症例ともに肛門部は *in situ* 病巣であるが，陰嚢の皮疹は浸潤癌化していることである．

◀ 図 Ⅶ-5

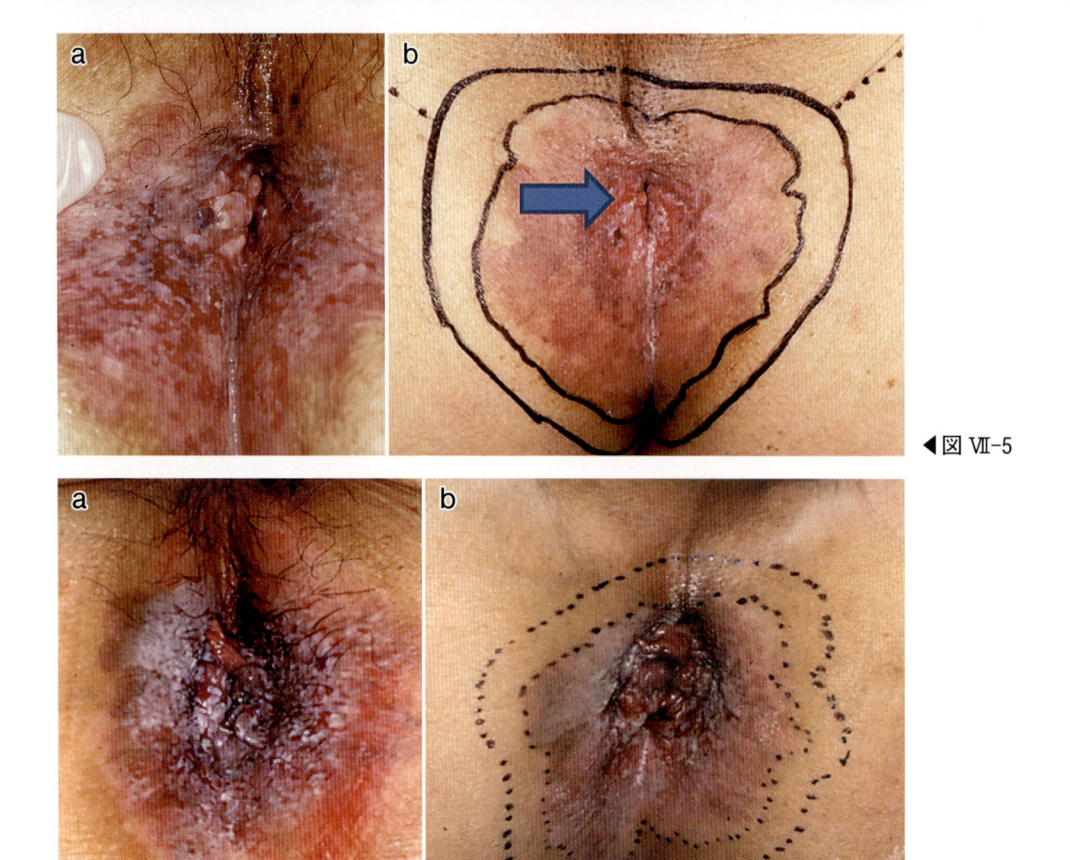

◀ 図 Ⅶ-6

図 Ⅶ-5, 6

ⓐ いずれも初診時には間擦性皮膚炎が加わり，湿潤軟化し肛囲全周囲に病巣が存在するように見えるが，**ⓑ** 手術前日には，紅斑の皮膚側は淡紅色あるいは低色素斑の隆起のない辺縁であることと，肛門 12 時位（会陰側）で病巣を欠くように見える（逆馬蹄状あるいはハート形）．図 Ⅶ-5 では一部で浸潤癌化（矢印），図 Ⅶ-6 は in situ 病変である．いずれも直腸粘膜側には浸潤していない．図 Ⅶ-5 は肛門を温存したまま局所皮弁で修復，図 Ⅶ-6 は人工肛門を造設した．

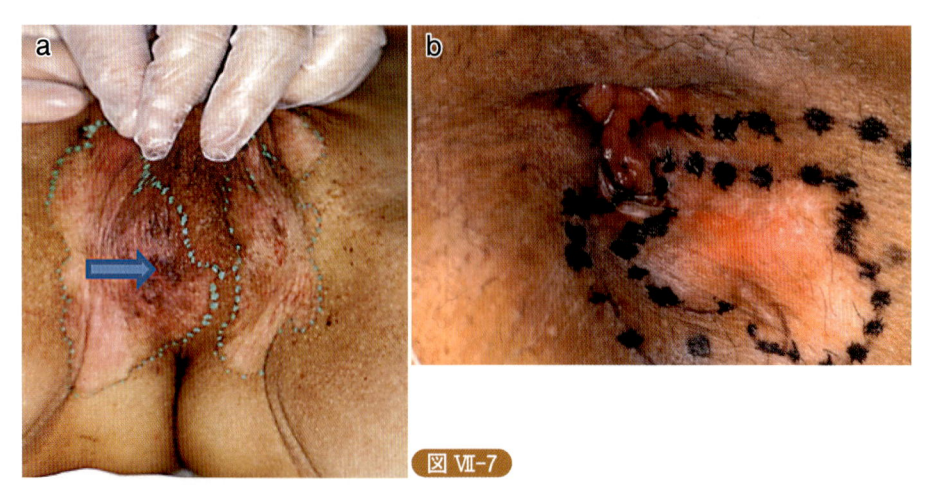

図 Ⅶ-7

ⓐ 左右陰嚢に不規則な形状の，ほぼ左右対称性の分布を示す紅斑性病巣があり，陰嚢数珠状型に分類した（矢印の部分で浸潤癌化している）．
ⓑ 術後経過観察 2 年目に新たに診察者によって肛門近くに低色素斑が発見された．肛門から約 1 cm 離れた左側皮膚に，低色素性淡紅色病巣を認める．In situ 病巣である．単純切除した．

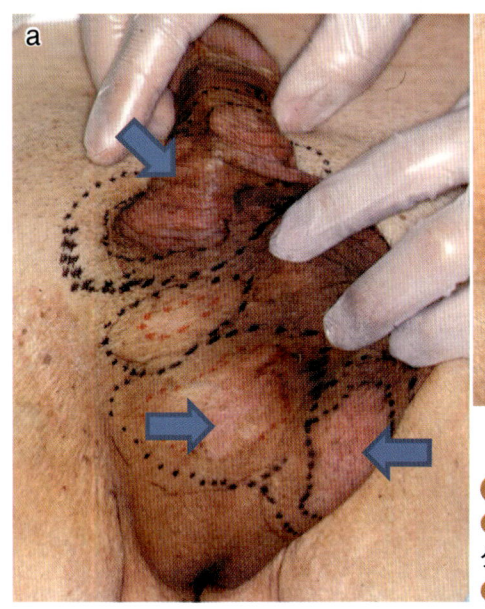

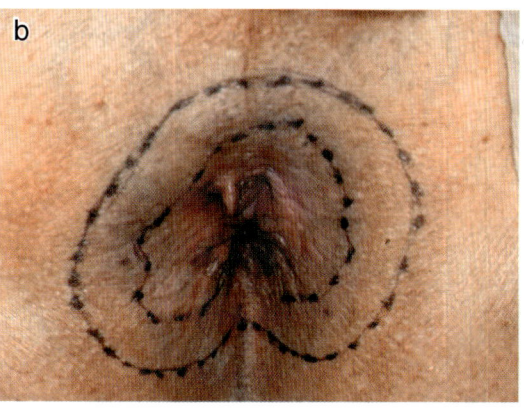

図 Ⅶ-8
ⓐ 陰茎起始部近くと陰嚢の左右にほぼ左右対称性に分布する境界不明瞭な低色素性淡紅色斑があり，ⓑ 肛囲に馬蹄状の病巣がある（図Ⅳ-29 と同一症例）．組織学的には，陰嚢の独立した病巣の 3 か所で多中心性に同時に浸潤癌化を示した．肛囲の皮疹は *in situ* 病変である．治療は，肛門は温存され局所皮膚弁で修復．

e. 肛囲に発生する皮膚原発の乳房外 Paget 病の治療方針

この項のまとめとして，肛囲に発生する皮膚原発の乳房外 Paget 病の手術の原則を示しておく．

肛門周囲に広く拡大していても，皮膚原発性のものであれば，原則的には肛門機能を温存することが可能である．*In situ* 病変であるうえに，皮膚粘膜移行部では腫瘍の拡大が粘膜側に起こりにくい[*3]．このため，肛門管で，肛門括約筋を温存して，粘膜固有層レベルでの筒状の切除が可能になる．自験 10 例中 8 例で，肛門機能を温存した手術を行った．修復には遊離植皮，局所皮弁を用いている．

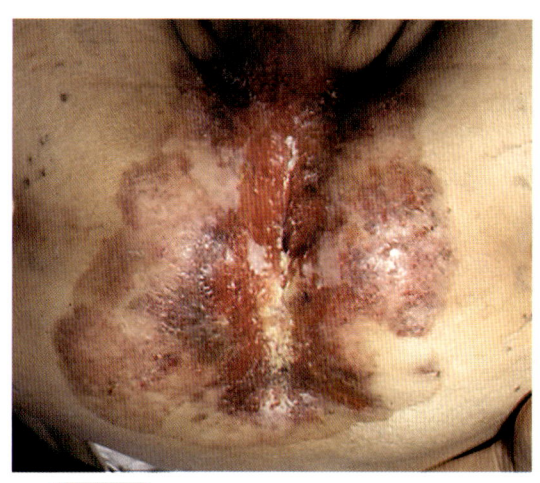

図 Ⅶ-9 非常に病巣面積の大きい症例であるが，皮膚側の皮疹辺縁の外観は隆起せず，皮膚原発の性状を示している．

例えば，図Ⅶ-9 の症例のように拡大した症例でも *in situ* であるため，肛門括約筋を温存して遊離植皮で修復手術治療を行った．しかし一方，続発性の場合は，当然，原発巣の治療が必要であるので，肛門括約筋を温存することは望めない．

また，皮膚原発のもので *in situ* 病変であれば，その予後は全く良好で，原病死することはない（自験例では 10 例中 9 例が *in situ* であった）．一方，続発性では，続発性 Paget 病巣そのものは *in situ* であるが，その原発の腫瘍による予後は非常に悪いことはいうまでもない．

脚注

[*3] このことは女性の膣粘膜への浸潤が意外に少ないことと，軌を一にしている．

Ⅶ．外陰部以外の乳房外 Paget 病の特徴

Ⅶ-2 腋窩の乳房外 Paget 病

　腋窩は，頻度は少ないものの，乳房外 Paget 病の好発部位の一つである．腋窩は生理的にアポクリン腺が存在し，乳房外 Paget 病がアポクリン腺と密接な関係があるとするところの，大きな根拠の一つでもある．腋窩の乳房外 Paget 病自体は，外陰部の乳房外 Paget 病と臨床・病理上，異なることはないと，通常は考えられている．

　一方，腋窩の乳房外 Paget 病には 2 つの臨床パターンがある(第Ⅱ-5項(p.22〜)を参考にしてください)．第 1 は腋窩のみのもので，第 2 は外陰部の乳房外 Paget 病症例で腋窩にも併存しているものである．第Ⅳ-4 項でも既述したように後者は「triple extramammary Paget's disease」として，1971 年に川津と三木が初めて報告した[2]．それ以降，比較的数多くの報告がなされてきているが，臨床形態の特異性について詳しく言及したものは少ない．

　しかし，上記の 2 つのパターンの腋窩病巣は，もちろん基本的には同一の病態ではあるが，臨床形態上明らかな差がある．本項では，ここに力点を置いて，腋窩乳房外 Paget 病について述べる．

a. 腋窩の乳房外 Paget 病の疫学的事項

　自験の乳房外 Paget 病 230 例では，腋窩発生は 11 例（3.9％）である(第Ⅱ-5項(p.22〜)を参考にしてください)．男性 9 例，女性 2 例と男性が多い．腋窩のみに発生したものは 3 例（男性 2 例，女性 1 例），残りの 8 例（男性 7 例，女性 1 例）は外陰部と腋窩に併存したものである．平均年齢は男女とも 74 歳である．両側腋窩に病巣がある場合と片側の場合とがある．腋窩のみの発生例ではすべて片側である．一方，外陰部に病巣があり腋窩にも併存した症例では，3 例が片側，3 例が両側腋窩に病巣がある．文献的にも，これらの腋窩発生頻度や男女差は，類似した値である．筆者が調べた 19 施設 760 例(前項参照)を集計すると，腋窩症例は 21 例（2.8％）である．また，1994 年の石原の統計では，526 例中 31 例（腋窩単発 11 例，多発の一部が腋窩にあるのが 20 例の合計）（5.9％）である[1]．1 施設での経験例のまとめでは 2009 年の大原らの報告があり[3]，5 年間の Paget 病 93 例中 7 例（7.5％）が腋窩症例と，類似の頻度である．また，単独は 2 例，外陰部に併存は 5 例（片側 2 例，両側 3 例）としている．

b. 女性の double，triple 症例は極めて少ない

　自験では，女性で外陰部に病巣があり腋窩に併存する症例は，女性の乳房外 Paget 病 79 例中 1 例（1.3％）と稀である．文献的にも，1971〜1998 年までの 28 年間に報告された 40 例の triple 症例報告のうち，女性例は 1 例だけであるという報告がなされている[4]．その後も，わずか 2 件探し出すことができる．1 つは腋窩片側に併存した報告であり[5]，1 つは，10 年後に両側腋窩に発見された報告である[6]．

c. 腋窩病巣の皮疹の特徴：単発例では明瞭な紅斑，併存例では不鮮明な低色素斑〜淡い紅斑

　自験例を見直すと，腋窩症例がすべて同じ特徴ではない．腋窩にのみ生じたものでは皮疹の面積も大きく，浸潤が触れたり腫瘤を形成したり表面に糜爛を形成したり，比較的境界が明瞭である．一方，外陰部病巣と併発する症例では，腋窩病巣の面積は比較的小さく，不分明な低色素斑あるいは淡紅色の紅斑からなり，その境界は不明瞭である．ここには明らかな差異があると考える．

　最初の triple extramammary Paget's disease の川津の症例では，腋窩病変は淡い紅斑のみであると，

記載されている[2]．ほかの報告でも，低色素斑として，あるいは腫瘍境界が不明瞭であることが指摘されている．一方，片側腋窩だけの症例は境界明瞭であるとの記載[7]，あるいは褐色斑を呈したとの記載がある[8]．

　自覚症状は，ないことがほとんどで，瘙痒はあっても軽度である．文献的にも同様の記載がある[9]．これは外陰部での瘙痒の頻度が高いことと対照的である．自験例の外陰部病巣との併存例では，初診時に腋窩病巣を患者自身は全く気づいていないことが多い．また，外陰部の術後経過観察中に腋窩病巣が発見される場合も，本人は気づいておらず，初期と考えられる小さい淡紅色斑の腋窩病巣を，診察者が積極的診察で初めて指摘することが，通常である．

　こうした外陰部病巣との併発例で腋窩病巣の発見が遅れるのは，皮疹が目立たず，自覚症状もないことが原因している．逆に腋窩のみの症例では，症状を自覚するまで進行して初めて受診すると考えられる．その結果，腋窩のみの症例では，境界明瞭な隆起性病変をもって，ときには浸潤癌化して，受診するのかもしれない．しかし，これらの皮疹の差が本来的に存在する可能性も検討を要すると思われる．

d. 腋窩での局所多発

　腋窩では局所多発する症例に筆者は出会っていない．外陰部での局所多発は，既に述べてきたように，かなりの頻度でみられることである．この差が何に由来するのかは，全く不明である．ただ言えることは，やはり外陰部での局所多発は特異な現象であり，なんらかの背景を持つことを示唆していることである．また，外陰部で多発の症例で，腋窩病巣が併発する率が高いことは，既に述べたとおりである[10]．

e. 腋窩病巣での浸潤癌化

　腋窩病巣が浸潤癌化した症例は，自験例では83歳女性の腋窩単独の症例だけであり，そのほかはすべて in situ の症例であった．外陰部でみられるような microinvasion の像は腋窩ではみられない．症例が少ないためかもしれないが，ほかの報告でもそうした像は記載されていない．このことは，外陰部での microinvasion が実は，特異な病態であり，単純に浸潤癌の初期と考えるのでは不十分な可能性を示しているのかもしれない[*4]．

f. 併発例の場合の外陰部病巣と腋窩病巣の時間関係

　外陰部の病巣と腋窩病巣とが初診時に同時に発見される場合と，腋窩病巣が遅れて発見される場合とがある．例えば，外陰部の病巣を主訴に受診した折に，患者だけでなく紹介元の医師さえも気づいていない腋窩病巣を発見することがある．これは，先に述べたように，通常は外陰部病巣より腋窩病巣の症状が，痒みなどの自覚症状に乏しく，また病巣の変化も軽いためと考えられる[*5]．

脚注

[*4] しかし，大原は，陰囊にはなく両腋窩に病巣がある男性例で，片側でごく軽度の臨床にもかかわらず，個別の細胞が滴落した例を呈示し，多数例を鑑み，臨床がとても軽いのに microinvasion がある，これがむしろ腋窩の特徴という考え方を示している．（personal communication）

[*5] 瘙痒が少ないのは，外陰部に比べて腋窩では間擦性皮膚炎などを起こしにくいことが理由となるのかもしれない．もしかしたら，乳房外 Paget 病の病変そのものは，瘙痒を生じないのかもしれない．大原らのグループは，2例の男性外陰部に併発した両側腋窩の症例を報告したが，皮疹を最初発見したときよりも入院後に腋窩の紅斑が目立ちにくくなったことが強調されており，炎症性変化が軽快したためと考察しており，我々の考えと相応する（文献11）．

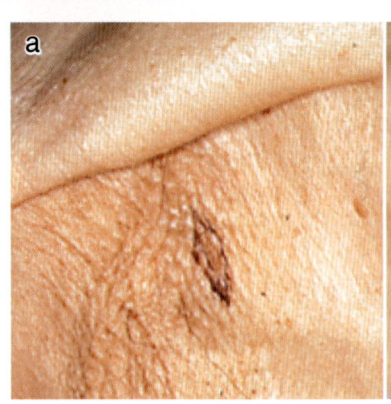

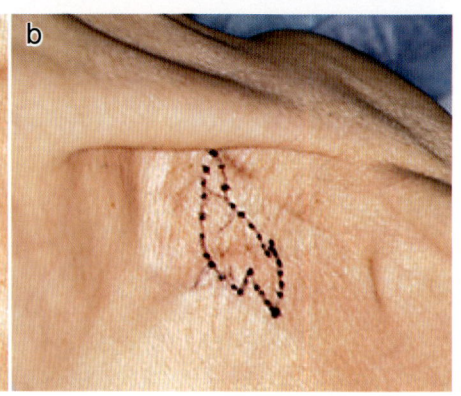

図Ⅶ-10
（図Ⅳ-28と同一症例）
右陰茎基始部に境界明瞭な病巣が1か所，その3年後に左陰茎基始部と左陰嚢下部に2か所の病巣が生じた．
（ⓐ右側，ⓑ左側）その症例で6年後（初診9年目）に両側腋窩に生じた淡紅色斑を示す．

　一方，外陰部病巣の術後を経過観察しているなかで，3～9年後に，腋窩に小さい病巣を初めて発見することがある（6例中4例）．これを当見見逃していた可能性は，少なくとも当科ではありえない．なぜなら，当科では外陰部の乳房外 Paget 病の新患では初診時に徹底的に全身皮膚をチェックするからである．小まめに経過を観察している症例では，5 mm 大の小さい皮疹が発見されたこともある．
　このように，腋窩の皮疹の症状が外陰部に比べて軽いことと，外陰部の病巣が先行して，後日腋窩病巣が改めて発見される症例が多いことは，外陰部の病巣のほうが先行することを強く示唆する．しかし，その理由は不明である．文献的にも外陰部病変に遅れて腋窩病変が出現する傾向があることと，腋窩の皮膚症状が軽微な傾向があることが報告されている[4]．腋窩病巣の治療後に外陰部の病巣が発見されたという報告が2件（1996年，2008年）あるが，腋窩病巣受診時に，外陰部に病巣がなかったと断言できる記載はないようである．

　＜実際例1＞9年以上の経過のなかで発生してきた腋窩症例
　75歳，男性．右陰茎基始部に境界明瞭な病巣が1か所あり手術治療を施行した．3年後に左陰茎基始部と左陰嚢下部に2か所小さい病巣が生じた．そして6年後（初診9年目）に両側腋窩に淡紅色斑が生じた．左右の腋窩の病巣は 10 mm と 15 mm 大で，同じ時期に発生してきた可能性がある．これらの症状は経過観察中に診察者が発見したものである（図Ⅶ-10）（第Ⅳ-4項（p.76～）を参考にしてください）．

g. 腋窩に単独発生した症例について
　腋窩のみの症例では，皮疹は 6～8 cm 長径と大きい．また，皮疹の形状も糜爛，腫瘤形成を伴ったり，腫瘍境界も明瞭で隆起した局面を示したりする．ときには，腋窩のアポクリン腺癌由来の続発性のもの，あるいは副乳に発生した乳癌などの鑑別が必要なことがある．もちろん，この場合には皮膚原発の乳房外 Paget 病には分類されない．

　＜実際例2＞リンパ節転移をきたした腋窩の浸潤癌化症例
　83歳，女性．病歴上は4年来の皮疹として受診した．5 cm 大の局面であり，中央には結節がある．組織学的にも浸潤癌化しており，腫瘍直下のリンパ節に転移がある（図Ⅶ-11）．

　＜実際例3＞
　68歳，男性．10年前から皮疹に気づいている．左腋窩に 8 cm 大の境界明瞭な病巣があり，*in situ* 病変である．Vitiligo vulgaris の皮疹が腋窩にも外陰部にも分布しているので，白斑と Paget 病の病巣とが重なった部分では組織学的な鑑別を要した（図Ⅶ-12）．

h. 両側の腋窩に発生した症例について
　両側の腋窩に発生した症例は，すべて，外陰部に病巣がある．外陰部と腋窩の併存症例の半数（3/6

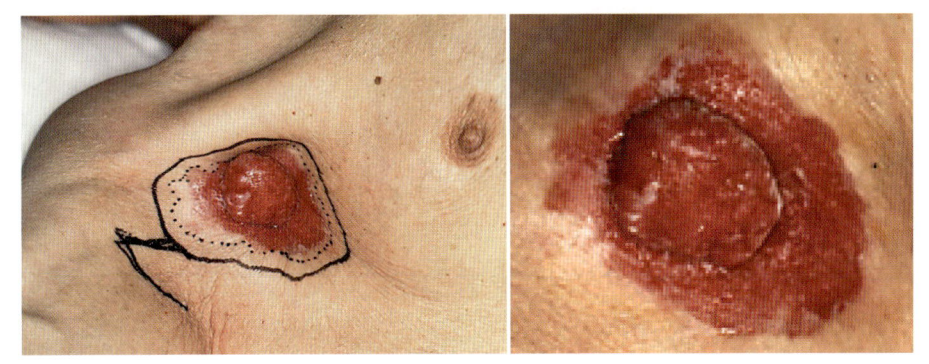

図 Ⅶ-11　リンパ節転移をきたした腋窩単発の浸潤癌化症例

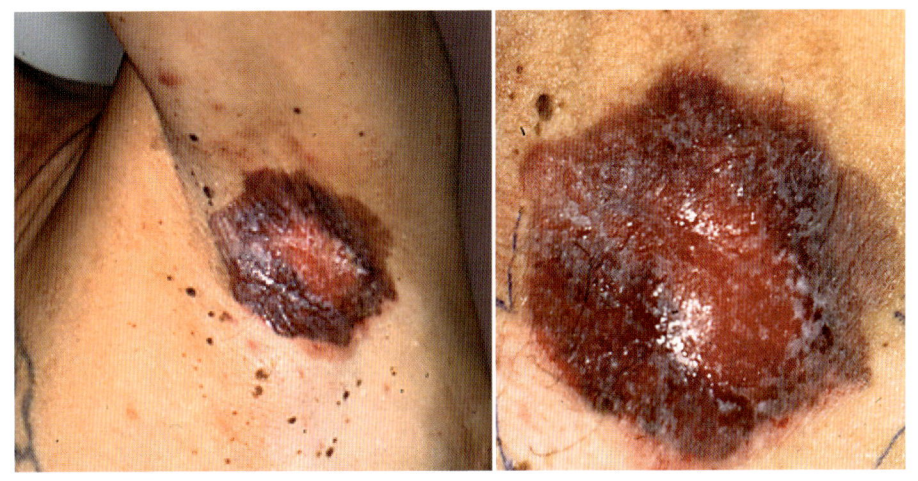

図 Ⅶ-12　10年前から皮疹に気づいている．左腋窩に 8 cm 大の境界明瞭な病巣

図 Ⅶ-13
（図Ⅳ-23 および図Ⅳ-32 と同一症例）
外陰部に 8 か所と両側腋窩に病巣が確認できた．初診時は，矢印の紅斑だけ気づかれていた．その他の外陰部の病巣と，腋窩の病巣に患者は気づいていない．

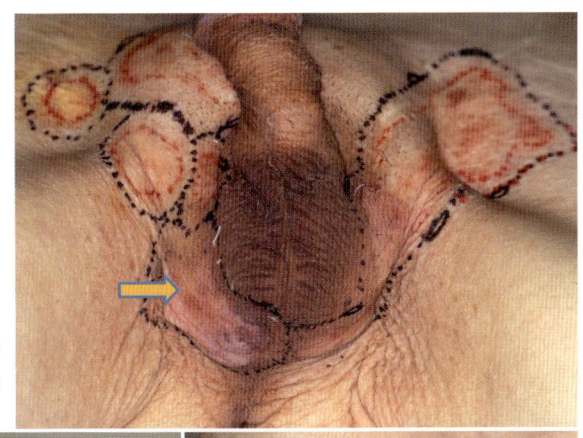

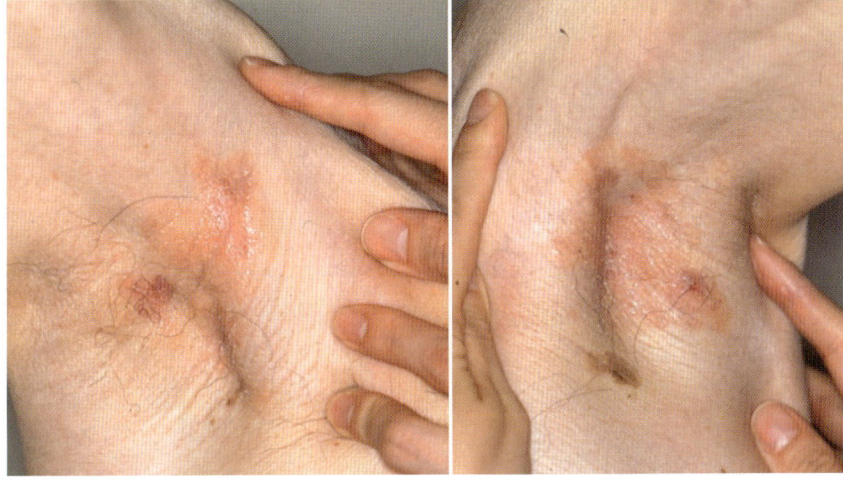

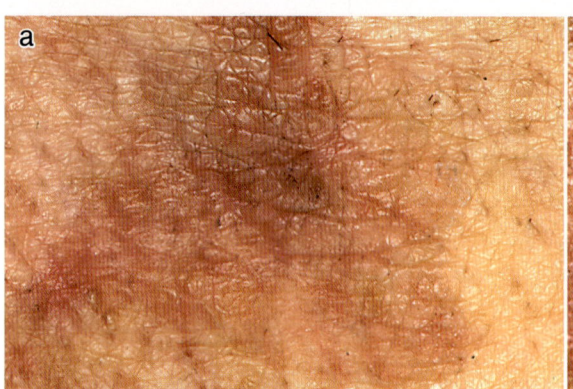

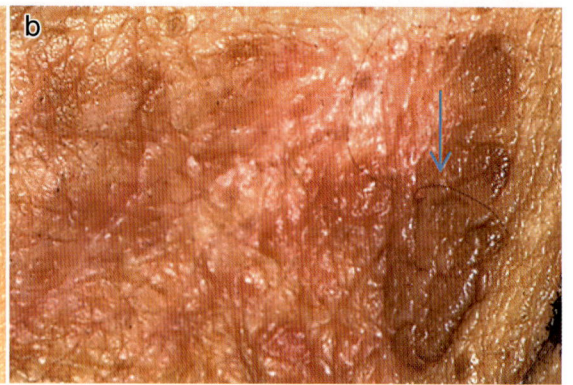

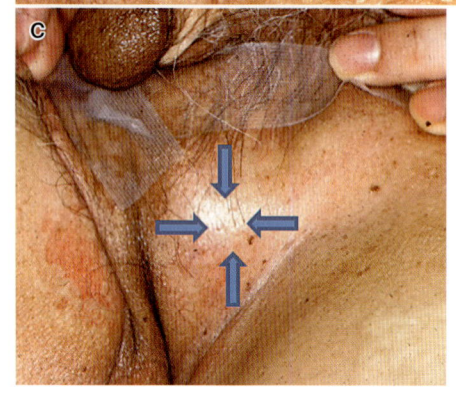

図 Ⅶ-14
外陰部と両側の腋窩に発生した症例（図Ⅳ-27 と同一症例）
（図Ⅳ-27（p.77）の外陰部と腋窩（弱拡大）の症状を参考にしてください）
ⓐ, ⓑ両側腋窩の病巣の拡大図（ⓐ右側, ⓑ左側）（ⓑの矢印部分は老人性疣贅である）
ⓒさらに3年後に新たに陰嚢裏面に小さい紅斑性病巣が1か所発生した．

例）は，両側腋窩に皮疹がある．この場合の外陰部病巣は，女性では1例であるが全周囲型の症例であり，男性では陰嚢内に3〜8か所多発を示した（陰嚢数珠状型1例と陰茎偏倚型2例）．つまり，後述するが，女性，男性に共通して外陰部での広範囲の多発病巣の症例に，両側腋窩の病巣を併発していることが指摘できる．

また，腋窩の左右の病巣はほぼ同じ大きさであり，淡紅色あるいは低色素斑を伴う境界不明瞭な斑からなり，性状もよく似ている．文献的には，1991年の Imakado らの両側腋窩の2症例の報告は，いずれも男性の外陰部症例に併存したものである[11]．

＜実際例4＞
79歳，男性．初診時，両側陰嚢に襟巻き様に多数の紅斑を認めた．また，患者は気づいていないが，両側腋窩にも病巣を認めた．腫瘍境界は，外陰部も腋窩も不明瞭な部分が多く，最終的には外陰部に8か所と両側腋窩の計10か所に多中心性の病巣が確認できた．外陰部の異なる病巣の糜爛を伴う2か所で浸潤癌化を認めている（図Ⅶ-13）．

＜実際例5＞
70歳，男性．陰茎基始部に境界明瞭な皮疹がある．1か所に真皮内浸潤を認める．また，両側腋窩には本人の気づかない境界不明瞭な淡紅色斑を診察者が発見した．さらに術後3年目に，陰嚢の裏面に小さな紅斑病巣が出現し，外陰部に2か所，腋窩に2か所，計4か所に多発した症例である（図Ⅶ-14）（第Ⅳ-4項（p.76〜）を参考にしてください）．

i. 外陰病巣の術後7年目に5mm大の腋窩病巣を発見した女性症例について
65歳，女性．夫が同症で手術治療を受けたすぐ後，以前からあった外陰部の瘙痒症状が気になり，自ら婦人科を受診し手術治療を受けた（第Ⅷ-1項（p.137〜）を参考にしてください）．その後，定期検診を行うときに，いつも腋窩の診察を行っていたが，7年目の検診時に，本人から右腋窩に数mm大の淡紅色斑

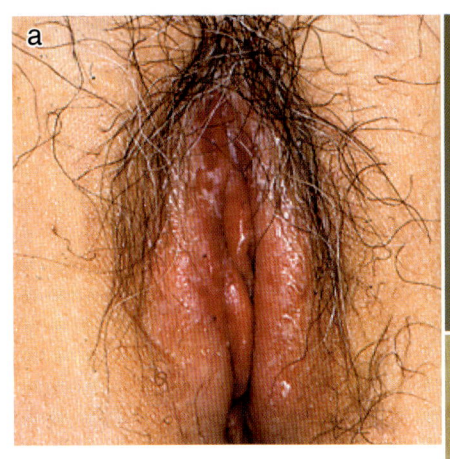

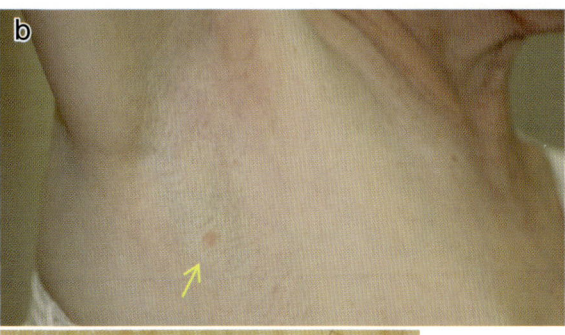

図 Ⅶ-15
（図Ⅷ-2 と同一症例）
ⓐ 婦人科受診時
ⓑ, ⓒ 7 年目に右腋窩に数 mm 大の淡紅色斑が発生してきた（ⓒは拡大像）．

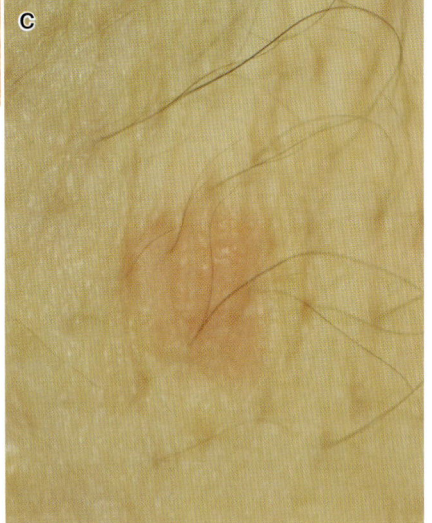

表 Ⅶ-1　腋窩単独例と外陰部との併存例との比較

		腋窩単独例	外陰部との併存例
男：女		2：1	7：1
年齢		81 歳（68〜93）	72 歳（62〜81）
皮疹	性状	紅斑，糜爛，腫瘤	脱色素斑〜淡紅色斑
	境界	明瞭	不明瞭
	真皮浸潤	33％（1/3）	0％（0/8）
	両側性	0％（0/3）	38％（3/8）

があると教えられた症例である（図Ⅶ-15）．この症例では，外陰部も腋窩も，患者自身が申告したことになる．

j. 腋窩単独の症例と外陰部に併存する症例の比較

両者の間には，診断時にも役立つ相違点がいくつかある．それを表Ⅶ-1 にまとめた．

k. 無疹部の腋窩生検について

上述のように，外陰部の乳房外 Paget 病症例のなかには，腋窩病巣を併発するものが確かにある．これを重視して，外陰部乳房外 Paget 病症例において，「腋窩に目で見える皮疹がないにもかかわらず，ランダムな生検を行うと乳房外 Paget 病が発見される．その場合，腋窩の手術治療も行うべきである」との考えがある．この考えについて，その変遷をまとめておく．

1979 年に Ueki, Kohda は今日でいう triple Paget の症例で，一方の腋窩では肉眼的にほとんど正常

の皮膚に Paget 細胞を見いだしたとした[12]．ただし，反対側の腋窩は小さな脱色素斑であったようである．その後，本邦で，多数例で腋窩および乳房部の無疹部皮膚の生検結果が報告された．その結果は 13〜50％の頻度で無疹部に Paget 様細胞が検出されている（1985 年桐：37.5％，1988 年高槻：35％，1992 年中岡：23.1％，1995 年斉藤：18.8％，1996 年三木：22％，1997 年北島：17.9％，1999 年梶：50％，2001 年木根淵：13.6％など）．これらの報告では，無疹部であっても乳房外 Paget 病が高率に腋窩に発見され，その手術治療も行ったことを強調するものが多い．

一方，同様の検索を行い，1992 年に上出らは 16 例中 0％[13]であったと報告している．我々の施設でも約 40 例で両側腋窩の無疹部を検討した結果（Cytokeratin 7 の免疫染色を併用）は，やはり 0％であった[14]．

陽性を強調する論文では表皮内の澄明細胞をもって Paget 細胞と診断している．しかし現在では，Toker 細胞が乳輪や外陰部に存在し，同様の澄明細胞として見えることが分かっている．あるいは Pagetoid dyskeratosis との区別も必要である．以前の論文ではこうした検証はなされていない．

我々は，腋窩無疹部の生検は，今後は基本的には不要であると考える．発症のごく当初は目に見えない Paget 病巣が腋窩に存在する可能性も，ないわけではない．しかし，陽性であるからといって，治療が必要である根拠はない．注意深い観察で臨床的に疑う皮疹を呈して，初めて対応するので十分であることは，これまで述べてきたことから明らかである．明らかな皮疹出現を見てから治療しても，治療に困難を覚えることはない．実際，自験 4 例の腋窩の後発病巣の全例は手術により，完治している．

VII-3 乳房部，胸部，腹部の乳房外 Paget 病

乳房外 Paget 病が外陰部，肛囲，腋窩以外にも発生することがある．乳房部，上腹部，臍部，下腹部，腰[15]などであり，さらに眼瞼や外耳道にも生じるとされている．自験 230 例の乳房外 Paget 病中では 3.5％が相当する．斎田は前胸部に生じた症例の報告のなかで，アポクリンの分布する部位ではないことから異所性乳房外 Paget 病（ectopic extramammary Paget's disease）と呼称した[16]．しかし，乳房外 Paget 病とアポクリン腺との関係は無視こそできないが，必須のものとは断定できない．このため，論理的問題からも，また二重否定的な語彙の問題からも，この用語は本書では用いない．

また，眼瞼や外耳道の乳房外 Paget 病の報告の原著を読むと，それらの症例がそれぞれの部位の浸潤癌から表皮に進展した続発性であることが分かる[*6]．原著では，続発性であることを明記しているが，後の人々が引用するときに，いかにも原発性の乳房外 Paget 病が特殊な身体部位に生じた例かのように間違って扱われている．

好発部位以外の症例では，乳房外 Paget 病の臨床診断は困難で，Bowen 病や，色素沈着の強いときには悪性黒色腫と誤診することもある．病理組織検査で初めて診断することになる．しかし，翻って

脚注

[*6] 眼瞼の乳房外 Paget 病として引用される Knauer の原著（Trans Am Acad Ophthalmol Otolaryngol 67：829, 1963）では，「Moll 腺の癌が下床にあり，そこから乳房外 Paget 病が発生した」と記載している．一方，耳介の乳房外 Paget 病として引用される Fligiel の報告（Cancer 36：1072, 1975）と，Gonzalez-Castro の報告（Br J Dermatol 138：914, 1998）も，いずれも「underlying carcinoma（ceruminous gland carcinoma）が存在する」と明記している．

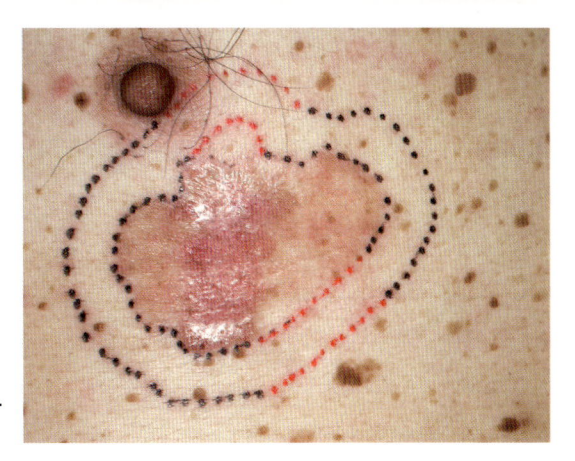

図 Ⅶ-16
男性の，乳輪近傍に生じた乳房外 Paget 病．
In situ 病変である．

その臨床を見直すと，臨床像は，好発部位に生じる通常の乳房外 Paget 病のものと大差ないということが分かる．

a. 胸部あるいは乳房の乳房外 Paget 病

　胸部，ときには乳房部に，皮膚原発の乳房外 Paget 病が発生することがある．特に乳房部では，乳癌に伴う「乳房 Paget 病」との異同が問題になる．歴史的には，①Sir James Paget が「乳輪・乳頭に "湿疹性" 病巣のある症例に後に乳癌が発見されることがある」と指摘したことに始まり，②これを乳房 Paget 病と呼称し，③Croker が外陰部に同様の紅斑性病巣の症例を指摘し，乳房外 Paget 病と呼称，④乳房 Paget 病は乳癌からの進展であり，⑤乳房外 Paget 病は皮膚原発の場合が主である，ことが分かってきた．そのなかで④の乳房 Paget 病については，乳癌が併存することが多いが，乳癌が確認できない症例もあることも以前から指摘されている．そして，そうした症例の予後は良好で，腋窩リンパ節転移や遠隔転移がなく，生命予後も問題ないことが報告されている．そのなかには，組織学的検索が結果的には不十分で実際には乳癌を併存していた症例が含まれる可能性はあるが，乳房の皮膚に原発した乳房外 Paget 病の可能性も十分にある．この 2 者を術前に完全に鑑別することは必要であるが，実際には乳癌からの続発であることが臨床的に明らかであることが多く，また乳頭の生検を十分な広さで行い，乳管を含むようにすれば，組織学的にも乳管内乳癌を証明できることが多い．肛門周囲の乳房外 Paget 病ほどには議論されないのは，このためと思われる．

　"乳房に生じた乳房外 Paget 病" は逆説的なタイトルが魅力的なのか，ときに学会報告されている[17)18)]．上述のように，皮膚原発性なのか，乳癌続発性なのかを区別する努力が必要であるが，臨床的には微小な乳癌の存在が術前に把握できないことが実際にある．また，病理組織学的に免疫染色による鑑別も，理論的には困難である．なぜなら，乳房外 Paget 病と乳癌とはいずれも，アポクリン腺由来である可能性が高く，免疫染色もその方向での検索が中心となり，差異を強調するのが困難だからである．では，両者の鑑別を何で行うかということになるが，むしろ臨床像で鑑別が可能であるといえる．

　症例は稀であり，自験例は 3 例(0.9%)のみである．1 例は下腹部の eccrine porocarcinoma 男性の，右前胸部に淡紅色の部分的に光沢のある病巣の症例(図Ⅶ-16)，1 例は 91 歳，男性の右乳頭乳房に病巣がみられたものである(図Ⅶ-24)．そのほかに，女性の躯幹数か所に多発したなかの 1 か所が，乳頭を囲んだ部分に分布を示していたものである(図Ⅶ-23)．

図Ⅶ-17
男性の下腹部(恥丘部)の乳房外 Paget 病.恥毛内に発生している(ⓐ剃毛前,ⓑ剃毛後).

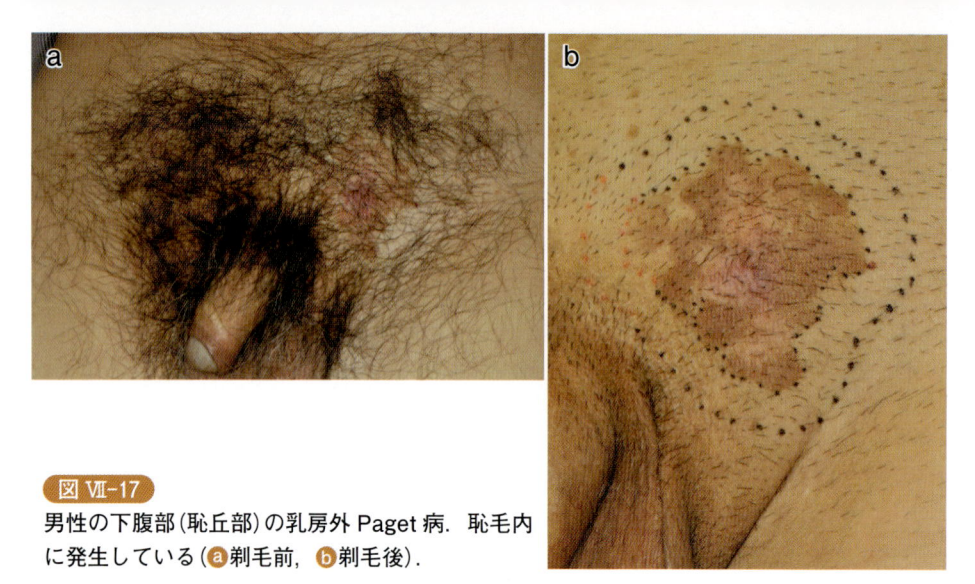

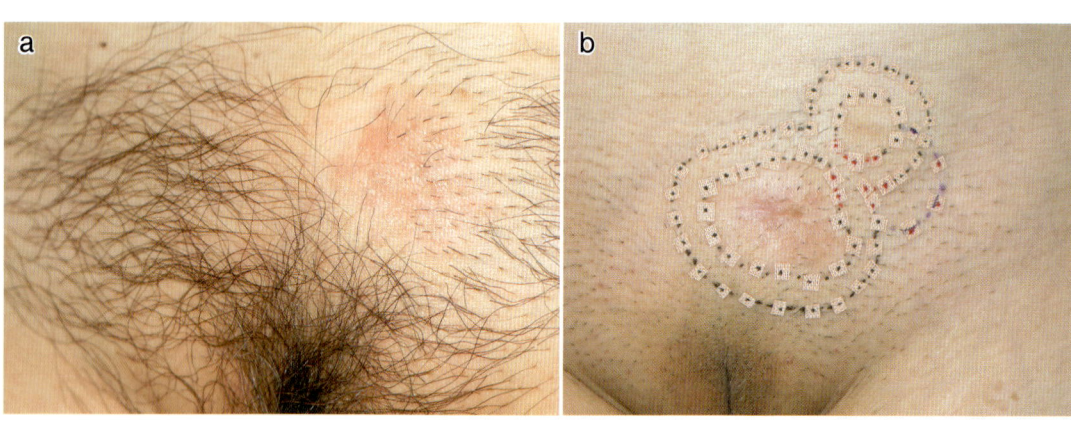

図Ⅶ-18
女性の下腹部(恥丘部)の乳房外 Paget 病.恥毛内に発生している(ⓐ剃毛前,ⓑ剃毛後).

b. 下腹部の乳房外 Paget 病

「下腹部と外陰部との境界はどこなのか」を真剣に討議することは通常ないだろう.外陰部とは,「生殖に関与する器官のなかで体外に露出しているもの」と定義される.男性では陰茎,亀頭,陰囊であり,女性では膣,陰唇,陰核である.「恥丘(陰阜も同義)や会陰を外陰部に含めるのか」についての定説はない.

一般的には恥丘は下腹部の一部とされており[19],この項でもそのように取り扱う.下腹部の乳房外 Paget 病症例においては,外陰部と同様に単発例もあれば,多発例もある.また,外陰部と併存する症例もある.男性では陰囊,女性では陰裂とは明らかに隔絶した恥丘側のものである.しかし,どの症例でも皮疹の存在部位は恥毛の存在する範囲内であることは特徴的である(図Ⅶ-17,18).

c. 下腹部は女性に多い

自験例では80%(5例中4例)が女性である(図Ⅶ-18〜20).実は発生学的に,恥丘部は陰囊や大陰唇と同じ原基(陰囊陰唇隆起)から発生したと考えられる(第Ⅵ章(p.109〜)を参考にしてください).つまり,恥丘を含む下腹部の恥毛発毛部は,外陰部の中にまとめてしまうのも一つの考え方である.特に女性では恥丘が発達しており,この部分は,大陰唇,小陰唇および膣前庭とともに外陰部に含むとするものも

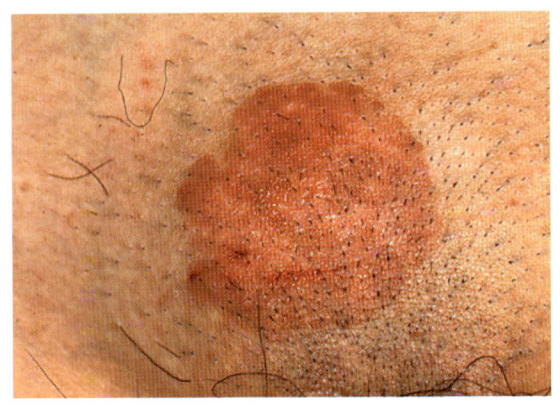

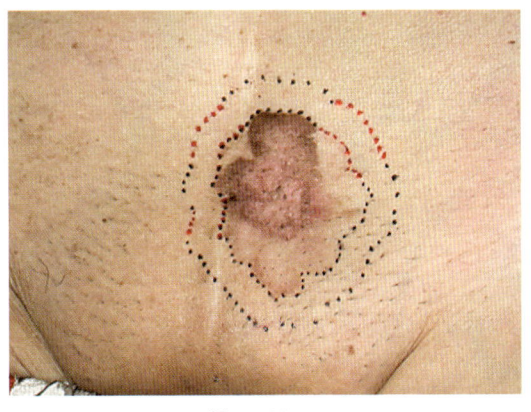

▲図 Ⅶ-19　　　　　　　　　　　　▲図 Ⅶ-20

図 Ⅶ-19, 20　下腹部（恥丘部）の症例は女性に多く，いずれも恥毛発毛の範囲内に生じている．

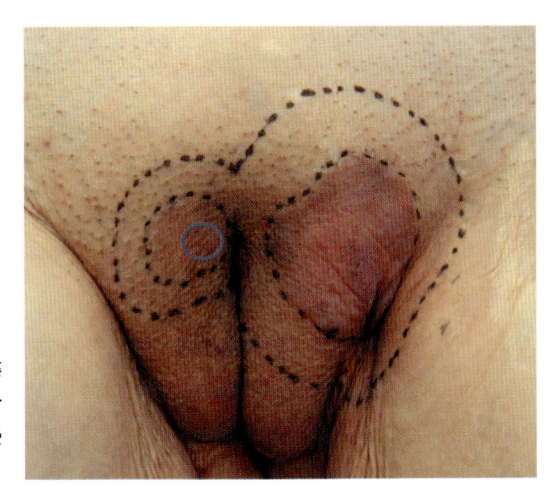

図 Ⅶ-21　恥丘でも陰裂の近くに分布し，陰裂中心に左右に見られる左右二分型に近い症例である（青丸印は浸潤癌化部分）．

ある[20]．

　実際にも恥丘部のなかでもさらに陰裂寄りに分布する症例では，女性外陰部の左右二分型に近い症例に出会う（図Ⅶ-21）．

d. 男性の場合は，陰嚢の多発症例で下腹部（恥丘部）にも病巣を持つことがある

　男性の陰茎偏倚型で，陰茎周囲に生じた病巣が下腹部方向に拡大する可能性は，容易に推測できるし，そのような症例は珍しくない．さらに興味ある事例としては，男性の数珠状型では，明らかに陰嚢内に多発したものの一部が下腹部（恥毛分布内）にも生じることがあることである．これは恥丘部が陰嚢と同じポテンシャル（乳房外 Paget 病発生の）を有していることを示している（図Ⅶ-22）．

e. 片側の下腹部，前胸部，乳房部，腋窩に多発した症例

　乳房外 Paget 病が，身体の非好発部位に生じ，しかも多発する現象は，稀ではあるが存在する．自験例では 230 例中 1 例（0.4％）である．

　その症例は 89 歳，女性で，下腹部に大きな糜爛した境界明瞭な病巣があり，乳房部，前胸部，腋窩にも病巣が多発して認められた．すべて右側に分布していた．それぞれの病巣は大部分境界明瞭であったので，数回に分けて，すべての手術過程を局所麻酔下で 1〜0.5 cm の切除ラインで切除し，下腹部はメッシュ植皮，そのほかは単純切除法で，治療を完成させた症例である．すべて *in situ* 病変である

Ⅶ．外陰部以外の乳房外 Paget 病の特徴　133

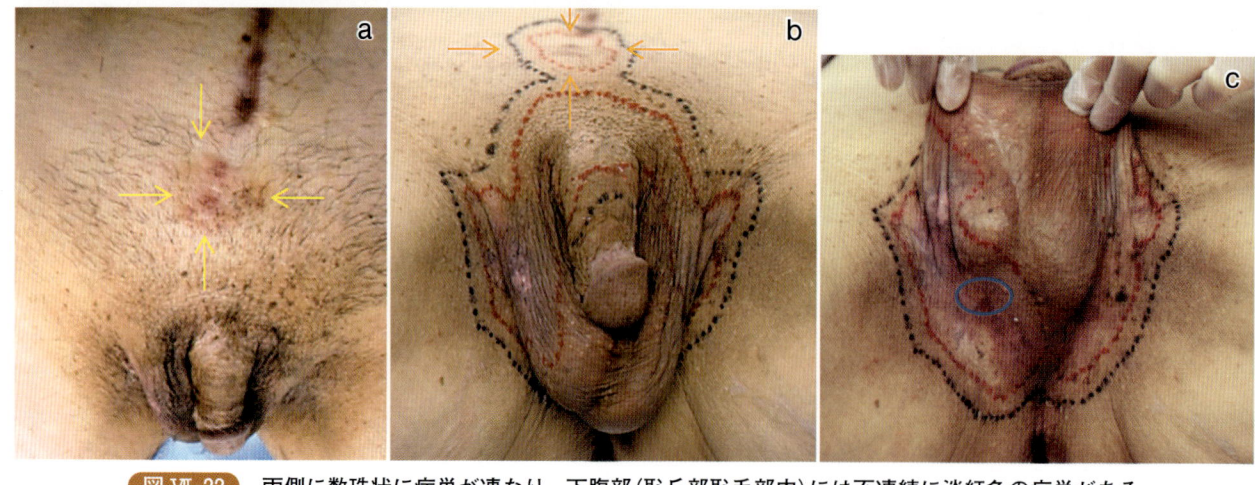

図Ⅶ-22　両側に数珠状に病巣が連なり，下腹部（恥丘部恥毛部内）には不連続に淡紅色の病巣がある（下腹部の皮疹に患者は気づいていない）（ⓒ青丸印は浸潤癌化部分）．

（図Ⅶ-23）．
　このように多発する症例の報告は散見され，論文や学会抄録からは，1934年の小島の報告以降，2008年までに55例を数えることができる[21)〜23)]．そのなかの76％（42例）が躯幹の前面に生じており，その半数は前胸部（乳房部）の症例であり，上腹部，臍下腹部の順に多い．背面に生じた報告はある[24)]．

f. Milk line との関係

　このことから，副乳の生じやすい領域，いわゆる milk line に，乳房外 Paget 病多発の部位が一致するという考え方は一見説得力がある．そして，「発生のある時期までは乳腺の原基であった部分が，その後，抑制されて胸部第4肋間の一対以外は退化する」，そして「いったん退化しても存続していた原基関連の細胞が高齢者になって内分泌などの環境変化の影響を受け腫瘍細胞となって再度増殖する」というシナリオも魅力的ではある．
　しかし van der Putte (Mammary-like glands of the vulva and their disorders. Int J Gynecol Pathol 13：150-160, 1994) は，ヒト胎児における mammary ridge が腋窩から胸部に至る範囲にしか生じないことを示し，ヒトでの milk line を根拠にした各種の疾患の説明を，理論先行の一種の神話にすぎないと断じている．

g. 非好発部位の乳房外 Paget 病皮疹の性状について

　非好発部位のこれらの乳房外 Paget 病の皮疹の性状に，特別のものはないとしてよい．腫瘍境界線が明瞭な上腹部の症例を報告している文献では，36例のうち15例が境界明瞭，6例が不明瞭または脱低色素斑で，比較的境界明瞭な症例が多いことを示している[21)]．
　乳房部での皮疹の性状は興味深い点がある．乳癌に併発する通常の乳房 Paget 病では，皮疹の境界は明瞭で，正円形を呈し，その性状も単調な紅斑で，ときに湿潤・痂皮を形成して受診に至ることが多い（第Ⅸ-3項(p.159〜)を参考にしてください）．一方，乳房の皮膚に原発し，乳癌を伴わない，いわゆる"乳房の乳房外 Paget 病"では，皮疹は異なっている．むしろ，外陰部の場合と同様の皮疹であり，境界は不分明なことがあり，脱色素斑を伴うこともある（乳癌に伴う乳房 Paget 病では脱色素斑を伴う症例は経験がない）．また，形状も正円形ではなく，不規則な形状を含んでいる．その典型例を図Ⅶ-24に示す（鑑別点は表Ⅸ-3(p.168)を参考にしてください）．

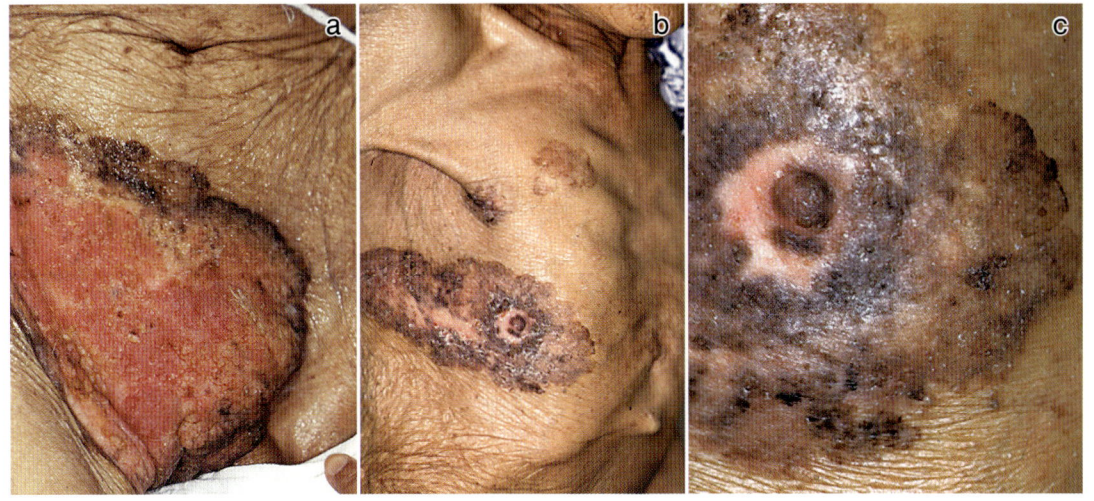

図 Ⅶ-23　下腹部(ⓐ)に大きな糜爛した境界明瞭な病巣があり，乳房部，前胸部，腋窩(ⓑ)にも多発病巣が認められた．すべて右側に分布している．ⓒは乳房部の拡大であるが，乳頭はきれいに保たれているので，乳房外 Paget 病と臨床診断できる．

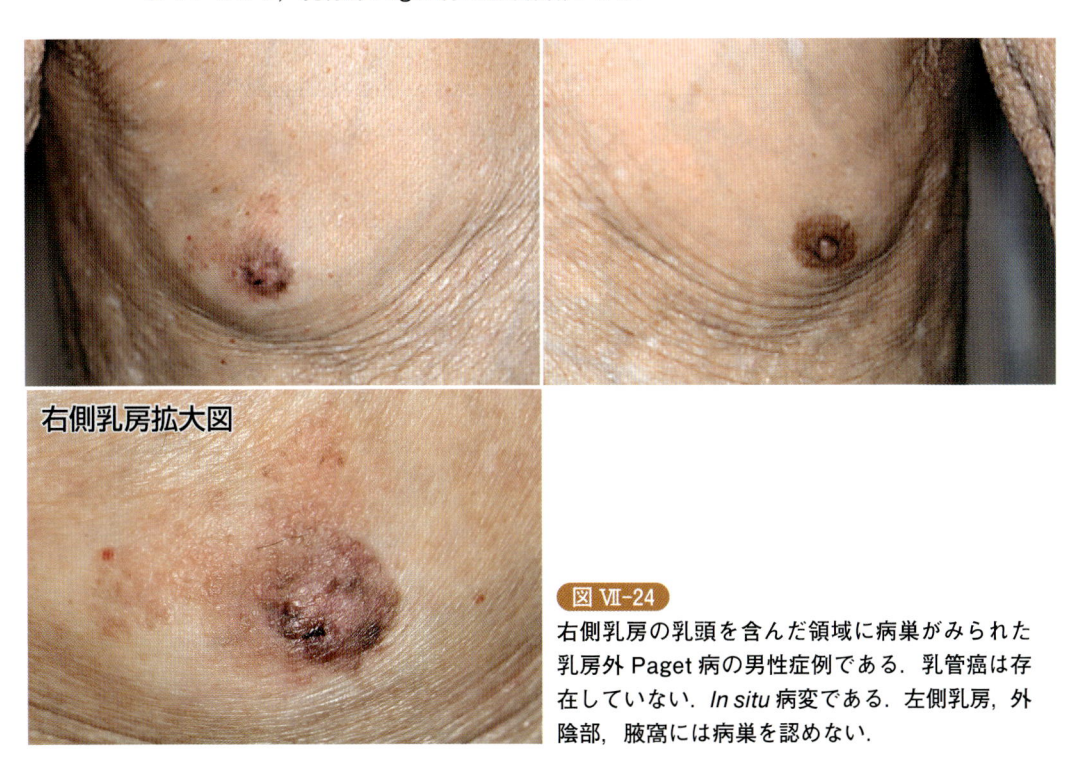

右側乳房拡大図

図 Ⅶ-24　右側乳房の乳頭を含んだ領域に病巣がみられた乳房外 Paget 病の男性症例である．乳管癌は存在していない．*In situ* 病変である．左側乳房，外陰部，腋窩には病巣を認めない．

文献

1) 石原和之：全国アンケートの集計と説明．Skin Cancer 9(1)：37-43，1994．
2) Kawatsu T：Triple extramammary Paget's disease. Arch Dermatol 104：316-319, 1971.
3) 大藤由佳：腋窩 Paget 病の 1 例．西日本皮膚科 72(3)：303，2010．
4) 知念多恵子：Triple extramammary Paget's Disease の 1 例．Skin Cancer 15(2)：121-125，2000．
5) 山中快子：腋窩乳房外 Paget 病と腋窩・外陰 double Paget 病．臨皮 60(11)：1046-1048，2006．
6) 長江哲夫：Triple extramammary Paget 病の女性例．臨皮 52(7)：561-563，1998．
7) 大西誉光：腋窩 Paget 病の 1 例．皮膚臨床 36(2)：219-222，1994．
8) 水戸部知代：若年発症の色素斑を呈した Paget 病．皮膚臨床 41(8)：1329-1332，1999．

9) 岡本　崇：左腋窩に限局した乳房外 Paget 病の 1 例．臨皮 62(7)：506-508，2008．
10) Murata Y：Multicentricity of extramammary Paget's disease. European Journal of Dermatology 17(2)：1-2, 2007.
11) Imakado S：Two cases of genital Paget's disease with bilateral axillary involvement：Mutability of axillary lesions. Arch Dermatol 127：1243, 1991.
12) Ueki H：Multilocular of extramammary Paget's disease. Hautarzt 30：267-270, 1979.
13) 上出良一：外陰部 Paget 病患者における潜在的腋窩病変の検討．皮膚 34：643-644，1992．
14) 髙井利浩：外陰部乳房外 Paget 病患者での腋窩無疹部生検の検討．日皮会誌 123：2257-2261，2013．
15) 福安厚子：左腰部に生じた異所性 Paget 病の 1 例(会議録／症例報告)．第 26 回日本皮膚悪性腫瘍学会学術大会プログラム・抄録集，p. 132，2010．
16) Saida T：Ectopic extramammary Paget's disease affecting the lower anterior aspect of the chest. J Am Acad Dermatol 17：910-913, 1987.
17) Takeuchi T：Paget's disease arising near a male areola without an underlying carcinoma. J Dermatol 26：248-252, 1999.
18) 石井貴之：乳房に生じた乳房外パジェット病の 1 例．第 22 回皮膚悪性腫瘍学会抄録集，2006．
19) 窪田金次郎：腹部．Oberflachen Anatomie des Menschen，朝倉書店，pp. 147-148，1992．
20) 坂井建雄(編)：Ⅵ 生殖器．人体の正常構造と機能，日本医事新報社，p. 5，2003．
21) 清原忠彦：左上腹部に生じた異所性乳房外パジェット病の 1 例．Skin Cancer 23(2)：215-220，2008．
22) 亀井さくら：下腹部に生じた異所性乳房外 Paget 病の 1 例．日形会誌 28：38-42，2008．
23) 荘司　弘：上腹部に生じた異所性乳房外 Paget 病の 1 例．日形会誌 28：34-37，2008．
24) 柴田真一：陰部と右背部に生じた double paget 病の治療例．第 56 回日本皮膚科学会中部支部学術大会抄録集，2005．

VIII. 稀に出会う興味深い症例

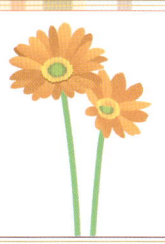

VIII-1 夫婦発生例

　本来は他人である夫婦に，乳房外Paget病が発生した症例に出会った．疾患そのものが稀であるので，夫婦内にこの疾患が発生することは，驚くほど稀なこといえる[1]．

　夫は70歳．1999年6月初診．初診の5年前から外陰部の紅斑と糜爛に気づいている．左陰茎起始部を中心に拡大した紅斑性局面と，これとは連続性のないもう一つの紅斑性病巣が右側陰嚢側にある（図VIII-1）．陰嚢の2か所の多発症例である．術後10年間の経過観察中には，腋窩病変は生じていない．

　妻は65歳．夫が乳房外Paget病の治療を行った半年後の2000年4月に，妻は自分にも瘙痒性皮疹が外陰部にあるため，自ら婦人科を受診した．大陰唇を取り巻くようにびまん性紅斑があり，白苔と糜爛を部分的に認める（図VIII-2-ⓐ）．婦人科で両側大陰唇の単純切除が行われた．この妻に，その後の経過観察5年目に，右腋窩に数mm大の淡紅色紅斑性病巣が発生してきた．外陰部と腋窩に病巣を持つ女性としては珍しい症例である（図VIII-2-ⓑ）．

　夫婦間に血縁関係はなく（家系図をご持参いただき確認した），その他に同症の家族はいない．組織学的にはいずれも *in situ* 病変である．妻に対してHPV-DNAの検査をPCR-RFLP法（polymerase chain reaction-restriction fragment length polymorphism）で行ったが，陰性であった[1]．

　当科では，基底細胞癌の夫婦例，有棘細胞癌の夫婦例も経験している．これらは比較的罹患頻度が高い疾患であるから，偶然に夫婦に発症する可能性はある．あるいは紫外線曝露などの環境因子の関与が夫婦両者に影響した可能性もありうる．しかし，乳房外Paget病の発病機序が明らかでないなかで，夫婦に生じる偶然性は非常に興味深いことである．その理由は，①頻度の低い疾患であること，

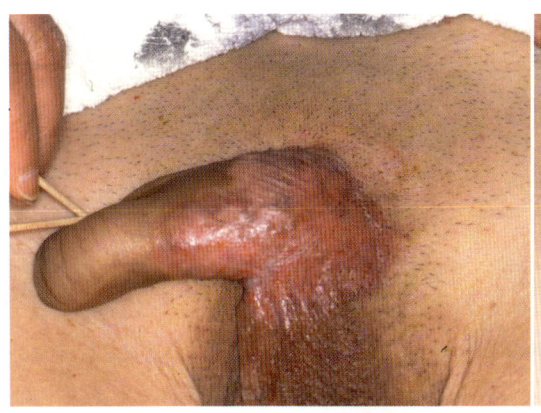

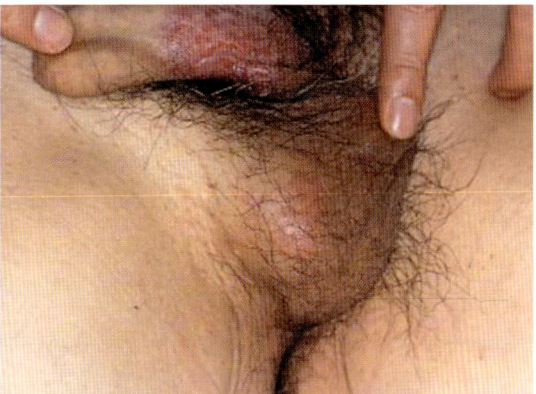

図VIII-1　夫婦例の夫．2か所に病巣を持つ．

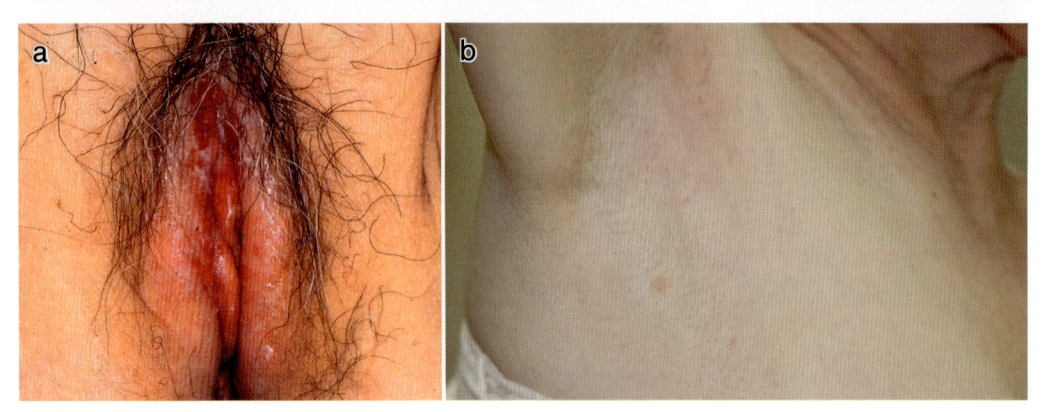

ⓐ外陰部の症状　　　　　　　　　　ⓑ経過観察 5 年目に，右腋窩に数 mm 大の淡紅色紅斑
　　　　　　　　　　　　　　　　　　性病巣が発生

図Ⅷ-2　　夫婦例の妻（図Ⅶ-15 と同一症例）

②誘因，遠因となる事象が全く不明であること，の 2 つである．
　①頻度については，石原らの報告では，我が国における人口 10 万あたりの乳房外 Paget 病の罹患率は 0.0859 人/年であり[2]，兵庫県の皮膚科常勤医師のいる 44 施設を対象に行った調査では，0.549 人/年である[3]．いずれにしても乳房外 Paget 病の罹患率は低い．仮に 10 万人に 1 人/年としても，任意の 2 名が乳房 Paget 病である確率は 100 億分の 1 となる．夫婦となるべき同一世代に限ればもっと微小な確率となる．全地球的なレベルでも稀な現象といえる．
　②有棘細胞癌，基底細胞癌，悪性黒色腫などでは，紫外線，砒素，タール，human papilloma virus などの影響はよく知られている．ところが，乳房外 Paget 病の原因として挙げられるものは，何一つ分かっていないのが現状である．PCR 検査で乳房外 Paget 病とウイルス感染の関連も否定的であるし[4]，今回の症例でも陰性であった．
　しかし，一方で，稀ながら乳房外 Paget 病では，親子，兄弟などの同胞内発生がある[5]（第Ⅱ-3 項(p.14～) を参考にしてください）．そのなかには，なんらかの遺伝的素因が乳房外 Paget 病の発生に関与している可能性が感じられる．しかし，この夫婦は血縁関係にないので，家族内発生症例に含めて遺伝的要因に帰することもできない．

　今回の夫婦例には，さらに特異な点がある．妻は外陰部病巣の治療 5 年後に異時性に，異なる身体部位（右腋窩）に数 mm 大の病巣が新生した（数 mm 大の紅斑に気づいたのは腋窩発生の可能性を教育しておいた結果で，患者自身が発見してきた）．妻には明らかに乳房外 Paget 病の素因があったことを意味する．一方，夫も初診時には陰嚢内に同時性に多中心性の大小 2 個の病巣があり，これも素因を思わせる．夫婦それぞれ通常の乳房外 Paget 病の素因があったと考えられ，非常に稀な偶然性があったと考えておきたい．これを説明するには，胎生期からの epigenetic な要因[6]がよい候補となるが，夫婦に共にそのチャンスがあった理由は説明困難である．むしろ謎はますます深まると言わざるをえない．
　最後に，2011 年に，虎の門病院から第 2 例目の夫婦例が発表された[7]．同院も当センター同様に乳房外 Paget 病症例の多い施設である．多数例を経験するなかには夫婦例も発見されるということかもしれない．つまり，「乳房外 Paget 病の発生頻度は，我々が把握しているよりも実はかなり高い」ということを暗示しているようにも思われる．

Ⅷ-2　自然消褪する乳房外 Paget 病

a. 悪性腫瘍で自然消褪現象が観察される

　癌の自然消褪は稀な現象である．しかし，Pubmed 検索を行うと，1960〜1998 年までの 39 年間に 980 症例が報告されている．そして，その 2/3 は特定の腫瘍に限られていて，悪性黒色腫，腎癌，低悪性度悪性リンパ腫，慢性リンパ球性白血病，小児の神経芽細胞腫が多い．皮膚腫瘍では悪性黒色腫が最も知られており，そのほかに Merkel 細胞癌，基底細胞癌や Bowen 病における自然消褪が報告されている．Bowen 病では，その自然消褪像が Bowen 病の臨床像の特徴そのものとさえいえる[8]．

　癌の自然消褪は，癌細胞に対する宿主の免疫反応によると考えられるが，その機序は不明である．しかし経験的には，外科的侵襲が引き金になることがあり，Everson と Cole は，176 例の自然消褪症例のうち 71 例（40%）で手術的な事柄が関与したと述べている[9]．

b. 乳房外 Paget 病にも自然消褪がある

　報告例は極めて少ない．1987 年に Archer が 1 例を報告した．62 歳，女性の肛門周囲に生じた乳房外 Paget 病に対して分割切除を行った．第 1 回目の部分切除した 9 か月目には，皮疹が既にすべて消褪していたとしている．消褪部の病理像では，真皮上層のリンパ球と形質細胞の浸潤が認められた．そして，その後も再発がないという報告である[10]．乳房外 Paget 病でも外科的侵襲が引き金になって消褪した例である．Kawatsu は「tripple Paget 病」を報告した論文のなかで，腋窩の病巣で中心治癒傾向を示す臨床像を示している部分は，自然消褪していることを意味するという考察をしている[11]．

　次に，自然消褪を観察した 2 例の乳房外 Paget 病を示す．

c. 浸潤癌化した原発巣と所属リンパ節腫大が共に消褪した症例[12]

　緩和的な対象治療のみで経過観察しているなかで，結果的には自然消褪を観察することになった症例である．

　93 歳の認知症の女性で，入居施設の職員が，数か月前に外陰部の腫瘤を発見した．外陰部左側に 10×6 cm 大の浸潤性紅斑があり，その中央に 3×2×1 cm 大の腫瘍形成がある（図Ⅷ-3-ⓐ）．左鼠径部に径 1.5 cm 大の硬いリンパ節を触知する．画像上は，所属リンパ節転移以外には遠隔転移はない．CEA，LDH は正常範囲内である．疼痛と汚染，悪臭に対し軟膏療法を行った．当然腫瘍は増大を示した（図Ⅷ-3-ⓑ）．しかし，初診 9 か月をピークに，その後，ゆっくりと腫瘤は縮小し始め，周囲の隆起性紅斑も消褪し始めた．初診 23 か月後（腫瘤が最も増大してから 14 か月目）には，腫瘤も浸潤性紅斑も完全に消褪した．この時点で左鼠径部のリンパ節も触知しなくなった（図Ⅷ-3-ⓒ〜ⓔ）．

　初診時には生検の了解が得られなかったが，自然消褪がみられ始めてから生検できた．自然消褪を始めたとき（図Ⅷ-3-ⓒ）と皮疹がほぼ消褪したとき（図Ⅷ-3-ⓔ）の組織像を比較してみる．

　腫瘍は小塊を形成する大型円形の細胞からなり，淡好酸性の豊富な細胞質を持ち，核は円形で，大小不同，核小体は明瞭．腫瘍の周囲にはリンパ球様細胞が密に浸潤し，腫瘍辺縁部に縁取るように集まっている（図Ⅷ-3-ⓕ）．腫瘍内にも浸潤している．腫瘍細胞は核が細分化し，細胞質が膨化，変性するものがある．リンパ球の浸潤を近傍に伴っていて，satelite cell necrosis を思わせる（図Ⅷ-3-ⓖ）．表皮内にも腫瘍細胞の集塊がみられ，一部変性している．浸潤するリンパ球は UCHL-1 陽性の T 細胞

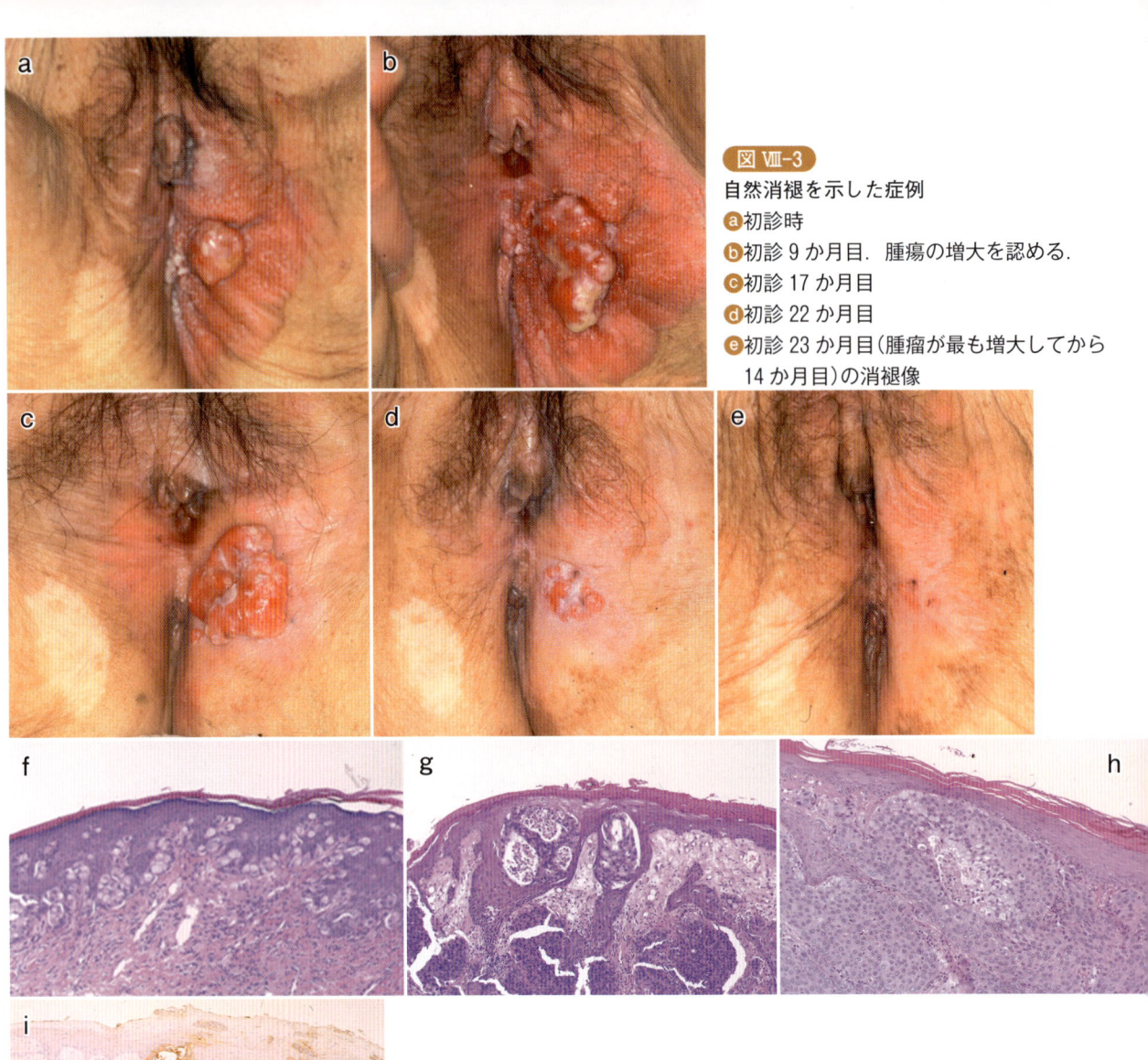

図 Ⅷ-3
自然消褪を示した症例
ⓐ初診時
ⓑ初診 9 か月目．腫瘍の増大を認める．
ⓒ初診 17 か月目
ⓓ初診 22 か月目
ⓔ初診 23 か月目（腫瘤が最も増大してから 14 か月目）の消褪像

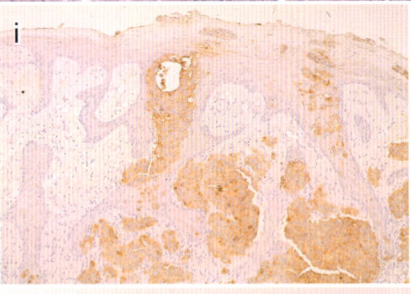

ⓕ腫瘍は小塊を形成する大型円形の細胞からなり，腫瘍の周囲にはリンパ球様細胞が密に浸潤し，腫瘍辺縁部に縁取るように集まっている．
ⓖ腫瘍細胞は核が細分化し，細胞質が膨化，変性するものがある．リンパ球の浸潤を近傍に伴っていて，satelite cell necrosis を思わせる．
ⓗ表皮内にも腫瘍細胞の集塊がみられるが，一部変性している．
ⓘEMA 染色で陽性を示す．

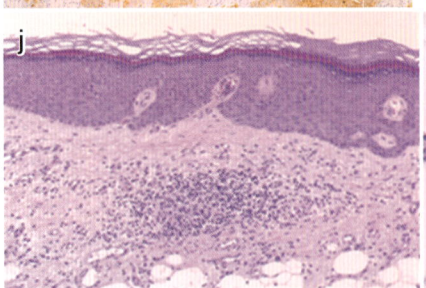

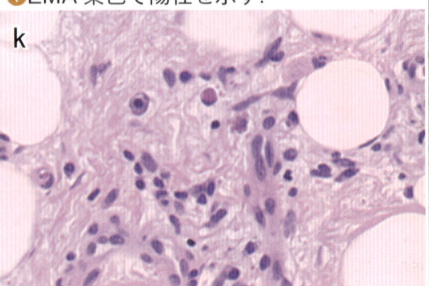

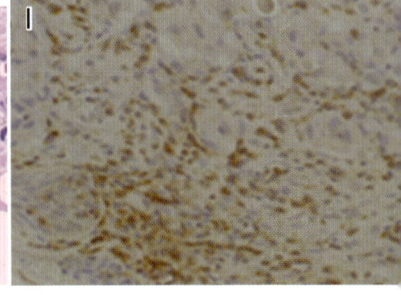

ⓙ紅斑の消褪した萎縮性皮膚の生検では，表皮には腫瘍細胞はみられない．真皮上層に，帯状の（筆者の表現ではベーコン型）の異所性脂肪組織が認められた．
ⓚ（ⓙの拡大像）真皮では上層にリンパ球，Russel body を含む形質細胞の炎症性細胞浸潤がみられる．
ⓛUCHL-1 陽性所見を示す．

が優位を占めていた（図Ⅷ-3-**h**）．腫瘍細胞は EMA 染色で陽性を示している（図Ⅷ-3-**i**）．

次に，紅斑の消褪した萎縮性皮膚の生検では，表皮には腫瘍細胞はみられない．真皮では上層にリンパ球，Russel body を含む形質細胞の炎症性細胞浸潤がみられる．また，真皮上層に，帯状の（筆者の表現ではベーコン型）の異所性脂肪組織が認められた（図Ⅷ-3-**j**, **k**）．UCHL-1 陽性所見を示す（図Ⅷ-3-**l**）．

d. 広範囲の in situ 病巣が部分消褪と拡大を繰り返した症例

1995 年 12 月初診の 82 歳，女性である．その数年前から外陰部に皮疹を認めていた．1995 年 1 月 17 日は阪神淡路大震災に見舞われた日である．避難先の関東で皮膚科を受診し，乳房外 Paget 病の診断を受けた．震災後の不安定な状態であるため手術は希望せず帰神し，当科受診．その後も手術治療を拒否し，89 歳で肺炎で死亡するまでの 6 年半，対象療法のみで経過観察した．初診 2 年後，一部に自然消褪が明らかになってきた．しかし，初診時の臨床写真でも，紅斑の中に白く抜けた像があり，既に自然消褪が始まっていたと考えられる（図Ⅷ-4-**a**）．3〜4 年後では辺縁部で活発に regression を示している（図Ⅷ-4-**b**, **c**）．6 年後には辺縁部ではやはり腫瘍増殖が進み，境界明瞭な紅斑が外側に向かって拡大しているが，一方で，病巣の中心部は明らかに自然消褪しており，右大腿内側の病巣も消褪している（図Ⅷ-4-**d**）．

自然消褪した皮疹の病理組織像では，自然消褪の境界部分で，腫瘍細胞が認められる側の真皮内に多数の単核細胞の浸潤を認める（図Ⅷ-4-**e**, **f**）．自然消褪が完了した側（白斑）では，表皮は平坦化し真皮内に垂直方向に長径を持つ拡張血管が認められるが，細胞浸潤はほとんどない（図Ⅷ-4-**g**）．

e. 乳房外 Paget 病にも自然消褪があることを知れば，その形状の理解につながる

1 例目は浸潤癌が完全に消褪する傾向を示した．しかし 2 例目では完全消褪ではなく，むしろ病巣がある部分では regression を示しながら，他方，別の部分では progression するというダイナミックな変化を観察できた．

皮膚悪性腫瘍，例えば悪性黒色腫，Bowen 病の上皮内の病巣が regression を起こしながら，一方で progression を起こす現象は周知のことである．また，基底細胞癌においても同様の現象がみられる．乳房外 Paget 病にも認められて不思議ではない．

また，外陰部 Paget 病の形状の不規則さに自然消褪を示唆するものはあるが，今までは，明らかな根拠を欠いていた．しかし，これらの自然消褪の症例は大きな意味をもたらす．

Ⅷ-3 臨床的にソーセージ様隆起があっても in situ の例

「よくまあ，ここまで我慢していたのですね！」

皮膚腫瘍は目に見えるため，そして少々大きくても生命機能に直結しないため，上記の声がけをしたくなる症例にしばしば出会う．なかんずく，乳房外 Paget 病で顕著である．そして，当然視覚的にも，日常ケアのうえでも，患者個人の心労は大きいものであろう．

こうした場合，さすがに皮膚症状は進行期のことが多いが，乳房外 Paget 病では，皮膚症状が顕著であっても，病理組織像では in situ 病変であることがある．

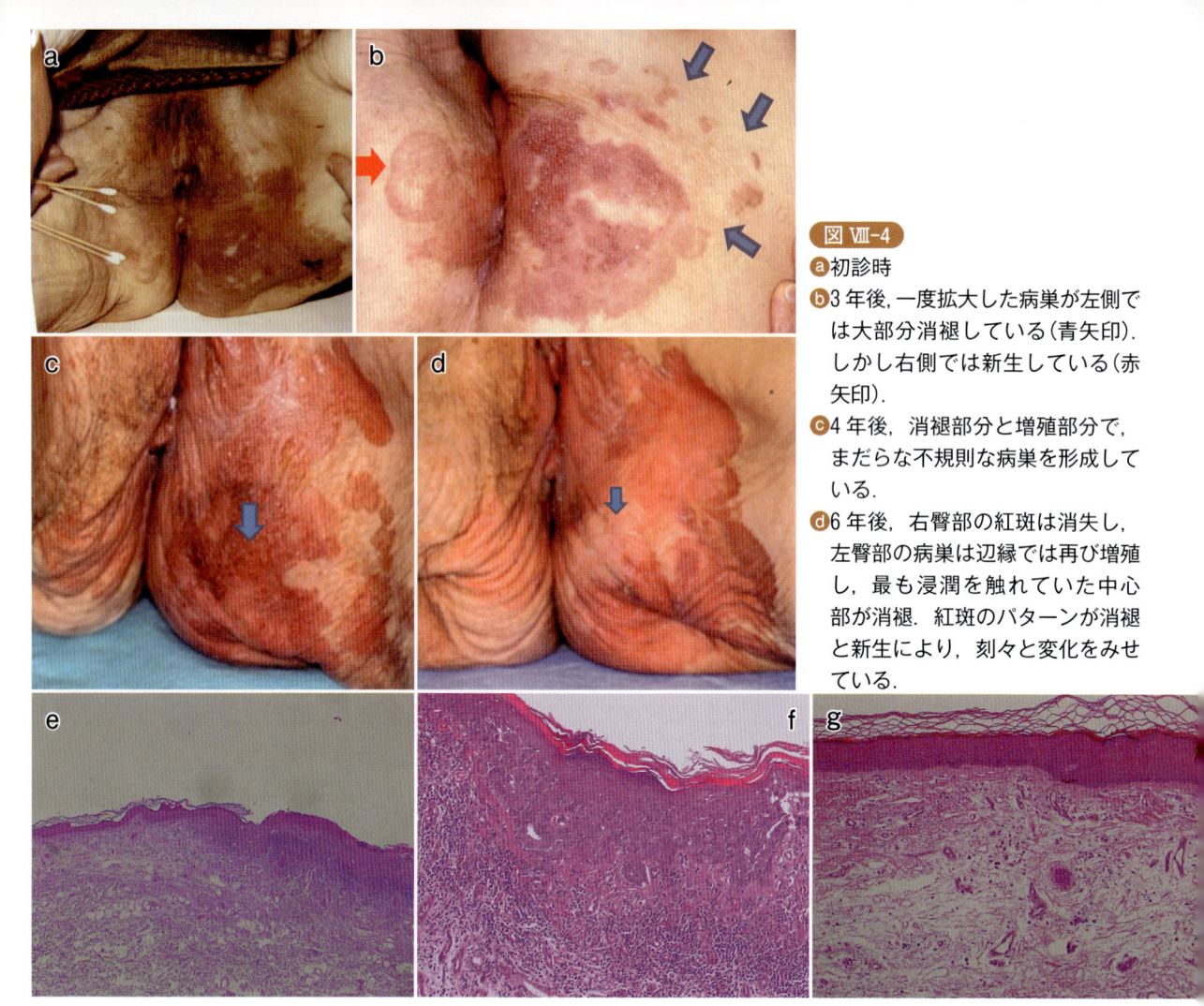

図 Ⅷ-4
ⓐ 初診時
ⓑ 3 年後，一度拡大した病巣が左側では大部分消褪している（青矢印）．しかし右側では新生している（赤矢印）．
ⓒ 4 年後，消褪部分と増殖部分で，まだらな不規則な病巣を形成している．
ⓓ 6 年後，右臀部の紅斑は消失し，左臀部の病巣は辺縁では再び増殖し，最も浸潤を触れていた中心部が消褪．紅斑のパターンが消褪と新生により，刻々と変化をみせている．

ⓔ 自然消褪の境界部分
ⓕ その拡大像．腫瘍細胞が認められる側の真皮内に多数の単核細胞の浸潤を認める．
ⓖ 自然消褪が完了した側（白斑）では，表皮は平坦化し真皮内に垂直方向に長径を持つ拡張血管が認められるが，細胞浸潤はほとんどない．

　4 年前に乳癌の手術を受けた折に，主治医に以前からの外陰部の症状について相談したところ，婦人科から外用剤の処方を受けた．その後も婦人科や皮膚科で外用剤の処方を受けてきたが改善せず，むしろ著明な疼痛を訴えて来院した．

　初診時，両側の大陰唇〜恥丘部全体が糜爛・腫脹し，また顆粒状で強い発赤を呈していた．両側鼠径部および下腹部にもその変化が続いていた（図Ⅷ-5-ⓐ）．顆粒状の部分には白苔が多数付着しており，検鏡でカンジダが証明される．触れるだけでも強い疼痛があるため，開脚は困難で粘膜部の観察が全くできなかった（図Ⅷ-5-ⓑ）．著明な顆粒状のソーセージ状塊の外観部分は，必ずしも糜爛状態ではなかった（図Ⅷ-5-ⓒ）．

　術前のケアで炎症を軽快させ全摘術を行ったが，その病理像は in situ の部分と（図Ⅷ-5-ⓓ），いわゆる"comedo carcinoma（面皰癌）"を示した（図Ⅷ-5-ⓔ）．後者は毛包と思われる皮膚の嵌入のなかで in situ 病変が，一見腫瘤状に増殖するもので，本症例の隆起の理由であったと思われる．ただし，この"comedo carcinoma（面皰癌）"という用語は，in situ であることを不明確にするので使用されること

図 Ⅷ-5

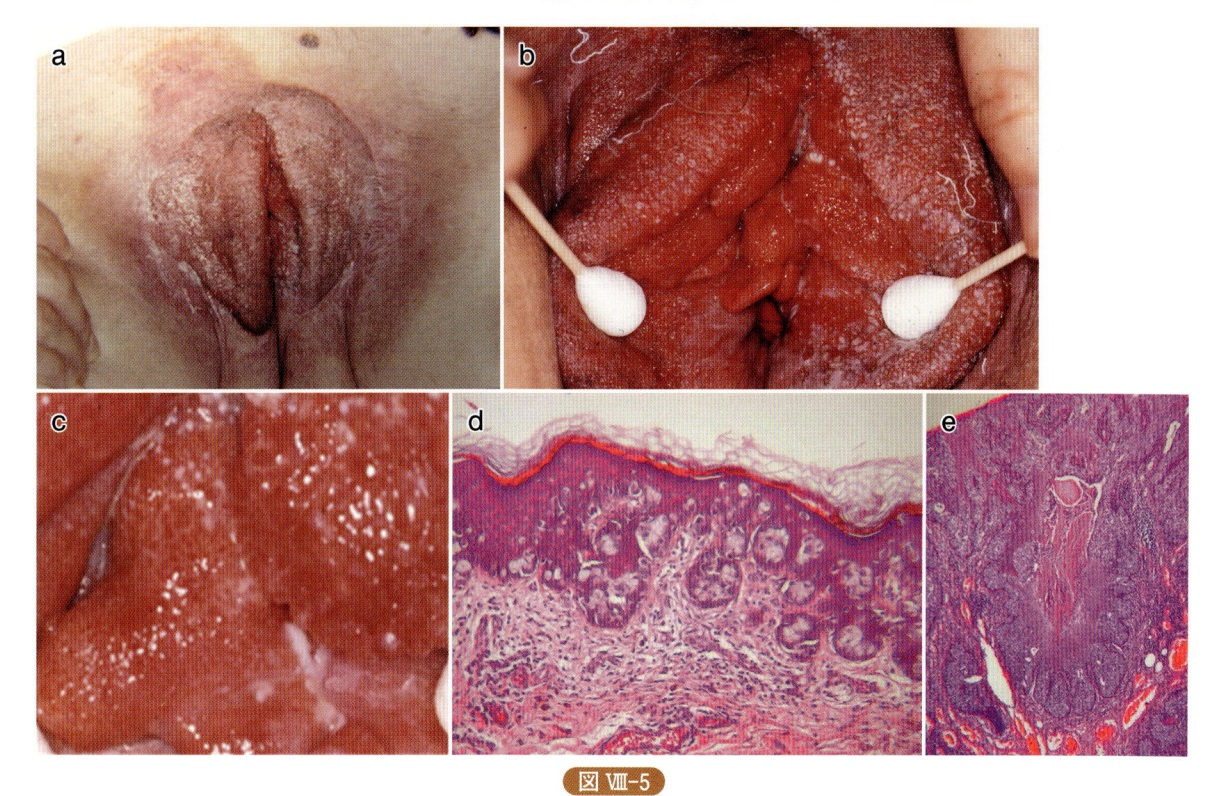

初診時，両側の大陰唇〜恥丘部全体が糜爛・腫脹し，また顆粒状で強い発赤を呈していた．両側鼠径部および下腹部にもその変化が続いていた(ⓐ)．顆粒状の部分には白苔が多数付着しており(ⓑ)，検鏡でカンジダが証明された．著明な顆粒状の光沢を示すソーセージ状塊の外観は，必ずしも糜爛状態ではなかった(ⓒ)．その病理像は in situ の部分(ⓓ)と，いわゆる "comedo carcinoma（面皰癌）" を示した(ⓔ)．

は少ない．

　この症例は，女性の偏倚型である．初診時には，この症例は外見上，全周囲に病巣があるように見え，表面の変化は invasive に見え，粘膜側の拡大も進んでいると思わせ，診察者を心配させるに違いない．しかし実際には，間擦性皮膚炎を治療していくなかで，皮膚側の腫瘍境界線は全体に明瞭化し，粘膜側には全く拡大浸潤なく，皮膚側も粘膜側も 1 cm の切除ラインで全摘出が可能となり，局所皮弁で完治している(第Ⅴ-2項(p.88〜)を参考にしてください)．

Ⅷ-4　原発巣が軽微な皮疹でも早期に全身転移する例（急性進行型）

　52歳，男性．陰嚢裏面に，数 cm 大の単発の病巣を認める．1980年頃の症例であり，後日に臨床の型分類すれば，男性の陰嚢辺縁型である(第Ⅳ章(p.63〜)を参考にしてください)．原発巣が非常に小さく軽い浸潤が触れるだけの紅斑(図Ⅷ-6-ⓐ(図Ⅺ-10と同一症例．参考にしてください))の臨床であり，とても8か月後の原病死を予想させるものではなかった．しかし病理組織像は，真皮内の間質を分け入るように浸潤する腫瘍小塊が多数存在した(図Ⅷ-6-ⓑ)．乳房外 Paget 病では，ときにこのような症例が，急性増悪を示す病型として報告されることがある．通常は緩徐な進行である本症においては，特異な経過をとることが強調される．それゆえこうした事象があることは，知っておく必要がある．問題は，「臨床像，病理組織像でこうした経過が予想できるか」であるが，現在のところ，これは予想できない．

図 Ⅷ-6

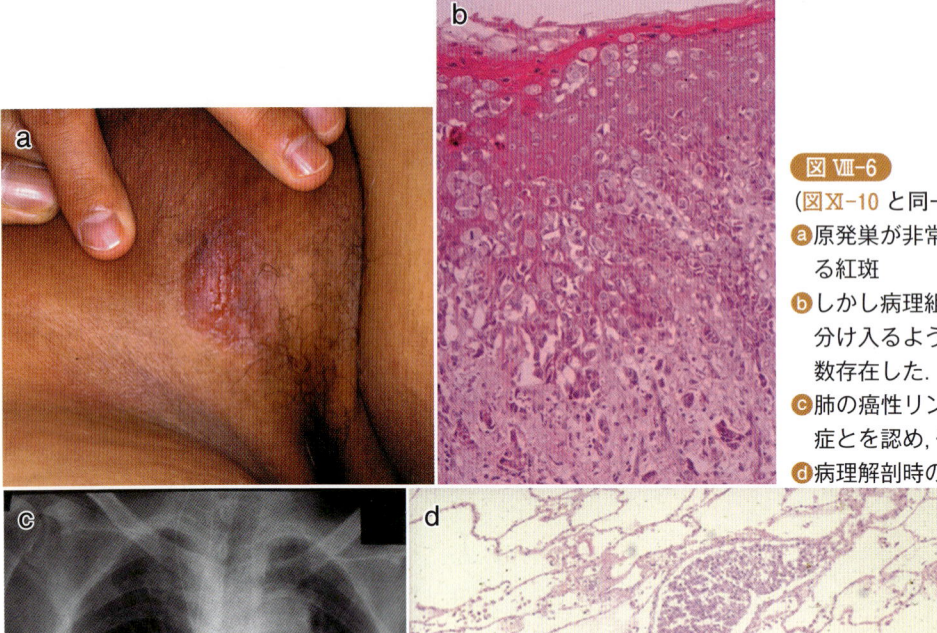

（図Ⅺ-10 と同一症例）

- ⓐ 原発巣が非常に小さく軽い浸潤が触れる紅斑
- ⓑ しかし病理組織像は，真皮内の間質を分け入るように浸潤する腫瘍小塊が多数存在した．
- ⓒ 肺の癌性リンパ管炎と著明な高Ca血症とを認め，その1か月後に死亡した．
- ⓓ 病理解剖時の肺の癌性リンパ管炎の像

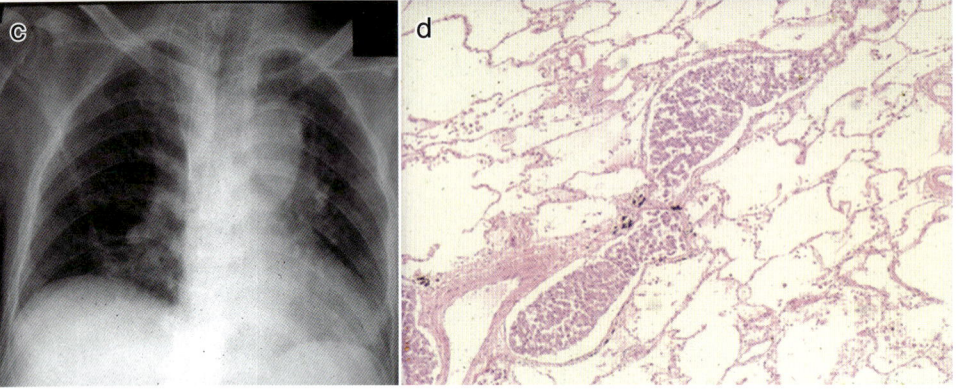

　この症例もその1例であるが，この症例ではさらに特記することがある．当時「がんと共存する方法を教えます」と称して，癌に罹患した人に断食療法を勧める本が発行された．その断食道場に患者は通い始め，断食とミルク療法なるものを受けた．そして約1か月後，急激な意識混濁をきたし，当科に緊急入院した．肺の癌性リンパ管炎と著明な高Ca血症とを認め，その1か月後に死亡した（図Ⅷ-6-ⓒ，ⓓ）．このエピソードが，予後を短縮した可能性を否定することはできない．

Ⅷ-5　硬化性萎縮性苔癬が併存した例

　女性外陰部で難治性瘙痒のある患者では，診断に乳房外Paget病を外せないことは，読者はよく理解していただけていると思うが，もう1つ重要な疾患がある．それは硬化性萎縮性苔癬（LSA[*1]）である．本症については教科書を参照してほしい．教科書的には稀とされているが，筆者はLSAの80例を経験している．多くは診断がつかずに見逃されていたものである（しかし，実はここに紹介するLSAの合併例では，まさしく筆者はLSAを見過ごしている）．

　乳房外Paget病も，稀とされている．ここでは，これら2疾患が併存した症例を紹介する．

　64歳，女性．乳房外Paget病の術後の経過観察をしているなかで，LSAが合併していることに気づ

脚注

[*1] Lichen sclerosus et atrophicus の略．最近は単に lichen sclerosus と呼称されている．

図 Ⅷ-7
(図Ⅲ-14 と同一症例．手術治療については
その図を参考にしてください)
ⓐ 初診時．陰裂左側の乳房外 Paget 病の
　偏倚型である．
ⓑ 初診時の肛門部分．既に，陰裂全周囲と
　肛門周囲に LSA の症状を認める．
ⓒ 術後約 1 年後，乳房外 Paget 病の再発
　はないが，右陰裂側から会陰・肛囲にか
　けて LSA の症状が明らかである．
ⓓ その組織像である．

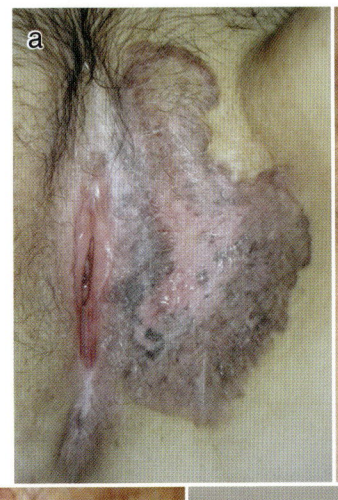

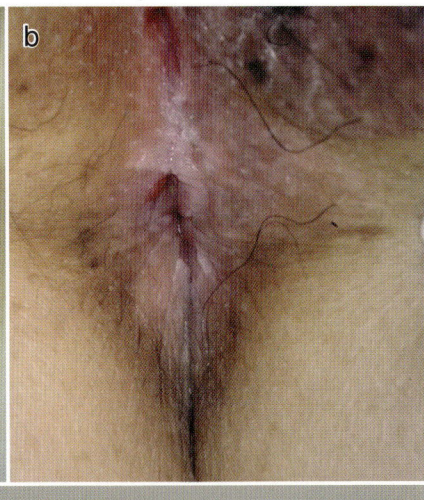

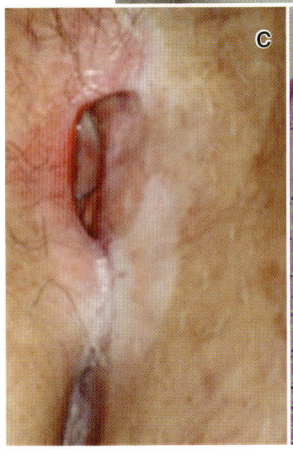

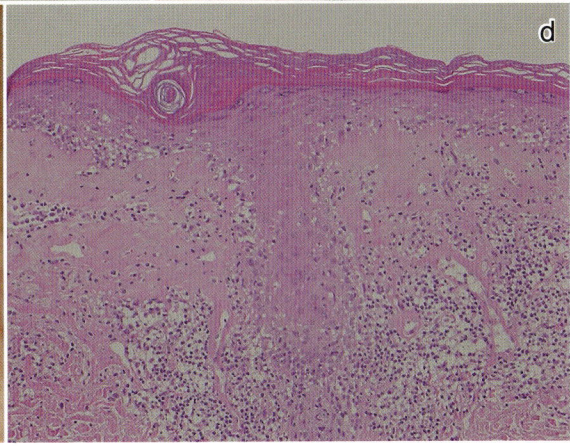

いた症例である．つまり，当初は見過ごしていたのである．あらためて，初診時の臨床をみると，左大陰唇の乳房外 Paget 病の皮疹に加えて，陰裂 12 時の所で，陰核の消失と左右陰裂の癒着，陰裂 6 時から肛門にかけて白色調の紅斑が存在している(図Ⅷ-7-ⓐ，ⓑ)．会陰部の萎縮局面を生検し，乳房外 Paget 病の像がないことは確認したが，LSA の診断はつかなかった(後日に再検鏡したが，この生検標本では皮膚炎の所見のみで LSA の所見はなかった．その理由は不明である)．術前には，これら LSA の症状を間擦性皮膚炎として扱い，ステロイド外用により，それなりに軽快を示したのだろう．手術時には，陰裂左側に生じた女性の偏倚型で，境界明瞭と診断し 1 cm マージンでの切除を行い，遊離植皮で修復している(図Ⅲ-14 を参考にしてください)．しかし，手術時の臨床写真をみると，LSA と重なる部分では，腫瘍境界不明瞭として扱っていることが分かる(図Ⅲ-14-ⓓ～ⓕ)．

約 1 年後，陰裂上端，下端で白色調で萎縮性光沢のある変化に気づいた(図Ⅷ-7-ⓒ)．乳房外 Paget 病の局所再発の経験のほとんどないなかで，「これは LSA ではないか」とやっと気づいたのである．手術時の切除標本を再検するとマージン周囲の腫瘍フリーのなかに LSA の変化を確認できた(図Ⅷ-7-ⓓ)．

これら 2 疾患の併存は，偶然であり，特別な意味があるわけではない．しかし，乳房外 Paget 病にひっぱられて，あるいは，ステロイドの外用剤を用いることによって，合併している他の症状を見逃すという，皮膚科医の臨床力を試されていたと反省すべき点で，意義がある．

もう一度初診時の臨床を見てみよう．当然乳房外 Paget 病の皮疹を見てしまうが，それで「事成れり」としてはならない．臨床像から乳房外 Paget 病の皮疹を除去してイメージすると，LSA の典型像が見えてくる．そして陰裂の上下での癒着も見えてくる(図Ⅷ-7-ⓐ，ⓑ)．

Ⅷ．稀に出会う興味深い症例　145

図 Ⅷ-8

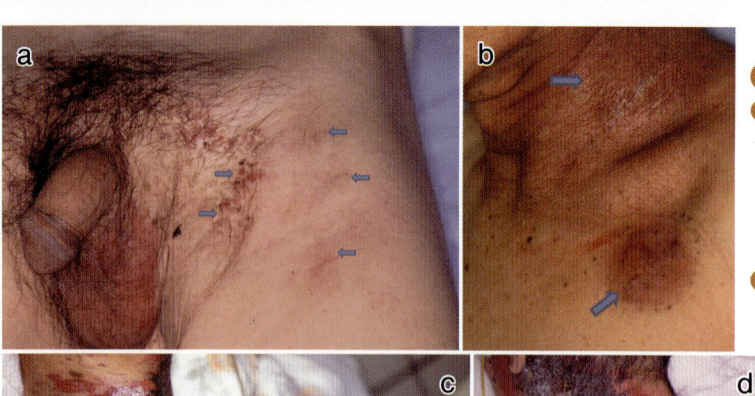

ⓐ, ⓑ 当院初診時，左鼠径部から左陰囊にかけて，遊離植皮術術後の所見があり，植皮片の外側皮膚に小さい紅斑が散見される．左頸部，左胸部にも淡紅紫色の紅斑を認めた．

ⓒ～ⓕ 拡大していく紅斑の中心部から黒色化し，黒色顆粒状や小結節状の病巣が生じてきた．

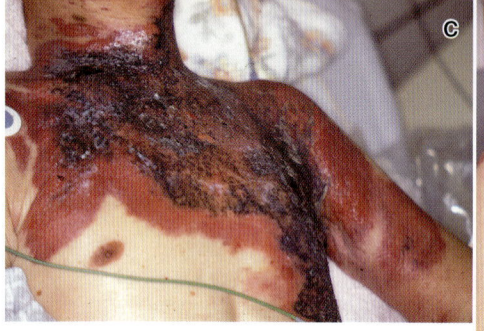

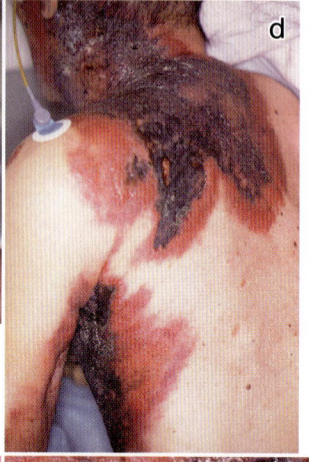

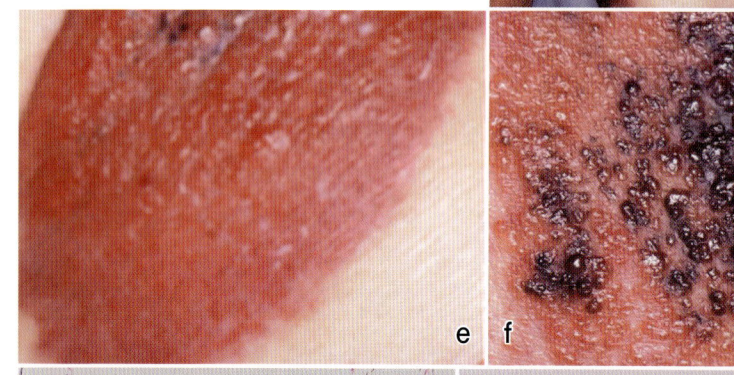

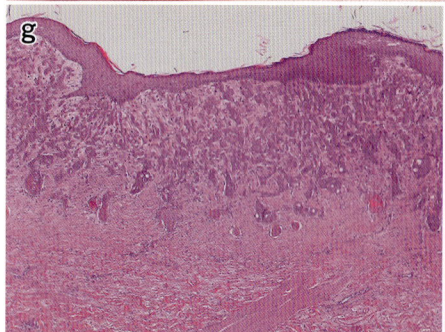

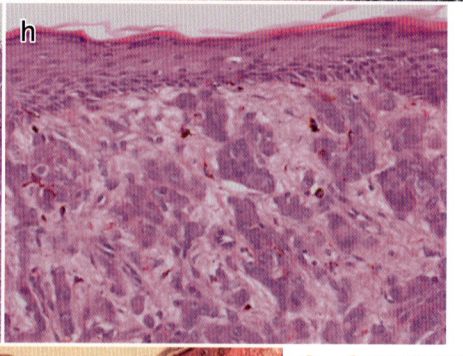

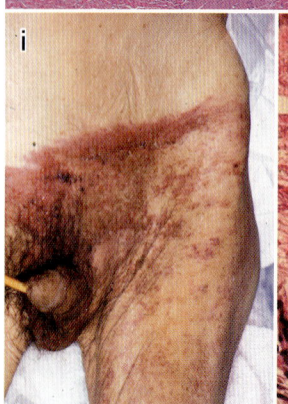

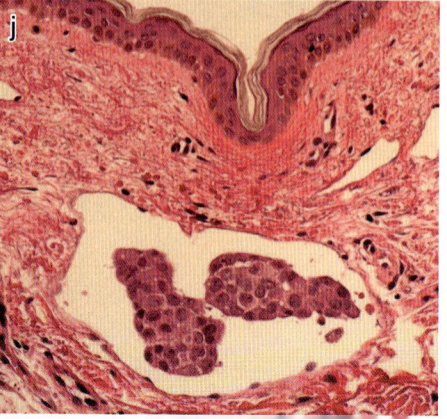

ⓖ, ⓗ 病理組織学的に，真皮上層にびまん性の雨降り様の腫瘍の浸潤から成る．多数のメラノサイトの共生的増殖と，多数のメラノファージが認められる．

ⓘ, ⓙ パンツ型紅斑の中にも黒色の病巣が少数認められる．

図 Ⅷ-9
ⓐ, ⓑ 両側乳癌術後に再発した皮膚病巣に黒色化がみられた.
ⓒ, ⓓ 組織学的には，表皮直下の真皮内に結節状に腫瘍細胞が増殖し，真皮内の腫瘍細胞集塊内に樹状突起を持つメラノサイトが共生的に存在している.
ⓔ, ⓕ EMA 染色で腫瘍細胞が染色され，S100 染色でメラノサイトが染色されている.

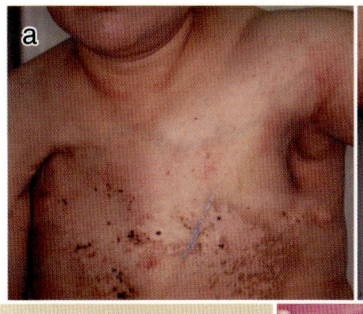

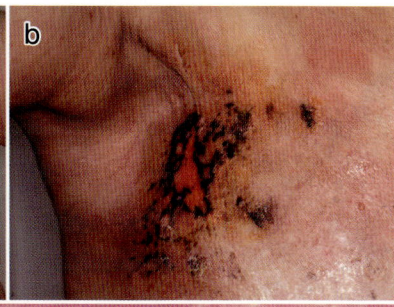

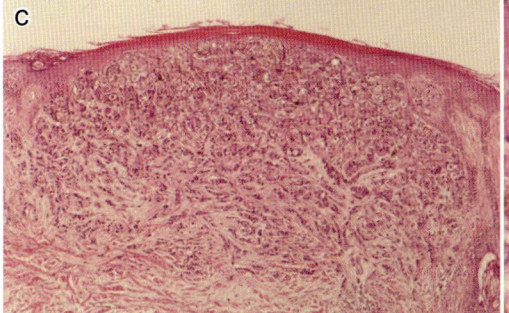

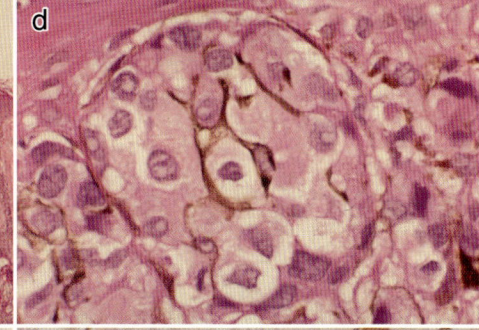

Ⅷ-6 色素沈着の著明な皮膚転移病巣の例

79歳の男性が，1996年前医で左陰嚢の原発巣の手術治療を受け，その5年後，左上胸部に淡紅色の紅斑を生じてきたため当科に紹介された．当院初診時，左鼠径部から左陰嚢にかけて，遊離植皮術術後の所見があり，植皮片の外側皮膚に小さい紅斑が散見される（図Ⅷ-8-ⓐ）．左頸部，左胸部にも淡紅紫色の紅斑を認めた（図Ⅷ-8-ⓑ）．いずれも，真皮リンパ管内での Paget 細胞の増殖がみられた．放射線治療，化学治療（vincristin, adriacin, MMC, UFT），抗アンドロゲン治療を行ったが，脳転移のため1年2か月後に原病死した．

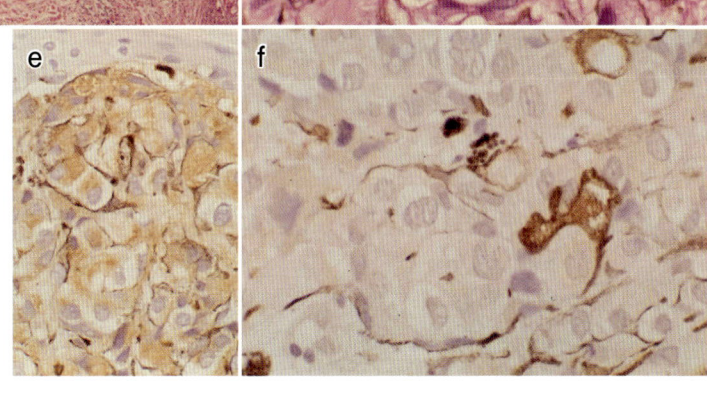

この症例では，2つの点で，非常に特異である．その1つは転移ルートについての考え方であり，もう1つは皮膚転移巣に著明な色素沈着をきたしたことである．

(1) 転移経路について

鼠径部では，既にパンツ型紅斑（第Ⅺ-2項(p.222〜)を参考にしてください）が出現しており，胸部皮膚も病理組織学的に，癌性リンパ管炎性の転移巣と診断された．しかし，臨床的にも画像的にも，鼠径部，頸部あるいは大動脈周囲のリンパ節腫大は全く認められなかった．パンツ型紅斑の場合には，著明なリンパ節腫大とリンパ浮腫がみられるのが通常であり，この症例は理解しにくい．可能性としては，まず鼠径リンパ節転移が初回治療時に存在し，それが上行性に左鎖骨上窩まで転移し，リンパ節自体は腫大せず把握できないが，リンパ管閉塞はしっかりと起こり，逆流性の皮膚癌性リンパ管炎が鼠径部，頸部で生じたと考えることができる．剖検は拒否され確認はできなかった．いまだ PET 検査はできなかった頃であるが，現在なら把握できたかもしれない．また，肺などほかの血行性転移がないのに，脳転移が生じ，結果的にはこれが致命的となったことも稀な経過である．

この症例のように外陰部の乳房外 Paget 病が肺を含む大循環系を経ずに脳転移をきたすことは，ときに経験する．その理由に骨盤内で脊髄腔に浸潤した腫瘍細胞が脳に上行するとする考えもある．しかし，もっと根拠のある考えとしては，Batson[13]の提唱した vertebral vein system を介した転移のほうが，より可能性がある．皮膚科領域ではほとんど知られていない考えであるが，解剖学の教科書にも記載されていることで，知識の片隅には入れておくべきことである．

(2) 著明な色素沈着について

　上記の治療には効果を示さず，しだいに転移病巣は拡大した．そして拡大していく紅斑の中心部から黒色化し，黒色顆粒状や小結節状の病巣が生じてきた（図Ⅷ-8-ⓒ～ⓕ）．その色調の激しさは写真から明らかである．我々はミノサイクリンを用いて乳房外 Paget 病の皮疹に色素沈着を起こさせることをよく行うが，この症例では同剤は使用していない．

　この黒色結節は病理組織学的に，真皮上層にびまん性の雨降り様の腫瘍の浸潤から成る．多数のメラノサイトの共生的増殖が認められ，メラノファージも多数認める（図Ⅷ-8-ⓖ, ⓗ）．外陰部のパンツ型紅斑がしだいに拡大し，植皮内にも紅斑が拡大した頃には，パンツ型紅斑の中にも黒色の病巣が少数認められるようになった（図Ⅷ-8-ⓘ, ⓙ）．

　この黒色化はメラノサイトの共生によるメラニンの増加が見えたものである．乳房外 Paget 病そして乳房 Paget 病の原発巣でしばしば観察される現象であるが，転移巣での発現は稀である．

　これと近似した現象が，実は乳癌で報告されている．参考のため，自験例を示す（図Ⅷ-9）．この症例は，両側乳癌術後に再発した皮膚病巣に黒色化がみられた症例である．両側腋窩から前胸部に，小豆大前後の黒色小結節が多数，散在・集簇している（図Ⅷ-9-ⓐ）．右腋窩では潰瘍化した辺縁に黒色の変化が縁取っている（図Ⅷ-9-ⓑ）．組織学的には，表皮直下の真皮内に結節状に腫瘍細胞が増殖し（図Ⅷ-9-ⓒ），真皮内の腫瘍細胞集塊内に樹状突起を持つメラノサイトが共生的に存在している（図Ⅷ-9-ⓓ）．EMA染色で腫瘍細胞が染色され（図Ⅷ-9-ⓔ），S100 染色でメラノサイトが染色されている（図Ⅷ-9-ⓕ）．

文献

1) 神吉晴久：外陰部 Paget 病の夫婦例．日皮会誌 117(3)：291-296，2007．
2) 石原和之：全国アンケートの集計と説明．Skin Cancer 9：37-43，1994．
3) 村田洋三：兵庫県の皮膚悪性腫瘍の統計．第 19 回日本皮膚悪性腫瘍学会，2003．
4) Snow SN：Failure to detect human papilloma virus DNA in extramammary Paget's disease. Cancer 69：249-251, 1992.
5) 熊野公子：乳房外 Paget 病の家族内発生 4 例の検討．Skin Cancer 28：174-180, 2013.
6) スコット F ギルバート（著），正木進三（訳）：生態進化発生学　エコ-エボ-デボの夜明け．東海大学出版会, 2012.
7) 大城宏治：夫婦およびその娘に発症した，外陰部 Paget 病の家族例．第 27 回日本皮膚悪性腫瘍学会抄録集，p.1193, 2011.
8) Murata Y：Partial spontaneous regression of Bowen's disease. Arch Dermatol 132(4)：429-432, 1996.
9) Challis GB：The spontaneous regression of cancer. A review of cases from 1900 to 1987. Acta Oncol 29(5)：545-550, 1990.
10) Archer CB：Spontaneous regression of perianal extramammary Paget's disease after partial surgical excision. Arch Dermatol 123：379-382, 1987.
11) Kawatsu T：Triple extramammary Paget's disease. Arch Dermatol 104：316, 1971.
12) 村田洋三：自然消褪を示す乳房外 Paget 癌．第 16 回日本皮膚悪性腫瘍学会，2000．
13) Batson OV：The function of the vertebral veins and their role in the spread of metastases. Ann Surg 112：138-149, 1940.

IX. 乳房外 Paget 病の鑑別診断

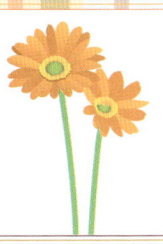

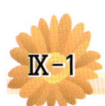

IX-1 続発性の乳房外 Paget 病(secondary extramammary Paget's disease)との鑑別：殊に肛囲の続発性の乳房外 Paget 病との鑑別

　鑑別診断といえば，通常は炎症性疾患やほかの腫瘍性疾患(Bowen 病や悪性黒色腫)との鑑別を記載する教科書が普通である．しかし，実際にはそれらとの鑑別は問題になるほどのことではない．重要であるのに鑑別の試みがなされていないのは，続発性(あるいは二次性)の乳房外 Paget 病(secondary extramammary Paget's disease)である．

　この項では，特に肛囲の乳房外 Paget 病を診たときに，皮膚原発のものであるのか，近接臓器からの続発であるのかを，臨床的に鑑別できるかどうかについて論じる．こうした議論はこれまでの教科書には記載がないが，我々は，その鑑別は可能だと考えている[1]．

a. 続発性の乳房外 Paget 病とは何か？

　続発性の乳房外 Paget 病とは，直腸・肛門，尿道・膀胱，膣・子宮の癌が基にあり，その進展のために，隣接皮膚に乳房外 Paget 病の皮疹を呈するものである．病理組織学的には，それらの癌細胞が，直接に連続している皮膚の表皮内に symbiotic に共存して皮膚側に浸潤拡大していく状態が，顕微鏡で観察される．

　これは，当然のことでは全くない．例えば乳癌の進行期を見れば明らかであるが，悪性腫瘍が皮膚に進行すれば，当然その皮膚は破壊される．そして臨床的には潰瘍となってしまう．これが通常である．

　破壊的であるはずの腫瘍細胞が，なぜか隣接する表皮内に平和的に存在している．真皮内には炎症細胞があり，臨床的にも紅斑として認識されるが，腫瘍細胞に炎症細胞がアタックする様子はない．この Hermann Pinkus が指摘した "Paget's phenomenon" は，実は驚くべき現象なのである．この事象への驚きがなくなったとき，この言葉の誤用が始まる．

　"Paget's phenomenon" という用語と，Paget 病の名称については，本項にて後述する．

　よく知られているように，続発性の乳房外 Paget 病の頻度は肛門が最も高い．次いで，外尿道口，膣口にも生じる．自験例では，肛門が 10 例，尿道口が 2 例，膣口が 1 例である．なお，眼周囲や外耳道に生じたという乳房外 Paget 病の報告例は，実は続発性のものである．それは原著に確かに続発性であることが明記されている．ところが多くの教科書や論文では，「これらの特殊な部位にも乳房外 Paget 病が発生する」と，あたかも皮膚原発性の症例のごとくに繰り返し記載されている．これは引用の誤りである(第VII-3項(p.130～)を参考にしてください)．

　以下では，続発性の乳房外 Paget 病のうち，肛囲のものについて述べる(そのほかのものは，次項を参考にしてください)．

b. 肛囲の続発性の乳房外 Paget 病では，その手術治療は原疾患に大きく左右される

　肛囲での続発性のものは，肛門管・直腸の癌腫(多くは腺癌)が基礎に存在するわけであるから，その原因となっている原疾患を治療しないで，皮膚側だけを治療するわけにはいかない．しかし，実際の報告を見ると，その認識が少なく，皮膚側の続発性の Paget 病の部分だけを切除していることが多い．その結果，当然のこととして再発し，さらには原病死につながっている．邦文論文にこのような再発の報告が多いことは驚くほどである．

　後述するが，皮膚側の続発性の乳房外 Paget 病の病変は，通常は境界明瞭であり，皮膚側の病変自体は通常 in situ 病変である．従って，皮膚病変部の皮膚側に関しては 1 cm 外側で切除することで治療可能である．しかし疾患全体としては，原発の癌腫の治療方針に従って術式の決定を行う必要がある．

c. 臨床所見で続発性と分かるのか？

　答えは「然り」である．これまでは記載のないこの考え方には抵抗を感じる読者もあるかもしれないが，原発性，続発性の症例を最低 5 例ずつ経験することができれば，そしてそれらの経験症例を何度も振り返って検討していただくことで，我々の意見と一致すること間違いなしである．

　また，ここでもやはり二次修飾の皮膚変化をスキンケアで除くことによって，その特徴的な臨床像を明らかにさせ，相違点を見つけ出すことが可能となる．図Ⅶ-5，6 で明らかなように，肛囲の病巣の特徴を明らかにするためには，殊さらに病巣部の皮膚のケアが必要であることを強調したい．

　やや煩雑ではあるが，まず肛囲に生じた皮膚原発性症例を復習し，次に，肛門・直腸の腺癌から続発性に生じた症例を供覧する．その後，双方の臨床的な鑑別ポイントをまとめる．

d. 皮膚原発性の肛囲 Paget 病の臨床像の特徴

　ここでは自験 11 症例で検討する(第Ⅶ章の脚注 1 で示した 1 例を加える)．年齢は 60〜78 歳(平均 68 歳)．10 例が男性であり，1 例が女性である[*1]．男性の 3 例では陰嚢にはより大きな病巣が存在し，肛囲病巣は多発病巣の一つであった．平均の病悩期間は 2.6 年である(第Ⅶ-1 項(p.119〜)を参考にしてください)．

　肛門周囲での皮疹の分布形式を見ると，肛囲にあるが肛門と少し距離をおくものが 3 例，部分的に肛門に接しているものが 3 例，肛門管を全周囲に取り囲むように皮疹が分布するものは 4 例である(図Ⅸ-1)(第Ⅶ-1 項(p.119〜)も参考にしてください)．このように，肛囲 Paget 病のなかでも皮膚原発性のものでは，肛門管を全周囲に取り囲む症例は半数以下である．この肛門の全周囲に病巣があるものでも，形状は正円形ではなくハート形(あるいはスペード形や馬蹄状)であり，肛囲全体で同じ幅の病巣ではない．つまり，例えば図Ⅶ-1〜3 あるいは図Ⅶ-7-b の症例のような，肛囲のどこかで発生した病巣が，肛囲全周囲に向かって拡大を示したと考えることもできる．

　そのほかに，肛囲を病巣の中心として広い範囲に病巣が拡大したものが 1 例ある．病悩期間が相当長い可能性があるが，しかし少なくともこの症例は，皮膚原発性の肛囲 Pget 病の臨床の特徴をよく現している．そして，病巣は広範囲だが粘膜側への波及はなく，肛門管の温存手術が可能であった

脚注

[*1] 外陰部の乳房外 Paget 病の女性症例のうち肛門に波及するものは多い．女性の大陰唇全周囲型は最も頻度高く発生し，すべて会陰部に皮膚症状が存在するパターンだからである．また，偏倚型で会陰側に生じたものも肛門に波及することがある．しかし，いずれも病巣の中心が肛門とは異なる．

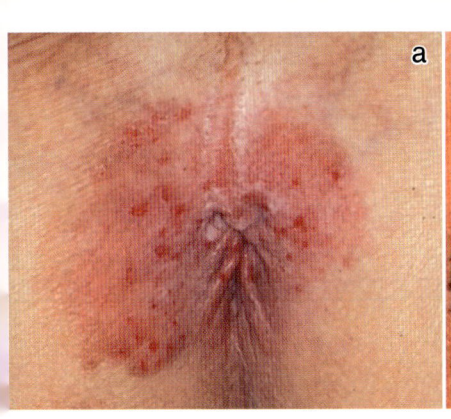

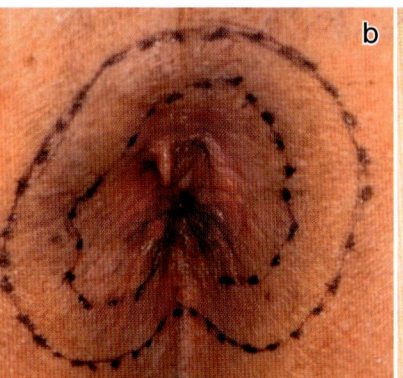

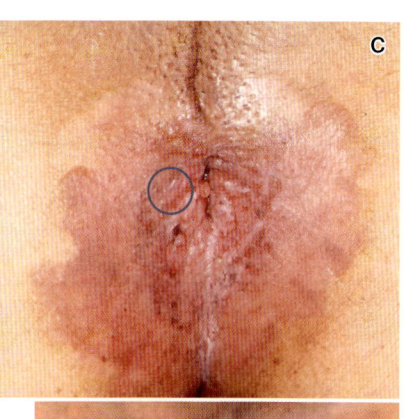

図 Ⅸ-1
皮膚原発性肛囲乳房外 Paget 病の例
全周囲に肛門管を取り囲むように皮疹が分布するものは 11 例中 4 例である．これらの全周囲に分布するものは後述する続発性の Paget 病との鑑別上重要である．しかし，これらの皮膚原発のものの皮疹の分布は，正円形ではなくハート形で肛囲の一部分は病巣の及ばない傾向がある（ⓒの青丸印は浸潤癌化部分）（ⓐは図Ⅶ-4 と同一症例，ⓒは Ⅶ-5 と同一症例，ⓓは図Ⅶ-6 と同一症例）．

（図Ⅶ-9）．

　ここで，肛囲に生じた皮膚原発性の臨床の特徴を述べると，上記したように全周囲にあっても，ハート形（あるいはスペード形や馬蹄状）であり，皮疹の辺縁部はすべての症例で辺縁平坦であり，隆起しているものはない．辺縁の一部で低色素斑を伴い，境界不明瞭のこともある．病巣面は平坦で凹凸の襞形成はない（ただし，図Ⅶ-3 の症例でのみ凹凸の浸潤のある襞形成を認めた）．病理組織学的に，病巣の一部に浸潤癌化（dermal invasion）を認めたのは 1 例で（図Ⅸ-1-ⓒ）（図Ⅶ-5 を参考にしてください），それ以外の 10 例は in situ 病巣である．

　全例に手術的治療を行ったが，9 例は肛門温存術式で治療した．人工肛門治療は病理組織学的に dermal invasion であった例など 2 例に施行した（図Ⅸ-1-ⓒ，ⓓ）[*2]．これらの手術治療法で，11 例全例が再発・転移なく治癒し，予後は 100％良好である（第Ⅶ-1 項（p.119〜）を参考にしてください）．

e. 続発性乳房外 Paget 病の臨床像の特徴

　自験 10 症例で検討する．年齢は 57〜81 歳（平均 68.5 歳）．性別は男性 5 例，女性 5 例であり，男女差なし．基礎疾患となるのは，肛門・直腸の腺癌がほとんどである（10 例中 9 例）．残りの 1 例は粘液癌である．病悩期間は比較的短く，平均 11 か月である．初診時には病期が進んでいることが多い．なんらかの排便障害を自覚しているものが多い．

　肛門周囲での皮疹の分布形式は，10 例中 9 例が全周囲性である．しかも，肛門を中心にした円型の皮疹である．皮疹辺縁部は 9 例で局面状・乳頭状に隆起し，扁平なのは 1 例のみである．しかも皮疹

脚注

[*2] 皮膚原発の肛囲乳房外 Paget 症例の場合，病理組織学的に dermal invasion があっても，人工肛門の適応は過治療の可能性がある．

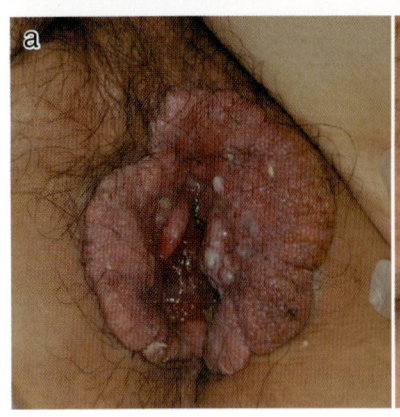

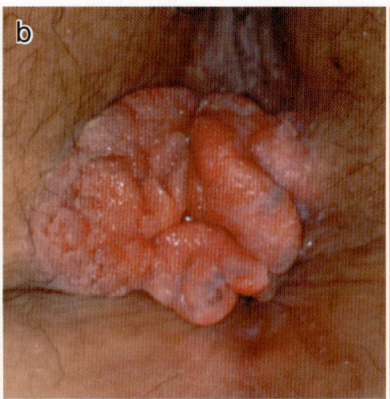

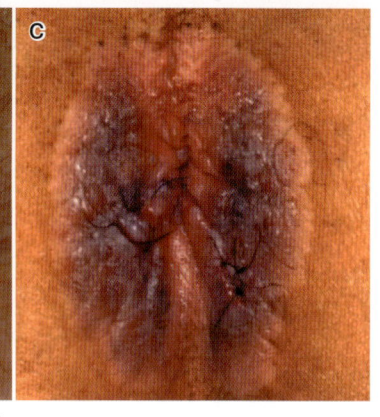

図Ⅸ-2　肛囲の続発性 Paget 病の例
ⓐ続発性症例の典型的な像の男性例　　ⓑ直腸の原発巣と皮膚側皮疹との連続性がなかった女性例
ⓒ生存が得られている男性例

　の腫瘍境界（皮膚側）は，全例で極めて明瞭であり[*3]，これは続発性の症例の大きな特徴である．また全例で浸潤性の紅斑が花びら状に襞形成を示した．この性状も，続発性の症例の大きな特徴である．皮膚病巣の病理組織像は9例で in situ である．Invasion の症例は1例である（図Ⅸ-2-ⓐ）．直腸の原発巣と皮膚側皮疹との連続性がなかった症例がある（図Ⅸ-2-ⓑ）．

　これらの続発性 Paget 病に対する治療は，原疾患の進行の程度に相応して計画される．手術可能であった9症例では，人工肛門を設置したマイルズ法を行った．

　生命予後をみると，6例が初診から6か月〜2年で原病死し，1例が5年後に脳梗塞で死亡，3例が生存している（図Ⅸ-2-ⓒはそのうちの1例）．その生存中のうちの2例は，術前に臨床的腫瘍を認めないが，『…ここで述べている臨床像と以下の病理像とから続発性と強く考えて…』，マイルズ手術を施行した結果，全摘出した標本の一部で直腸・肛門の腺癌が初めて病理組織学的に発見された（図Ⅸ-4（後述する症例その2））．

　これは，まさしく，存在すると考えられる原発巣がいまだ明らかな臨床的病変がない時期に，早期治療を行えた結果である．すなわち，続発性乳房外 paget 病の臨床像の特徴を把握したメリットである[*4]．

f. 肛囲乳房外 Paget 病の皮膚原発性（primary）と続発性（secondary）との特徴の比較

鑑別のポイントに次の5項目を挙げる．
①皮疹が肛門とどのように接しているか？
②皮疹の境界は明瞭か？
③皮疹の境界部分で，その辺縁は皮膚面から隆起しているか？
④表面全体に隆起，襞形成を示すか？
⑤肛門狭窄があるか（主訴は排便障害か）？

脚注

[*3] これほどの病巣があれば，通常は間擦性皮膚炎症状が加わっている．ここで得られた所見は正しいスキンケアによる賜物である．

[*4] 肛囲の乳房外 Paget 病をテーマにした論文のなかに，その皮疹が隆起肥厚顕著な変わった症例であるとか，肛囲乳房外 Paget 病の術後に，後日，肛門癌が併発してきたという類の報告は，枚挙にいとまがないほどである．しかしこれらは原発性のものと続発性のものを区別して書かれておらず，間違った考察で終わっていると筆者は考える．

これらの因子の発現頻度を，primary と secondary とで比較し表IX-1 に示した．いずれの項目も，頻度に差があるが，特に①③④で有意差があった．

g. 肛門・直腸の腫瘍

　肛門周囲の乳房外 Paget 病を診れば，まず肛門・直腸の指診を行う．肛門鏡・下部消化管内視鏡をオーダーするのもよいが，他人任せにせず，まず自分の指を肛門に挿入して触診を行う．自験例では，結果的に明らかな腫瘍の存在した症例は，この digital examination で十分腫瘍を把握できた．

　こうして直腸・肛門の腫瘍性病変を指摘できた場合には，治療方針の選択は容易である．悩ましいのは，検索しても原発腫瘍を発見できない場合に，どこまで secondary の可能性を追求すべきかである．これには，特に基準があるわけではなく，主治医の判断に拠らざるをえない．サイトケラチンや GCDFP-15 の染色態度は有用だが，100％信頼できるものでもない（後述する）．このとき，原発性と続発性では，表IX-1 に示した差異が存在することを念頭に，皮疹の性状，分布をきめ細かく観察することは有用であり，鑑別診断に大いに役立つ．

h. 続発性の乳房外 Paget 病の鑑別診断に用いる免疫組織学的手法

　原発性と続発性とを，免疫染色で鑑別しようとする論文は多い．皮膚原発の乳房外 Paget 病の細胞は，サイトケラチン（CK）と GCDFP 免疫染色法で，$CK7^+/CK20^-/GCDFP^+$ を示すことが多い．そして続発性の乳房外 Paget 病の細胞では，$CK7^+$（variable）$/CK20^+/GCDFP^-$ を示すことが多い．しかし，これらの免疫染色は絶対的な特異性はない．傾向は言えても，各症例で確実な証拠となるものではない．

　特異性の点からは，villin 染色法が注目される．Villin とは消化管の microvilli にかなり特異的に発現する蛋白質であり actin filament を束ねる働きがある[2]．皮膚には本来存在しないため，その特異性は極めて高い．腫瘍においても高い特異性が期待できる．実際，肛囲の続発性乳房外 Paget 病症例で検討すると，その感度・特異性とも 100％を示した[3]．つまり，villin 染色は皮膚原発では全例（17 例中 17 例）に陰性，肛門の続発性では全例（3 例中 3 例）に陽性である．この villin の染色態度の違いは，利用価値が高いと考える．殊に，触診あるいは内視鏡，画像診断などで肛門・直腸原発の癌腫が確認できない場合に有用である[4]（第II-6 項(26)(p.40)を参考にしてください）．

表 IX-1
Primary と secondary との皮疹の特徴の比較

項目	カテゴリー	Secondary 10例	Primary 11例	P値(X^2)
①肛門管との接点	全周囲性	9	5	0.038
	非全周囲性	1	6	
②腫瘍境界の明瞭性	すべての外周で明瞭	10	7	0.12
	一部不明瞭	0	4	
③皮疹辺縁部の隆起	隆起	9	2	0.0043
	扁平	1	9	
④皮疹の襞形成	あり	9	1	0.0011
	なし	1	10	
⑤肛門狭窄（排便障害）	あり	4	0	0.076
	なし	6	11	

i. Paget 現象という用語について

"Paget's phenomenon (Paget 現象)"という用語がある．この用語は 1939 年 (昭和 14 年) に Hermann Pinkus が初めて用いた．そしてこの phenomenon とは「balanced symbiosis of the epidermal cells and a strain of foreign cancer cells」[5]，つまり「表皮由来ではない癌細胞が表皮細胞と共生状態にあるもの」と定義している．

一方，我が国では Paget 現象という語を，「下床ないし内臓の癌の表皮内への進展」として用いることが多い．明らかに Pinkus の意図とは異なる意味を持たせている．欧米の論文で「下床ないし内臓の癌の表皮内への進展」をいう場合には，secondary Paget's disease (続発性，あるいは二次性の Paget 病) と表現している．

なぜ，このように "Paget's phenomenon" の意味するところが違うのか？ 実は我が国でも，1965 年の森の論文で Pinkus の定義どおりの使用法で Paget 現象を述べている[6]．にもかかわらず，それ以降の我が国の論文では，"Paget 現象" は「下床ないし内臓の癌の表皮内への進展」として誤用されている．「言葉は生き物であり，過去の使用法にこだわる必要はない」と言われる方もあるかもしれない．しかし，これは学術用語であり，世界的にも通用する方向で使用するべきと考える．流行語の場合とは異なる次元の問題といえる．

j. これからの続発性 Paget 病の名称の発展について

確かに Paget が最初に記載したのは，乳房の皮疹は乳癌が先行したものであった．しかし，まもなく Crocker が外陰部の症例を記載した．これが乳房外 Paget 病の最初の記述であったのだが，疾患の理解としては後者のほうが primary なものである．これが "乳房外" と例外的な病名を賦与されたことで，疾患概念が混乱することになった．さらに "underlying malignancy" があらねばならないかのような誤解もあり，混乱に拍車をかけ，現在の教科書にもその名残は残っている．

随分と理解が深まった現在には，明解な名称への変更があってもよい．皮膚原発の乳房外 Paget 病 (primary extra mammary Paget's disease) には，「皮膚 Paget 病 (cutaneous Paget's disease)」あるいは「皮膚原発性 Paget 病 (primary cutaneous Paget's disease)」と表現すれば，概念的にはすっきりする．余計な形容詞を付けないほうが容易に理解できる．そして，例えば，乳房部分に皮膚原発性の Paget 病が生じた場合に，「乳房に生じた乳房外 Paget 病」という表現よりも，「乳房に生じた皮膚 Paget 病 (cutaneous Paget's disease)」と呼称すると分かりやすい．直腸・肛門癌に続発したものは，「続発性 (あるいは二次性) Paget 病」でよい．この考え方は，この疾患を多く取り扱っている大原國章氏の考え方でもあると，筆者は考えている．

k. 肛門の続発性の乳房外 Paget 病の症例の呈示

〈症例その 1〉肛門管癌に続発した症例 (図IX-3)

68 歳，男性．初診の 2 年前に既に正しい診断がついていたが，手術以外の治療を求めて近医を受診した．その近医は，手術などしなくともよいと指導した．その指導を続け 2 年後，鼠径部の腫瘤と下肢の浮腫を生じ，当科に受診した．肛門右側皮下に大きな腫瘤を触れる (図IX-3-ⓐ青丸印)．皮疹は肛門全周囲性に分布するが，皮膚側は in situ 病変である．1 cm マージンで切除を行った．切除標本でも皮疹の境界明瞭さがよく分かる (図IX-3-ⓒ)．原発巣は大きく腫瘤形成した肛門管癌である．リンパ節郭清を行い，32/34 個に転移を認めた．その後，抗癌剤治療も行ったが，原病死した．

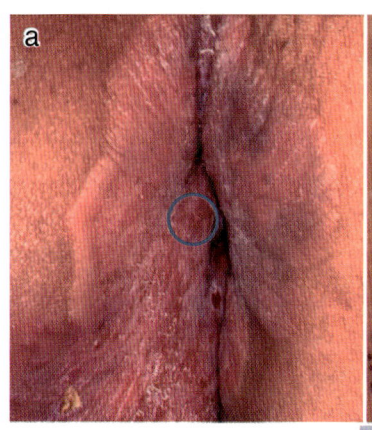

ⓐ 肛門右側皮下に大きな腫瘤を触れる（青丸印）．皮疹は肛門全周囲性に分布拡大し，ⓑ 皮膚側の境界線は隆起し明瞭である．皮膚側は1cm外側切除を行った．ⓒ 切除標本でも皮膚側の皮疹の境界明瞭さがよく分かる（青矢印）．ⓓ 原発巣は大きく腫瘤形成した肛門管癌である（ⓒ の赤矢印部分の割面）．

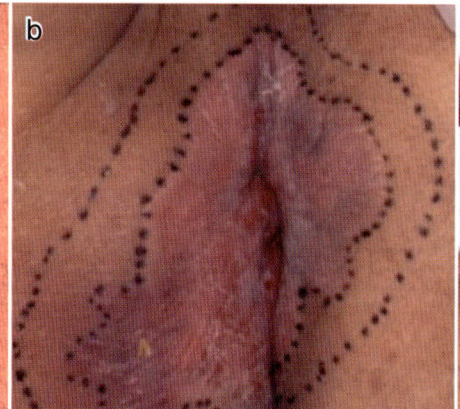

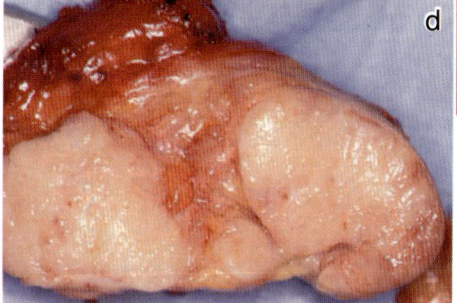

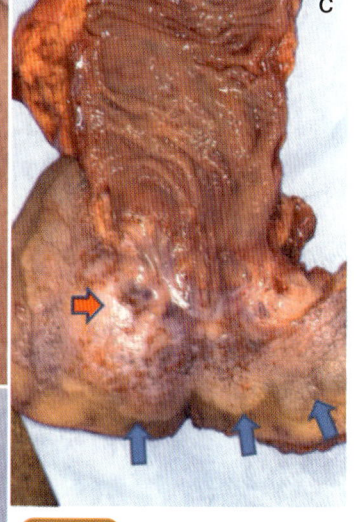

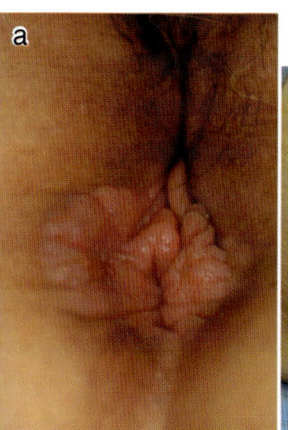

図 IX-3 肛門管癌に続発した男性例

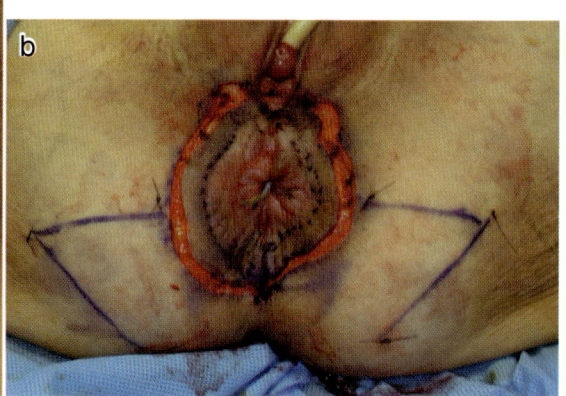

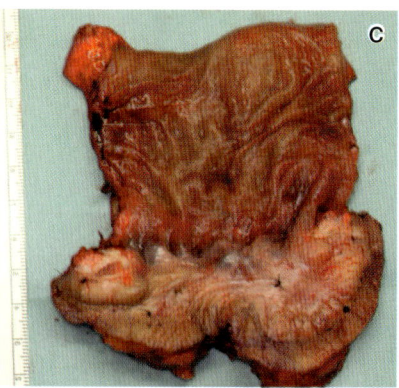

図 IX-4 全摘標本の病理組織で原発巣が発見された女性例
ⓐ 花びら状の結節を認める肛囲は in situ である（図IX-2-ⓑ と酷似するが，別症例である）．
ⓑ 皮膚側は1cm外側で切除し，外科的には内視鏡下にマイルズ手術を行った（肛門皮膚は縫縮が可能であったので，予定した皮弁デザインは使用していない）．
ⓒ 展開した切除標本に腫瘍は触知できなかった．病理組織学的に，徹底的に標本を検索した結果，全摘出した標本の一部で肛門管癌が初めて証明された（展開した肛門の左端の結節は悪性像はなく病巣ではない）．

〈症例その2〉術前，臨床的に腫瘤形成を認めなかったが，臨床像から続発性乳房外 Paget 病と診断した症例（図IX-4）

　76歳，女性．2か月前に肛囲の疣状変化に気づいた．血便や肛囲瘙痒感などの自覚症状はなかった．尖形コンジローマとして紹介された．病理組織学的に CK20，CEA は陽性，CK7，GCDFP15 は陰性を示した．さらに，villin 染色は陽性を示した．
　肛門鏡および下部消化管内視鏡では肉眼的に腫瘍性病変はみられず，触知する腫瘤形成もなかった．

IX．乳房外 Paget 病の鑑別診断

皮疹の特徴と病理組織像から続発性乳房外 Paget 病と考え，肛門管癌の潜在的存在を予想して，腹腔鏡下直腸肛門切断術を行った．しかし，皮疹の生検標本では in situ であり，その術式に関しては，外科医が納得する根拠の説明努力に時間をかけた．術後には，全摘出した病理組織標本では，歯状線から肛門上皮および肛囲皮膚の表皮内に全周性に印環細胞様のいわゆる Paget 細胞が増殖し，歯状線の粘膜下層から筋直上にかけては異型細胞を有する管腔構造があり，肛門管癌の存在が確認できた．
　この症例では，もちろん免疫組織学的に続発性の可能性が非常に高かったにもかかわらず，断言できないこと，および皮膚側は in situ 病変であることから，肛門の機能を犠牲にする治療法は，外科的には選択しにくいものである．上述の肛囲乳房外 Paget 病のうちの続発性皮疹の特徴(図Ⅸ-4-ⓐ)，および病理像の特徴から，臨床診断を確実にし，外科医を説得した結果，早期に，正しい治療に結び付けえた症例である[4]．

Ⅸ-2　亀頭・膣口の続発性乳房外 Paget 病との鑑別

　外陰部では，上皮系の有棘細胞あるいは移行上皮から発生した尿道癌・膀胱癌・子宮頸癌が直達的に皮膚に拡大することがある(上皮系の有棘細胞あるいは移行上皮から発生した尿道癌・膀胱癌・子宮頸癌が直達的に皮膚に拡大する症例については，第Ⅸ-6 項(p.176〜)で扱う)．亀頭・膣口の続発性の乳房外 Paget 病であるが，肛門の場合と大きく異なることがある．それは，「皮膚原発性の乳房外 Paget 病は亀頭，膣口の小陰唇や粘膜側，そして外尿道口には生じない」という事実である(第Ⅵ章を参考にしてください)．それゆえ，肛門では原発性の場合も続発性の場合もあるが(前項で詳述)，亀頭・膣口に生じた乳房外 Paget 病様皮疹は，すべて続発性であるとしてよい．
　この項では，亀頭・膣口の続発性乳房外 Paget 病の症例を示す．

a. 亀頭尿道口の続発性乳房外 Paget 病

　男性における，亀頭部の続発性乳房外 Paget 病は，非常に稀である．当然，男性の泌尿生殖器系腫瘍と関連するので，泌尿器科領域から多く報告される．前立腺癌，膀胱癌，尿道癌[7]，前立腺導管癌[8]の報告がある．
　亀頭部は，発生学的に陰唇陰嚢隆起由来ではないので，皮膚原発の乳房外 Paget 病が発生しないことは理解できる(第Ⅵ章(p.109〜)を参考にしてください)．また，陰嚢皮膚に原発した乳房外 Paget 病病巣が陰茎を経て亀頭部にまで拡大することはあるが，陰嚢全体の皮膚症状をみれば，診断は容易である．そのうえ，多分，形態解剖学的な理由であると筆者は考えているが，陰茎環状溝の部分で亀頭部への拡大が抑制されていることが多い(図Ⅳ-18(p.72)を参考にしてください)．
　このような消去法的な理由から，もし病理組織検査で亀頭部の Paget 様病変が得られれば，続発性の乳房外 Paget 病と考えて，CEA, CK7, CK20 などの免疫染色法を加えつつ，原発巣を検索するとよい．
　図Ⅸ-5 の症例は，亀頭部外尿道口に現れた，膀胱癌からの続発性乳房外 Paget 病である．膀胱癌の既往歴がある 72 歳の男性である．亀頭の外尿道口を中心に，辺縁不整な糜爛を伴う淡紅色の紅斑があり，軽く浸潤を触れる．亀頭部の紅斑性病巣の境界は概ね明瞭である．HE および CK7$^+$, CK20$^+$, P63$^+$ 染色の所見は，膀胱癌に矛盾しない．5 年後には肺転移で死亡している．

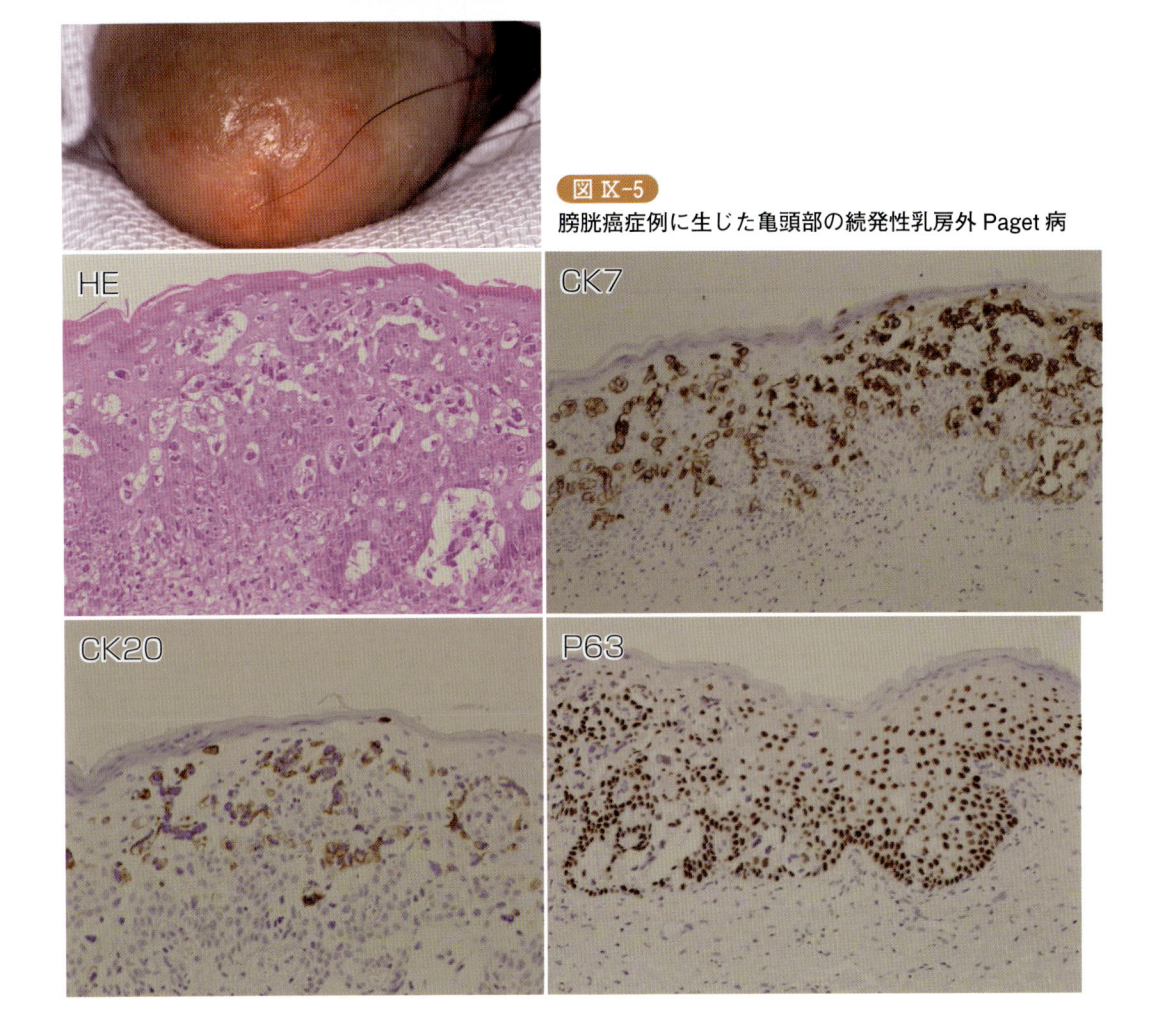

図IX-5
膀胱癌症例に生じた亀頭部の続発性乳房外Paget病

b. 女性の膣口に現れた尿道癌（腺癌）由来の続発性乳房外Paget病

図IX-6の症例は，女性の膣口に現れた尿道癌（腺癌）由来の続発性乳房外Paget病である．初診の約20年前（1973年）に子宮頸癌の手術を受けている63歳の女性である．初診時（1994年）は，右陰裂に膣粘膜から小陰唇側にかけて境界明瞭な，光沢のある紅斑局面を認めた（図IX-6-ⓐ）．辺縁に色素沈着も認めた．病巣の中心は膣粘膜側にあり陰唇側に拡大を示す形状と思われる．病理組織学的には続発性の乳房外Paget病と診断した．切除手術を行い，膣粘膜側断端には取り残しは認めなかった．しかし，約6か月後には，外尿道口に発赤を認め（臨床写真の拡大（図IX-6-ⓑ）を見ると，多分初診時から外尿道口の右側に存在した可能性があるが，子宮頸癌の既往歴に引っ張られて膣腔内の変化を中心に経過観察していた），病理組織学的に上皮内に腺癌が証明された．さらに6か月後には外尿道口周囲，左側膣粘膜そして小陰唇に，初診時と同様の赤色病巣が拡大してきた．その時点で尿道癌の診断がなされた．そして，皮膚側の続発性の乳房外Paget病が尿道癌由来と確定した．その後，泌尿器科的にリンパ節転移巣などの治療も行われたが，約5年後に原病死された．

通常の乳房外Paget病との鑑別を試みると，女性の偏倚型（半月状）タイプが鑑別の対象となる．偏倚型であれば，大陰唇の病巣よりも粘膜側病巣がより幅広いということはない[*5]．しかし，この症例の臨床形態は，粘膜側から皮膚側方向に拡大進展したことを示している．実際，初診時の皮疹は，大陰唇皮膚病巣よりも粘膜側と小陰唇側の病巣のほうが主体であった．また，病巣表面は著明な光沢が特徴的であった．

脚注

[*5] 1994年頃は，筆者自身この鑑別は，考え方としていまだ十分に出来上がっていなかった年代である．反省症例である．

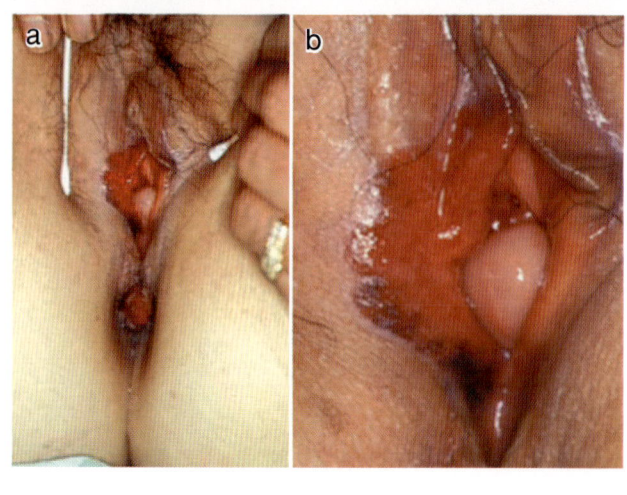

図 Ⅸ-6
膣口に現れた尿道腺癌由来の続発性乳房外Paget病
病巣の中心は粘膜側にあり，右尿道口に明らかに病変を認める.

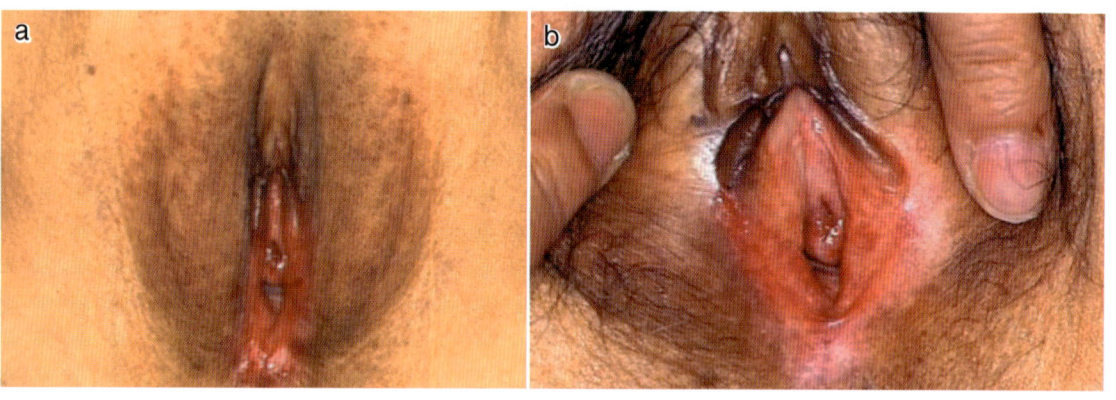

ⓐ通常の開脚時　　　　　　　　　　　ⓑ外陰部を開いたときに，粘膜側主体の病変であることが分かる.

図 Ⅸ-7　膀胱癌（移行上皮癌(carcinoma *in situ*)）由来の続発性乳房外Paget病

c. 女性の膣口に現れた膀胱癌（移行上皮癌）由来の続発性Paget病

図 Ⅸ-7 の症例は，69歳女性の，膀胱癌（移行上皮癌，carcinoma *in situ*）由来の続発性乳房外Paget病である．外陰部の瘙痒性紅斑で受診した．病理組織学的に乳房外Paget病と診断した．切除標本では，膣粘膜側は切除断端陰性を得ていた．その後，皮膚側には再発しなかったが，2年後，外尿道口とその周囲粘膜に糜爛を生じ，その時点で膀胱の移行上皮癌と，その膣粘膜側への浸潤と診断された．膀胱壁病巣には焼灼治療を行い，さらに2年後に膀胱と外尿道口を全摘出，尿管皮膚瘻を設置したが，12年後には周囲臓器転移で原病死した．

この症例は，膀胱癌からの続発性のものであったのだが，その把握が当時十分に行われないまま，通常の"乳房外Paget病"としての切除治療を行った症例である．

初診時，通常位では病巣は目立たないが，外陰部を開くと陰裂の粘膜側から皮膚側に及ぶ病巣を認める（図 Ⅸ-7-ⓑ）．皮膚原発の乳房外Paget病であれば皮疹タイプの偏倚型に似ているが，粘膜側に主変化がある点からは，皮膚原発性の乳房外Paget病を否定できる[*6]．

脚注

[*6] この症例の初診時（1995年）には，免疫組織学的検索が十分に行われていない頃のものであり，また当時は，この症例についても臨床像のこの鑑別を十分に行いえなかった．筆者にとっては反省症例である.

IX-3 乳房 Paget 病との鑑別

a. 乳房 Paget 病とは

　乳房 Paget 病は，1874 年に Sir Paget が乳癌患者の乳頭皮膚に特異な湿疹様変化を報告したことに始まる．当時から彼の名を冠して Paget 病と名付けられた．その 15 年後に Crocker が外陰部の類似皮疹を"乳房外 Paget 病"と呼ぶことの先駆けとなった．

　乳房 Paget 病の皮膚病巣は，乳管癌・乳癌が乳頭の導管を伝わって表皮に達し，さらに表皮内を側方に拡大していく．そこで，本書のテーマである乳房外 Paget 病が皮膚原発であることを軸に考えれば，乳房 Paget 病は歴史的には"元祖"でありながら，概念的には"続発性 Paget 病"ということになる[*7]．

　乳癌の発生頻度が非常に高いなかで，乳房 Paget 病は稀な病態である[*8]．本書のなかで検討対象とした自験例の乳房 Paget 病 37 例のうち 35 例（95％）は皮膚科を受診し，残りの 2 例（5％）が乳腺科を受診した．皮膚科医が乳房 Paget 病に接することが多いようである．

　ほかの湿疹性変化との区別も皮膚科医には重要な点であり，診断に役立つべく，この項では乳房 Paget 病の皮疹の特徴を整理する（ほかの皮膚炎などとの鑑別の方法は次項を参考にしてください）．また，通常の想定に反して，乳房 Paget 病の皮疹の大きさと乳癌の腫瘤の大きさとは逆比例することも述べる[9]．

　さらに，乳房に生じた皮膚原発の乳房外 Paget 病（第VII-3 項（p.130～）参照）との鑑別点について述べる．それは，一見「詭弁」と感じるだろうが，「乳房外 Paget 病の鑑別診断として挙げるべき疾患の一つに，乳房 Paget 病がある」のは，乳房外 Paget 病は必ずしも外陰部に限った疾患ではなく，乳房にも生じるからである．このときには，下床の癌，つまり乳癌が存在しないのが原則であり，"乳癌に続発する乳房 Paget 病"との鑑別は治療上必須の案件となる．その鑑別のポイントについても記す．

b. 乳房 Paget 病は誤診しやすい

　図IX-8 の症例はアトピー性皮膚炎で，両側の乳輪に急性湿疹が生じている．点状要素と滲出液による痂皮形成は診断的である．また乳輪だけでなく，その外側の皮膚にも漿液性丘疹が散在している．こうした例では乳房 Paget 病を考える必要はまずない．しかし，図IX-9 の症例はどうであろうか？この例は生検も行い，皮膚炎であることを確認している．しかし，「ほぼ乳頭に限局し，一部乳輪に拡大する湿潤局面」という見方だけでは，乳房 Paget 病との臨床的な鑑別は困難である．図IX-8 症例のアトピー性皮膚炎の症状とはかなり異なっており，むしろ乳房 Paget 病の可能性を考えてよいと思う．より仔細に診れば，紅斑辺縁部の境界が不分明であり，凹凸がある．そして乳頭と乳輪の病巣は不連続である．これらの臨床像は，乳房 Paget 病ではみられにくい所見である（この項で供覧する乳房 Paget 病の臨床写真を参照してください）．

　腫瘍性病変である乳房 Paget 病のほうが実は，皮疹がおとなしい．そして，アトピー性皮膚炎のほうが，もっと派手な皮疹である．このことはほとんど強調されていない．多くの，そして乳房 Paget

---

脚注

[*7] すると Crocker の乳房外 Paget 病は，さしずめ「本家」というわけである．
[*8] 兵庫県立がんセンター乳腺外科の 2008 年からの 5 年間の乳癌症例のうちの 1％（13 例/1215 例）であり，日本乳癌学会登録委員会の集計では 2010 年次では 0.4％（193 例/48156 症例）である．

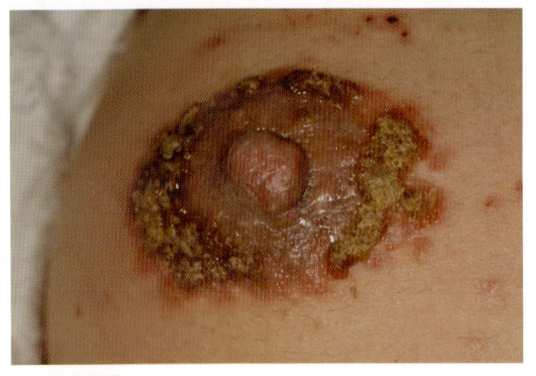

図Ⅸ-8　アトピー性皮膚炎で，両側の乳輪に急性湿疹が生じている．

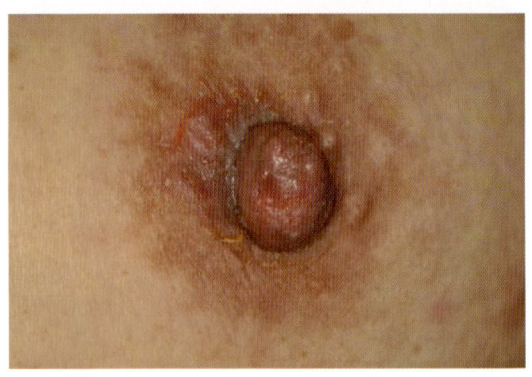

図Ⅸ-9　生検も行い，皮膚炎であることを確認しているが，乳房 Paget 病との臨床的な鑑別は困難な症例の一つである．

病を見慣れていない医師は，その逆を想像するであろう．後述するが，乳房 Paget 病の皮疹の範囲は，乳頭だけのこともあり，乳輪にかけて拡大していくもの，さらには乳輪の外側の皮膚に拡大しているものもある．しかし，半数近くは単に乳頭内だけの小さな皮膚症状だけである．皮疹の範囲や程度で良性・悪性の判断をしてはならない．

そして，ステロイド軟膏が処方されると，乳房 Paget 病であっても，付随的な皮膚炎症状は軽快するし，瘙痒も軽減する．このため臨床像が一時的に軽快を示すことは実際にある．残念ながら，そうした病歴には事欠かない．常に乳房 Paget 病を念頭に置いた診察が望まれる．

c. 乳房 paget 病は乳頭内の小さい病巣で受診する

乳房 Paget 病は，乳頭に限局した小さい病巣で受診することが多い．本項で説明していくが，半数以上は，乳頭内に限局した病巣である．それゆえ初診時には，受診する側も診察する医師も，一見その症状の軽さゆえに，この疾患を最初に思い浮かべることはないかもしれない．しかし，本項に目を通した読者には，鑑別診断としていつも乳房 Paget 病を念頭に診察されんことを期待する．

d. 病巣の拡大範囲で 3 分類する

乳房 Paget 病は通常は片側性に生じ，左側に好発する(68.4%)．ここに紹介する自験 37 症例はすべて女性で，男性は極めて稀である．

皮疹の拡大範囲によって 3 グループに分類した．グループ 1 は病巣が乳頭内に限局したもの(20 例，54%)，グループ 2 は乳輪にまで拡大したもの(11 例，30%)，グループ 3 では乳輪を越え，周囲皮膚に拡大したもの(6 例，16%)とした．

乳頭の扁平化あるいは消失は，グループ 1 では 0%，グループ 2 では 45%，グループ 3 では 100% に認められた．すなわち広い紅斑病巣の症例では乳頭の消失が必発である．以下，グループごとに述べる．

e. グループ 1：病巣が乳頭内に限局した症例

病巣が乳頭内に限局するものは，症例の半数以上を占め，本症は乳頭に限局した小さい病巣で受診することが多いといえる．

グループ 1 の特徴は，乳頭の中央に円形の，あるいは乳頭の片面に偏った楕円形の，糜爛や痂皮を伴った紅斑であり，紅斑の境界が明瞭なことである(図Ⅸ-10)．こうした比較的軽微な病変を生検するのは躊躇されるかもしれない．しかし，このような皮疹を呈する疾患は，実は，乳房 Paget 病以外に

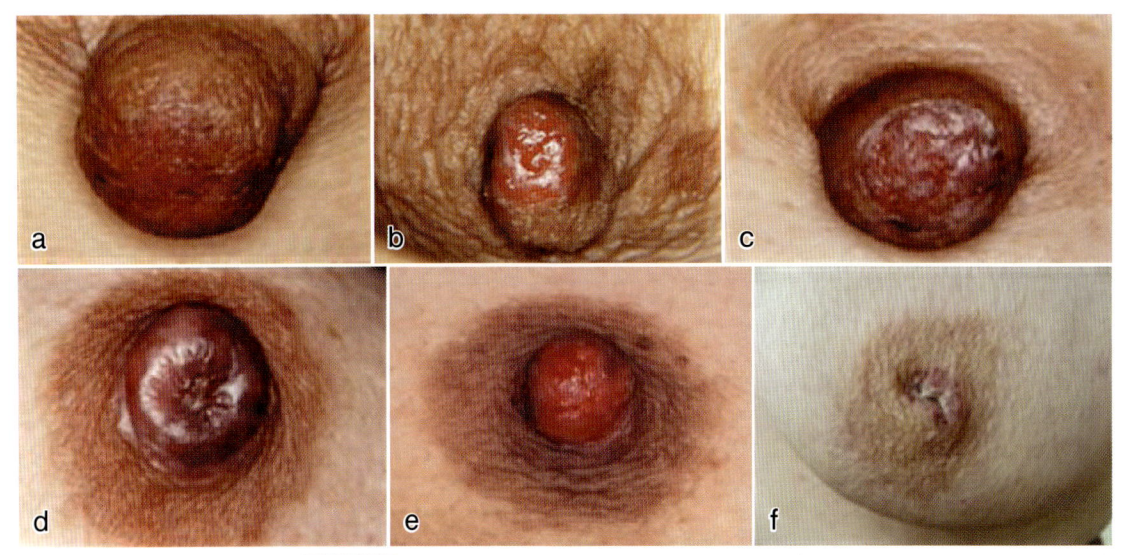

図 IX-10　グループ1．病巣が乳頭内に限局した症例

乳頭の中央に初期と思われる円形の病巣(a)，乳頭の片面に偏った楕円形の病巣(b)，紅斑の辺縁に黒色変化があるもの(c)を示す．乳頭全体が既に変化したもの(d)，乳頭の深部に臨床的腫瘤を触知するもの(e)，陥没乳頭に発症した症例(f)もある．乳頭だけの紅斑でも，境界が極めて明瞭な所は続発性の性状を表す．

は少ない．これはアトピー性皮膚炎や湿疹を熟知することで理解できる(次項を参考にしてください)．それゆえ小さい皮疹であっても，積極的に生検を行うべきである．病巣の皮膚のケアをまず行うことで，境界の明瞭化が鮮明になる．一時的にステロイド剤を外用するのも方法ではあるが，上述のように乳房 Paget 病でもある程度軽快するので，その結果，生検の機会を失いかねない．ステロイド剤の外用は，あくまで，乳房 Paget 病における二次的な湿疹化を消退させ，本来の臨床像を現出するためにだけ役立てることになる．

　グループ1のなかで，乳頭の深部に腫瘤を触れない症例は65％(20例中13例)であるが，残りの約1/3の症例(20例中7例)で，臨床的に乳房に腫瘤を触知した(図IX-10-e)．つまり，基にある乳癌の腫瘍形成が明らかに初診時に認められるのである．この場合は，乳癌のステージは ductal carcinoma in situ ではなく，invasive であることが多い．

f. グループ2：病巣が乳輪にまで拡大した症例

　病巣が乳輪にまで拡大したこのグループ11例のうち，約半数(6例)は乳頭の形状が保たれているが(図IX-11-a, b)，約半数(5例)は乳頭の形状が扁平化している．多くは，水平面から乳頭が立ち上がる部分で，その継ぎ目部分の角度がなくなっており，水平面から乳頭になだらかに移行するようになっている(図IX-11-c, d)．これは，グループ1では乳頭が保たれており，グループ3では乳頭が全例で扁平化していることの，ちょうど中間にこのグループ2が相当していることを示している．

　また乳輪への拡大は，乳頭と同心円状の場合(おそらく乳頭中心に位置する乳管から表皮に腫瘍細胞が浸潤したもの)もあれば(図IX-11-b)，乳輪の一部に偏よって拡大する場合(乳頭の辺縁部の乳管を通じての表皮への浸潤)もある(図IX-11-a)[*9]．

　皮疹の性状も，グループ1よりも浸潤性の紅斑として把握しやすくなる．周囲健常皮膚との境界線

脚注

[*9] これらの所見も，軟膏ケアで，紅斑の境界をさらに明瞭化することで確認できる．

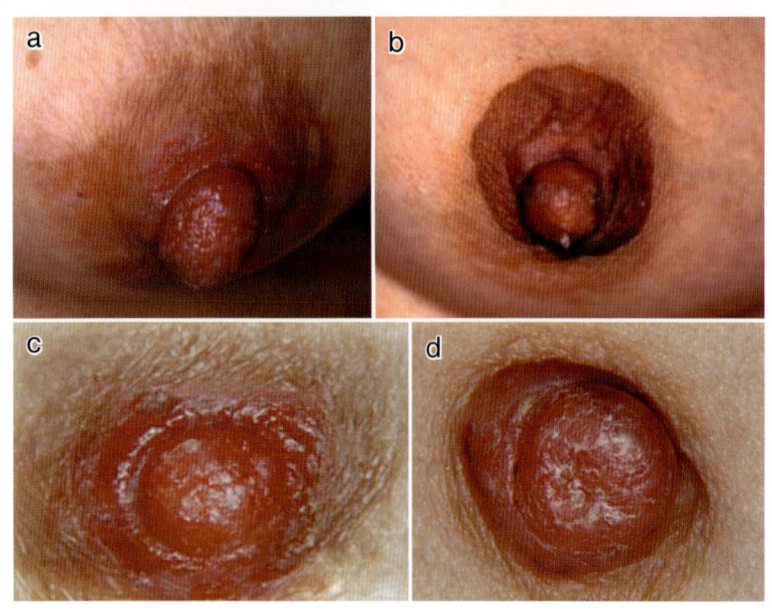

図 Ⅸ-11
グループ2．病巣が乳輪にまで拡大した症例
病巣が乳輪にまで拡大したこのグループのなかには，乳頭の形状が保たれているもの（ⓐ，ⓑ）と，乳頭の形状が変形扁平化しているものがある（ⓒ，ⓓ）．

は明らかで，比較的正円形を呈し，紅斑はその辺縁部で境界明瞭な隆起を示す（図Ⅸ-11-ⓒ，ⓓ）．これらは，いかにも"続発性"Paget 病の特徴である（第Ⅸ-1項（p.149～）を参考にしてください）．
　グループ2で原病死した症例が1例あった（図Ⅸ-11-ⓑ）．

g. グループ3：紅斑病巣が乳輪を越えて周囲皮膚に拡大した症例

　紅斑病巣が乳輪の周囲皮膚に拡大したこのグループ3では，全例（6例）で乳頭の構造は完全に消失し，あってもわずかになだらかな隆起を残すだけである（図Ⅸ-12）．
　紅斑病巣は，図Ⅸ-12-ⓐ（カンジダ感染あり）の症例のように，初診時たとえ皮膚炎症状が加わっていても，適切な軟膏ケアで，境界明瞭に隆起した腫瘍境界を明らかにすることができる．そして，図Ⅸ-12-ⓑ，ⓒの症例のような，この隆起を伴う境界明瞭さは，"乳房 Paget 病の素顔"である．

h. 乳房 Paget 病での"乳頭の消失"は，乳癌の破壊性変化を意味しない

　"乳頭の消失"というと，乳癌による乳頭の陥没や破壊をイメージするかもしれないが，しかし，乳房 Paget 病での"乳頭の消失"は，必ずしも乳癌の破壊性変化を意味しない．病理組織学的には，表皮は Paget 細胞の浸潤で肥厚しており，その直下の真皮乳頭の浮腫と，帯状，血管周囲性の炎症性細胞浸潤がある．この病理像は乳頭部分でも乳輪部分でも共通である．「この共通した病理像を反映して，臨床的に乳頭と乳輪の境界が消失してしまっている」と理解できる．実際，正常の乳頭を形作っているのは，乳管を含む真皮結合組織であるが，その上層での炎症性細胞浸潤が強いために病理組織では，乳輪から乳頭への移行は見えず，一様な組織として見えている．わずかに切れ込みが分かるだけである（図Ⅸ-15-ⓓ，ⓔ）．

i. グループ分けは，下床の乳癌の程度を予測するのに有用

　結論を先に述べると，皮疹の程度の軽いグループ1では大きな乳癌があり，後日，原病死した例もあるが，一方，皮疹の程度の強いグループ3では乳癌は小さく，原病死例はない．これは，一見逆のことを言っているように思われるだろう．しかし，実際の関連性は上記のとおりであり，その理由を述べる．

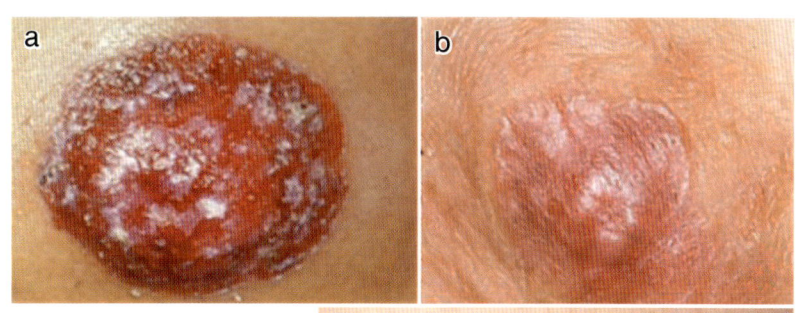

図 IX-12
グループ 3．乳輪を越えて周囲皮膚に病巣が拡大したもの．
いずれも，腫瘍境界で紅斑は周囲皮膚よりも隆起し，境界は明瞭である．ⓐカンジダ感染があるが腫瘍境界は明らかである．ⓑ乳頭の境界が消失していることがよく分かる．ⓒ浸潤性紅斑は直径 10 cm 大に拡大している（この写真は弱拡大）．

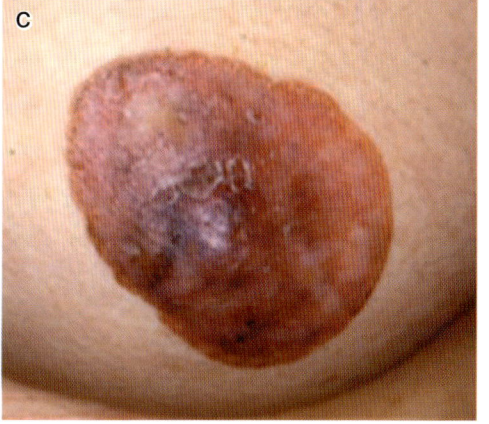

まず，3 つのグループでの，臨床的および病理組織学的検討の結果を示す．

平均年齢は，グループ 1 は平均 62 歳（44〜79 歳），グループ 2 は平均 57 歳（35〜82 歳），グループ 3 は 55 歳（34〜64 歳）であり，皮疹の拡大が大きい症例のほうがむしろ若年である．病悩期間は，グループ 1 と 2 で平均約 1 年，グループ 3 は 2 年 8 か月である．広い紅斑性病巣のほうが平均の病悩期間は長い[*10]．

臨床的な腫瘤の触知はグループ 1 が 25％，グループ 2 は 0％，グループ 3 は 0％である．乳癌の手術標本で組織学的に腫瘍の最大径をみると，グループ 1 では平均 4.40 cm（0.4〜12 cm），グループ 2 では平均 3.20 cm（1.5〜7 cm），グループ 3 では平均 2.56 cm（1.7〜4 cm）であった[*11]．つまり，乳頭に限局した乳房 Paget 病の場合（グループ 1）は乳癌の腫瘍径が大きく，乳輪を越えるほどに広い範囲の乳房 Paget 病の場合（グループ 3）は乳癌の腫瘍径は小さい．グループ 2 での腫瘍径は，グループ 1 と 2 との中間を示す．

この項の文頭に述べたように，「乳房 Paget 病の皮疹の範囲と，そのベースにある乳癌のサイズとは逆相関する」ということである．

病理組織学的に，乳癌組織が DCIS（ductal carcinoma *in situ*）にとどまっている頻度をみると，グループ 1 では 75％（9/12 例），グループ 2 では 75％（3/4），グループ 3 では 100％（3/3 例）であり，広い範囲の病巣を持つグループ 3 ではむしろ *in situ* 症例が多い．

さらに，原病死数をみると，グループ 1 は 2 例，グループ 2 は 1 例，グループ 3 は 0 例であった．つまり，「乳房 Paget 病の皮疹の大きさと予後とも，逆相関する」ということである．これらの結果を表 IX-2 にまとめる．

脚注

[*10] 病悩期間はあくまでも患者の申告であり，不確かさをぬぐえないので，参考として記載するにとどめる．
[*11] 乳輪の直径は通常 4 cm なので，これと乳癌の腫瘍径とを比較すると分かりやすい．

IX．乳房外 Paget 病の鑑別診断

	グループ1 乳頭のみ （20例）	グループ2 乳輪に拡大 （11例）	グループ3 周囲皮膚に拡大 （6例）
平均年齢	62歳	57歳	55歳
臨床的な腫瘤の触知	25%	0%	0%
乳癌の組織学的腫瘍径（平均）	4.40 cm	3.20 cm	2.56 cm
乳癌の組織学的な DCIS (ductal carcinoma *in situ*) の率	75%	75%	100%
原病死数	2例	1例	0例

表 IX-2 乳房 Paget 病の皮疹の拡大をグループに分けたときの特徴の比較

j. 乳房 Paget 病の皮疹のサイズは，乳癌の程度・予後と逆相関する

上述をまとめると，次のようになる．

1）臨床的に乳癌の腫瘤を触知するのは，皮疹が乳頭に限局している症例である．

2）乳癌の組織学的腫瘍径は，皮疹サイズが小さいもの（乳頭に限局）では大きく，皮疹の大きなもの（乳輪を越える）では小さい（P＝0.027）．

3）原病死は，皮疹サイズの小さい（乳頭ないし乳輪に限局）症例のみであり，皮疹サイズが大きい（乳輪を越える）ものでは原病死はない．

k. 一見矛盾するこの結果の説明は？

通常は，「腫瘍病巣である皮疹の広がりは，腫瘍の発生したときからの時間的経過を示し，乳癌のサイズや予後と正に相関するはずだ」と考えるだろう．では，なぜ，その逆の結果になったのかの説明は，意外と簡単である[*12]．

乳癌の発生部位と乳管との位置関係，そしてこの侵された乳管と表面皮膚との位置関係で説明できる（図 IX-13）．乳癌が乳頭の乳管開口部近くに生じ，しかも乳管内乳癌（ductal carcinoma *in situ*）である場合には，乳管を通じて早期に皮膚に Paget 細胞が到達する．そして，乳癌がさほど増大しないうちに皮膚では拡大し，乳輪を越えるほどに広くなる．

一方，乳腺の深部に発生した乳癌は，分泌部を中心に増殖を続ける．このため乳管を通じて表皮に達することは少なく，あってもわずかな範囲にとどまる．もちろん，ずっと放置しておれば乳頭を越え乳輪に至り，さらには乳輪を越すかもしれない．しかし，それまでに深部の腫瘤が十分な大きさになっており，自覚あるいは検診で認識されるので，実際には乳頭の中の小範囲にとどまるのである．

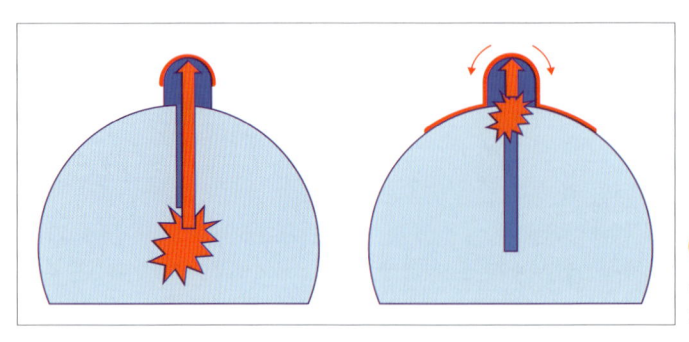

図 IX-13 皮疹の性状から，乳管癌・乳癌の腫瘍の深さを推測することができる．

脚注

[*12] 将来，乳癌のなかに，腫瘍学的に表皮内向性（Paget phenomenon）の多様性が証明されれば，ここでの単純な考え方も修正されるかもしれない．

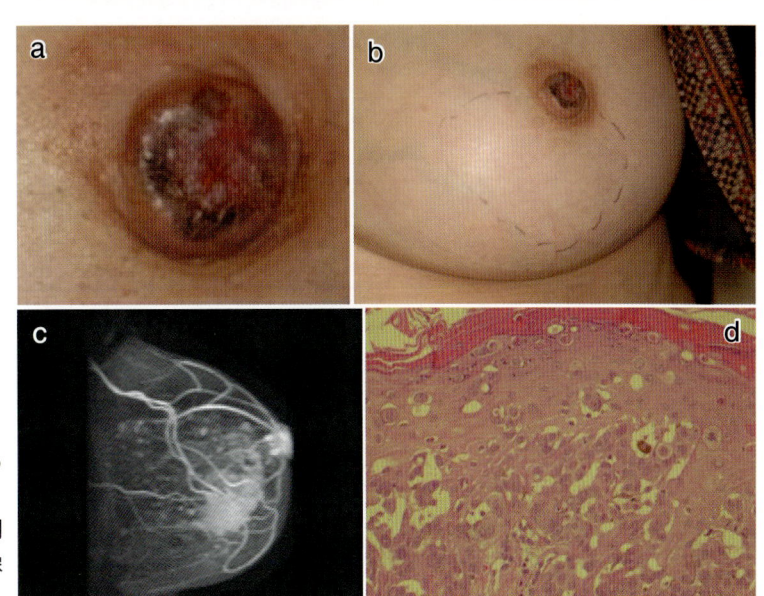

図 Ⅸ-14
乳房外 Paget 病のグループ 1 の例
ⓐ左乳頭部にのみ皮疹が出現しているが，ⓑ乳房に 7 cm 大の腫瘤を触知する．ⓒマンモグラフィで明らかな陰影が証明される．ⓓ乳頭部皮疹の HE 染色組織像である．

l．皮疹の範囲から，乳管癌・乳癌の腫瘍の深さ・大きさを推測する

以上のことから，乳房 Paget 病では，その臨床像の把握は，乳癌の深さや予後までも想定を可能にする．つまり，乳房 Paget 病の皮疹の範囲が狭い症例では，深部の大きな乳癌の存在を考えるとよい．一方，皮疹の範囲が大きく乳輪を越える症例では，むしろ乳癌は浅く，小さなものである可能性が高い．もちろん受診時期によっては，必ずしもそのとおりではないかもしれない．しかし，「範囲の大きな乳房 Paget 病は，乳癌も大きいだろう」という安易な予測をするべきではないことは確かに言えるのである．

m．乳房 Paget 病の症例のモデル

グループ 1 の例（図Ⅸ-14）

皮膚側の病変は，乳頭に限局しているが，下部に 7 cm 大の腫瘤を触知する例である．マンモグラフィで明らかな陰影が証明される．

グループ 2 の例（図Ⅸ-15）

皮膚側の病変は乳輪に拡大し，乳頭が変形扁平化した例である．左側に病変があるが，一見気づかれない大きさである（図Ⅸ-15-ⓐ）．初診時，ステロイド外用を行われてきており，病巣の表面は二次感染を起こし湿潤・糜爛・潰瘍化していた（図Ⅸ-15-ⓑ）．初診時既に，病巣の境界は明瞭であるが，しかし，軟膏ケアで，腫瘍境界はさらに明瞭化され，辺縁での明らかな隆起がよく分かる（図Ⅸ-15-ⓒ）．乳頭と乳輪部移行部で扁平化している部分での病理組織学的所見は，全くの in situ 病変である（図Ⅸ-15-ⓓ）．病巣辺縁の著明な隆起は，表皮が Paget 細胞を大量に含み，肥厚していることが分かる（図Ⅸ-15-ⓔ）．

グループ 3 の例（図Ⅸ-16）

紅斑病巣が広く乳輪の周囲皮膚に拡大したこの例では，乳頭は消失して瘢痕様である．極めて境界明瞭な暗赤色の約 10 cm² の紅斑性局面に一致して浸潤を触れるが，腫瘤は触知しない（図Ⅸ-16-ⓐ，ⓑ）．病理組織学的には，in situ 乳管癌が証明された．皮膚病巣の組織像では，HE 染色で核異型を伴った大型の細胞が表皮内に増殖している in situ 病変であり（図Ⅸ-16-ⓒ），CK7 免疫染色に陽性（図Ⅸ-16-ⓓ），CK20 に陰性であった．乳管内に腫瘍浸潤を認め（図Ⅸ-16-ⓔ），CK7 免疫染色に陽性（図Ⅸ-16-ⓕ），CK20 に陰性であった．

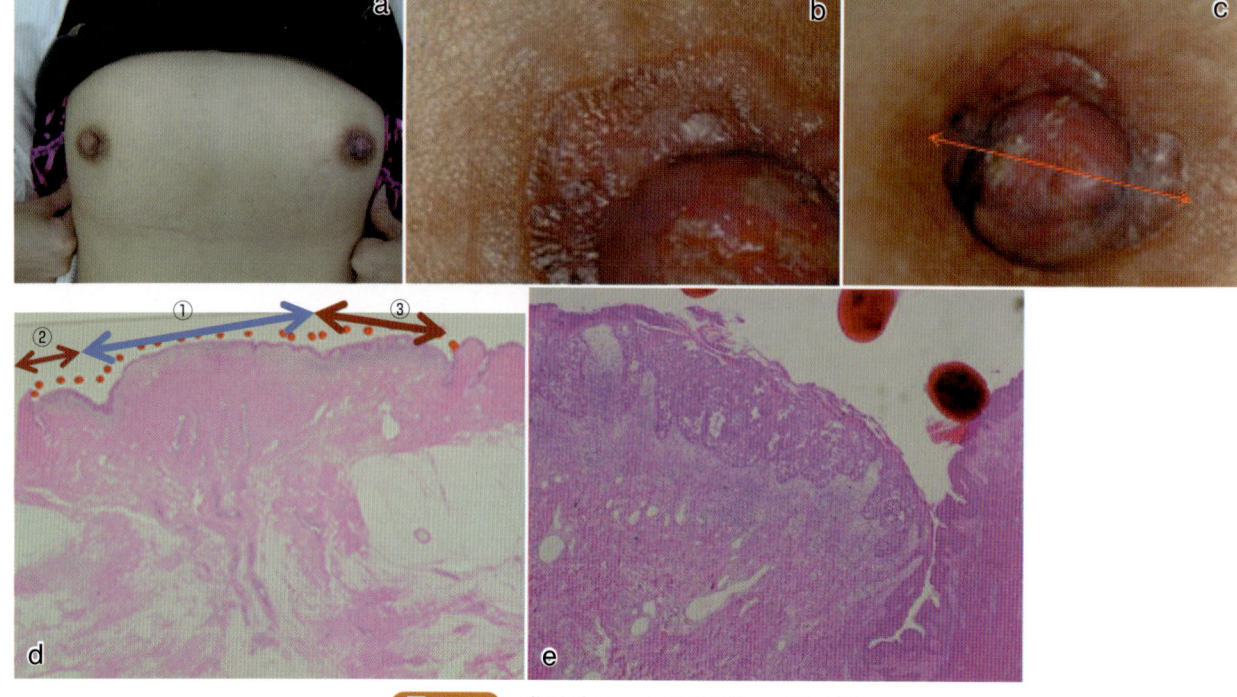

図 Ⅸ-15　乳房外 Paget 病のグループ 2 の例

ⓐ 左乳頭に病変があるが，乳頭乳輪の大きさには左右差は目立たない．
ⓑ 初診時には，糜爛を伴うが，腫瘍境界は非常に明瞭で，隆起が認められる．
ⓒ 乳頭が扁平化しかけている．赤線ラインの病理組織像がⓓ，ⓔである．
ⓓ，ⓔ 扁平化した乳頭部分の組織像である．乳管内病巣のみで腫瘤形成はない．皮膚側は in situ 病巣である．部分①（青線の部分）は乳頭部，部分②，③（赤線の部分）は乳輪部にあたる．ⓔ図はⓓの③部分（右側の赤線の部分）の拡大．乳頭の扁平化の実態は，破壊像ではない．

n. 「乳房に生じた乳房外 Paget 病」との鑑別

図Ⅸ-17 に「乳房に生じた乳房外 Paget 病[13]」の 3 症例を示し，その特徴を挙げる．

特徴 1） 乳頭が侵されず保たれている．第 1 例（図Ⅸ-17-ⓐ）では，乳頭の全周囲に Paget 病の皮疹があるにもかかわらず，乳頭は全く intact である．第 2 例（図Ⅸ-17-ⓑ）では，皮疹自体が乳頭と離れた部位にある．第 3 例（図Ⅸ-17-ⓒ）では乳頭を含めて乳輪を越す範囲に皮疹があるが，紅斑の浸潤性は少なく，皮疹の境界が不明瞭な部分もあり，乳頭の扁平化がない[14]．また，乳頭を中心にした病巣でない点も特徴的である．これら病巣の形状と配置と乳頭の消失の有無が，乳房 Paget 病との鑑別点になる．

特徴 2） 低色素斑を混じている．図Ⅸ-17 の 3 症例とも皮疹の一部に低色素斑を混じている．ところが，乳癌を基礎に持つ「通常の乳房 Paget 病」では低色素斑を混じることはない．前出の乳房 Paget 病の臨床像をよく見ていただきたい．その皮疹はすべて，比較的均一な性状の浸潤性紅斑である．色素沈着を伴うことはあるが，低色素斑を伴うことはない．多くの乳房外 Paget 病で低色素斑を伴うことと対照的である．

特徴 3） 皮疹の境界が一部で不鮮明である．図Ⅸ-17 の 3 症例とも皮疹の境界は全体としては明瞭

脚注

[13] ここでの乳房外 Paget 病の定義は，「表皮に原発した Paget 病」である．「乳房以外の部位の Paget 病」という定義でないことに注意いただきたい．

[14] この特徴については，前述の「乳輪を越える乳房 Paget 病」の特徴を把握したうえでの理解が必要である．

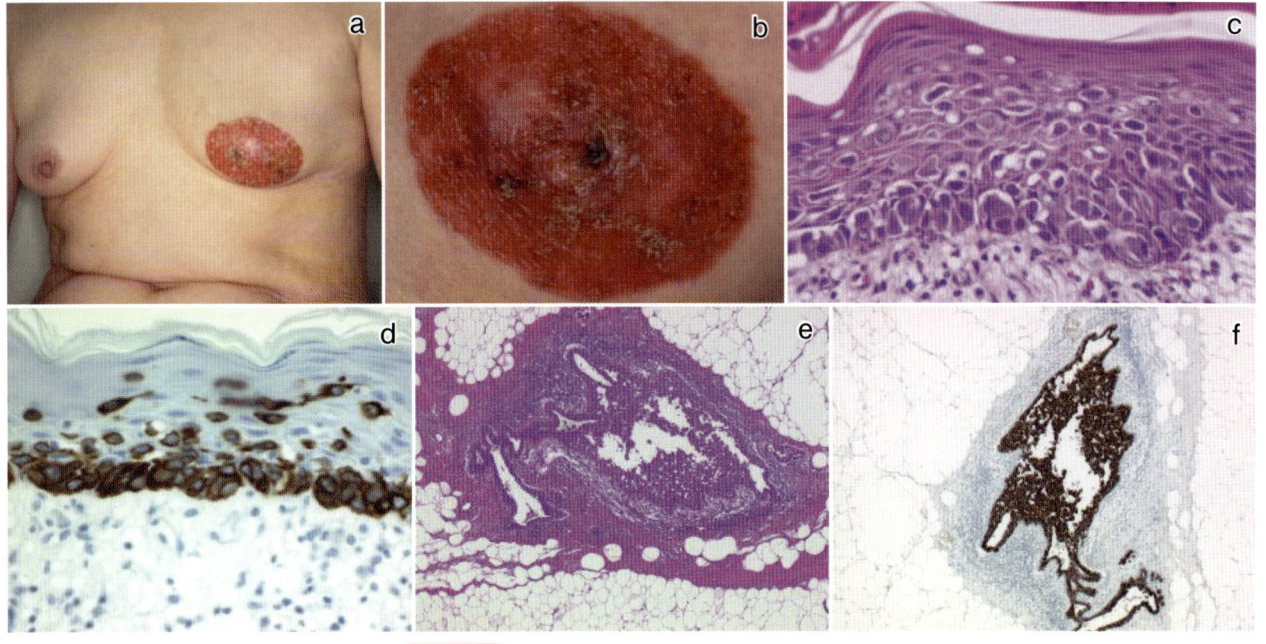

図 Ⅸ-16　乳房外 Paget 病のグループ 3 の例

ⓐ 66 歳，女性の左乳房 Paget 病．*In situ* 乳管癌がある．極めて境界明瞭な暗赤色の約 10 cm^2 の紅斑性局面に一致して浸潤を触れるが腫瘤は触知しない．
ⓑ 乳頭は消失して瘢痕様である．
ⓒ，**ⓓ** 皮膚病巣の組織像．HE 染色で核異型を伴った大型の細胞が表皮内に増殖している．CK7 免疫染色に陽性（**ⓓ**）
ⓔ，**ⓕ** 乳管内に腫瘍浸潤を認める．CK7 免疫染色に陽性（**ⓕ**）

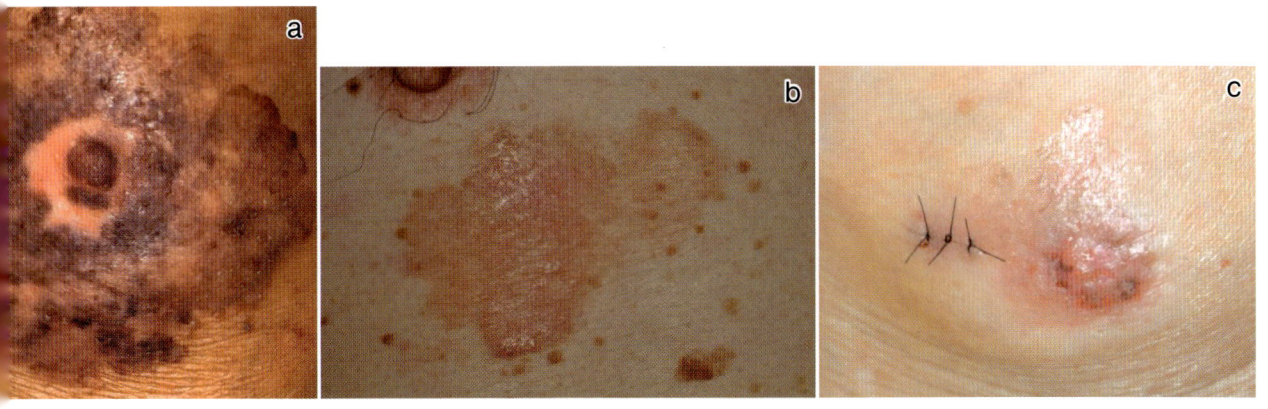

図 Ⅸ-17　乳房に生じた乳房外 Paget 病の 3 症例（症例については第Ⅶ-3 項（p.130～）に詳述）
ⓐ 躯幹に複数病巣のある女性例．**ⓑ** と **ⓒ** は男性例

だが，部分的に不明瞭である．乳癌を基礎に持つ「通常の乳房 Paget 病」では，皮疹の境界は極めて明瞭であり，皮疹の辺縁が隆起することが通常であるが，この 3 例は辺縁は隆起がなく，わずかな紅斑あるいは低色素斑となっている．これは，病巣の形状のいびつさを形成することにもつながる．

　これらの皮疹の特徴は，乳癌を基礎に持つ「通常の乳房 Paget 病」の皮疹と，乳癌を持たない「乳房の乳房外 Paget 病」の皮疹とを，多数例で照合することで，初めて指摘できることであると考える．たとえ乳頭に限局した小さい病巣であっても，よく見るとその特徴が表れているのである．

　「乳房 Paget 病」と「乳房に生じた乳房外 Paget 病」との皮疹での鑑別点を表Ⅸ-3 にまとめた．その詳細は上述したとおりである．そして，これらの相違点は，肛門周囲でみられるところの「皮膚原発

	広い紅斑を持つ乳房 Paget 病	乳房に生じた乳房外 Paget 病
乳頭を中心にするか？	する	しないことが多い
乳頭の扁平化	あり	ないことが多い
病巣の形状	円形	地図状
皮疹の腫瘍境界	明瞭	不明瞭な部分がある
辺縁での皮疹隆起	あり	なし
低色素斑	なし	あり

表 IX-3 「乳房 Paget 病」と「乳房に生じた乳房外 Paget 病」の臨床的鑑別点

の乳房外 Paget 病」と「直腸・肛門癌からの続発性乳房外 Paget 病」との相違点と，よく似ている．それは，「『通常の乳房 Paget 病』が，実は皮膚原発性の Paget 病ではなく，『乳癌からの続発性 Paget 病』である」という，疾患の本質に基づく，ごく当然のことであったということにつながるのであろう．

IX-4　ありふれた皮膚疾患との鑑別

　ここでは，Paget 病以外の疾患との鑑別の注意点をまとめる．最初に"ありふれた疾患"，要は毎日出会っている疾患のなかから，どうすれば可能な限り早くに乳房外 Paget 病を発見できるかを考えてみる．

　乳房外 Paget 病の診断は，一言でいえば，「本症を疑い生検をする」に尽きる．それは，日常的に診療する一般的な皮膚疾患を「いかにきちんと診察しているか」の裏返しである．

a. 日常的疾患の丁寧な診察が，最も近道

　乳房外 Paget 病を診断するにあたって，安直な方法はない(その理由は，本項の最後に説明する)．説教めくが，外陰部のありふれた疾患の臨床像を病理学的に理解し，その病態を把握できていなければ，乳房外 Paget 病の診断はできない．

　以下に，具体的な各論を示すが，既に知っていることと片付けないで，ありふれた疾患の特徴を再確認することをお勧めする．

b. 乳房の症例（前項参考）

鑑別のポイント 1：健側の乳房をコントロールとして観察する

　両側の乳頭が同時に侵されている場合は，Paget 病を否定してよい．乳頭部の湿疹・皮膚炎は片側性のこともあるが，アトピー性皮膚炎では両側性のことがほとんどである．片側性の病変では，健側の乳頭の形状や乳輪の大きさをコントロールにして変化を捉えると理解しやすい．図 IX-18 は，右乳頭は健側，左乳頭が乳房 Paget 病である．図 IX-19 は，左乳頭が健側，右乳頭が乳頭湿疹である．

鑑別のポイント 2：広い紅斑の症例では，乳頭の扁平消失化を確認する

　乳輪を越えた広い紅斑では，鑑別は容易である．前項で示したように，乳頭と無関係な乳房の広い紅斑，あるいは乳頭の扁平消失化がない広い紅斑は，乳房 Paget では(少なくとも自験例では)存在しない．図 IX-20 は右乳頭に限局した乳房 Paget 病であるが，初診時には乳房に拡大した皮膚炎を認めた．ステロイド軟膏外用後，乳頭部の乳房 Paget 病病巣だけは残っている．

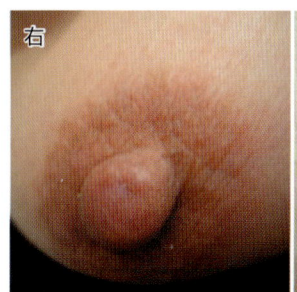

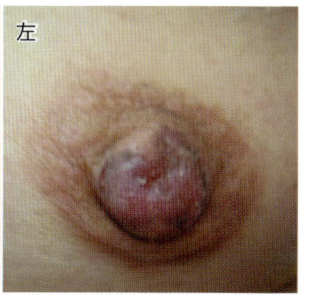

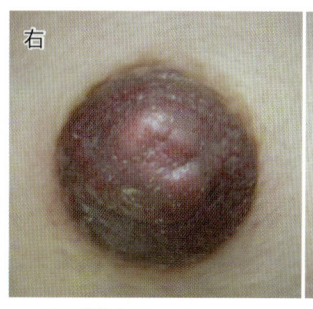

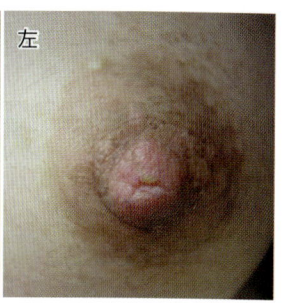

図 IX-18　乳房の疾患は健常側をコントロールにする．乳房 Paget 病（左）．右乳頭はコントロール

図 IX-19　乳頭湿疹（右）．左乳頭はコントロール

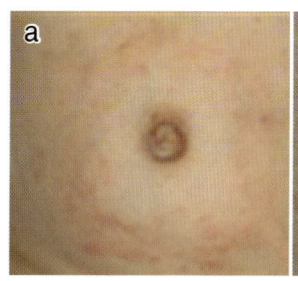

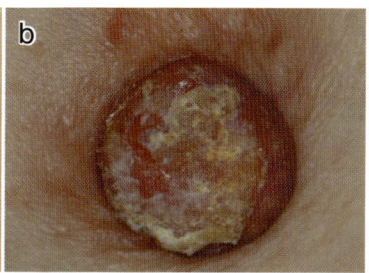

図 IX-20　乳頭の乳房 Paget 病に広い紅斑を生じた症例
ⓐ初診時．右乳房に広い紅斑がある．しかし乳頭の扁平化・消失はない．ⓑ広い紅斑はステロイド外用治療1週後には消失し，乳頭部の病巣のみとなる．

表 IX-4　乳房 Paget 病と乳房の皮膚炎群の鑑別の要点

	乳頭・乳輪の皮膚炎	乳房 Paget 病
年齢	若年者	中年以降
分布	片側あるいは両側	片側
乳頭の病巣	ないことがある	必ずある
乳頭の変形	なし	乳輪に及ぶと認められる
病巣の境界	境界不明瞭で不規則な紅斑	境界明瞭な円形ないし楕円形紅斑
皮疹の特徴	漿液性丘疹を持つ	糜爛痂皮を持つ
皮疹の範囲	乳輪内に一致	種々
ステロイド効果	皮疹は消失する	一時は有効だが消失しない

鑑別のポイント3：ありふれた湿疹・皮膚炎の特徴を再確認する

　乳房 Paget 病と，乳房の皮膚炎群の鑑別の要点を，表IX-4 にまとめた．

　乳頭・乳輪の皮膚炎は，若年者に多く，通常，乳輪までの範囲内に皮疹はとどまる．境界は不明瞭な紅斑に漿液性丘疹が混じる（図IX-21）．表在の細菌感染を伴って膿痂疹様になることが多い．このとき，湿潤し痂皮や落屑を付着する．不規則な形状はむしろ炎症性疾患を意味する（図IX-22-ⓐ）．二次的な色素沈着が起こることも多い（図IX-22-ⓑ）．瘙痒は両疾患ともにあり，鑑別点にはならない．

c. 外陰部の症例も，"ありふれた皮膚疾患の特徴を再確認！すること"が基本

鑑別疾患1：間擦性皮膚炎

　間擦性皮膚炎はその名のとおり，皮膚が擦れ合うほどに折り重なったため，湿潤環境となり発生する二次的な炎症である．当然，皮膚表面は湿潤しており，また，単純な原因に相応して臨床像も単純に均一な発赤である．図IX-23-ⓐの症例は15年前に当科で乳房外 Paget 病の治療を行った症例が，最近になって陰股部に発赤が生じ，「貴院で治療した乳房外 Paget 病の再発である」として紹介され

IX．乳房外 Paget 病の鑑別診断　169

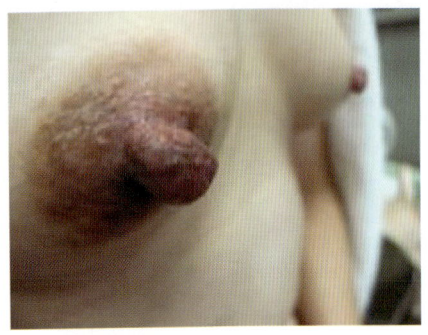

図Ⅸ-21 乳頭乳輪部皮膚炎
境界は不明瞭な紅斑に漿液性丘疹が混じる.

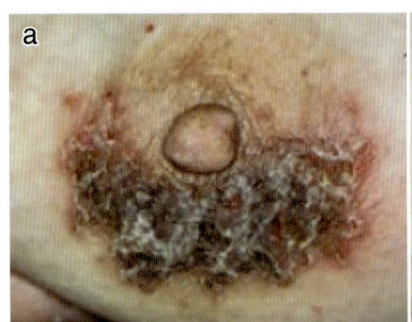

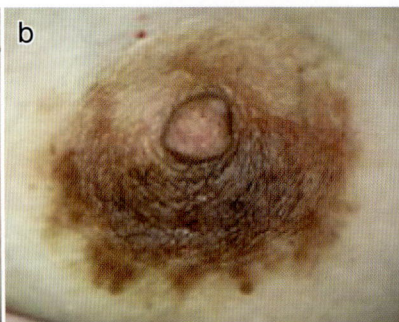

図Ⅸ-22 乳輪部の接触皮膚炎
ⓐ不規則な形状はむしろ炎症性疾患を意味する.
ⓑステロイド軟膏とポリエチレングリコール軟膏の重層外用で治癒した. 2週間後の色素沈着

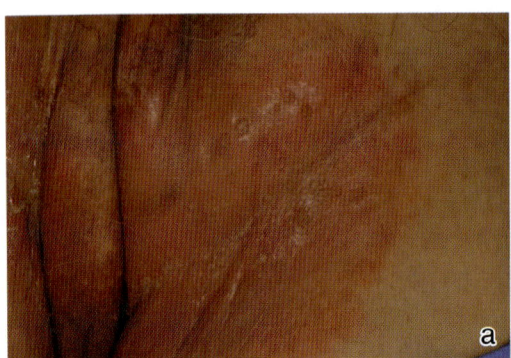

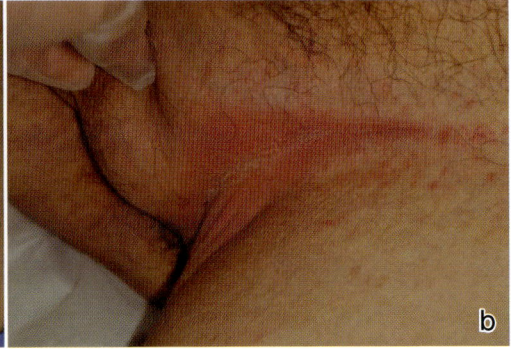

図Ⅸ-23 陰股部の間擦性皮膚炎の2例

た間擦性皮膚炎である[*15]. 辺縁の境界が凹凸していることからも乳房外 Paget 病は否定的である. 図Ⅸ-23-ⓑの症例であれば, 間擦部の溝で最も症状が強く, 辺縁部に点状紅斑があるので, 診断は容易である.

肛門部の間擦性皮膚炎では(肛門周囲に生じた皮膚原発の乳房外 Paget 病と続発性 Paget 病に関しては, 第Ⅶ-1項(p.119~), 第Ⅸ-1項(p.149~)を参考にしてください), いろいろのタイプ(びまん性紅斑のもの, 境界が明らかなものとそうでないもの, 表面が粗糙で角化性のもの, 境界明瞭な苔癬化局面のもの, 辺縁にのみ紅斑丘疹が並ぶもの, など)の皮膚炎像がみられる(図Ⅸ-24). いずれもおおむね左右対称性であり, 両側臀部を両手で押し開いてみるとその内側に皮疹が現れてくる. 皮疹は両側臀部皮膚が顔を合わせる部分に限られていて, 皮疹の外縁は左右一致する. 洗浄のみで軽快を示すことが多い. 多くはカンジダが合併している. 膿疱を辺縁に認めれば, その診断は容易である. 白癬菌は陰股部の病巣が後方へ拡大して, 会陰部そして肛門周囲に及ぶことがあるが, 左右対称ではない. 辺縁部での落屑に注意し, その真菌検査で容易に鑑別できる(表Ⅸ-5).

鑑別疾患2：急性湿疹(急性皮膚炎)

急性湿疹を「急に起こる痒い皮疹」と漠然と把握するのでは, ほかの多くの皮膚疾患とどう違うのか, 全く理解できない. 急性皮膚炎はむしろ病理用語である. これに相応する所見として, 点状要素という臨床像がある(図Ⅸ-25). 病理組織像の spongiotic vesicle が臨床的に漿液性丘疹として見えて

脚注

[*15] この誤解・誤謬は, 皮膚疾患を全く解さない医療施設の態度を端的に物語っている. その紹介状を読んだ筆者は, 皮疹を見てため息をついた.

170　カラーアトラス 乳房外 Paget 病―その素顔―

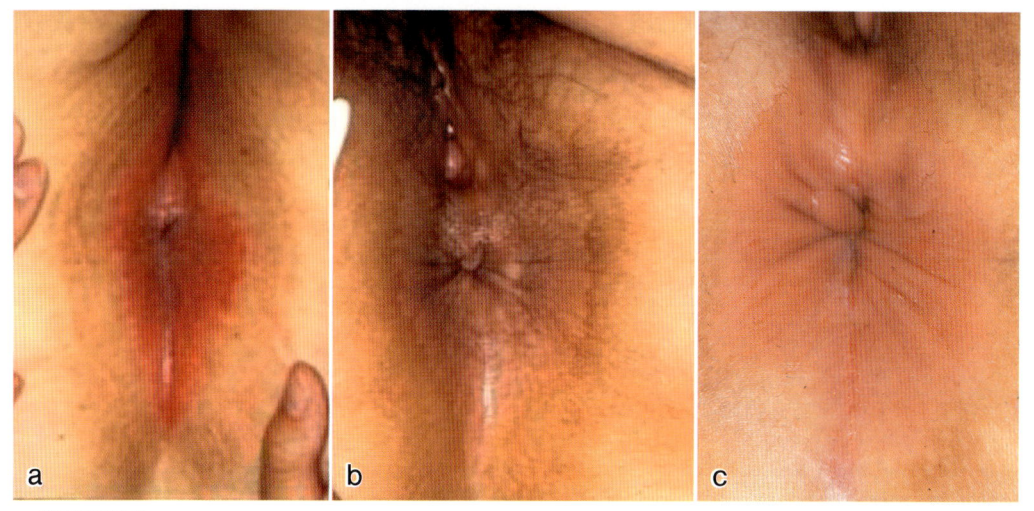

図 IX-24　肛門部の間擦性皮膚炎の3例：肛門部ではいろいろのタイプの皮膚炎像がみられる．

表 IX-5　間擦性皮膚炎との鑑別点

	間擦性皮膚炎	乳房外 Paget 病
部位	陰股部などの皮膚の「折れ目」を中心に生じる	「折れ目」を中心にすることはない．男性では陰茎と陰嚢の境界部，あるいは陰嚢が多い．女性では大陰唇を中心にしており，これも「折れ目」とは無関係
皮疹の性状	びまん性で一様な発赤	紅斑と色素沈着，そして色素脱出という多要素が混在する
表面の湿潤	湿潤し光沢がある	糜爛はあっても部分的

いる．その経時変化として臨床的に糜爛，痂皮が生じる．それらは漿液性丘疹と同じサイズで，3者が混在し，移行することが，急性湿疹の特徴（湿疹三角と称する）である．乳房外 Paget 病には spongiotic vesicle は生じない（なぜなら急性皮膚炎ではないから）．以上の理（ことわり）を知れば，乳房外 Paget 病と急性湿疹とを誤認することはない（表IX-6）．

鑑別疾患3：慢性湿疹

"治らず長期続く皮膚の発赤性の状態"を「慢性湿疹」と呼んでいる限り，これと乳房外 Paget 病とを鑑別することはできない．実際，乳房外 Paget 病が長期間誤診される場合，その診断名は「慢性湿疹」が定番である．慢性湿疹では臨床的には苔癬化が特徴で，皮野が著明となり，粗大な鱗屑が付着する（図IX-26）．これには組織学的な裏づけがあり，表皮が全体に肥厚し，真皮には慢性炎症細胞が軽度に浸潤する．この病理像に基づいた臨床像の把握なしに「慢性湿疹」と診断してはならない（表IX-7）．

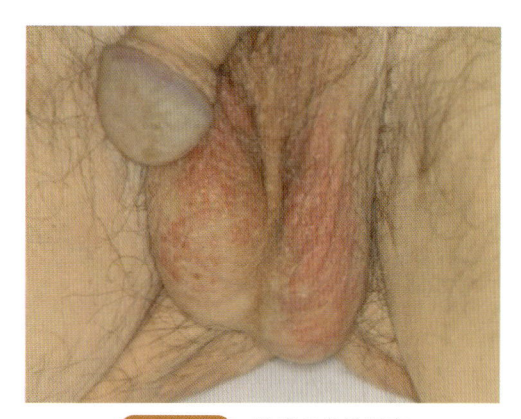

図 IX-25　陰嚢の急性湿疹

鑑別疾患4：脱色素斑を残す皮膚炎

皮膚炎の消退後に，会陰・肛囲・大陰唇内面に白色の色調変化を認めることがある（図IX-27）．色素脱失が外陰部の広範囲に及ぶものもある．その部分は多少の硬化を伴い，組織学的にも表皮肥厚と真皮上層の線維化を認める．強い瘙痒のため掻破した結果，糜爛・潰瘍化し，その後，色素脱失と瘢痕を残して治癒した状態である．瘢痕性の変化が特徴であり，この点で乳房外 Paget 病とは区別できる．硬化性萎縮性苔癬も白色を呈するのが特徴であり，次項目に説明を加える．

IX．乳房外 Paget 病の鑑別診断　171

表 IX-6　外陰部の急性湿疹との鑑別点

	急性湿疹（急性皮膚炎）	乳房外Paget病
基本要素	丘疹，漿液性丘疹が基本的な構成要素で必発	斑が基本であり，丘疹は通常ない*
皮疹の分布	不規則・乱雑に分布	一定の範囲内に限局
糜爛	漿液性丘疹の破裂の結果，同大の糜爛，痂皮が混在する	糜爛は，あっても不規則なサイズと形状で，点状多発することは少ない

*進行期でのパンツ型紅斑には丘疹性の皮疹も生じるが，初期の表皮内病変では丘疹はありえない．

表 IX-7　慢性湿疹との鑑別点

	慢性湿疹	乳房外Paget病
皮野	皮野が著明で，皮膚は肥厚する	一様に平坦な表面で，皮野は消失している
表面の鱗屑	粗大な葉状鱗屑が特徴的で，表面は乾燥している	乾いた印象はなく，鱗屑は基本的には伴わない

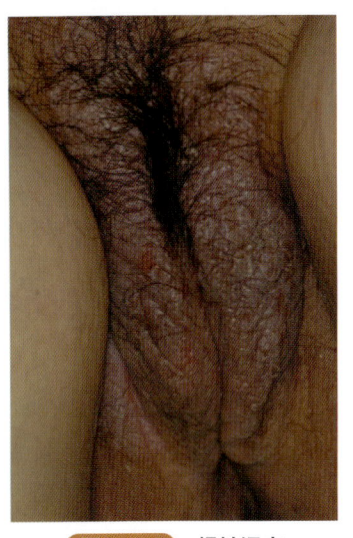

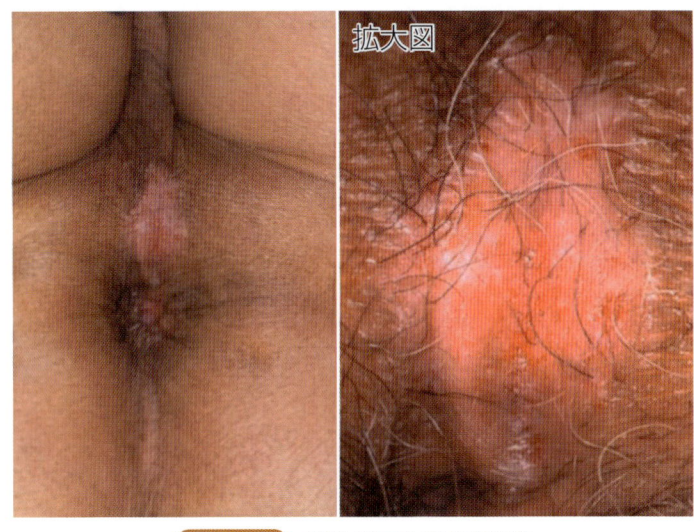

図 IX-26　慢性湿疹

図 IX-27　脱色素斑を残す皮膚炎

鑑別疾患 5：カンジダ感染症

湿潤環境となった皮膚にカンジダは感染する（図IX-28）．組織学的には，真菌は角層下で増殖するが，これに対して好中球が浸潤し，角層下に膿瘍を形成する．臨床的には，これが浅い膿疱として把握できる．また，膿瘍が平面的に拡大すると，角層が剥離して，ひさし状の鱗屑となり，またその下層の黄色の滲出液が膿汁として臨床的に観察できる．

婦人科学的にはカンジダ外陰腟炎は，「帯下感，瘙痒感などの自覚症状と，カッテージチーズ様，酒粕様の特有な帯下所見から診断する」とされている．

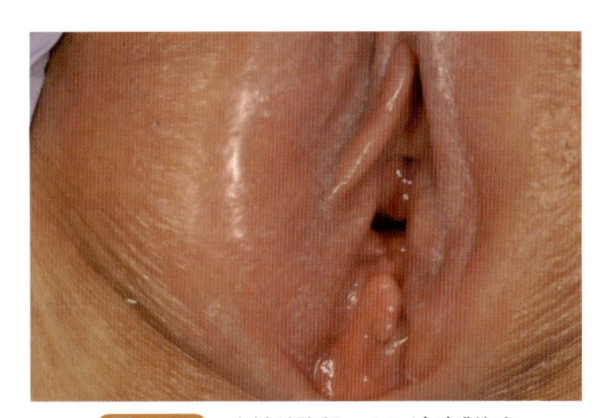

図 IX-28　女性外陰部，カンジダ感染症

慢性湿疹の皮疹にカンジダが二次感染するような症例には数多く出会う．乳房外Paget病にも，カンジダの二次感染は多くの症例で観察される．カンジダ感染症の典型例については，多くの教科書を参考にしてほしい．図IX-28の症例のように，外陰部の紅斑の症例には，最初にカンジダの検鏡を行う習慣をつける．その次に，カンジダの感染のみか，乳房外Paget病に二次感染したものかの決定にとりかかる．両者の鑑別点を，表IX-8にまとめている．

表 IX-8　カンジダ感染症との鑑別点

	カンジダ症	乳房外 Paget 病
湿潤	皮疹全体が湿潤する	湿潤は部分的
落屑	ひさし状の鱗屑と膿疱は特徴的	鱗屑はあっても軽度で，ひさし状を呈することはない
膿疱	浅い膿疱が集簇する	膿疱はない

鑑別疾患 6：体部白癬

　陰囊と陰茎には通常は白癬菌は感染しないので，男性外陰部の乳房外 Paget 病との鑑別は容易である．臀部や女性外陰部では体部白癬が環状の皮疹を呈する．真菌検鏡をはじめに行うことによって，容易に診断できる．

d. この項の帰納的まとめ

　以上，いわゆる "common diseases" を見直してみると，乳房外 Paget 病の皮疹と見比べて意外な事実に気づく．それは，「乳房外 Paget 病は病理組織学的には実に特異な像があり，診断的だが，そのこと自体は臨床像には反映されない」ことである．つまり，「表皮内での Paget 細胞の増殖をもってしては，臨床像は全く説明できない」ということである．乳房外 Paget 病の臨床像は，女性では陰唇の，男性では陰囊・陰茎の境界明瞭な紅斑であり，その色調は淡紫紅色に加えて褐色調，白色調が混在している．鱗屑は部分的で糜爛もわずかにある．皮膚肥厚はない．その程度でしかない．つまり乳房外 Paget 病は「病理組織に由来する診断的な皮疹がない」のが，むしろ特徴なのである．これは逆説的な言い方と思われる方もあるだろうが，病理と臨床を見比べれば自明のことである．

　このため，乳房外 Paget 病を正しく診断するためには，上述の日常的な皮膚疾患（common skin diseases）の診断，そして特にその発生病理に由来する皮疹形態を理解することが，一番の近道なのである．

IX-5　比較的稀な疾患で鑑別すべきもの

　ここでは，稀ではあるが，乳房外 Paget 病と鑑別が必要な疾患を挙げる．湿疹・皮膚炎群とは異なり，通常のステロイド剤外用では改善が得られず，症状が持続することが多い．その診断には，ときに組織検査が必要となる．

a. 鑑別疾患 1：外陰部の尋常性乾癬（表 IX-9）

　外陰部の尋常性乾癬は，通常の（摩擦部に多い）尋常性乾癬とは分布が逆（反対型，ナプキン型）であ

表 IX-9　外陰部の尋常性乾癬との鑑別点

	尋常性乾癬（反対型）	乳房外 Paget 病
色調	光沢ある鮮紅色が均一にみられる	光沢はない．紅斑，色素沈着，脱出が混在する
糜爛	搔破性以外には通常ない	しばしばあり，滲出液を伴う
鱗屑	通常の乾癬に比し目立たないが，葉状の鱗屑があれば診断的	基本的に鱗屑はない
他部位の皮疹	腋窩，鼠径など屈側の皮疹は診断的である	Double 乳房外 Paget 病では腋窩の皮疹もありえるが，稀かつ不分明なことが通常

IX．乳房外 Paget 病の鑑別診断

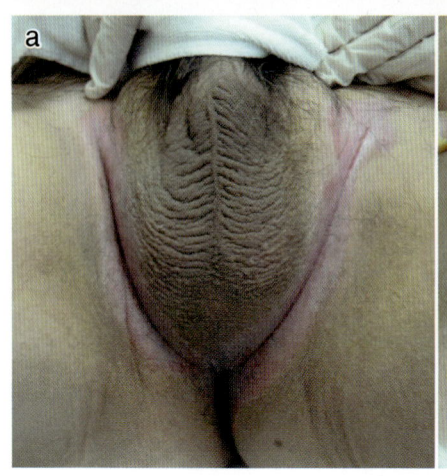

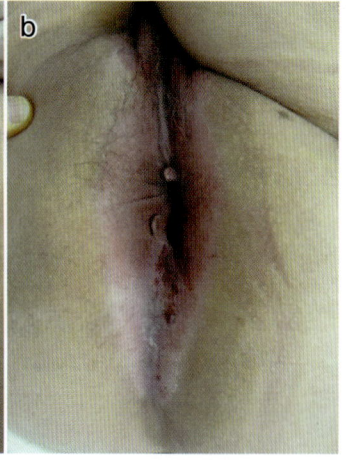

図 Ⅸ-29　反対型の尋常性乾癬
間擦部，殊に陰嚢周囲（a），肛門周囲（b）に，そのほかに臍周囲，腋窩にも乾癬の皮疹がある．

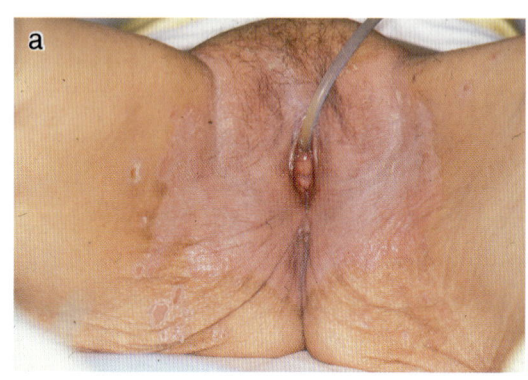

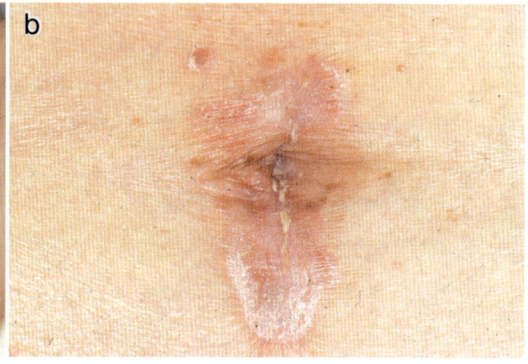

図 Ⅸ-30　外陰部尋常性乾癬
外陰部（a）以外に臍周囲（b）にも乾癬の皮疹がある．そのほかの身体部位にも，皮疹が分布する可能性が高い．

るので，診断に戸惑うことがある．

境界が明瞭な単調な淡紅色斑で左右対称性に生じやすい．肛門，陰裂あるいは両側陰嚢を包む形状の，間擦性皮膚炎と誤診しやすい分布をする．外陰部以外の間擦部位，臍部，腋窩にも乾癬の皮疹を探し出せれば，確診できる（図Ⅸ-29）．

一般の尋常性乾癬の特徴は葉状の厚い鱗屑であるが，この反対型では，鱗屑は目立たない．しかし，辺縁の間擦しない部位では，葉状の鱗屑があり，全体の光沢ある紅斑と合わせて診断的である（図Ⅸ-30）．また，皮疹の色調・性状は一様であり，乳房外 Paget 病の皮疹要素の多様性と異なる．

ナプキン型乾癬に有棘細胞癌が発生した症例に出会うこともあるが，なおさら乳房外 Paget 病との鑑別を必要とする（図Ⅸ-31）．

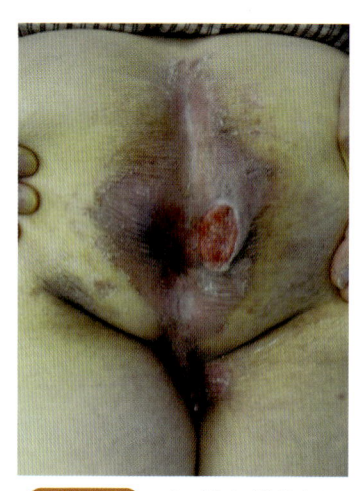

図 Ⅸ-31　ナプキン型乾癬に有棘細胞癌が発生した症例

b. 鑑別疾患 2：外陰部の扁平苔癬（表Ⅸ-10）

外陰部の扁平苔癬は稀で臨床診断は困難である．しかし，その色調は淡紫色調であり，表面の角化と合わさって，独特のニュアンスがある（図Ⅸ-32, 33）．皮膚よりも粘膜側に変化が強く，この点も乳房外 Paget 病とは異なる．

表 IX-10 外陰部の扁平苔癬との鑑別点

	扁平苔癬	乳房外 Paget 病
紫色調	特徴的	通常ない
角化	一様にみられる	あっても部分的
粘膜病変	むしろ主体	通常目立たない

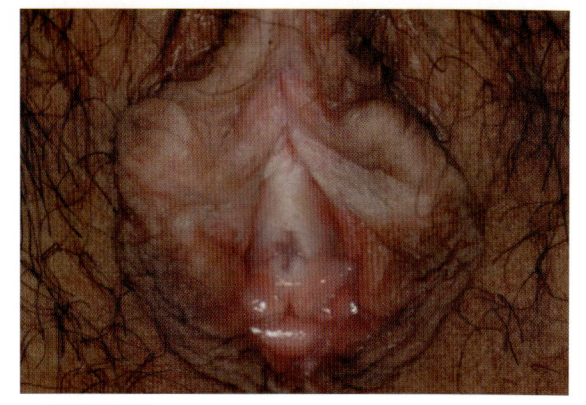

図 IX-32 外陰部の一部分に症状のある扁平苔癬

c. 鑑別疾患3：硬化性萎縮性苔癬（表IX-11）

皮膚症状は，小陰唇と大陰唇内面に限局するので，多くの場合，自然の体位では皮膚症状は見えないことが多く（図IX-34-ⓐ），大陰唇を両手で開くことによって，左右対称性の病巣が現れるのが特徴である（図IX-34-ⓑ）．皮疹の分布形状は一定しており，大陰唇の表側には症状は波及しないので，この疾患の"完成に近い"皮疹の形状は，多くの症例でスペード形（あるいは女性マーク「♀」状，あるいは8の字型）の臨床像となる（図IX-35）．時間とともに陰裂の癒着が進むと，外陰部閉鎖症の一因となる．

一般に硬化性萎縮性苔癬は稀とされる．しかし，正しく診断されずに見逃されていることが多く，実際には女性外陰部の瘙痒の原因となることが多いと推測している．強烈な瘙痒が特徴的であり，患者の訴えは乳房外 Paget 病と比べ非常に強い．硬化性萎縮性苔癬が長期存在すると，皮膚の萎縮，小陰唇・陰核の構造破壊・癒着が生じてくる．このように，

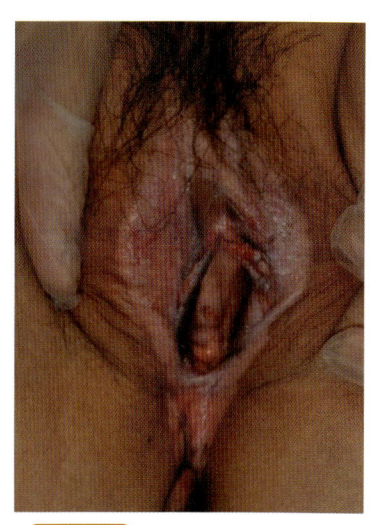

図 IX-33 白板症と誤診されていた扁平苔癬

表 IX-11 硬化性萎縮性苔癬との鑑別点

	硬化性萎縮性苔癬	乳房外 Paget 病
瘙痒	極めて強い	さほど強度ではない
低色素斑	皮疹の主体である	紅斑，色素沈着と混じて低色素斑も存在する
左右対称性	ほぼ必発	ときにあり
皮疹の範囲	膣周囲～肛囲に存在し，全体に8の字形を呈する	さまざまだが，8の字形を呈することは通常ない
萎縮と構造の破壊	小陰唇の消失あるいは癒着は高頻度にみられる	通常ない

図 IX-34 硬化性萎縮性苔癬
ⓐ自然体位では症状は隠れる．
ⓑ大陰唇を両手で開くことによって，左右対称性の病巣が現れる．

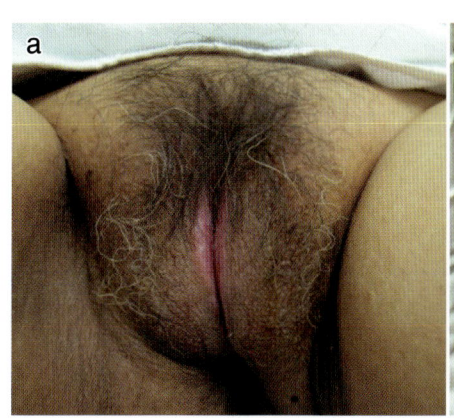

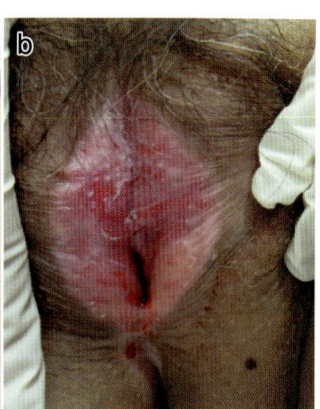

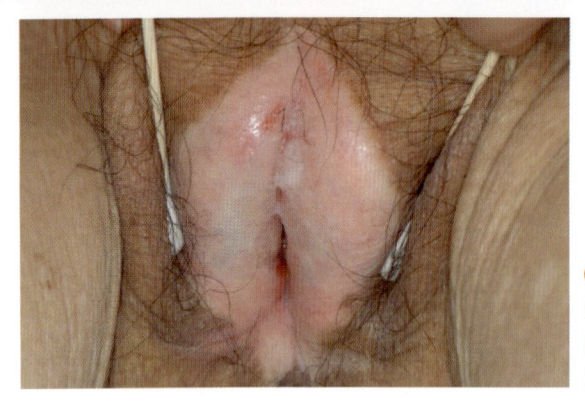

図Ⅸ-35
硬化性萎縮性苔癬
皮疹の形状は「♀」マーク状の典型像である．
陰裂の癒着もみられる．

瘙痒の強さ，外陰部のなかでも皮疹の分布部分の相違や癒着，構造的な変化は乳房外Paget病ではみられないことから，鑑別は可能である．

d. 鑑別疾患4：開口部形質細胞症

開口部形質細胞症(periorificial plasmacytosis(Zoon's plasma cell balanitis))は男性では亀頭部と外尿道口に(図Ⅸ-36-ⓐ)，女性では膣前庭の粘膜(図Ⅸ-37)を中心に生じる肉様赤色の紅斑である．病理組織学的には，真皮上層に形質細胞浸潤とヘモジデリン沈着が認められる．乳房外Paget病との鑑別としては，通常は問題にならない．しかし，乳房外Paget病にこれが合併していると，病巣の範囲把握を誤る可能性はある．また，フォロー中にも粘膜側の再発と混同する可能性もある．図Ⅸ-36-ⓑの症例は，男性の亀頭に生じた開口部形質細胞症と，Queyrat紅色肥厚症が併発している症例である．乳房外Paget病との鑑別は発生部位的に可能であるが，続発性Paget病との鑑別は病理組織学的に行わねばならない．

Ⅸ-6 ほかの腫瘍性疾患との鑑別

乳房外Paget病の好発部位に生じるほかの腫瘍性疾患は，いずれにしても病理組織学的診断で最終診断する必要がある．しかし，乳房外Paget病との臨床的鑑別はかなりの症例で可能である．それは，乳房外Paget病の皮疹の型別の特徴と，それぞれの異なった腫瘍疾患の特徴の，双方からの重ね合わせで考えることによる．病理組織学的にさえ鑑別診断を誤ることは起こりうるので，やはり臨床的鑑別をおろそかにしてはならないであろう．

ここでは，乳房外Paget病の好発部位に生じた，子宮癌や膀胱癌の皮膚転移，膣Bowen病の皮膚浸潤，外陰部のBowen病，基底細胞癌を提示する(鑑別診断に重要な乳房外Paget病の皮疹の型の認識には第Ⅳ，Ⅴ章(p.63～)を参考にしてください)．

a. 鑑別診断その1：子宮癌の直達性皮膚転移

有棘細胞あるいは移行上皮からなる尿道癌・膀胱癌・子宮癌が上皮を伝って，直達性に外陰部皮膚に拡大することがある．皮膚の上皮内に異なる系統の細胞(例えば腺癌)が共存増殖したものをPaget病と定義するならば，ここに挙げる症例は厳密にはPaget病ではないことになる．

図Ⅸ-38の症例は，68歳の女性の，子宮頸癌の直達性皮膚転移の症例である．

14年前に子宮頸癌(CIS)の手術治療(semiradical hysterectomy)を受けた．その後も婦人科で，塗抹

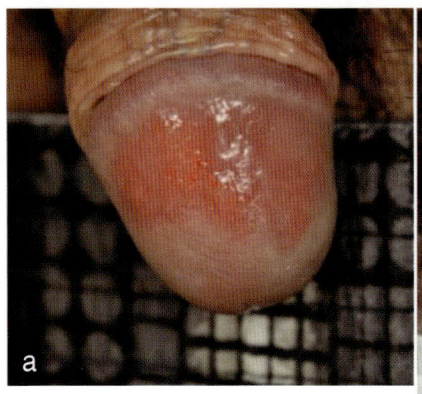

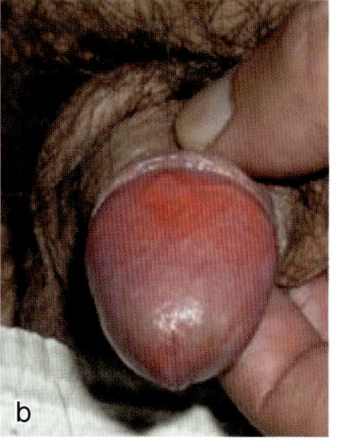

図 IX-36
ⓐ 亀頭部の開口部形質細胞症
ⓑ 亀頭部の開口部形質細胞症(周辺部)とQueyrat紅色肥厚症(中央部)を併発している症例

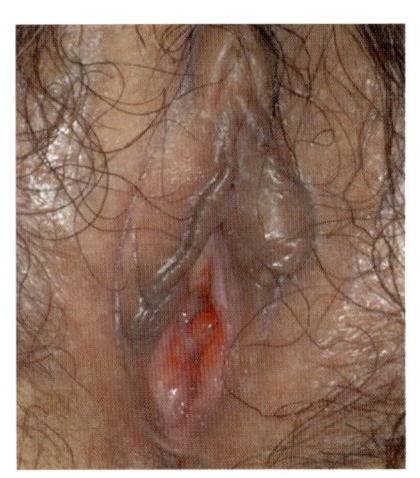

図 IX-37　陰裂粘膜側の開口部形質細胞症

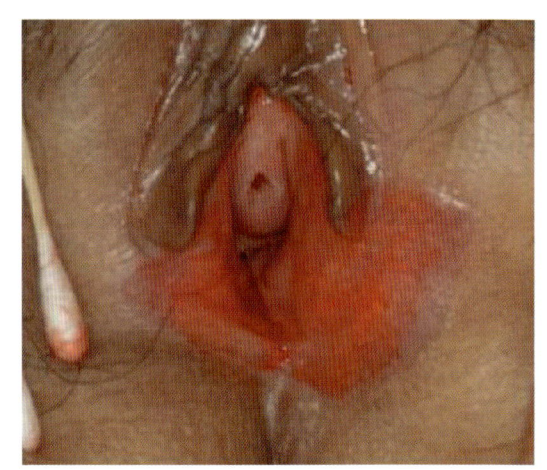

図 IX-38　子宮頸癌の直達性皮膚転移 (carcinoma in situ)
外陰部を開いて見えてくる病巣である.

細胞診 class III～IVでフォローされていた. 3年前から外陰部に皮疹が生じてきたのだが, 病理組織学的には扁平上皮癌(carcinoma in situ)であるので, 続発性Paget病には含めないものとした.

この症例にみられるように, 子宮頸癌からの直達的皮膚浸潤の臨床的特徴は次のようなものである.

皮膚側の病巣は, 扁平に隆起する境界明瞭な浸潤性紅斑である. 腫瘍境界は非常に明瞭である. 紅斑の表面は粘膜様の光沢を持つ. 最も重要なことは, 病巣の分布を見ると, 粘膜側に病巣の拡大があり, 腫瘍の主体が明らかに粘膜側にあることである. そこから皮膚側に拡大している様子が皮疹に表れている. 図IX-38の臨床をよく見ると, 皮膚病変がない部分での小陰唇の内側で, 粘膜側の紅斑性変化が拡大していることが分かる[*16].

もし乳房外Paget病であれば, 皮疹のタイプは偏倚型になる. しかし, 偏倚型では粘膜には通常腫瘍細胞は至らないことが多い. またもし, 偏倚型が粘膜側に拡大したものであれば, 陰裂ラインで皮膚側の占める範囲を超えて, 粘膜側のほうの拡大範囲が広いことはない.

それゆえこの症例で粘膜中心に変化があることは, 偏倚型の乳房外Paget病としては矛盾しており, ほかの可能性を臨床像が示唆していたことが理解できる.

脚注

[*16] 第IX-2項(図IX-7の症例)で既述した膀胱癌の続発性Paget病の症例と臨床像が酷似しているが, 全く別の症例であり, 病理組織学的に異なるカテゴリーになる.

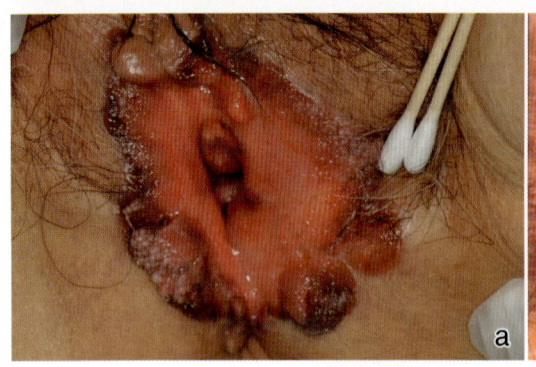

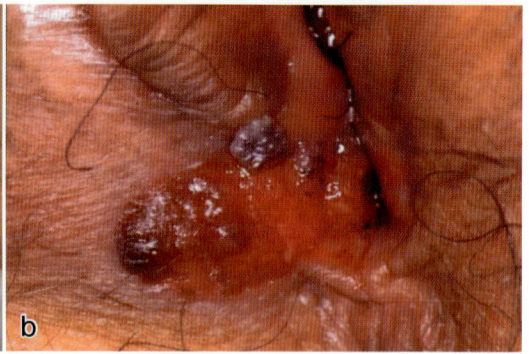

図 IX-39　膣粘膜原発の Bowen 病の 2 例

b. 鑑別診断その2：膣粘膜に発生した Bowen 病

　図IX-39 の症例は，それぞれ膣粘膜側に発生した Bowen 病が皮膚に浸潤したものである．陰裂に沿って，膣腔内から外方に連続して粘膜様の光沢のある紅斑がある．触れると強い痛みを訴える．皮膚側の腫瘍辺縁は，不規則であるが境界は明瞭であり，色素沈着を伴う顆粒状・疣贅状の変化がある[*17]．

　図IX-39-ⓐの症例では，乳房外 Paget 病とすれば全周囲型の分布であるが，大陰唇全面に症状がないこと，粘膜中心の変化があることが明らかな鑑別点である．図IX-39-ⓑの症例は乳房外 Paget 病とすれば偏倚型になるが，光沢のある浸潤性紅斑と，皮膚側の病巣よりも広い範囲（陰裂 5 時～7 時の部分）で，陰裂とその粘膜側での紅斑の浸潤性破壊が強い点は，乳房外 Paget 病を第一に考えることにはならない[*18]．

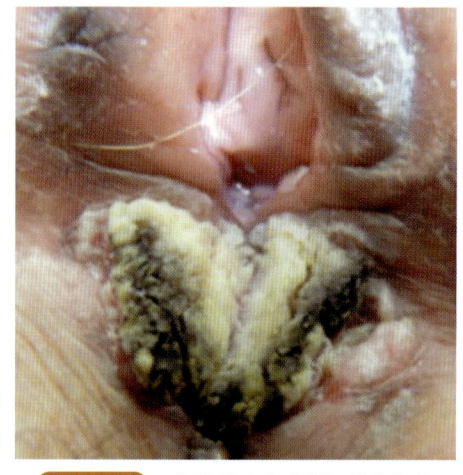

図 IX-40　会陰部の皮膚側に発生した Bowen 病

　粘膜面に原発した Bowen 病は，表面が粘膜様に光沢のある局面を形成すると考えられる．これは男性亀頭粘膜の Bowen 病が，Queyrat 紅色肥厚症と呼ばれるのと同様である．こうした特徴を知っていると，乳房外 Paget 病との鑑別は通常，容易である．つまり，乳房外 Paget 病であれば，紅斑性要素が主体で，角化は基本的にはないこと，また粘膜側が主体になることは通常ないことが，鑑別点となる．

c. 鑑別診断その3：外陰部皮膚の Bowen 病

　外陰部であっても皮膚に生じた Bowen 病は，角化性変化が目立つ．図IX-40 の症例は，その典型であり，苔状の，強い角化がみられている．間擦部であるため湿潤すると，角化の強い部分は白色に浸軟する．そのため初診時には，この症例でもみられるように，周囲皮膚にも間擦疹を併発していることが多いが，局所の洗浄および軟膏ケアで，本態の角化性変化をより明らかにすることができれば，乳房外 Paget 病との臨床的鑑別は，より容易になる．

脚注

[*17] この所見は，前項の子宮癌の直達性皮膚転移症状とは，明らかに異なる点である．
[*18] また，この所見は Bowen 病としても，粘膜側に生じたことを示唆する．

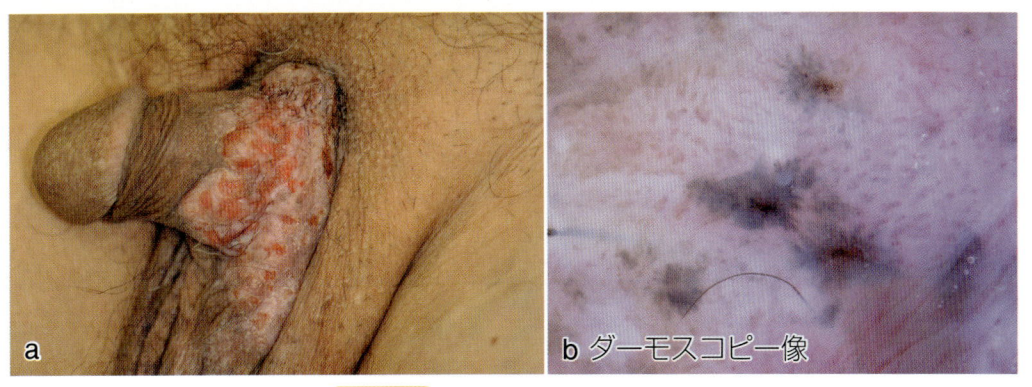

図 Ⅸ-41　男性外陰部の基底細胞癌

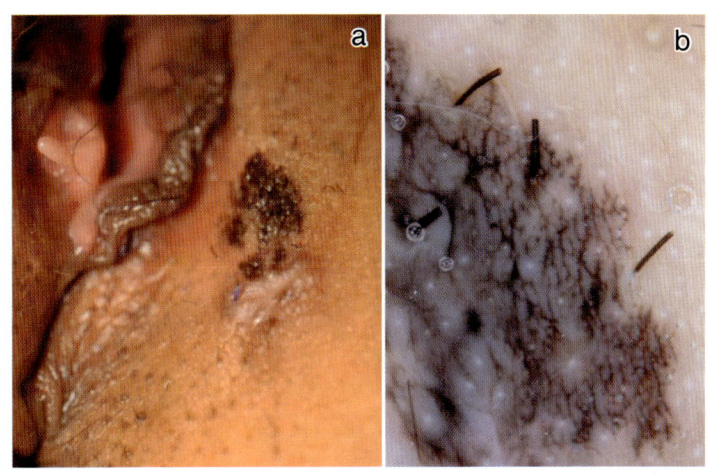

図 Ⅸ-42
女性の左大陰唇に生じた色素沈着を伴う乳房外 Paget 病
ⓐ不規則な色素斑で，紅斑は目立たない．
ⓑダーモスコピーでも不規則な pigment network を示している．

d. 鑑別診断その 4：男性外陰部の基底細胞癌

図Ⅸ-41 の症例は，初診時には乳房外 Paget 病と即断する臨床である．しかしこの症例は，病巣の分布や形状よりも病巣の皮疹の性状の観察が，鑑別判断には重要であることを教えてくれている．さっそくに行った生検の病理組織像は基底細胞癌である．ダーモスコピー観察では，基底細胞癌に特徴的な花弁状黒色斑が認められる（図Ⅸ-41-ⓑ）．そしてもう一度臨床写真（図Ⅸ-41-ⓐ）を見ると，辺縁の隆起が強すぎる．実際に皮疹に触れると，薄い板状につまむことができる．乳房外 Paget 病では，"つまむ" ことは通常できない．

e. 鑑別診断その 5：悪性黒色腫との鑑別が必要な場合

図Ⅸ-42 の症例は女性の左大陰唇に生じた色素沈着を伴う乳房外 Paget 病である．左大陰唇の不規則な色素斑で，紅斑は目立たない．辺縁部の生検で，悪性黒色腫と診断され当科を紹介された乳房外 Paget 病である（図Ⅸ-42-ⓐ）．皮疹のタイプは偏倚型の初期としてよい．

ダーモスコピーでも不規則な pigment network を示している（図Ⅸ-42-ⓑ）．通常の乳房外 Paget 病の組織像でも，メラニン色素の増加や pigment blockade melanocyte（あるいは melanocyte colonization）はしばしばみられる．これが極端になると臨床的に黒色調の強い斑となり，悪性黒色腫との鑑別が問題になる．病理組織学的にも "pagetoid" な変化が共通しており，免疫染色を要することがある．

文献

1) 熊野公子：原発性と続発性の肛囲乳房外 Paget 病の臨床像の差異．第 26 回日本皮膚悪性腫瘍学会学術大会抄録集，p. 133，2010．
2) West AB：Localization of villin, a cytoskeletal protein specific to microvilli, in human ileum and colon and in colonic neoplasms. Gastroenterology 94：343-352, 1988.
3) 村田洋三：乳房外 Paget 病での villin 免疫組織化学染色について．皮膚の科学 12：231-232，2013．
4) 高山恵律子：肛門の潜在性腺癌由来の続発性肛囲 Paget 病の 1 例．日皮会誌 124(3)：331-337，2014．
5) Pinkus H：Extramammary Paget's disease and intraepidermal carcinoma. Arch Derm Syphilol 39(3)：479-502, 1939.
6) 森　俊二：乳房外 Paget 病の研究　第Ⅱ編　原発性 Paget 病病因論．日皮会誌 75(1)：47-76，1965．
7) Metcalf JS：Epidermotropic urothelial carcinoma involving the glans penis. Arch Dermatol 121：532-534, 1985.
8) 鈴木　透：亀頭に Paget 現象を呈した前立腺導管癌の 1 例．泌尿紀要 52：887-890，2006．
9) 熊野公子：乳房 Paget 病では，皮膚症状の程度と乳癌のサイズが逆相関する．第 27 回日本皮膚悪性腫瘍学会抄録集，p. 194，2011．
10) 村田洋三：乳房外 Paget 病の診断と原発巣の治療．皮膚科臨床アセット 17 皮膚の悪性腫瘍（古江増隆編），中山書店，pp. 242-247，2014．

X．乳房外Paget病の手術治療の進め方

X-1　最適の治療法に出会うために

　乳房外Paget病の素顔に出会うことができれば，おのずから，その最適の治療法に出会うことになる．眼前の皮疹を十分に把握すれば，それに応じて理にかなった最適の治療法が実行できるであろう．逆に皮疹の把握が不十分であれば，それに比例して不十分あるいは不相応に過剰な治療をすることになる．

　診断は遅延なく速やかになされるべきである．しかし，手術準備には十分な時間をかける必要がある．そして再発を単純に疾患のせいにしないで，術者が自分の方法の問題点を考えることが必要である．そうして初めて再発を防ぐことができ，整容的・機能的後遺症も少なくできる．

　ここではそれを実践的に，診断から治療までの時間的推移に沿って述べる．

X-2　初診時から手術日の決定まで

a．初診時から皮膚ケアを始める

　乳房外Paget病患者が初診するとき，通常は，局所のケアはなされておらず，糜爛，滲出液，間擦疹，二次感染があり，さらに入浴忌避もあって，ときとしてとんでもなく悲惨な皮疹を呈している．その状態の初診時から早速，手術日に向けて，最も病巣が美しく描出できるようにケアをしていく．そのためには，皮膚症状に合わせて手術日を決定，あるいは遅延させる姿勢が大切である．"急がば回れ"である．中途半端なケアでは，最適な手術治療法は得られない．

　この間の期間全体を通して，臨床像の写真記録を行い，それを後日見直すことが大切である．診察者のケアの方針が適切であったかどうかを客観的に，しかも簡単に判断可能だからである（図X-1, 2）[*1]．

　まず，真菌の検査を行う．湿潤が強ければ細菌検査を行う．そして初診のその日から局所の軟膏ケアを始める．真菌検査は検鏡で十分で，陽性なら，局所の洗浄と乾燥化に合わせて抗真菌剤も併用する．湿潤が強いときは，抗真菌剤外用は数日遅らせるのが賢明である．細菌検査は，もし術後に局所感染が起こった場合の抗生物質選択に役立つ．

b．初診時に剃毛する

　剃毛することで，外陰部や腋窩の病巣の全体像の把握がしやすくなる．当然であるのに，意外になされていない．「乳房外Paget病の皮疹が分かりにくい」というのであれば，剃毛せずに病巣の形状や

脚注

[*1] 図X-1の**a**と**b**，あるいは図X-2の**a**と**b**が同一症例であることに，殊に興味を示してほしい．

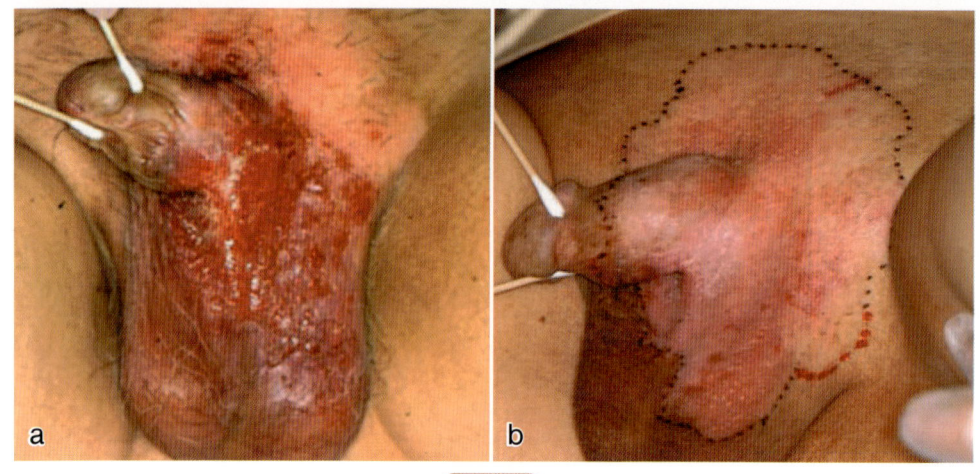

図 X-1
ⓐ 初診時．白苔部分からカンジダ検出．腫瘍辺縁は全く境界不明瞭である．剃毛し，入浴，洗浄を励行指示．
ⓑ 3週間後の手術日には乾燥化し，初診時とは全く違う臨床となる．95%の腫瘍縁の境界明瞭化（黒破線で表している）が得られている（この症例では，乾燥化させることにより，陰嚢裏面に2つ目の病巣が確認されている）．

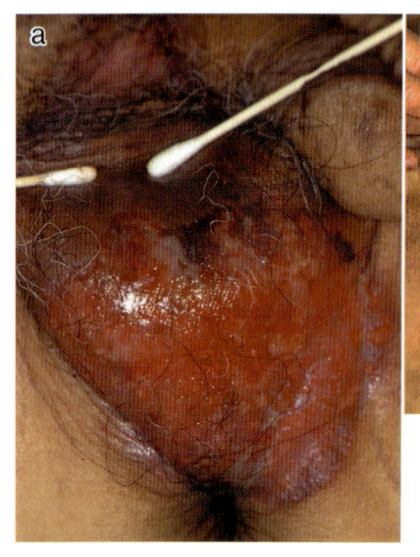

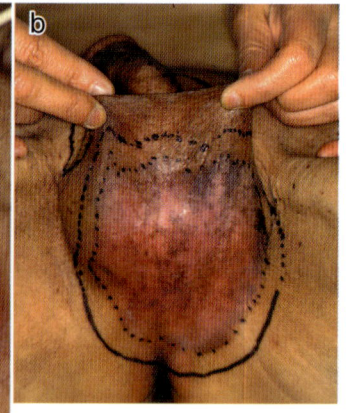

図 X-2
ⓐ 初診時とⓑ 3週間後の手術日の臨床

拡大範囲，進行度を見極めるのは愚かなことである．これは，頭皮の血管肉腫を剃毛しないでは全体像を捉えることができず，治療計画を立てることができないのと同様である．

また剃毛すると，洗浄の効果や乾燥効果が良くなり，軟膏治療も容易になる．問題があるとすれば，患者の羞恥心と心理的な負担である．そのストレスを医療側と患者側とが共有していくのは，今後の治療を共同して行うための第一歩である．剃毛は，手術待機中に2〜3回繰り返して行うこともある．

c. 洗浄の励行

積極的な局所ケアの第一歩は，局所の洗浄である．単純だが，とても大切である（第Ⅲ章(p.45〜)も参考にしてください）．

「皮膚病には入浴は禁忌」という言葉をよく耳にする．乳房外 Paget 病の症例でも，長期間入浴していない症例がある．ときには，医師の指導で入浴が禁止されていることさえある．「水や湯につけてはいけない．黴菌が付く」というお考えである．

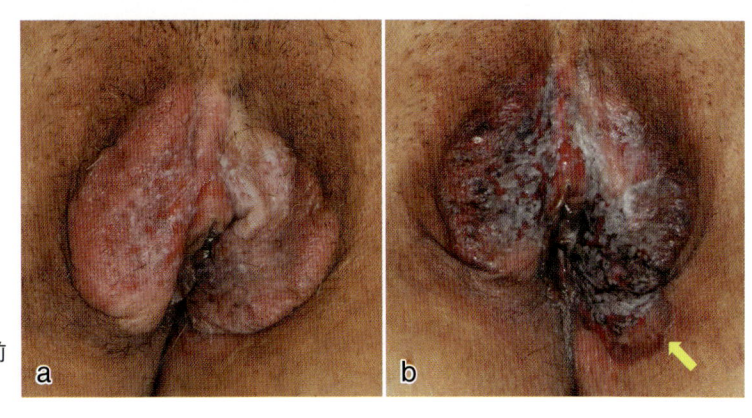

図 X-3
ミノサイクリン内服の効果
ⓐ初診時ミノサイクリン内服前
ⓑ内服3週間後の術前

　入浴の忌避の結果，滲出液は間擦疹や二次感染を引き起こし，あるいは痂皮が固着，さらに不適切な外用薬や絆創膏で接触皮膚炎が加わって，ますます二次修飾を増強する．
　毎日の入浴と石鹸を用いた局所洗浄をしっかりと説明，指導する．その結果，1週間もすれば，局所洗浄だけで二次修飾は減じ，皮膚症状がスッキリとしてくる．そして，じくじく感や痛みや瘙痒などの自覚症状も軽減する．乳房外Paget病の腫瘍表面の性状も，糜爛から乾燥に変化する（**図 X-1，2**）．

d. 軟膏外用剤の工夫

　石鹸による洗浄の一方では，乾燥させる外用剤を使用する．筆者はポリエチレングリコール製剤の外用剤（テラジアパスタ®）を好んで処方している．この外用剤は，亜鉛化軟膏とは異なり，簡単に水で洗い流せる．
　陰嚢にはカンジダ，陰股部には白癬の感染が起こる．真菌検鏡陽性ならすぐに抗真菌外用剤を用いてもよいが，湿潤状態にクリーム基剤は適さないので，湿潤状態を軽減させてから外用を始める場合もある．
　乾燥すれば，副腎皮質ステロイド軟膏の外用を加える．病巣周囲の皮膚炎症状が除かれ，腫瘍境界線はより明らかになる．洗浄や乾燥化で既に腫瘍境界が明らかになっていれば，ステロイド外用を行わなくてもよい．あるいは手術日に合わせて術前2〜3日だけの短期間併用することもある．ステロイドの強度はmediumで十分である．Strong class以上では，乳房外Paget病に対する炎症細胞も抑制され，むしろ逆効果のことがある．
　毎週1度の外来受診を行わせる．洗浄の効果，外用剤の効果を見極め，手術日を決定していく．患者は治療を急ぐが，十分なケアと観察の効果を示して指導するとよい．

e. 局所ケアに内服治療が必要か？

　細菌感染が問題であれば，抗生物質の短期内服を行う．
　ミノサイクリンは，その色素沈着という副作用を逆利用して，腫瘍境界線をより明らかにすることができる．内服開始後1か月を過ぎると，たとえ投与を継続していても，病巣部の色素沈着は減弱していくので，そのタイミングを計るとよい（第Ⅲ-4項(p.57〜)を参考にしてください）．**図 X-3**はその1例である．元来，比較的境界明瞭な症例であるが，左下方のやや不分明な淡紅色の部分に注目すると，ミノサイクリン内服の結果，紅斑部分がより分明となっている．内服前後の差が明らかである．

f. 追加の病理組織検査はいつ行うとよいか？

　組織検査は初診時になされがちであるが，局所のスキンケアを数日行って，二次的な修飾性変化を

少しでも除いた状態のほうがよい．そのほうが生検部位の選択がやりやすくなる．また，著明な炎症や糜爛・潰瘍があると，病理組織診断がしにくい可能性もある．

診断が確定していても再度追加の生検を行うことはある．多発病巣の確認のためや，真皮内浸潤が疑われる場合である．

g. 生検の傷は，腫瘍境界を不明瞭にする

「乳房外 Paget 病の臨床的腫瘍境界は組織学的腫瘍境界に一致しない」として多数箇所の病理組織検査が行われることがある．しかし，腫瘍境界が明瞭であれば，この目的の組織検査は全く不要である．

また，初診時に境界線を決める目的の組織検査の適応は通常ない．なぜならば，初診時はむしろ腫瘍境界線が不明瞭であることが通常の状態であり，腫瘍境界線をきれいに描出させる作業を始めねばならないときである．ところが，組織検査を行うと，その操作や傷は，逆に境界線を不明瞭にさせてしまう．実際組織検査の部位では，その後約1か月は，いくら病巣皮膚のケアをしても，境界線を描出できなくなる（第Ⅲ章図Ⅲ-8(p.48)を参考にしてください）．

腫瘍境界線を決めるための組織検査は，局所ケアを行ってから，必要な部分にのみ行えばよい．境界線が明瞭になった部分には，全く不要の検査である．実は，一部で不明瞭な所があっても，その前後の線上に境界線を想定することができる．その部分は，術中の迅速診断で十分である．

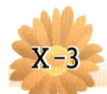

X-3 手術の前日と当日の病巣の扱い

a. 乳房外 Paget 病の素顔が最適な状態で捉えられているか？

大世帯の大学病院などでは，診療が分担される．①初診医は臨床診断し，生検など検査を指示する，②実際の生検は処置係が施行する，③組織診断は病理担当医が検鏡，④入院の決定は病棟医長が予約ノートを見て病棟の都合から決定，⑤入院すると研修医と指導医が主治医となり，翌日には手術が既に予定されている，といった形で事が運ばれる．実は，これでは，理想的な状態での手術を，綿密に計画することはできない．

b. 境界明瞭な部分と境界不明瞭な部分を区別できているか？

十分に術前ケアした皮疹を観察すると，境界の明瞭な部分が増加し，不明瞭な部分は少なくなる．しかし，ある学会で，「この判断は医師，個人個人によって異なるのではないか？ すべての医師が先生と同じように境界を正しく判断できないのではないか？」と言われたことがある．確かに差はある．乳房外 Paget 病を初めて見た医師と100例見た医師とでは見方が異なって当然である．それは，丁寧に観察する姿勢は同じなのだが，網膜に焼き付けている"病巣と病巣周囲の健常皮膚との差"を用いて，実際の差として見えてくるかどうかの訓練の問題である．臨床的に腫瘍境界とした部分が病理組織学的な境界に一致しているのか，それとも不一致なのかを，自分で臨床と病理を総合して術後に検討することだけが，その見方を向上させてくれる．これは臨床だけ見ていても不可能であるし，病理医から指摘されるわけでもない．そして，十年一日の診療をしていては，自然に身に付くはずもないことである．

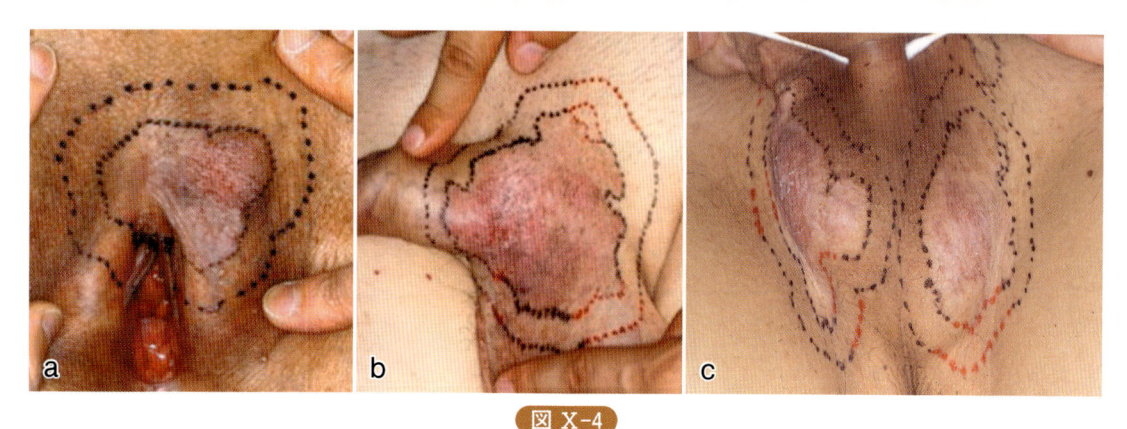

図 X-4　ⓐ 腫瘍境界が 100％明瞭になった例　　ⓑ 腫瘍境界が 80％明瞭になった例　　ⓒ 多発病巣の例

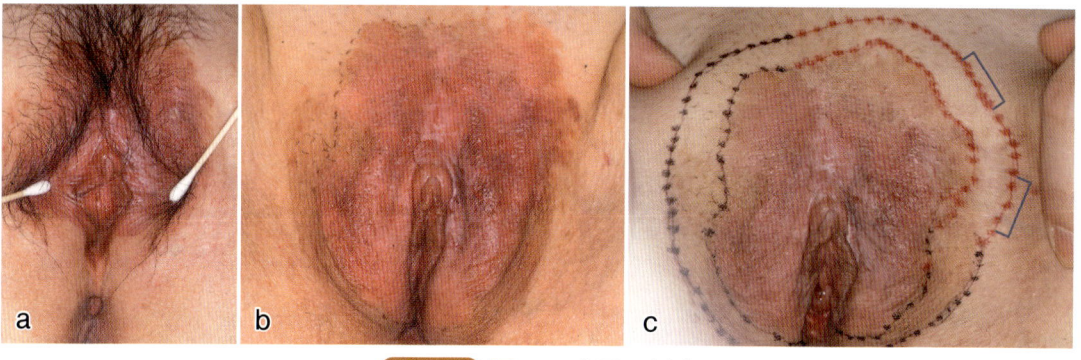

図 X-5（図 X-13 と同一症例）
ⓐ 初診時　　ⓑ 3 週間後の手術前日．ボールペンで下書きをしている．　　ⓒ 1 cm の切除予定マージンを境界明瞭な部分は黒色のマーカーで破線を描き，境界不明瞭な部分は赤色のマーカーで描く[*2]．手術開始時に，これらの赤線部分でのみ，1 cm 外側の切除ラインで術中迅速診断の試料を採取する（青い印部分）．

　乳房外 Paget 病の皮疹は基本的には境界明瞭であるのだが，すべてが境界明瞭なわけではない（第Ⅲ章を参考にしてください）．局所ケアの後でも，やはり境界線が分かりにくい部分が存在することはある．
　その代表は，皮疹がもともと軽微な白斑や紅斑しか示さない場合と，また，陰嚢や陰唇の生理的な色素沈着のまだらさのなかで，病巣とのコントラストがつきにくい場合とがある．

c. 境界が不分明な部分のマーク法

　病巣をよく観察した後，境界明瞭な部分と不明瞭な部分とを色分けしてマークする．明瞭な部分は腫瘍境界線に沿って油性の黒ペンの破線で印をする．一方，境界が不明瞭な部分は赤ペンを用いる．その外側 1 cm の線に切除ラインを印す（図 X-4）．いきなり油性ペンで書かずに，まずボールペンで下書きを行うとよい．ボールペンは，アルコール綿で簡単に消し修正ができる．
　図 X-4-ⓐ の症例は，腫瘍境界が 100％明瞭になった例である．図 X-4-ⓑ は 80％明瞭になった例である．図 X-4-ⓒ の症例は，多発病巣でも同じように描いていることを示している．
　順番を追って，印してみよう．
　図 X-5 の症例は，腫瘍縁の 1/3 の部分で「境界線を断定しにくい」とした症例である．図 X-5-ⓐ は

脚注

[*2] この腫瘍マージンを黒色または赤色で描く方法は，この書のなかでは一貫して同じ約束で用いている．

X．乳房外 Paget 病の手術治療の進め方

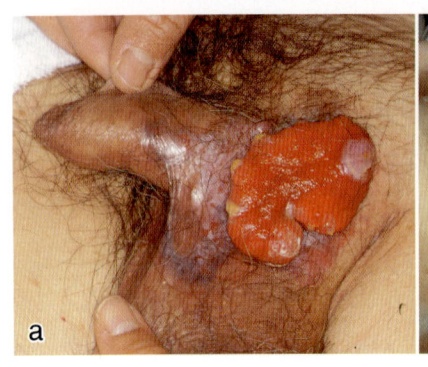

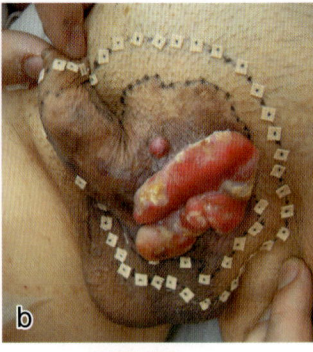

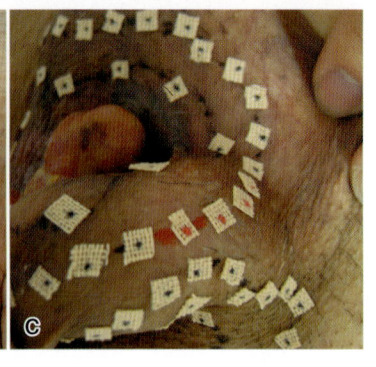

図 X-6

この症例では，初診時には全体に境界線不明瞭だが(a)，手術時，98％の範囲で腫瘍境界線の明瞭化が得られている．隆起した腫瘍も，すっかり外観が変化している(b)．手術開始時に，赤破線(c)でのみ迅速組織検査に供する．

初診時である．小陰唇にも間擦疹があるほど，二次修飾が強かった．図X-5-bは3週間後の手術前日である．境界明瞭な部分には黒のボールペンで下書きをしている．図X-5-cはそれを油性の黒ペンでマークしている．このように，確実に境界明瞭な部分の病巣の腫瘍境界線上に，まず黒色破線でマークを描く．その後に，境界が不明瞭な部分には，赤破線のマークを行う．そして1cmの切除予定マージンを境界明瞭な部分は黒色のマーカーで破線を描き，境界不明瞭な部分は赤色のマーカーで描く（図X-5-c）（後述するが，手術開始時に，これらの赤線部分でのみ，1cm外側の切除ラインで術中迅速診断の試料を採取し，腫瘍細胞のないことを確認する（図X-5-c青い印部分））．

これらの操作のために必要なものがある．それは，十二分に明るい光線の下で，通常婦人科診察台を用いて，皮疹を最も観察しやすい体位とし，十分な時間をかけて観察することである．もちろん，手術スタッフ全員で観察して決定する．

d. 実際にどれほどの術前の境界線の明瞭化が得られるか？

全周囲に赤と黒とのマークを付ければ，その全長を測定することによって，皮疹の明瞭化を数値化することができる．

女性の外陰部病巣症例13例を対象に，手術時に境界明瞭の部分(黒破線)と不明瞭とした部分(赤破線)の比を測定した．その結果，3例では100％の黒破線が得られた．そして平均して黒破線の割合は79.9％であった．女性の皮疹の型別(全周囲型と偏倚型)には差がなかった．潰瘍化した腫瘍形成があると，周囲部分も乾燥化させにくいが，図X-6-aのような症例でも，98％の境界明瞭化が得られている（図X-6-b）．

このように境界線すべてが明瞭の症例ではもちろん，1cm切除予定ラインで安心して切除可能である（さらに切除範囲を縮小して0.5cmでの切除も可能であるかもしれない）．また，術前の病巣のケアによって，平均し80％の部分で，境界明瞭化が得られるのであるから，境界線の明瞭化に努力しないままで皮疹周囲の全体に対して生検することは，無駄が多く，無意味である．

e. サイコロ印の準備

腫瘍境界線を丁寧に描くためには，かなりの時間を使う．とても手術日に麻酔がかかってから始めるわけにはいかない．当然，これらのマーキングは手術の前日に行うことになる．しかし，せっかくのマーキングも排尿，排便のために，そのまま保ちにくい．工夫が必要になる．男性ではまだしも，女性症例では，油性ペンのマーキングがすっかりと消えてしまうのが常である．我々はいろいろ試す

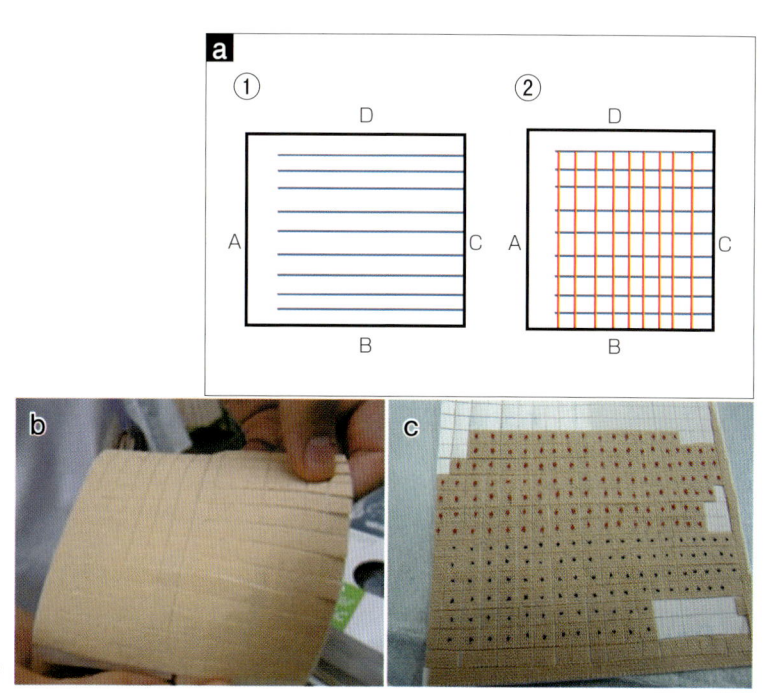

図 X-7
サイコロ片の作り方

なかで，サイコロ印法なるものを考え出した*3．その手順は次のようなものである．

　接着力のよい絆創膏（例えばシルキーテックス®）で，黒点と赤点で印した 5 mm 正方形の賽の目状の片を作成する（図 X-7）．

　それを用いて，皮膚に記した黒破線の部分には黒いサイコロ片を貼り，赤破線の部分には赤いサイコロ片を貼る．サイコロ片は隙間を空けながら貼る．それには意味があり，翌手術日には，2つのサイコロ片の隙間に黒（ないし赤）の点状の印をまず付けておいてから（図 X-6-ⓒ），サイコロ片をピンセットで剥がしていく．そうすることによって，最初に描いた破線のデザインが手術時にそのまま再現できる．

　このように，このサイコロ片を用いた方法で翌日の手術場までマーキングを保つことができる（もちろん，サイコロ絆創膏が外れたり，場所が移動したりもするが，全体としては確かに有用である）．

f. サイコロ片の作り方（図 X-7）

　絆創膏（例えばシルキーテックス®）の一側のヘムを残して（ⓐ図内 A），絆創膏を 5 mm の幅で一方向に短冊に切る（ⓐ-①青ライン）．次に裏面全体にビニール絆創膏を貼って，いったん一枚板状に戻す．次に 90° 角度を持ち変えて一側のヘムを残して（ⓐ図内 D），再度 5 mm 幅で短冊切りする（ⓐ-②赤ライン）．最後にもう一度裏面全体にビニール絆創膏を貼り一枚板に戻す（ⓑ）．

　次に，サイコロ切りされた絆創膏片上に，黒または赤の油性ペンで点を印し，出来上がりである（ⓒ）．

　それを，ピンセットで1枚づつつまみ，病巣に印された色に一致させて，間隔を空けながら（ちょうど破線状に）皮膚上の印したライン上に添付する（図 X-6-ⓑ，ⓒ）．そして，手術当日，サイコロとサイコロの間に残しておいた皮膚に，黒または赤の点状の印を皮膚に付け直してから（図 X-6-ⓒ），サイコロ片を除去し，このサイコロ片の役割は終わる．

脚注

*3 我々の施設での歴代のスタッフのアイデアによって改良を加えていき，現時点では，この絆創膏を用いたサイコロ印法が，最も簡単で，安価で，手術時まで長持ちし，翌朝の主治医の早朝出勤の犠牲の下ではあるが，デザインを復元できる良い方法と考えている．読者の方で，より優れたアイデアがあれば，ぜひご教示願いたい．

X．乳房外 Paget 病の手術治療の進め方　187

X-4 手術室で

a. 体位と敷布をおろそかにしない！

　メスを振るう前に，手術しやすい体位を設定すること，そして，過不足なく清潔敷布を掛けることは大事なことである．しかし，これらのごく基本的なことが，意外と手術室でおろそかにされている．岡目八目で，ほかの医師の手術光景を見て，患者体位設定と清潔敷布の掛け方のつたなさに気づく．そして，そのために手術自体がしにくくなっているのに術者が気づいていないのである．メスに逸る心を抑えて，この2つの準備を入念にされるよう，お勧めする．その次には，適切な方向からの十分な照明である．

（注意1）術者の不自然な姿勢は，指先の手術操作を不利にさせる

　乳房外Paget病の手術では，外陰部や肛門が術野に入ることが多く，この場合，通常砕石位で行うことになる．そのための器具は随分と向上しており，術中の位置の変更も清潔のまま簡単に行え，便利になっている．しかし，砕石位手術は手術視野が狭く，術者の姿勢が前方視という不自然な姿勢になってしまう．一方，助手は両側に配置するが，患者の大腿越しに介助するため，手の可動範囲が制限されてしまう．また，術者と共通の視野が得られないため，通常の介助がしにくいという問題がある．いずれも特別の解決の方法があるわけではなく，その条件のなかで無理な姿勢にならない工夫や，お互いの協調が求められる．

　ただし，全身麻酔・腰椎麻酔下の患者では，長時間の不自然な体位をとると，覚醒後の患者に苦痛が生じうる．砕石位では，開脚の角度や回外程度に無理のないように，注意が必要である．もちろん，術後の下肢の深部静脈血栓症の予防は十分に行う．

（注意2）清潔敷布を上手に固定すると，安定した手術野が得られる

　婦人科や泌尿器科には，それぞれ独特の方法があるので，参考にするとよい．しかし，両科と異なり，本疾患では外陰部周囲の皮膚も手術野に含まれる．また，局所皮弁を用いる場合，あるいは皮膚の伸展を利用して縫縮する場合など，病巣周囲の皮膚を広く術野に出すことは他科と異なる．なんでもマニュアル化の時代であるが，皮膚科は頭の先から爪先まで術野となるので，自分で工夫するのがよい．

　大事なのは，①複雑な形状の外陰部であるが，過不足なく清潔野が得られる，②長い手術時間を通して，敷布の固定が緩まず術野を邪魔しない，ことである．綿布地性の敷布は患者の体に沿い，長時間の手術でも手術野がずれなくてよい．しかし，最近は滑りやすい紙や合成素材のものが多くなり，敷布がずれて術野の邪魔になったり，清潔が保てないなど問題が生じやすい．我々は，①開外した両下肢を，固定具ごと清潔足袋でくるみ，②手洗いをしていない看護師に患者の腰を持ち上げてもらい，臀部側の皮膚を消毒し，その下に敷布を奥深く挿入する，③大腿部を敷布で筒状にピッタリと巻くようにくるむ，という手順をとっている．どこを叩いても引っ張ってもずれない布敷の出来上がりが，最後まで落ち着いた手術を行わせる．

b. 手術デザインの確認

　前日にマークした腫瘍マージンと切除予定ラインのサイコロ絆創膏を鑷子で剥がしながら，境界線明瞭・不明瞭な部分を，黒・赤の油性のマーカーで破線マークし直す．まずサイコロ絆創膏ごとの間

図 X-8
女性の全周囲型．膣側と肛門側も粘膜への対応が必要な症例

ⓐ 手術日．手術室の，より明るい照明の下では，全周囲で境界明瞭とすることができた（ちなみに赤破線の部分は前日の検討では不明瞭としていた）．
ⓑ 右陰唇の湿潤部にドレッシング用ビニールでラッピングをする（黒矢印）．この症例では，前日不明瞭とした部分（黄色矢印）で一応迅速組織診断を行っている．
ⓒ 切除ラインにボスミン含有局所麻酔剤注射後，切開線を加える．
ⓓ 病巣部分の皮膚症状の最もおとなしい5時位で，電気メスで，粘膜アプローチ通路を作る．

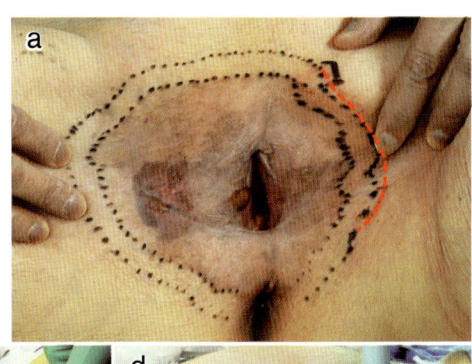

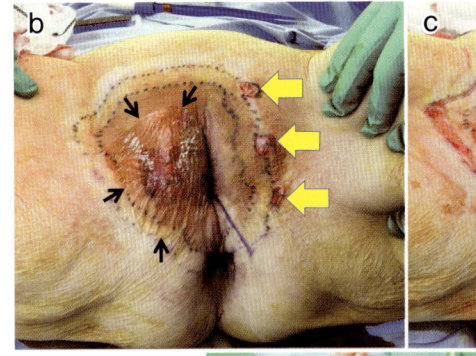

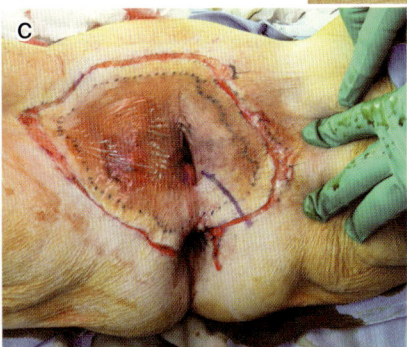

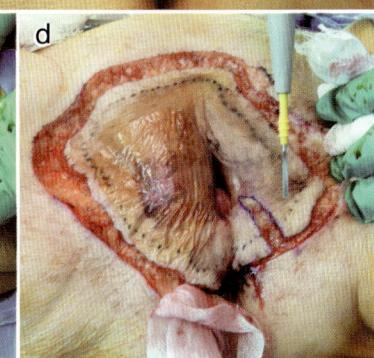

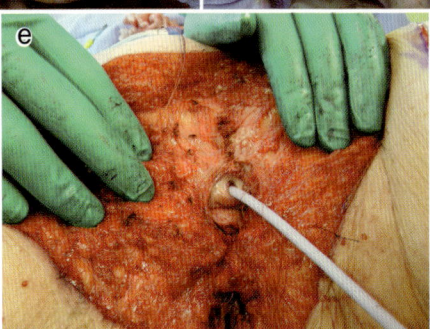

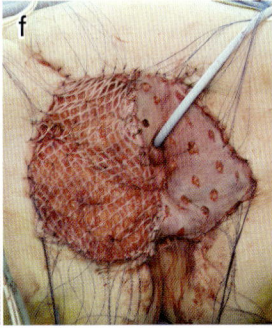

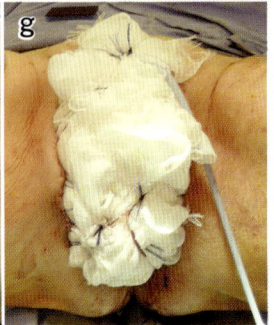

ⓔ 全周囲型であり，皮膚粘膜移行部から1cm粘膜に入った所での切除後である．
ⓕ 皮膚および粘膜側の迅速病理組織検査の結果，全切除ができていることが分かりしだい，皮膚欠損部の修復をする．
ⓖ タイオーバーして手術終了

の皮膚に黒点（または赤点）を付けておいて，サイコロ絆創膏を剥がしていく．迅速組織検査予定の部位もマークする（これらは術野の消毒前に行う）．

　予定している修復デザインにもマークを付ける．修復予定ラインは腫瘍切除操作で消えやすいので，要所ごとに黒ナイロン糸でマークしておくのもよい方法である．デザインに沿って逆刃で浅いメス傷をつける方法もあるが，術中に修復方法の変更が生じる可能性も考えると，これはあまり良い方法ではない．

　迅速組織採取後は採取部位に黒糸でマークを付けておく．もし陽性結果が出て追加切除が必要になったとき，切除すべき部位を明らかにできる．

C．原発巣の手術を始める
(1) 境界線が不明瞭な部分での迅速凍結組織検査
　組織診断を早く知るために，手術開始時にまず迅速診断のための組織採取を行う．赤線扱いの部分

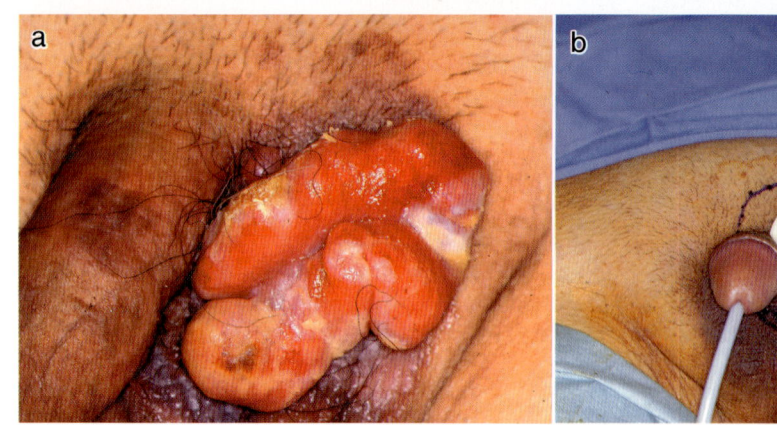

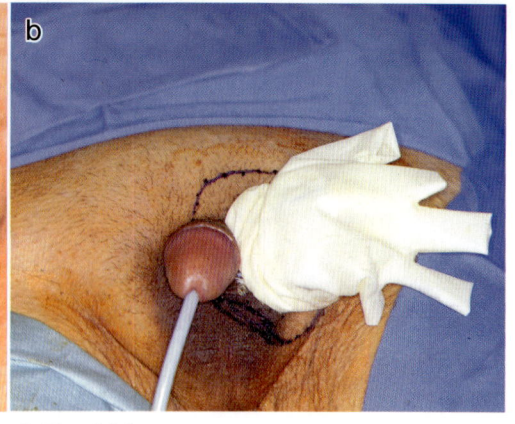

図 X-9 （図 X-6 と同一症例）
ⓐ腫瘤形成の部分に術者が腫瘤をつかみ，ⓑ術者が二重に履いていたうちの2枚目の手袋を脱ぎながらかぶせたところ．

で，切除予定ライン上に一辺をとるようにしてその外側へ向けて長方形の皮膚を採取する[*4]．赤線マークの全体を確認してもよいが，例えば，皮膚の襞の部分や，最も分かりにくいと思われた一部分を選択してみるので十分である[*5]（図X-8-ⓐ，ⓑ）．

図X-8の症例は女性の全周囲型であり，膣側全周囲と肛門上端側で粘膜対応が必要である．前日に病棟で観察したときには腫瘍境界線が不明瞭とした部分が，手術室のより明るい照明の下では，明らかな境界線として認められた（図X-8-ⓐ赤破線部分）．このように，より明るい照明が腫瘍境界線を定めるのに有用である．すべての範囲で境界線明瞭となれば，迅速組織検査は行わない．

(2) 病巣に糜爛や潰瘍があれば，直接触れないようにラッピングをする

病巣が湿潤化している部分にはドレッシング用ビニールでラッピングをしておく．万が一，術中に手で触れても，病巣の滲出液に直接触れないようにするためである（図X-8-ⓑ）．

隆起がある腫瘤では，術者が手袋をもう1つ重ねて履き，腫瘤にかぶせるように脱ぐと上手に腫瘤を包み込むことができる（図X-9）．

(3) 切除予定ラインに，エピネフリン含有局所麻酔剤を用いる．そして切除予定ラインに切開線を加える

全身麻酔や硬膜外麻酔下であっても，局所にはエピネフリン含有局所麻酔剤を併用する[*6]．十分にエピネフリンが作用するまで数分間待つほうがよい[*7]．そのことにより，出血の少ない視野でのきれいな手術が可能になる．そして，いよいよ切除予定ラインに沿って切開線を加える（図X-8-ⓒ）．

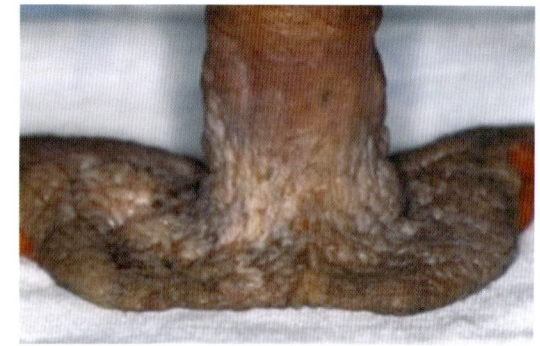

図 X-10　男性の陰茎を囲む病巣を，病巣内には切開線が加わらないように切除している．

脚注

[*4] 術後の切り出しは，放射状に切り出すが，この迅速診断では接線方向に切り出すのがよい．
[*5] 迅速の病理組織診断が得られるまでの手間や時間節約ができる．部分的な検索でよいことは，症例を重ねることで体得できるようになる．
[*6] 麻酔科的にも全身麻酔剤の投与を少なくさせうるとして，局所麻酔剤の併用が勧められている．また，術中の必要時に追加のため，あるいは術後疼痛コントロールの準備のために，硬膜外麻酔が通常併置される．

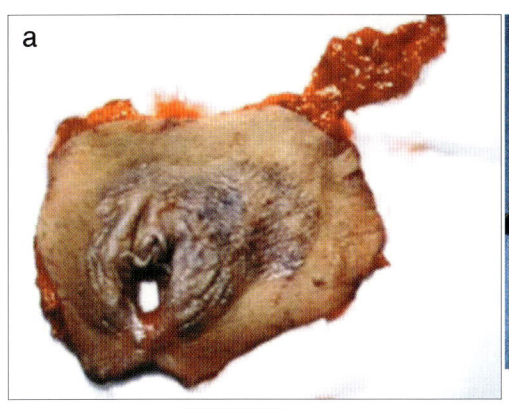

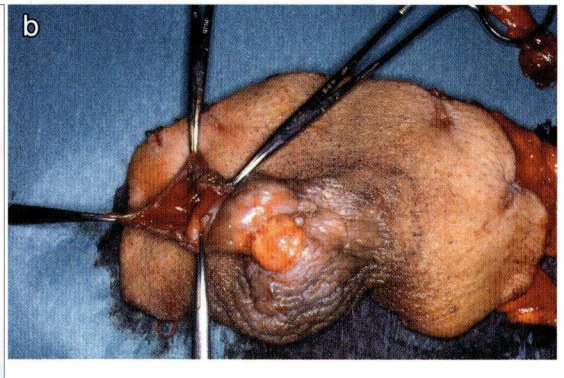

図X-11　原発巣と腫大した所属リンパ節までen blocに切除した例
ⓐ浸潤癌化した女性症例でリンパ節腫大があり，原発巣とリンパ節の流れを一塊にen bloc切除をしている．
ⓑ男性症例のen bloc切除例である．
ⓐ，ⓑともにメスを入れないドーナツ状切除を行っている．

(4) 女性症例では，陰裂側の粘膜部分のアプローチ通路を準備する

　切除予定ラインに軽く切開線を加えた後，病巣全体に切除を進めるが，ここで陰裂側も切開を加える．粘膜側からも腫瘍切除を同時にアプローチできるようにしておくほうが，腫瘍切除の深さなどを全体的に把握しやすくなる．

　さて，通常の腫瘍切除では，腫瘍を中心に円形ないし類円形の一塊を切除することになる．ところが，乳房外Paget病では必ずしもそうではない．女性の全周囲型では全例で，男性では陰茎基始部偏倚型の一部の症例で，ドーナツ状の切除デザインになる．

　そして，切除すべき塊を個体から外す方法は2つある．

　その1つは，病巣内にメスでの切開操作を全く加えずにドーナツ状のままに病巣を切除する方法である（図X-10）．「良い介助なしでは切除の深さが不安定になる」という不利益がある．しかし，きちんと行えれば病巣内にメスを加えずに全摘できるのが利点である．また，原病巣が浸潤癌化し，リンパ行性転移が疑われる場合には，リンパ流に沿って所属リンパ節まで一塊に切除することが可能で，en bloc切除を完成できる（図X-11）．

　もう1つの方法は，病巣内に直径方向のアプローチ通路を切開する方法である．ドーナツ状に抜く方法よりも，より容易に全切除できる．特に女性の全周囲型では，このアプローチで手術すると，全摘がしやすく便利である（なお，女性の偏倚型では病巣が拡大していても，陰裂周囲のどこかに病巣のない部分を必ず見つけることができるので，迷いなくその部分に粘膜アプローチ通路を作るとよい）．

　しかし，腫瘍内にメスを加えるこの方法は，明らかにこの方法のマイナス点である．有棘細胞癌や悪性黒色腫では絶対に行ってはならない．しかし，乳房外Paget病のin situ病変では，きちんと扱えば，手術野に腫瘍細胞を蒔くことはない．

　その手順は，全周囲型ではin situ病変で，かつ最も症状の軽い部分を探す．ただし，尿道口に近い部分は避けたほうがよい．また，肛門粘膜部部分で病理組織を丁寧に確認したい会陰正中部もできれば避けるほうがよい．理由は，尿道口，肛門側は細かい操作を行わねばならない部位であり，余分な切開線は操作をより複雑化させる．また，粘膜は切除組織が手術操作での物理的な摩擦によって障害されやすく，病理標本での腫瘍細胞の確認が困難になるからである．

脚注

[*7] エピネフリンの作用が十分に得られるためには，7分間我慢することになる．

図 X-12

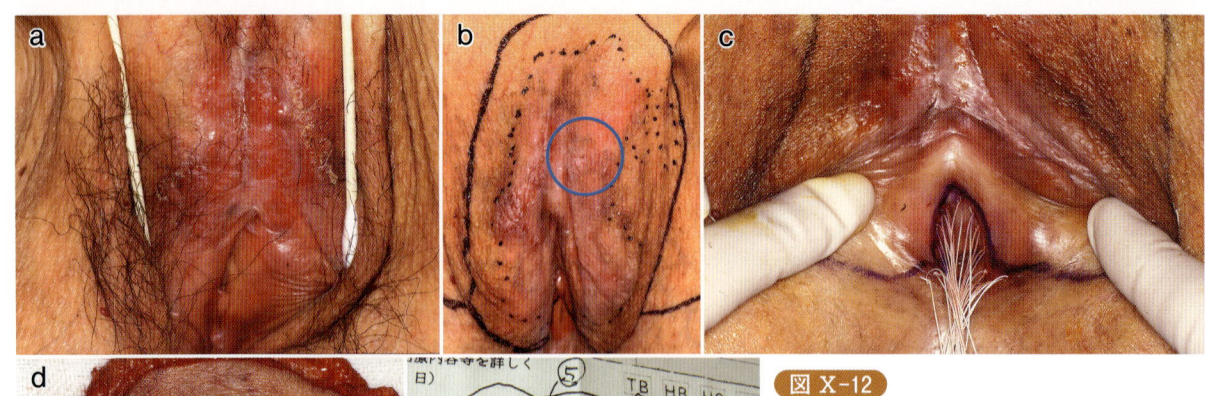

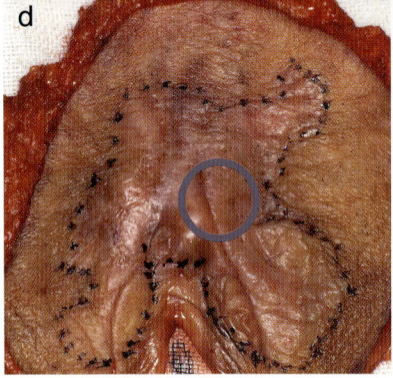

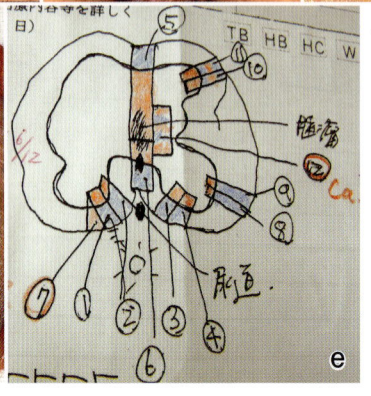

女性．偏倚型の粘膜側に病巣の浸潤のない例（図X-35 と同一症例）

ⓐ 初診時糜爛面が著明
ⓑ 左恥丘部皮下に腫瘤を触知し（青円），リンパ節腫大がある．
ⓒ しかし粘膜側に症状がないので，絹糸の目印のその手前で切除予定
ⓓ 切除された病巣
ⓔ 1～4 の標本番号の部分で，粘膜側 1 cm 幅の腫瘍陰性部分があることを示す．

症例ごとに考えるわけだが，例えば図X-8 の症例では，皮膚症状の最もおとなしい5時方向でデザインしている（図X-8-ⓒ）．

もう1つの重要なことは，15番メスではなく，電気メスを用いることである（図X-8-ⓓ）．電気メスの凝固効果で，病巣内の切開を加えた割面で，腫瘍組織を死滅させることができる[*8]．

d. 粘膜側の病巣切除の考え方

(1) 女性の粘膜側病変の理解

女性の粘膜側の手術時の扱い方の理解には，1つには"発生学に基づいた理解"と，2つには"皮疹の型分類の把握"と，3つには"術前の局所のケア"が，基礎に必要である（それぞれについては，第Ⅵ章（p.109～），第Ⅴ章（p.83～），第Ⅲ章（p.45～）を参考にしてください）．

この3つの基礎がなければ，粘膜側も広範囲切除が必要という従来の考え方を乗り越えることができない．

乳房外 Paget 病の病巣は大陰唇と小陰唇の境目，および小陰唇から粘膜への移行部で，拡大が止まっていることが多い[*9]．これは，大陰唇に発生した病巣が，同じスピードで皮膚側へも小陰唇側へも拡大するが，小陰唇へは，解剖学的にあるいは組織構造的に直角に立ち上がっている大陰唇と小陰唇の境目や，直角に折れ曲がる尿道入り口部分においては，拡大しにくいのではないかと考えている．また，皮膚粘膜移行部で拡大が抑制される理由も不明ではあるが，この特徴は，治療を行う我々にとっ

脚注

[*8] 電気メスを用いることで切開面の凝固固定を利用している．術後の組織標本でも，同部位では，焼灼して壊死に陥った組織が確認できる．また，注意することとして，腫瘍外側に1cmの正常皮膚をつけているのは，手術時にピンセットで腫瘍病巣をつままないためでもある．しかし，病巣内に作った粘膜アプローチ通路側には正常の組織がないわけであるから，ピンセットで決してつままないように注意する．

[*9] 例えば，図X-11-ⓐの症例では，病巣の中心部は浸潤癌化し，多数のリンパ節転移を認めているが，陰核部皮膚から粘膜側は腫瘍の浸潤はない．

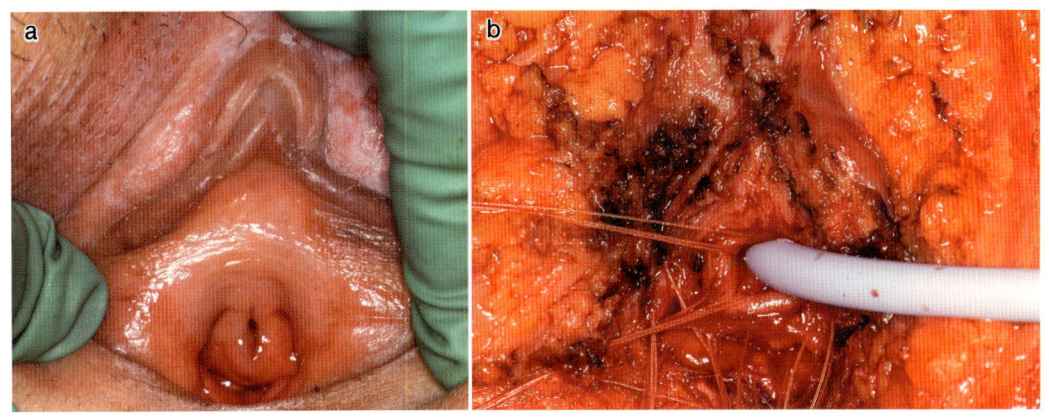

ⓐ 尿道口に及ぶ白濁が明らかである．　　　　　　　ⓑ 尿道の奥5mmまで切除している．

図X-13　偏倚型（馬蹄状の粘膜側に病巣が波及した症例）（図X-5と同一症例）

てはたいへんに有利な性状である．

　また，女性の皮疹の型分類によって，粘膜側に浸潤する部分をおおよそ決定することができる（第V-5項（p.98～）を参考にしてください）．これも治療上たいへんに有利な発見である．さらにまた，十分に局所ケアを行うことで，粘膜の光沢と粗糙化を区別することができるので，努力が強いられるが，報いられる．

　しかし，粘膜の病巣の有無の判断は皮膚側に比べて，やはり難しい．明るい光線の下で観察をするように，そして，粘膜の表面の光沢がくすんでいるのかどうか，白濁しているのかどうか，自分の目を養う必要がある．しかし上述したことを実践すれば，これらの問題点を少なくし，最も術者を悩ませると考えられてきた女性外陰部の粘膜側の手術は，多くの症例で，ある程度自信をもって手術デザインが描けるであろう．

(2) 皮疹の拡大が小陰唇や陰核で足留めされておれば

　病巣の進展が小陰唇や陰核で足留めされておれば，皮膚粘膜移行部と思われる線から粘膜側1cm切除で，完全切除ができる（5mm切除でも可能である）．図X-8の症例では，粘膜側1cm切除を行い，粘膜側の迅速病理組織検査で確認して，メッシュ植皮修復後手術を終了している．

　これは，全周囲型（図X-8）でも偏倚型（図X-12）でも同じ考え方でよい．偏倚型の症例では，皮疹から病巣の中心部を推測して，そこに接している粘膜側の変化を見極めるとよい．その部分で粘膜側に病巣がなければ，粘膜側1cmの切除でよい．あるいは，その部分で迅速組織診断をしておくのでよい．病巣が陰裂に接していない部分では，もちろん，粘膜側の広範囲切除は必要ない（第V-5項（p.98～）を参考にしてください）．

　図X-12の症例は，左恥丘部の病巣に腫瘤があり，左鼠径にリンパ節を触知した．しかし，この症例でも粘膜側への進展はなかった．陰核にも病変はなく粘膜側への病変はないと考え，数mm幅の粘膜を含めるだけの切除を行っている．術後の病理組織学的検査でも粘膜側は腫瘍は陰性であった（図X-12-ⓔ）．

(3) 偏倚型で，もし粘膜側に存在する部分があれば

　偏倚型で，もし粘膜側に存在する部分があれば，そこから1cmライン（粘膜側では境界が明らかであれば，5mmマージンでも安全かもしれない）を切除ラインとする．

　陰核部付近の馬蹄形の症例のなかには，病巣が外尿道口部分まで達し，従って外尿道口の粘膜切除が必要な症例もある（図X-13）．図X-13（偏倚型）の症例は *in situ* の病巣であるが，図X-13-ⓐでよく

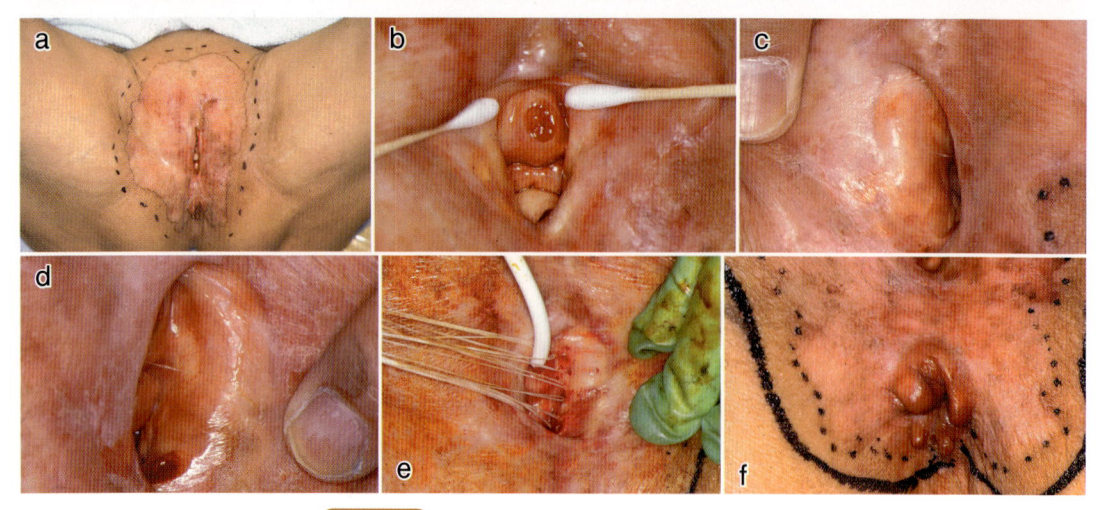

図 X-14　全周囲型の粘膜側に波及した症例

分かるように，粘膜側は外尿道口まで白濁がみられ，粘膜側の切除は外尿道口から尿道へ5mm奥まで切除を行っている(図X-13-ⓑ)*10.

(4) 全周囲型で粘膜側に波及した症例

しかし，全周囲型で粘膜側に波及した時期の症例では，全周囲性に粘膜進展の可能性がある．図X-14の症例で見るように，皮膚側は100%の境界明瞭化が得られているが(図X-14-ⓐ)，粘膜側では陰核から粘膜にかけて，また両側小陰唇から粘膜側には，やや白色に混濁した病巣が認められる(図X-14-ⓑ～ⓓ)．外尿道口周囲粘膜は光沢があり白濁していないので，ここまでは拡大していないと判断できる(図X-14-ⓑ)．肛門側も肛門襞の皮膚側まで病巣の拡大がみられるが，粘膜側は腫瘍境界線は明らかにすることができている*11(図X-14-ⓕ)．この症例では膣粘膜側は内側2cm，尿道口はその縁を含めて，そして肛門側でも1cmマージンを守って，切除ラインは肛門管寄りに切除している．

(5) もし全周囲型の症例で粘膜側の取り残しをすれば

我々の症例のなかで，膣粘膜側2cm内側までの切除や，外尿道口まで病巣があり尿道括約筋手前で外尿道1cm切断を行うなど，あるいは肛門側での粘膜側を一部含めての切除など，手術困難例に含めたのは(第V-5項(p.98～)参照)，いずれも全周囲型に分類した症例であった．しかし，上記手術を行うことにより，局所再発はなく，治癒を得ている．

粘膜側の腫瘍境界が認識できない場合は，全周囲で術中にゲフリールに提出するのが，やはり一番確実である．陽性に出れば，切除を追加する．実際，全周囲型の粘膜側の病変は，隆起はなく，紅斑(粘膜自体が既に紅色であり)を目視することが困難で，ただ病理組織検査でのみ確認できることもある．

また，もし全周囲型の症例で粘膜側の取り残しをすれば，その結果は *in situ* 病変が10年20年とかけて，尿道や膣腔内に病巣が拡大し，それらは内臓浸潤例として報告されるのであろうと考える．そう考えると，再発症例であるならば，乳房外Paget病の疾患のせいではなく，医師側の問題なのであろう．

脚注

*10 図X-12, 13の症例は，いずれも女性の偏倚型(馬蹄形)であるが，前者は皮膚病巣は浸潤癌化しているが，粘膜への進展はなく，後者は皮膚病巣は *in situ* であるが，粘膜側に進展している，という対照的な2例である．

*11 肛門では，膣と異なり，腫瘍の境界はかなり明瞭に認められる．手術場で，全身麻酔がかかってから，無影灯下にじっくりと観察すると，腫瘍のラインが見えてくる．

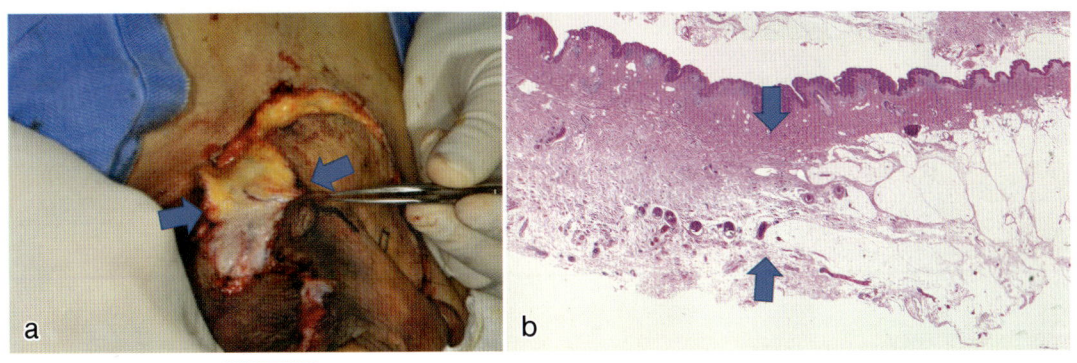

図 X-15　手術時に，陰囊側と，その周囲の境い目を見つける．
ⓐ恥丘部から陰囊に皮切を入れたところ．上方には恥丘部の通常の皮下脂肪が見えている．下方の陰囊側では脂肪組織はなく肉様膜が露出されている．
ⓑ右半分は通常の皮膚で，皮下脂肪が見えている．左半分は陰囊皮膚で平滑筋層が脂肪組織に置き換わって皮下に存在している．

(6) 粘膜側の切除の深さは

粘膜側の切除の深さについて，皮膚側が浸潤癌化している症例でも，その病巣は組織学的には in situ 病巣である．粘膜で invasive な病変はこれまで経験していない．このため，粘膜の付属器を含めた粘膜固有層のみを丁寧に剝離切除することで，完全な腫瘍切除が可能になる．

(7) 粘膜切除時には，残す側に絹糸で印を付けよう

粘膜側の切除断端部は切り離してしまうと，分かりにくくなるので，切除時に粘膜の残す側に絹糸をゆるい1回結びでマーキングとして置いておく．このようにしておけば，迅速診断で切除断端が陰性と確認した後，その糸の結び目をほどいて，その糸の一端に針をつけ，植皮片などの縫合相手の皮膚と粘膜断端部を容易に縫合できる(図X-13-ⓑ)．傷ついた粘膜を縫合針で再度傷つけないという利点もある．

(8) 粘膜上皮は切除時に傷つきやすい

粘膜の扱いで，いつも問題になることがある．それは，幅広く得られない組織を鑷子などで把持するため，これらの手術器具で傷つけやすく，そのため，病理組織診断では上皮が欠損し，診断が不確実になることである．可能な限り愛護的に操作するしかない．

e. 男性の陰囊症例の切除について

男性外陰部では，陰茎基始部に近い陰囊に発生する偏倚型が最も数多いので(第IV-3項(p.69～)参照)，この部分の手術治療が基本になる．陰茎，陰囊の皮膚は皮下脂肪がないという特徴がある．陰囊は精巣を被包する皮膚である．精巣での精子発生には，体温よりも低い温度であることが必要である．陰囊が躯幹から飛び出した存在であるのは，そうした合目的性があるが，皮下脂肪のないことも同様に合目的に理解できる．皮下脂肪の代わりに肉様膜が存在している．

また，女性の大陰唇では肉様膜はわずかに発達するのみで，ほとんどは脂肪組織である．これは精巣に相当する組織がそこには存在しないのだから，むしろ当然のことである．

(1) 陰囊では肉様膜を含めて切除する

陰囊で肉様膜上の疎な結合組織層の深さ(層)で切除すると，結果的には，かなり薄い層の切除に終わることになる．これでは皮膚付属器がぎりぎり切除される程度の浅さなので，腫瘍切除が不十分になる可能性がある(前述の解剖発生を理解してください)．それゆえ，肉様膜を含めた深さでの切除が適切であり，それ以上深く切除する必要も，通常はない．

図 X-16 ▶

多発病巣が近接している症例の切除デザイン
2つの病巣が2cm以内に存在すると，1cm外側の仮の切除ラインが重なる．

　陰嚢の肉様膜は肉眼的に，やや粗造な淡桃色の光沢のない組織である．浅い色で，ごく薄い筋肉の様子である．この肉様膜を指先で触れると反応して収縮するので，術中に，肉様膜を確認することができる．

　陰嚢では左右睾丸の中隔膜を認識しないで切除を連続して進めていると，左右睾丸が切り離された状態になるが，問題はない(次項を参考にしてください)．修復の折にも両側睾丸を縫い合わせてもよいが，縫い合わせなくとも自然体に納まる．ただし，遊離植皮でカバーする場合には縫い合わせておくほうが安定がよい．

　陰嚢周囲の皮膚，つまり恥丘部や大腿あるいは会陰の皮膚には，皮下脂肪がある(陰茎には皮下脂肪はない)．これらの部位では，皮膚付属器が分布する十分な深さを含めて脂肪組織を切除する．通常は浅筋膜のレベルで十分である．不慣れなうちは，陰嚢と，その周囲皮膚との境界部で切除レベルを設定しにくい．それぞれの部分での切除の適切な深さに慣れてくれば，それらをつなげる形で切除できるようになる(図X-15)．

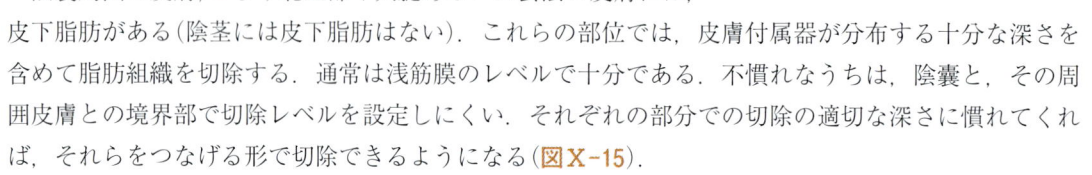

　大腿や会陰，あるいは恥丘で皮下脂肪組織を深部筋膜まで切除するのは不要である．リンパ管の流れは通常もっと浅いからである(図X-42-⊖を参考にしてください)．不要に深くまで切除すると修復に余計な手間をかけることになり，筋皮弁など無用な治療を強いることになる．

(2) 陰茎の病巣も，肉様膜下で切除する

　陰茎海綿体は，表面は丈夫な緻密結合組織性の被膜(白膜)で包まれ，3つの海綿体は共通の被膜(陰茎筋膜)で束ねられている．これはかなり硬い組織である．そして，その周囲を疎性結合組織が取り巻き，平滑筋層，そして皮膚と緩やかに結びついている．この平滑筋の層は陰嚢の肉様膜と連続している．

　乳房外Paget病が陰茎に存在する場合，その病変は通常表皮内に限局(*in situ*病変)している．それは，陰茎・亀頭に原発する乳房外Paget病は存在せず(第Ⅵ章(p.109～)参照)，陰茎にみられる病巣は，陰嚢から陰茎に表皮内で拡大してきたものだからである．陰茎起始部に腫瘤を形成する時期のものでは，腫瘤側に陰茎が引っ張られて陰茎が短縮してみられることが多い．そしてそのような場合でも，陰茎に拡大している斑状の病巣は通常*in situ*である．

　陰茎では，ともすれば切除の深さが浅くなりやすい．真皮レベルで切除した手術の術後標本を見ると，汗器官がギリギリ切除された程度の切除となっている．やはり，疎性結合組織を十分に含めて，丁寧に切除を進めるのがよい．そうすると，皮膚付属器を完全に含めた切除となり，腫瘍の残存はありえなくなる．自分で切除した標本を，表皮のPaget細胞の有無を見るだけでなく，どのレベルの切除になっているか，自分で検鏡するのが有用である．これは，乳房外Paget病に限ったことではなく，一般的に行うべきことである．

　病巣が陰茎環状溝に拡大し，亀頭部にも病変が及ぶ可能性はあるが，実際には環状溝で病巣の拡大が止まることが多い．また，包茎の症例では，包茎の皮膚襞や折り返し皮膚の部分で，腫瘍の拡大が抑制されて，腫瘍切除の後，残った包茎部分の皮膚を翻転することで，陰茎全体の上皮の修復が可能なこともある．これも丁寧に腫瘍境界部を描き出す結果得られる良い点である．

(3) 複数個の病巣が多発している病巣の切除法

　陰嚢の症例では約1/5の症例で多中心性に多発病巣が存在する．寡数多発のこともあり数珠状多発

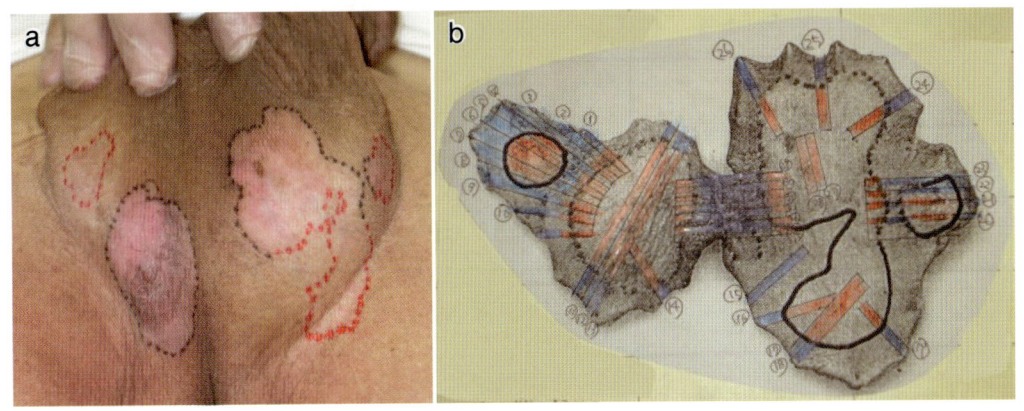

図 X-17
切除病巣と病巣の間に正常組織が存在しているかどうかを確認する（**b**赤の塗り潰しは腫瘍陽性，青の塗り潰しは腫瘍陰性を示す）．臨床的把握と病理所見がよく一致していることが分かる．

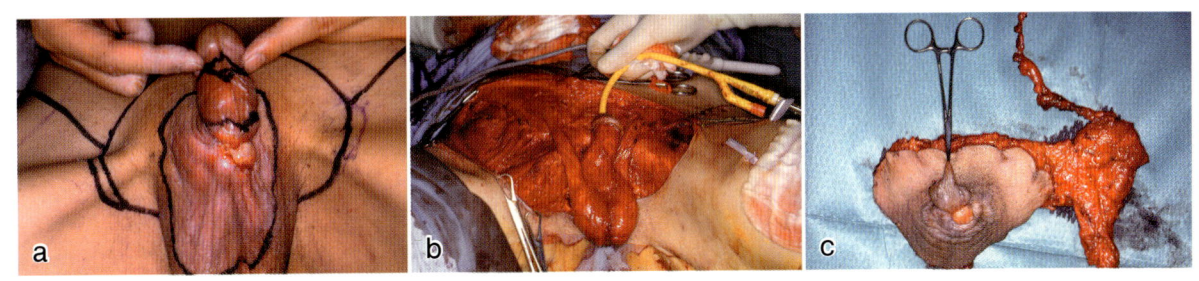

図 X-18　En bloc に原発巣とリンパ節の同時郭清を行っている症例
a 3 cm 切除ラインの症例のため，**b** 欠損範囲が広い．

のこともある（第IV-2項（p.67〜）を参考にしてください）．寡数多発のタイプでの副病巣や，数珠状に多発するものでは腫瘍境界が比較的分かりにくいことがあるが，この病巣パターンの認識がされていると，不安なしに，手術治療時に腫瘍の境界線を暫定的に決めて，手術の次のステップに進むことができる．

　例えば2つの病巣が2 cm 以内に存在すると，1 cm 外側の仮の切除ラインが重なってしまう．その場合は，双方の病巣のそれぞれ1 cm 外側の切除範囲が重なるので，結果的には1つの病巣のように一塊にして切除することになる．たまたま，腫瘍境界が不明瞭な部分がそのなかに含まれておれば，手術当日の迅速組織診断は不必要になる（図X-16）．

　図X-17-**a**のような症例は，数個の多発病巣を，結果的には1つとして切除する．「切除が終わればもうよい」としないで，切除後の標本で，切除前の多発病巣の認識を確認しておく．そして，切除病巣と病巣の間が完全に正常組織であり，腫瘍細胞が存在しないことを確認しておく（図X-17-**b**）．自分の目を肥やすには，そうした努力を重ねるのがよい．そうでなければ，自信は単なる思い込みに過ぎず，異なった所見に遭遇したときに，対処できなくなる．

(4) 腫瘤形成を伴う場合の切除法

　腫瘤形成がみられる症例でも，原発巣の手術方法は基本的には同じである．つまり，切除範囲は腫瘍辺縁から1 cm 外側としている．それは，腫瘤形成は病巣の中心に位置し，その周囲に紅斑病巣が存在しているので，その外側1 cm の切除であれば，腫瘤から十分の距離が得られていると考えるからである．しかし，もしそれに合わない症例であれば，切除範囲を融通させる[*12]．

　一方，切除の深さは invasive な腫瘍の扱いとしての注意が必要になる．先述したように，腫瘤形成が陰茎基始部近傍であれば，静脈叢を含めた切除がよい．

　また，invasive な病巣の細胞により術野での散布事故が起こらないように，気をつける必要がある．

X．乳房外 Paget 病の手術治療の進め方

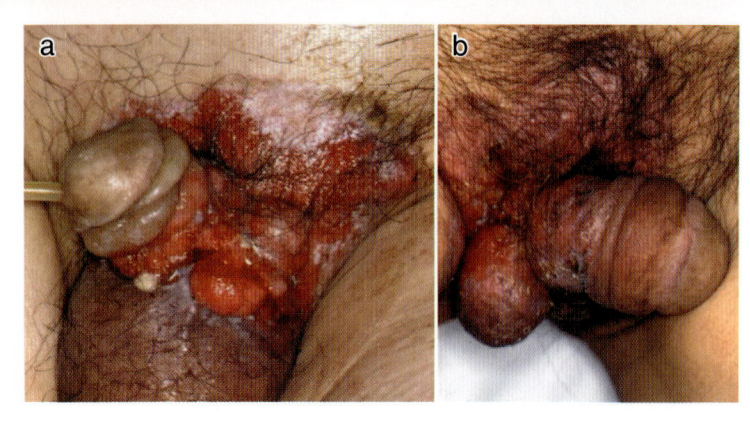

図X-19
陰茎の変形を生じた時期の2症例
ⓐ陰茎が短絡している．
ⓑ右睾丸の外観はわずかに残っているが，左睾丸の外観は消失している．

Invasiveな部分は表面が潰瘍化していることが通常である．腫瘍の露出面を放置したまま手術操作を行うのは，浸潤能を持つ腫瘍細胞を散布する危険がある．これを予防するためには，潰瘍面を覆う(wrapping)努力と(図X-8-ⓑ, 図X-9-ⓑ)，絶対に腫瘍面に手を触れずに手術操作ができなくてはならない．初心者では，病巣表面を切除中の下床の手術野のきれいな創面に接触させていることにさえ，気づかないものである．

臨床的に腫瘍形成があると，リンパ節転移を伴うことが多くなるので，リンパ節の同時郭清の検討をする．乳房外Paget病では，原発巣と所属リンパ節とが近接するので，郭清時には，原発巣とリンパ郭清を一塊にして行う，en bloc手術が有用である(図X-18)．

(5) 精巣，陰茎の切断を必要とすることはあるのか

実際にこれが必要となることは少ない．悪性黒色腫や乳房外Paget病などで，センチネルリンパ節生検を行う際によく観察すると分かることだが，陰嚢に局注された色素は，肉様膜のレベルを水平に流れていく(第X-6項(p.210〜)を参考にしてください)．リンパ流の高さがこの程度なので，単に腫瘍形成があるからという理由で深部臓器まで切除することは，全く必要がない．しかし，腫瘍が深部に進行して，海綿体や精巣に直達した場合は，陰茎や精巣の切除が必要になりうる．しかし，臨床的に通常の腫瘍形成では，そこまでの直達浸潤はない．海綿体や精巣に浸潤した腫瘍では，臨床的に，陰茎が短絡したり(図X-19-ⓐ)，睾丸の変形が明らかである(図X-19-ⓑ)．精巣への浸潤があれば，血管系を含めて合併切除する．また，尿道・陰茎海綿体に浸潤している場合には，陰茎切断と尿路変更術が必要になる．会陰皮膚への尿道皮膚瘻が簡便な方法である．

上記の進行例では，リンパ節転移も多数あることが通常で，手術自体の適応の問題がある．しかし，緩和治療としての手術も十分に検討する必要はあり，これらの知識は有用となるかもしれない．

一方，たとえ腫瘍形成がみられ，さらに陰茎の短絡や睾丸の消失があっても，陰茎や精巣が単に埋没して保たれていることもある(図X-20)．この図X-20の症例は，初診時，大きな塊状の腫瘍の中央に陰茎は短絡し，病巣の波及していない亀頭部だけがわずかに顔をのぞかせていた．しかしMRI画像では，埋没した陰茎の存在が証明された．当初は手術の適応はないと思われた症例であるが，腫瘍を全摘出して，陰茎，精巣は病巣からスムーズに剥離することができた．そして，埋没していた陰茎は，遊離植皮をして形状を取り戻すことができた．

脚注

[*12] 臨床的に腫瘍形成がなく，浸潤性紅斑の部分でinvasiveの症例があり，あるいは第IV-5項(p.78〜)で示したように，多発病巣の症例で同時に複数病巣で多中心性にinvasiveになることがある．これらは組織検査で術前に把握されておれば，切除範囲を考慮してもよいが，我々の経験では，1cmライン切除法で後日取り直しを必要とした症例はない．

図 Ⅹ-20　陰茎が埋没している症例
ⓐ 初診時，陰茎は腫瘍内に埋没し，病巣の波及していない亀頭部だけが認められた．
ⓑ MRI で埋没した陰茎の存在が証明された．
ⓒ 腫瘍を全摘出した時点で，陰茎，精巣は病巣からきれいに剝離することができた．
ⓓ 陰茎は遊離植皮，陰囊はメッシュ植皮で修復
ⓔ 当初は手術の適応がないと思われたが，術後，生活上の大いなる QOL 向上が得られている．

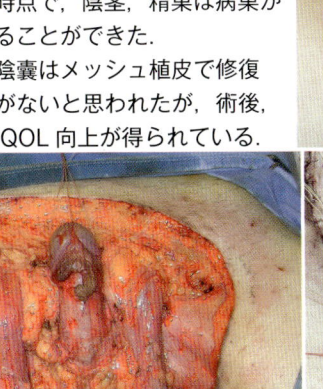

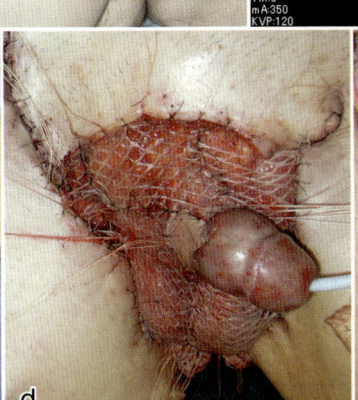

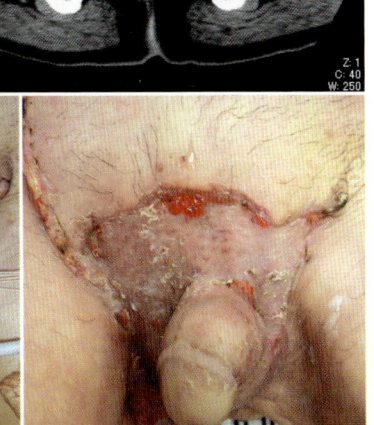

f．"パンツ型紅斑" は切ってはいけない紅斑である

　外陰部の局所の手術適応を決定する折に見逃してはならない問題に，"パンツ型紅斑" がある（第Ⅺ-2項（p.222～）を参考にしてください）．パンツ型紅斑は，その発生機序から考えて分かるように，切除の適応はない．これと認識せずに切除すると，急速に局所の再発，増悪を見ることになる．しかし残念ながら，実際の紹介患者の症例，あるいは学会の報告場面で，このパンツ型紅斑が，まだまだ皮膚悪性腫瘍の専門治療医にさえ，認識されていないことが分かる．

　パンツ型紅斑を臨床的に，原発巣の紅斑と鑑別することは可能である．その存在と発生機序と鑑別点を会得しておいてほしい．ここでは，手術当日の問題というより，初診時から，疑いのある紅斑を認めた場合には，病理組織検査で確認すべきことを強調しておく．

Ⅹ-5　修復方法の工夫

　切除される範囲が小さければ，修復は当然簡単になる．それゆえ，この書で繰り返し述べてきたことが，この項で効果を発現することになる．

a．男性症例での修復の工夫

(1) 単純切除と縫合の小さな工夫

　術前の局所ケアと軟膏処置で，腫瘍境界線を明瞭化すれば，その 1 cm 外側の切除が必要かつ十分である．その結果得られた最大の効果は，皮膚欠損部の修復が，多くの症例で単純縫縮という，いとも簡単な方法になることである．3 cm 以上の広範囲切除を当然としていた時代ではほとんどの症例に植皮術が必要であったのとは，全く異なる．

　陰囊皮膚は，フィラリア感染症でも有名であるように，よく伸展する．もちろん，手術日 1 日で大きく引き伸ばすことはできないが，陰囊皮膚の一部分が残っておれば，手術終了時に陰囊が平坦にな

るぐらいタイトに縫合しておいても，早くも翌日から陰嚢の形状が戻り始める．

　皮膚欠損の部位と大きさによっては，単純な縫合による修復でもよいし，あるいは少しの切開線の方向の工夫や(図X-21 矢印部分)，局所皮弁を加えることによって，残存の陰嚢皮膚のみで縫縮が可能になる．

　男性の外陰部乳房外 Paget 病で最も頻度の高い，陰茎基始部寄りの偏倚型(第Ⅳ-3項(p.69〜)参照)の単純縫合例を図X-22に示す．初診時，間擦性皮膚炎が加わっている状態では，紅斑は広範囲で，修復には外陰部全体への植皮が必要にみえる(図X-22-ⓐ)．しかし腫瘍辺縁がきれいに描出されるに従って，単純縫合と，簡単な局所皮弁で修復可能という予想が立ち始める(図X-22-ⓑ)．実際の手術では，陰茎裏面側では病変がない部分があり(図X-22-ⓒ)，これをフラップにして利用した．つまり，病巣の切除後に，(陰嚢縫線部に当たる部分の)残った細長い皮膚を陰嚢側に付けるように切り離し，最も欠損の大きな右側陰茎から恥丘に移動させて，縫合を終えている(図X-22-ⓓ〜ⓕ)．縫合直後の陰嚢部分は平坦であるが(図X-22-ⓖ)，術後1か月目には陰嚢の形は十分に回復して，その後，残されていた陰毛が回復すると，手術創も目立たなくなり陰嚢の形状は十分に復帰していることが分かる(図X-22-ⓗ)．

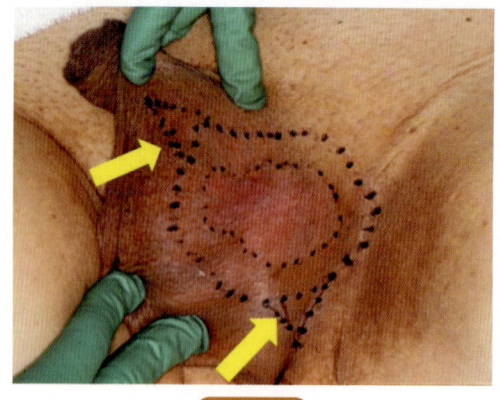

図 X-21

単純縫合で修復するために，小さい三角形状の余剰皮膚の切除(dog ear 対策)を加えている(矢印部分)．

(2) 包茎の症例では，包茎部分に蓄えられた皮膚も利用

　包茎のある症例では，包茎部分に蓄えられた皮膚で，腫瘍切除後に皮膚欠損した陰茎全体をカバーできることがある．

　図X-23の症例は，病巣は陰嚢の2か所に多発しており，病巣は陰茎にも広く及んでいる．しかし，包茎部分の皮膚を剥離して伸展させると陰茎基始部まで覆うことができ，陰嚢は陰嚢部分の腫瘍切除後に残った皮膚だけで修復可能と判断した．切除範囲は大きいが，全体に単純縫合で終了できたし，術後は包茎も軽快した(図X-23-ⓐとⓔの亀頭部を比較してください)．

(3) 陰茎起始部の局所皮弁"YH 皮弁"デザインの工夫

　この局所皮弁"YH 皮弁"のデザインは，筆者が工夫したものであるが，Y切開で出来上がりがHの形になるので，"陰茎起始部の YH 皮弁"と名付けた．男性では，陰茎基始部寄りの陰嚢に病巣中心のある症例が多いので，陰茎周囲の皮膚欠損の修復が簡単にできる方法が求められる．ここに考案したユニークな YH 皮弁は，簡単で，有用なデザインである．陰茎基始部の欠損を修復する際に，大いに利用してほしい．

　"陰茎起始部の YH 皮弁"の作成の手順を示す(図X-24)．

　1) 陰茎全周囲に及んだ病巣(図X-24-ⓐ)の腫瘍切除後に，陰嚢側の残った陰嚢皮膚の上縁から逆向きのYの字のデザインを作成する(図X-24-ⓑ黄色線)．この症例では陰嚢縫線の右寄りにY字の中心がある(図X-24-ⓒ)(陰嚢縫線にY字の中心を一致させて描くこともあるが，Y字の中心は皮膚欠損の状況で決定する)．

　2) Y字をメスで切り開くと，Yの字のラインの2倍の長さの縫合縁が得られることになる(図X-24-ⓒ)．

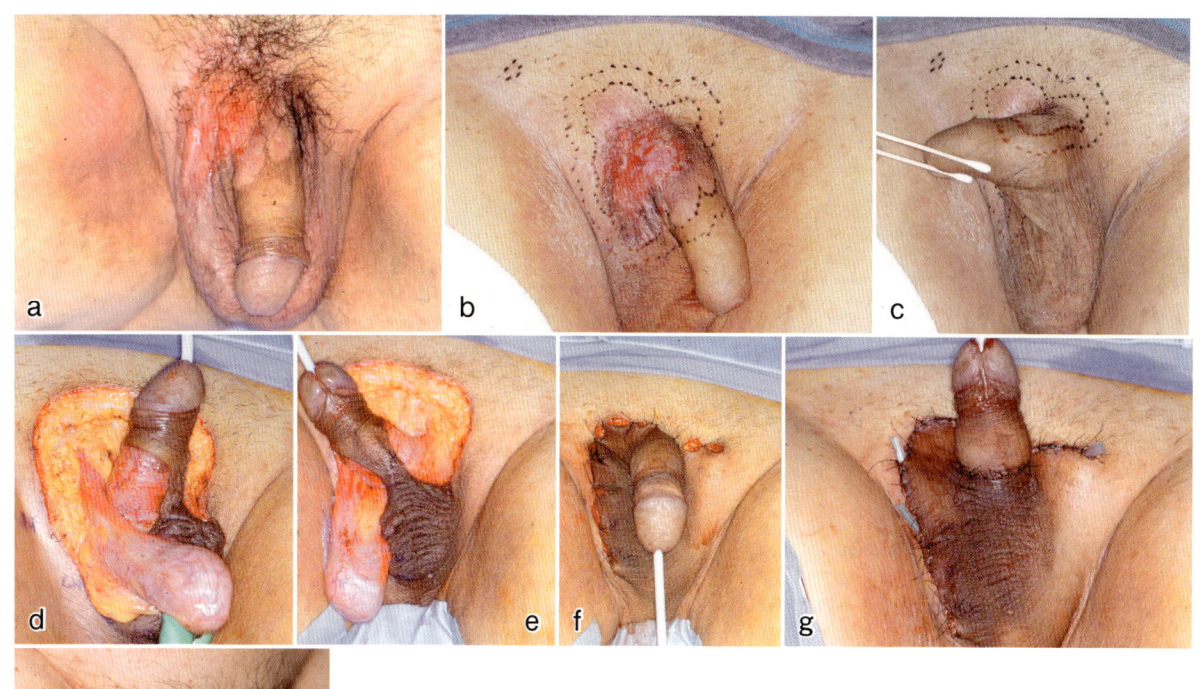

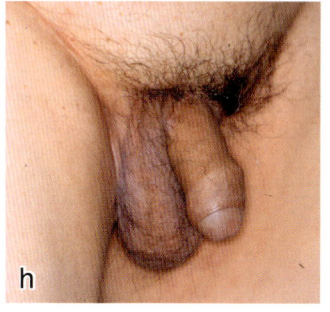

図 X-22　右陰茎基始部寄りの偏倚型症例
初診時症状からは，修復に植皮が必要と思われるが（a），病巣を明確にすることと（b，c），小さな残存皮膚の局所皮弁の工夫を加えて（d，e），単純に縫合修復した（f）．陰嚢の形状も術直後は平坦だったものが（g），よく回復している（h）．

図 X-23
包茎のある症例の手術例
病巣は2か所にあり（a，b），包茎を伴っている．陰嚢の皮膚欠損の面積は大きいが（c，d），残存する陰嚢の皮膚のみでカバーでき，また，陰茎の皮膚欠損部は，包茎部分に蓄えられた皮膚でカバーできている（e）．術後は包茎も軽快している．

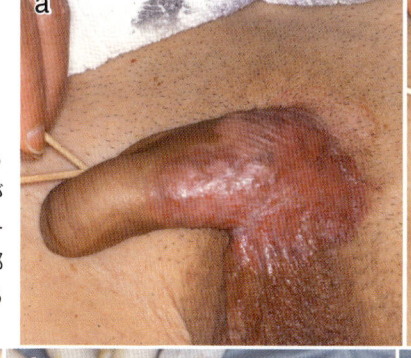

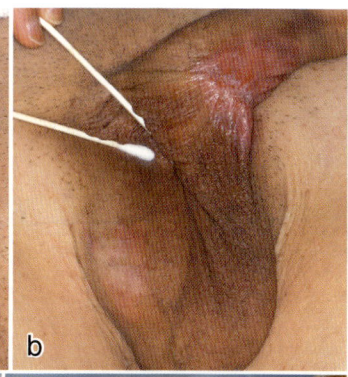

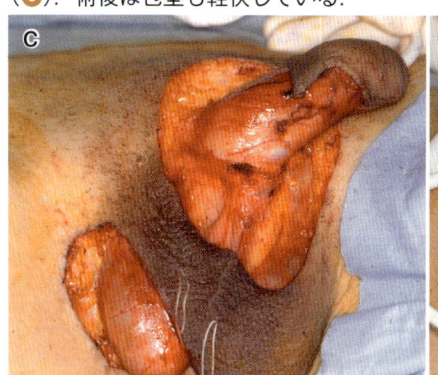

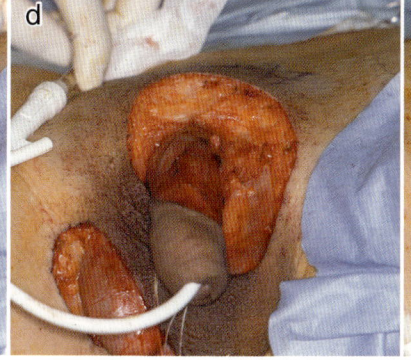

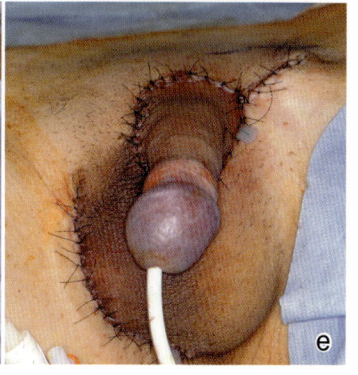

X．乳房外 Paget 病の手術治療の進め方

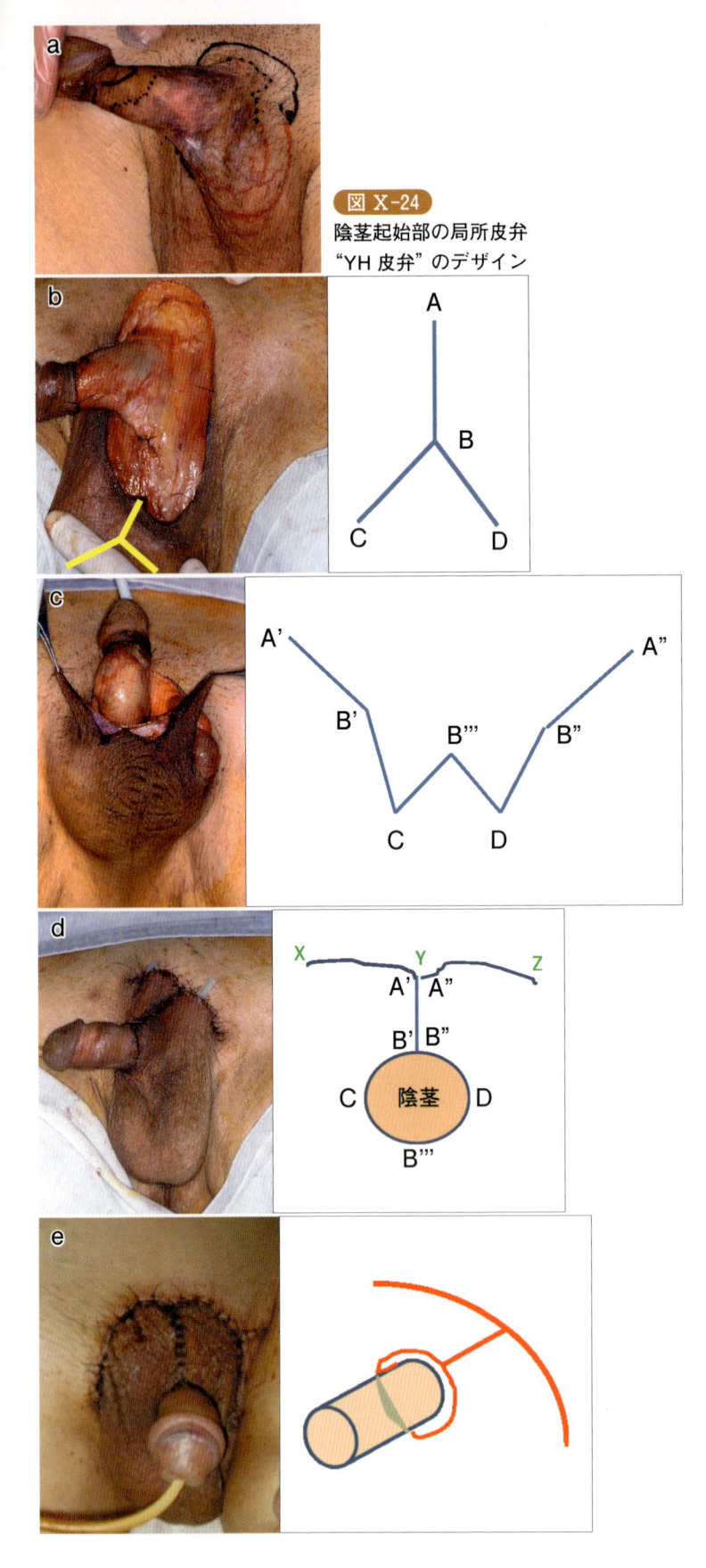

図 X-24
陰茎起始部の局所皮弁
"YH 皮弁"のデザイン

3）その得られた Y 字の縫合縁の長さ全部を使って，陰茎を取り囲みながら恥丘側へ向かい，陰茎の背面で両部分を縫合する（図X-24-d）．

4）恥丘部側の（腫瘍切開後の）皮膚欠損の辺縁は，陰嚢の（腫瘍切除後の）皮膚欠損の辺縁に面するようになるので，それらを縫合する（図X-24-d XYZ）．

5）陰茎裏面の陰嚢に作られた逆Y字（図X-24-b A〜D）が，陰茎の上腹側で再び逆 Y 字に縫合されることになる（図X-24-d A'A"B'B"CD）．陰茎全周囲性にも縫合ラインがあるが（図X-24-d），しかし，恥丘部では，全体の完成した縫合線は H 形状になる（図X-24-e）．

陰茎の全周囲性に皮膚欠損が生じていない場合でも，恥丘側にのみに皮膚欠損があるときには，この皮弁は適応できる．図X-25 の症例のように，恥丘側は腫瘍切除して広範囲に皮膚欠損が生じたが，陰茎裏面の皮膚は陰嚢と連続した形に切除されずに残っている（図X-25-b）．通常なら欠損部に遊離植皮を行うところであろう．このときに，YH 皮弁が役立つ．つまり，前記の症例（図X-24）のような形にする．すなわち陰茎裏面で，陰嚢とつながっている皮膚を切り離すと，前記の症例（図X-24）のような形になる．その後，この YH 皮弁を適応する．その結果，恥丘部の皮膚欠損部は遊離植皮しないでも形成できる．

(4) 単純切除と遊離植皮との組み合わせ

陰茎にのみ遊離植皮を加えることで，全体の修復が容易になり，外見的にも良好なものとなる．図X-26 の症例では，亀頭部を残して，陰茎溝までの陰茎全体に病巣を切除することがか

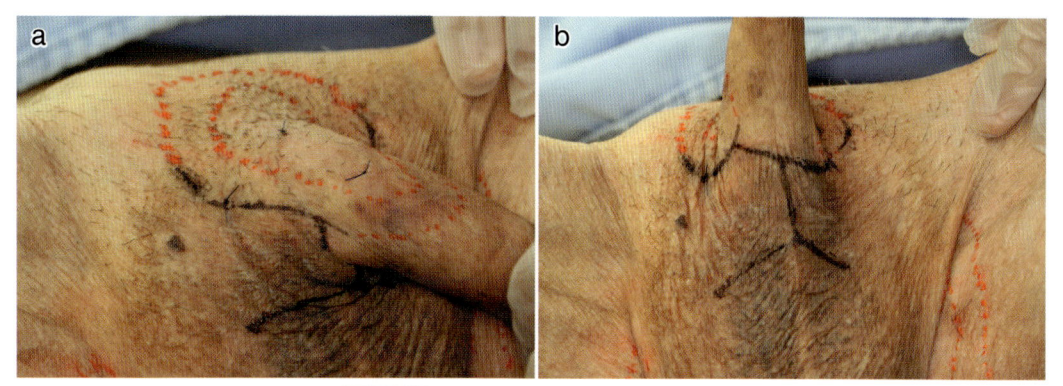

図 X-25　"YH 皮弁"のデザインの例
残された陰茎裏面の皮膚を用いて，この"YH 皮弁"を適応する．

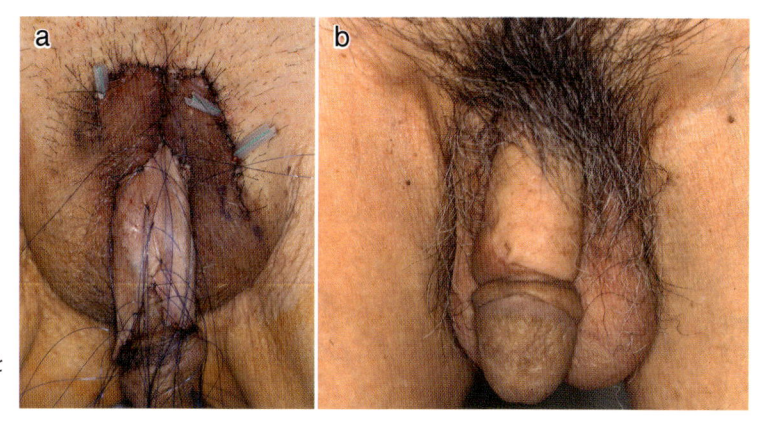

図 X-26
陰茎に遊離植皮した例
陰茎にのみ遊離植皮を加え，外見的にも良好な修復結果を得ている．

えって，術後に外見的にも良好なものとしている（図X-26-ⓑ）．

＜陰茎の遊離植皮に関して一言，二言＞

　1）陰茎皮膚が広く欠損すれば，当然遊離植皮を行う．忠実に腫瘍マージンから1cmで切除すると，亀頭部から2〜3cm程度の正常皮膚が残ることがある．この場合は，その正常皮膚は残さないで環状溝まで切除するとよい．過剰な切除には違いないが，もし2〜3cm幅の陰茎皮膚を亀頭側に残すと，術後に同部に浮腫をきたし，回復しにくい．全体を遊離植皮することで，この醜形を防ぐことができる．

　2）陰茎への遊離植皮は生着がよく，植皮時のタイオーバーは不要である．極端には清潔包帯で巻くだけでもよい．工夫としては，植皮の上にまずソフラチュール®のようなメッシュを巻き，次いで，デルマエイド®のような固めの被覆材で筒状に固定する．このとき環状溝の部分に筒を入れ込むと陰茎全体が固定でき便利である．デルマエイドの端どうしを縫合したり，接着テープなどで固定する．その周囲を綿花などでピラミッド型に固めてテープ固定する．陰茎全体を体軸から垂直に固定しておかないと，基部に折れ込みが生じて，植皮が傷んだり，縫合部の壊死が生じやすい．術後の毎日のケアが大事であるが，とかく見過ごされやすいので，注意が必要である．

　メッシュ植皮もよい方法で，メッシュはいずれ目立たなくなる．陰茎の遊離植皮で問題になるのは，伸展した陰茎の全長に合わせて植皮したものが，短縮して，リング状の横縞状の凹凸を作ってしまうことがある．たいていの場合は尿道バルーンを装着しているので，それを軸にできるだけ伸展させて固定するが，やはり，リング状縞を作ってしまうことがある．また，陰茎の後面に遊離植皮の縫代（縫合部）をおくが，縦の縫合線に拘縮をきたすことがある．陰茎の縫合線での拘縮を防ぐために，術後1週間目から，フィクストン®[*13]という固定板を利用することもある（図X-27）．表面は硬く伸びのない

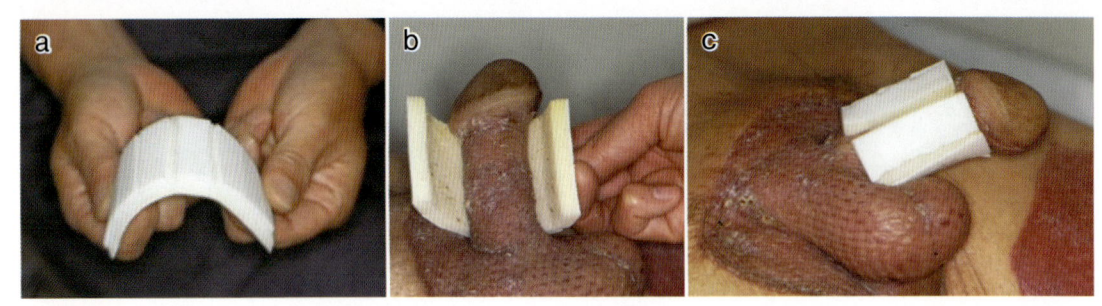

図 X-27　陰茎の縫い目での拘縮を防ぐために，術後1週間目から，フィクストンという固定板を利用するのも，一工夫である．

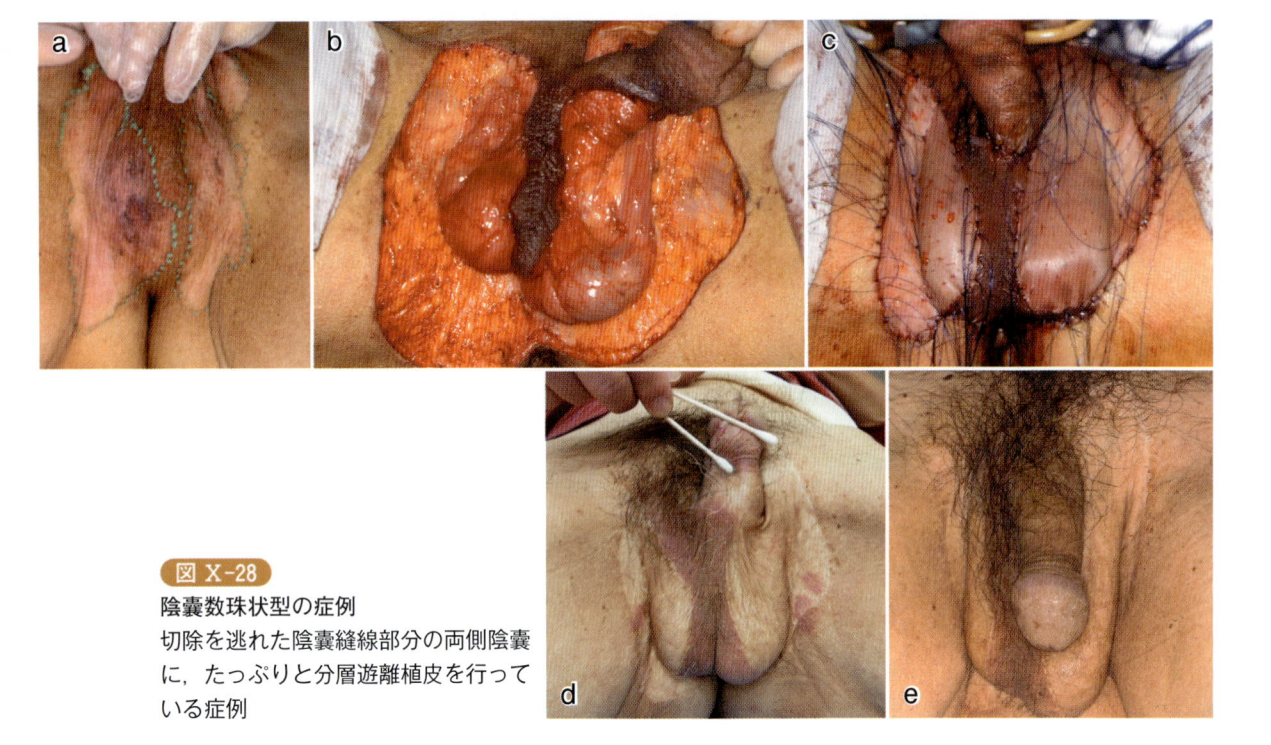

図 X-28
陰嚢数珠状型の症例
切除を逃れた陰嚢縫線部分の両側陰嚢に，たっぷりと分層遊離植皮を行っている症例

プラスチックス素材，裏は圧迫に適したスポンジ素材からできている．プラスチックス側に縦にメスで切れ目を入れ，陰茎をリング状に巻く．スポンジ側に接着剤がついているので，植皮片に直接に貼付させる．通常，1〜2週間ごとに新しいものに替え，おおよそ3か月間貼付する．最近の被覆材を応用するのもよい．

(5) 陰嚢に植皮するなら"たっぷり"と

図 X-28 の症例は，両側陰嚢に数珠状に多発した病巣が融合してできた形状をとる症例である（図 X-28-a）．ただし，陰嚢縫線部分には病巣が波及しないで残っている（図 X-28-b）．病巣切除後，その両側にたっぷりと分層遊離植皮を行っている（図 X-28-c）．術後には残した陰嚢縫線部分の皮膚も広く伸展しており（図 X-28-d），遊離植皮部分の形状も良好である（図 X-28-e）．

(6) メッシュ植皮も"しっかり"と

陰嚢全体と陰茎の大部分に病巣があり，さらに両側大腿側まで拡大している症例では，局所に利用可能な健常皮膚は残されていない．このような症例では，"しっかり"としたメッシュ植皮が適応になる（図 X-29）．もちろん，筋皮弁などは必要ない．

脚注

[*13] 形成外科医冨士森良輔先生の創案の品である．

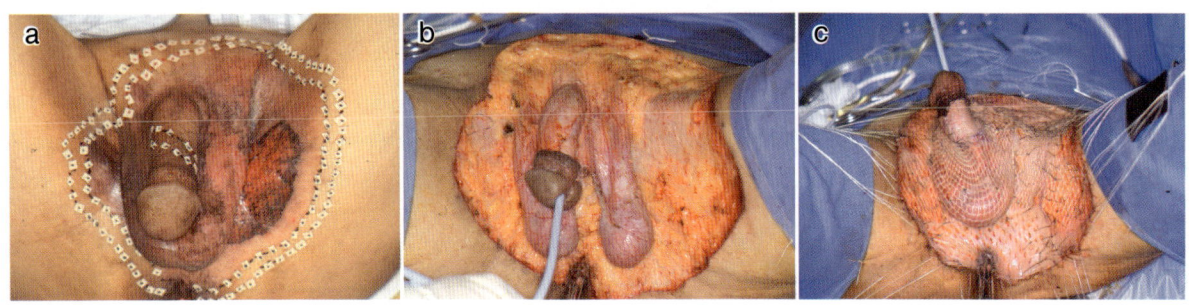

図 X-29　（図Ⅲ-20と同一症例）しっかりとしたメッシュ植皮が適応になる症例（部位に合わせて，機械でのメッシュ，メスでの手作りメッシュ，そしてメッシュなしの通常の植皮を組み合わせていることに注意）

　このような広い病巣の症例でも，術前局所ケアも"しっかり"と行うことで，植皮面積は明らかに縮小できるだろう（図Ⅲ-20（p.61）を参考にしてください）．この症例では，手術当日に境界線が明らかにされなかったのは右恥丘の一部分のみである（図X-29-ⓐ赤印の部分）．睾丸は左右2つに分離しているが，分層植皮の前に両側の睾丸を縫い合わせている（図X-29-ⓑ）．そのうえに，両側大腿からの分層メッシュ植皮で修復を行っている（図X-29-ⓒ）．

＜遊離植皮の恵皮部に関して一言＞

　全層遊離植皮の恵皮部の皮膚採取の工夫を挙げておく（上述はすべて分層植皮であるが，その採皮には，単純にデルマトームで採皮する場合もあれば，まず全層で採取し，そのあと体外でデルマトームにかける方法もある．以下は後者に関して記載する）．

　必要な大きさの皮膚を，メスを用いて採皮し，その後，恵皮部分を縫縮する．一般には紡錘形にデザインするだろう．小さい面積のものであれば，特に問題はない．しかし，より広い面積の全層皮膚が必要な場合には，採取する部位に限界がある．また，紡錘形デザインでは，紡錘形の両端は幅が狭くなるので，植皮に利用しにくく無駄になることがある．

　そこで有用なのが，大腿部の平行四辺形のデザインである．図X-30のように，紡錘形ではなく，幾何の平行四辺形にデザインする．この大腿部の平行四辺形のデザインの採皮方法の利点は，紡錘形の場合の2つの欠点を補うことができる．その1つは，両端に幅の狭い面積の部分が生じないことである．平行四辺形の採皮であるので，ほとんどの皮膚に十分な幅が生まれ，全体を十分に利用できる．もう1つの利点は，大腿の1/4周に近い幅（12〜13 cm幅）の採皮が可能である．しかも，採皮部の縫縮が意外に容易であることである（縫縮するときの皮膚の移動が大腿の水平面方向ではなく，対角線方向になるためと考えられる）．採皮後の縫縮によって上端（図内A）と下端（図内D）に多少のdog earが生じることが，わずかなデメリットである（このdog earは，大腿部の彎曲によって，平面で生じるよりもわずかになると考えられる）．このようにして，この採皮法で，過不足なく必要量の皮膚を得ることができる．

　採皮の手順は次のようである（図X-30）．

1）下肢をまっすぐに垂直に伸ばした体位でデザインする（図X-30-ⓐ）．
2）ACラインを大腿中央（中央の山の部分）に膝蓋中央に向けて描く．
3）ABラインを鼠径ラインに平行に描く．ABの長さおよびACの長さは採取したい面積で決めるとよい（ACの長さはABの2倍ぐらいがよい）．
4）採取したい幅（B）を決めたら，ACに平行にBDを描く．
5）ABに平行に，しかもABと同じ幅で，CDを描く（正に幾何学の通りである）．
6）ABCDの茎形の皮膚を全層で採取する．通常は皮下脂肪織を一部付けての切除となる．皮膚の採取の後，B点をB'点（ABと同じ長さをAC線上にとった点），C点をC'点（CDと同じ長さをDB線上にとった点）に縫合する（図X-30-ⓑ）（AB＝AC/2であれば，BはACの中央に，CはBDの中央に

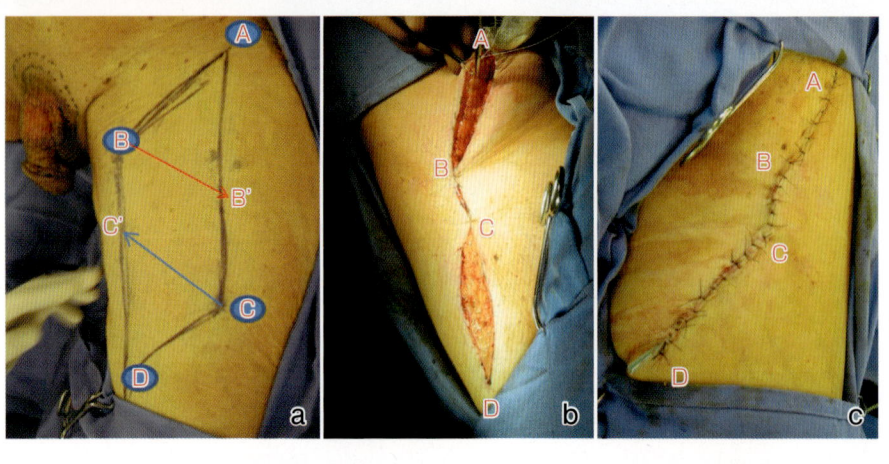

図X-30 全層遊離植皮の恵皮部として有用な，大腿部の平行四辺形のデザイン

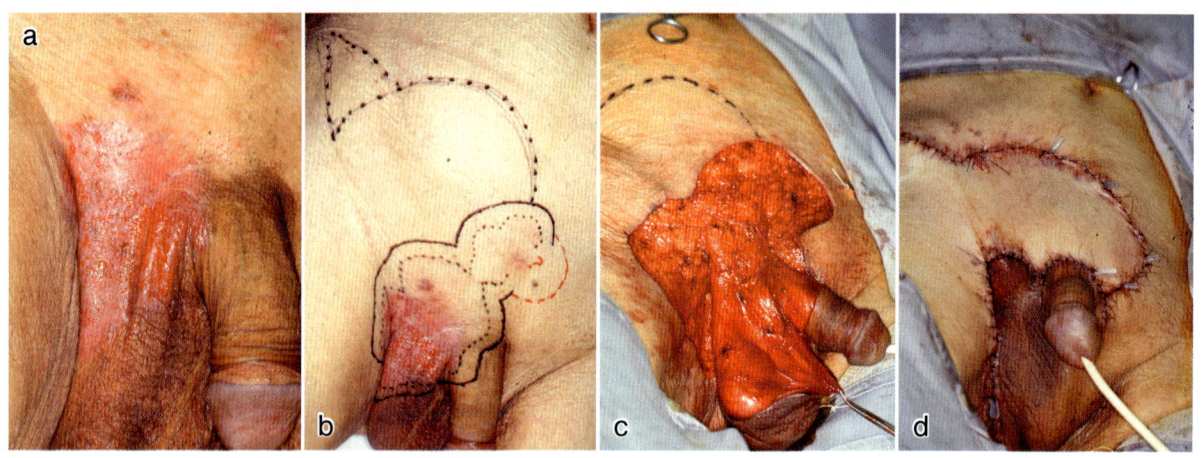

図X-31 下腹部からの回転皮弁の例

縫合点をとることになる）．

7）縫合をし終えると，BC間でわずかに屈曲するが，全体としてABCDは1つの線状として出来上がる（図X-30-ⓒ）．

(7) 周囲皮膚を利用した修復

外陰部の周辺の皮膚を，有茎の局所皮弁として応用することもある．いろいろのデザインの工夫ができるが，図X-31に下腹部からの回転皮弁の1例を示しておく．ただし，この症例では鼠径部のリンパ節切除を同時に加えると皮膚欠損は深くなるので，このような皮膚弁が効果的だが，表在の腫瘍の切除だけであれば，簡単な遊離植皮でも十分である．ましてや，筋皮弁などは用いる必要は通常はない．

b. 肛門の皮膚原発性の乳房外Paget病の手術の工夫

肛門周囲に病変が存在している場合，皮膚原発であれば，粘膜側への拡大部分は in situ 病変であるとしてよい．そのため，肛門括約筋を残しながら切除する．つまり，外肛門括約筋と肛門管および直腸間の粘膜との間をスライスするように，切除を加える．そして，切除をしておきたい中枢部まで，粘膜固有層を含めた切除を行う．修復は，皮膚欠損の面積が少なければ，単純に切除面どうしを単純に縫合することができる．しかし，肛囲の全周囲性に病巣があれば，不足部分に対して遊離植皮で，あるいは周辺の皮膚を皮弁として用いて修復する必要がある．

図X-32に肛門の皮膚欠損部を陰嚢の皮膚を用いて修復した症例を示しておく．この方法のピットホールは，陰嚢の膨らみが手術後に新しくできた肛門に接してしまうことである．

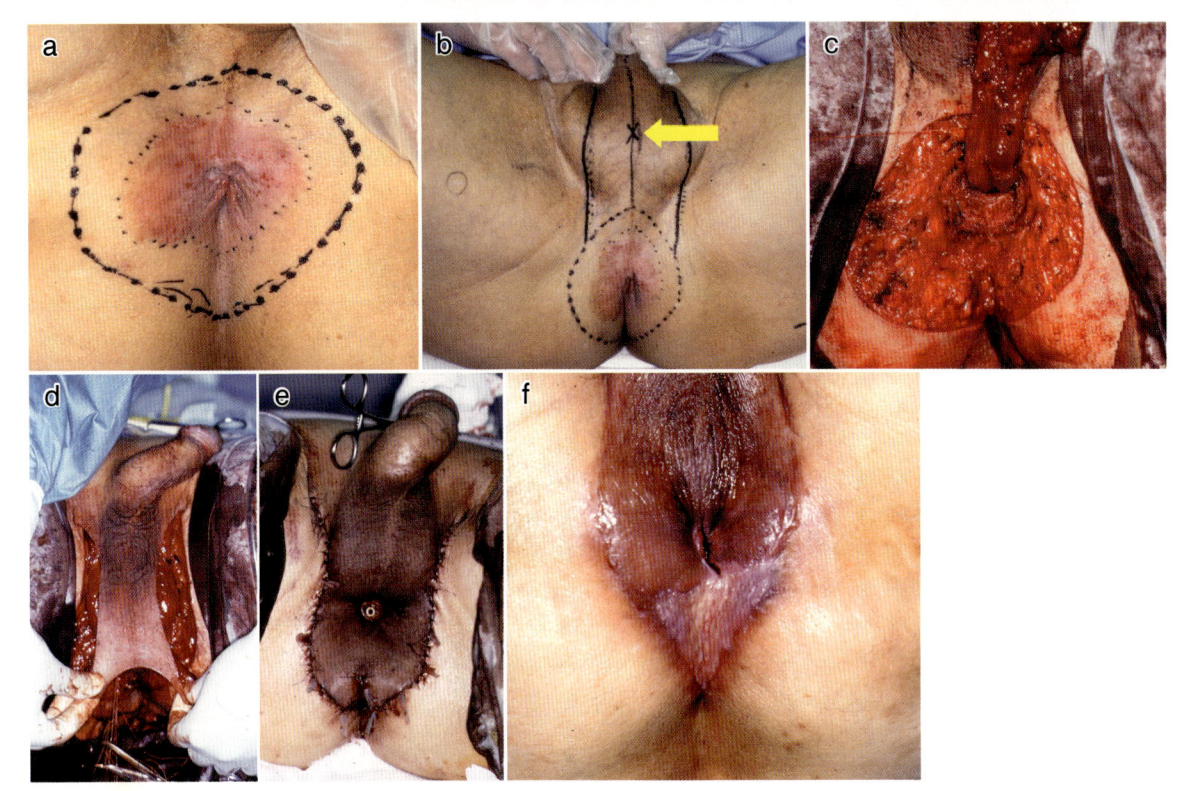

図 X-32　手術の工夫．肛門周囲に生じた皮膚原発の乳房外 Paget 病の症例（図IX-1-ⓐと同一症例）
ⓐ 病巣の 1 cm 外側に切除ラインを描く．
ⓑ 陰嚢側に修復のデザインを描いている．肛門予定部分を印している（黄色矢印）．
ⓒ 肛門括約筋（リング状に残っている）を残して，直腸部分を剝離し，持ち上げている．腫瘍から 1 cm 口側で離断し，迅速診断でマージン陰性を確認する．
ⓓ 陰嚢の皮膚を剝離し，肛門側に引き伸ばしている．陰嚢に新しく予定された肛門となる皮膚に直腸側の断端を縫合する．
ⓔ 全体を縫合し終わったところである．
ⓕ 術後の新しい肛門を示す．

c. 肛門の続発性の乳房外 Paget 病の手術の工夫

　肛門の続発性の乳房外 Paget 病では，先行する肛門管癌や直腸癌の治療が基本である．そのため，当然，外科医との共同作業になる．外科的治療計画に合わせて，腹側側からの腫瘍全摘出術と連続させて，皮膚側からは，肛門周囲の病巣の切除を行う（図X-33）．

　皮膚側の続発性の Paget 病巣自体は，通常は in situ 病変であるので，深い切除を必要としない．また続発性 Paget 病巣の皮膚外方での腫瘍境界線は隆起して明瞭に区分されているので（第IX-1項（p.149〜）参照），切除ラインの決定は容易である．

　修復は切除皮膚面積が少なければ，単純に左右の臀部皮膚の縫合が可能である．切除面積が大きい場合は，小さな両側臀部からの transposition 皮弁を準備するとよい（図X-33）．

d. 女性症例での修復の工夫

　1）女性の外陰部は欠損面積が少なければ，切除断端の粘膜側と皮膚側を単純縫合することができる．しかし，これは狭い病巣に限ったことであり，無理な引っ張りができると，尿線の方向の変化という後遺症が起こりうる．このことは，患者は自分から言わないことが多い．

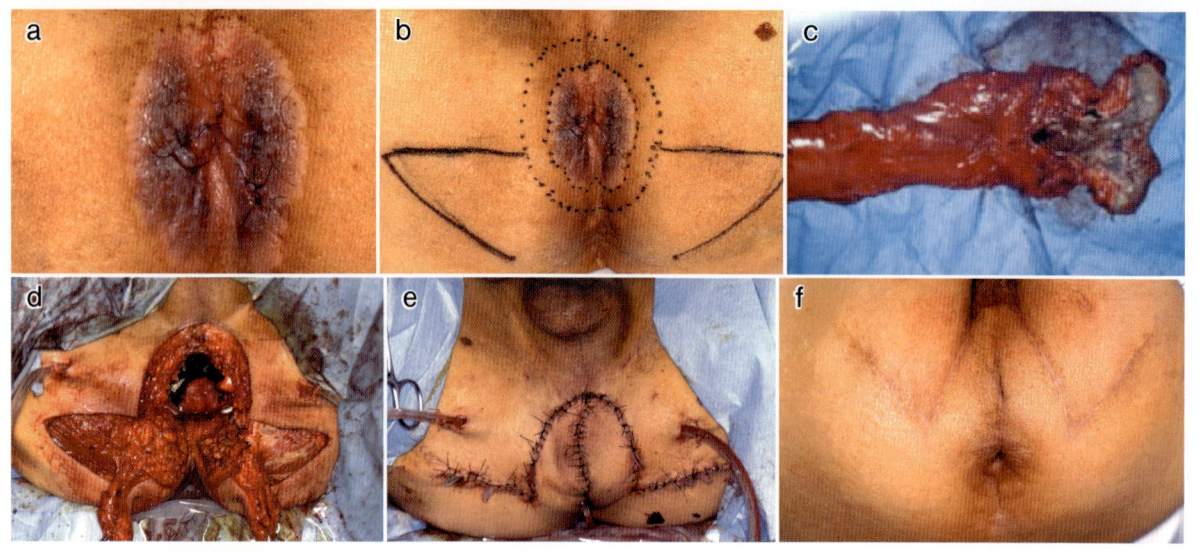

図X-33　直腸癌に生じた続発性乳房外Paget病の手術の工夫(図X-2-cと同一症例)
ⓐ皮疹は続発性の性状を持つ．
ⓑ腫瘍縁から1 cm 外側切除ライン(2本の破線)と修復のための局所皮弁のデザイン(実線)
ⓒ直腸と皮膚病巣を一塊にして切除摘出した．
ⓓ腹側から腫瘍の切除を行い，骨盤底と肛門側が貫通している．
ⓔ両側臀部の皮弁を欠損部に transposition している．人工肛門を設置し，肛門側は縫合閉鎖する．
ⓕ術後(認められるくぼみは，陥凹 dog ear)

　乳房外 Paget 病の病巣は表在のものであり，たとえ，大陰唇を全層切除することになっても，遊離植皮による修復は可能である．また，浸潤癌化の時期であって，十分に深く切除されても，女性外陰部では遊離植皮による修復は，有用な修復方法である(図X-34).
　2) 女性の外陰部乳房外 Paget 病の大陰唇の修復に有用な両側の大腿内側の皮膚からの transposition flap を図X-35 に示す．筆者が頻繁に用いる，局所皮弁の方法である[*14]．図X-36 は，その模式図である[1]．

(a) 女性の偏倚型(馬蹄タイプ)への応用

　図X-35 の症例は，女性の偏倚型(馬蹄タイプ)である(第V章(p.83〜)を参考にしてください)．会陰部近辺には病巣がない．それゆえ，会陰部の切除は必要としていない(図X-35)[*15]．

＜大陰唇の修復に両側大腿からの transposition flap の手順＞

　1) 腫瘍切除前に1 cm 外側の切除ラインを描いた後に，予定の修復のための両大腿内側からの皮弁のデザインもしておく(図X-35-ⓐ)．

　2) 粘膜側は，切除端の残す側に絹糸をかけ「1 回結び」[*16]しておく(図X-35-ⓑ)．腫瘍切除後の粘膜側断端の目印にする．

　3) 切除縁の下端から3〜4 cm の高さで，両側に皮弁の一辺をデザインする(図X-35-ⓓ黄色線)．この3〜4 cm の距離が腫瘍切除の後の正中部の修復に用いられる(図X-35-ⓓ青矢印)(会陰部も切除された場合には会陰部を形成する部分になる)．皮弁のもう一辺は肛門の外側に位置する高さに描く．その位置によって，皮弁の幅が決まるので，大きい欠損では，肛門の位置より背中寄りにデザインすることになる(図X-35-ⓓ赤矢印)．

　4) 腫瘍切除後，皮下の脂肪組織を含めて皮膚弁を挙上する(図X-35-ⓔ)．

　5) 90°変位させる(図X-35-ⓕ)．

　6) そして，縫合する(図X-35-ⓖ)．

図 X-34
（図 X-5，13 と同一症例）
大陰唇全体を切除し，粘膜側は尿道口周囲まで切除を行っている症例に，分層遊離植皮で修復している．

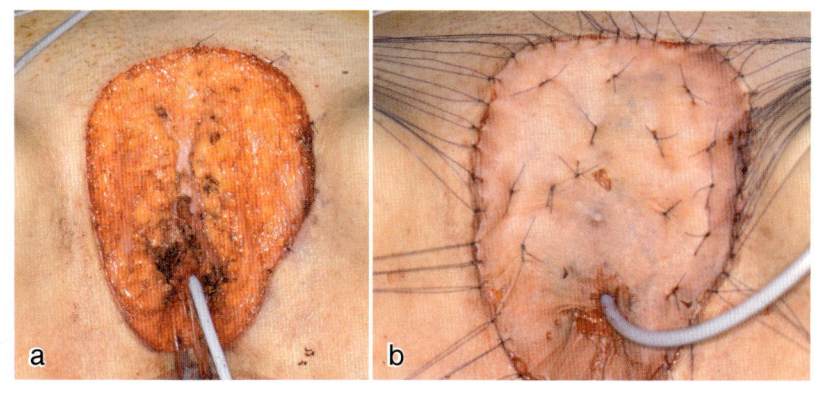

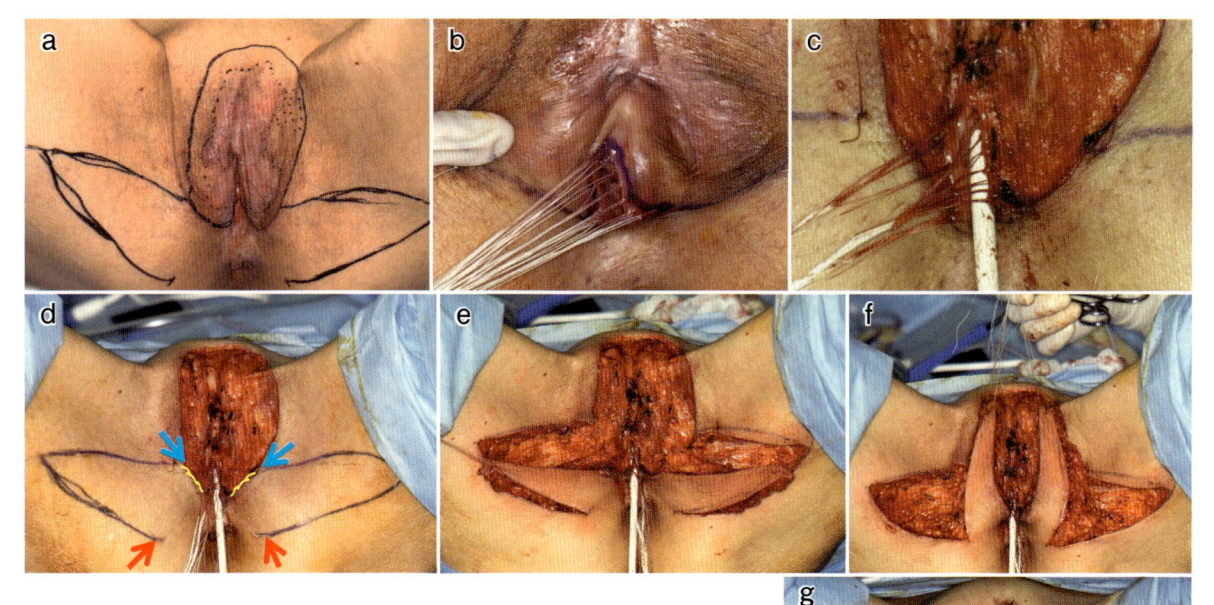

図 X-35
女性の偏倚型（馬蹄タイプ）の切除とその修復（図 X-12 と同一症例）
ⓐ 腫瘍辺縁（破線）から 1 cm 外側に予定切除ライン（黒い実線）と，両側大腿に予定修復用デザインを書くことから，手術は始まる．

（b）女性の全周囲型への応用

女性の全周囲型では，会陰部に必ず病巣が存在するので，会陰部の全体の切除が必要になる（第 V-4

脚注

[*14] この変位皮弁のアイデアは，冨士森良輔先生の独創である．筆者がいろいろの局所皮弁植皮方法に興味津々であった 1985 年頃のある日，「女性外陰部の欠損に簡単な皮弁が欲しい」という問いかけ時に，お教えいただいたものである．

[*15] この変位皮弁は，会陰部の欠損の有無にかかわらず作成できる．

[*16] この「1 回結び」は，修復時に便利である．修復時に，皮弁あるいは遊離植皮片の相手側皮膚と縫合するときに，そのままその絹糸を利用して縫合してもよい．あるいは最終的にナイロン糸などのほかの糸で縫合するときには，「1 回結び」しておいた絹糸の結び目の手前で，片側だけをはさみで切ることで，簡単に目印の糸を抜糸しながら，本縫いの糸をかけていくことができる．

X．乳房外 Paget 病の手術治療の進め方

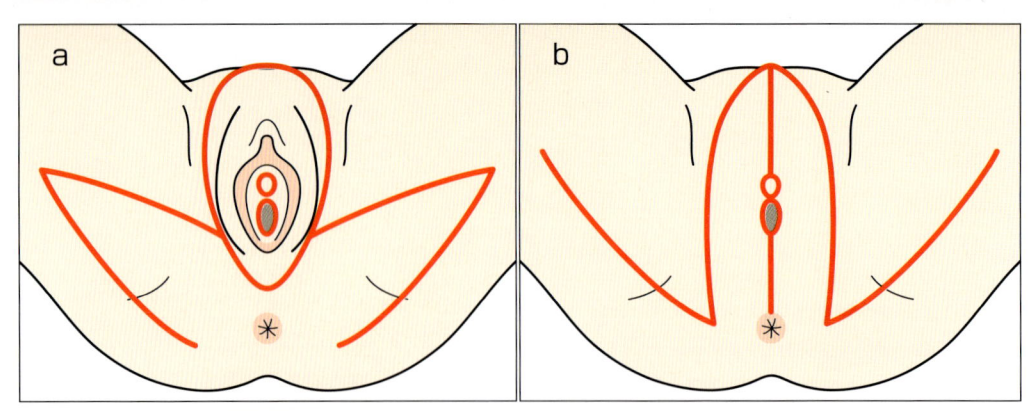

図 X-36　大腿内側皮膚からの transposition flap の模式図

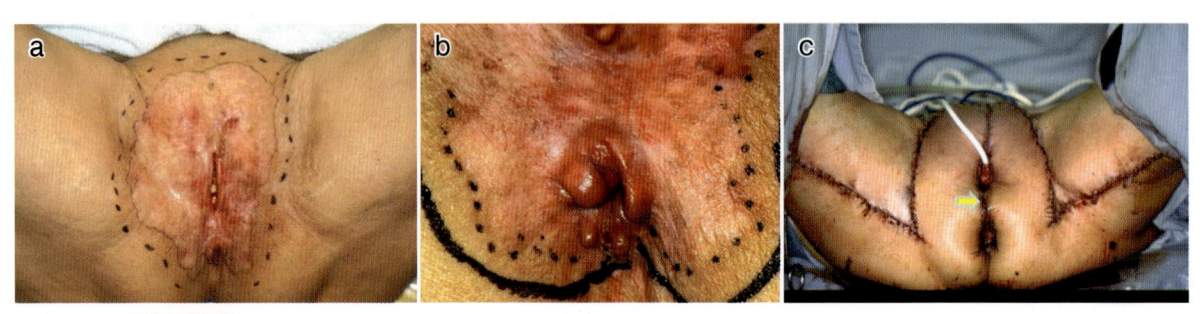

図 X-37　女性の全週囲型のために，膣周囲・会陰部・肛囲の全体の切除が必要な症例の修復

項(p.95～)を参考にしてください)(図X-37-ⓐ)．また，偏倚型でも会陰部に偏った病巣を持つ場合や，病歴の長い症例では，会陰部の切除が必要な症例がある(第V-2項(p.88～)を参考にしてください)．肛門に病巣が接していると，肛門粘膜側での切除が必要となる．また，病巣から1 cm 外側の切除をするとなれば，肛門のほぼ全周囲の切除が通常必要になる．それゆえ，切除後の修復も肛門縁全体が対象になる．

この場合にも，この変位皮弁は有用である．図X-35-ⓓ(黄色線)で示した部分は，今回は，肛囲と会陰を形成する部分になる(図X-37-ⓒ矢印部分から肛囲にかけての部分)．

この皮弁はたいへんに有用である．しかし名前はまだない．肛門周囲の血管網からの十分な血行を受けているが，明らかな支配血管はなく，ランダムパターンであると考えられる．皮弁が長い場合には，稀にフラップの先端部が壊死することはあるが，陰裂の部分で壊死することはない．この皮弁の形状は，身体のラインに大部分が一致するので，形状もよく，拘縮をきたすことはない．しかし，脂肪組織を全層に含めると，ときに過度なボリュームとなることがある．また，神経支配がないので，痛みなどは感じない．

肛門の続発性 Paget 病で，肛門皮膚と直腸を一塊に切除した場合の組織欠損にも，有用な皮弁である(図X-33)．

X-6　センチネルリンパ節生検（造影剤による方法も含めて）

a. リンパ節への介入の意義

最近のリンパ管やリンパ節，あるいはリンパ流に関する研究や考え方は，隔世の感があるほどに進んでいる．また，癌の転移に関する研究や考え方も複雑になってきた．臨床家は，目前のリンパ節腫大症例を見れば，リンパ節郭清をし，いまだ腫脹のない症例には，その時点での最良と思われる治療

マルチスライス CT（MDCT）の特徴

従来の CT は，ヘリカル CT も含め，体軸方向のデータ検出器は 1 列のみだった．
これに対し，検出器を体軸方向に複数並べたのが MDCT であり，1 回転あたり複数の断層画像を得られるため，従来の数倍の速度で広範囲かつ精密な撮影ができる．
16 スライス MDCT では，足底の腫瘍部から鼠径リンパ節までの 1 mm スライス像を約 20 秒で撮影できる．

コンピュータ処理 MDCT 撮影データをコンピュータ処理し，3 次元像・任意断面像化

MPR	multi planer reconstruction（多断面再構成法）複数枚の断層像（Axial 像）から 3 次元処理を行い，それを元に任意断層像（Sagittal, Coronal 像等）などを抽出し表示する方法（右図）
MIP	maximum intensity projection（最大値投影法）三次元的に構築されたデータに対し任意の視点方向に投影処理を行い，投影経路中の最大値を投影面に表示する方法

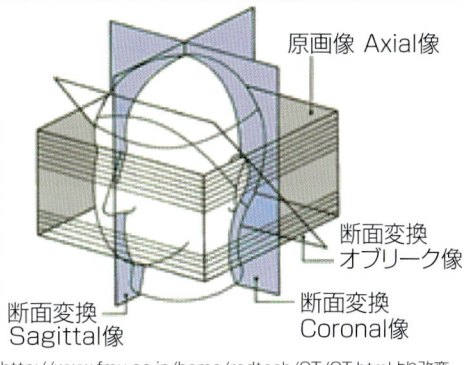

原画像 Axial 像
断面変換 オブリーク像
断面変換 Sagittal 像
断面変換 Coronal 像

http://www.fmu.ac.jp/home/radtech/CT/CT.htmlより改変

MDCT で腫瘍から所属リンパ節までを撮影し，MIP・MPR 処理を加え，リンパ管が門番リンパ節へ流入する像を視覚的に捉える．

図 X-38 CT 撮影装置と造影剤の局所注射という簡単な方法．MDCT があれば，さらに細いリンパ管の描出が可能である．

を行うしかない．しかし，それらの手技の意義は，今後ますますその位置づけや推奨の度合いに変化を加えていくに相違ない．

皮膚原発の乳房外 Paget 病は，臨床経過・画像所見そして剖検結果（第XI-4 項（p. 229～）参照）から見れば，転移は通常，まずリンパ行性に生じる．それゆえ，悪性黒色腫におけるリンパ節への介入の方法論が，この疾患にも応用されていくのは，当然である．しかし，その必要性や効果，あるいは乳房外 Paget 病の独自性があるのかどうか，などの臨床研究は，今スタートラインに立ったところである．

センチネルリンパ節生検については，既に悪性黒色腫での方法，知見がよく知られている．ここでは CT を用いた方法を紹介する．

b. センチネルリンパ節生検とは？（おさらい）

1992 年 Morton は悪性黒色腫のアジュバント治療の効果を判定する研究を行うなかで，アジュバント治療を行うべきグループを選別するために，SNL（門番リンパ節）生検法を考案した．その原型は既に陰茎癌で施行されていたものである．

皮膚悪性腫瘍の原発巣からリンパ行性に腫瘍細胞が流れていく道筋で，最初に腫瘍細胞が流れ着くであろう関所が門番リンパ節である．その関所で腫瘍の転移が確認されれば，次の治療計画，例えば，抗癌剤投与，免疫療法の開始を行うというグループに含める決定をする，という目的が Morton にはあった．

しかし，時代とともに応用が拡大し，初期治療の計画のなかで，所属リンパ節の扱いの方針決定の基本手技になった．つまり，「門番リンパ節に転移がなければ，そのほかのリンパ節は転移がないと見越して切除せずに，経過観察とするが，もし門番リンパ節に転移があれば，残りのリンパ節にも転移の可能性を考えて郭清するようにする」という決定手段に用いるのである．

さらに，転移の有無の検索を目的とするのではなく，門番リンパ節を切除すること自体が，予後を改善するかどうかも検討されている．しかし，Mortonの遺作となった2014年のMulticenter Selective Lymphadenectomy Trial（MSLT-Ⅰ）の最終報告では，センチネル施行群とセンチネル未施行で観察する群との間に予後の差はなかった[2]．

　つまり，センチネル生検をしたからといって予後が改善するわけではない．これは我々が皮膚外科学会で長年行ってきたMalignant melanoma Group Studyの集計結果も同じ傾向を示している[3]．臨床的にリンパ節転移，遠隔転移のない症例では，2つの大きなくくりができる．1つはWait & See群・予防郭清し病理的に陰性の群・センチネル生検を行い病理的に陰性の群の3群を合わせたもの，もう1つは予防郭清し病理陽性の群・センチネル生検し病理的に陽性の群の2群を合わせたものである．これら2つのくくりは，それぞれ同様の生存曲線を示すもののくくりとなっている．原点に戻って，センチネルリンパ節生検方法と予防的リンパ節郭清のどちらが，腫瘍学的に有効かという面では，センチネルリンパ節生検法は予防的リンパ節郭清の一部分にすぎないことを忘れないことが必要である．

　ただし，予防的郭清を行うと四肢の浮腫・蜂窩織炎が患者に大きな負担をかけるが，センチネル生検を行うことで，無用な予防郭清を避けうる症例を選び出す意義はもちろん大きい．

c. 乳房外Paget病へのセンチネル生検の応用

　乳房外Paget病の転移がまずリンパ節に向かうことは，本症を扱う皮膚科医はみな知っている．だからこそ，センチネル生検を施行しようとするのは当然である．血行性転移も多い悪性黒色腫に比べれば，むしろ意義がありそうにみえる．1例報告はよくなされている．

　しかし，トータルとして，センチネル生検が生命予後を改善するかは前向き検討をしなければ結論を出せない．通常の施設では年間10例もあれば多い乳房外Paget病において，センチネル生検の適応となる症例はさらに少ない．症例の多い施設が複数合同で検討しなければ，この問題は解決できないであろう．自然経過との対比が求められる．

　さて，乳房外Paget病にセンチネル生検をする立場に一応立って考えてみよう．その原発部位は所属リンパ節と近接している．そのため，アイソトープではshine現象のため解析困難になる可能性がある．また乳房外Paget病は，*in situ*病巣が広く一部に腫瘍形成があるときは，どの部分に薬液を局注するとよいのか，腫瘍形成がなくともinvasiveであることもあり，病巣が複数のこともあるなど，一律に約束事を決めにくい点が多々あり，整理は困難であろう．

d. センチネルリンパ節生検の手技

　アイソトープ法，色素法，ICGと赤外線カメラを用いる方法などがある．やや高価な器具あるいはアイソトープ施設さえあれば，簡単に行える．もう1つ簡便な方法があるので紹介する．

　それはどこの施設にもあるCT撮影装置と造影剤の局所注射という簡単な方法である．MDCTがあれば，さらに細いリンパ管の描出が可能である．我が国において2003年頃から，乳癌領域において，この方法が報告され始めた[4]（図Ⅹ-38）．アイソトープ法が行き渡り，施行する施設は少なくなっているようだが，それなりの利点がある．

　我々はこのCTガイド下センチネル生検を，現在も必要に応じて行っている．この方法は，病巣からのリンパ管の走行を造影剤で追跡でき，流入していくリンパ管からセンチネルリンパ節への流れを視覚的に把握することができる．通常の造影剤を病巣周囲の皮下に通常の注射器で注入すると，流入

図X-39
悪性黒色腫の症例での，造影剤局注CTガイド下センチネルリンパ節の描出

リンパ管の流れから門番リンパ節までを，3次元のMIP解析方法で地図を描くように捉えることができる．この造影剤を用いた方法は，アイソトープを必要としないという利点を持つ．

次々に考案されるどの方法でも，それぞれ長短を持ち合わせていると思うが，それぞれの良い点を組み合わせて，簡便で有用な方法を考え出していきたいものである．

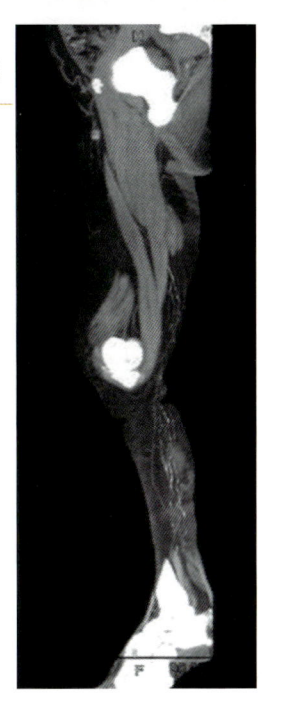

e. 造影剤局注CTガイド下センチネルリンパ節生検の方法

悪性黒色腫の症例をまず示す(図X-39)．原発巣と所属リンパ節の間に距離があるので理解しやすい．

＜手　順＞

○ 足底の原発巣の周囲に静注用水溶性造影剤(イオパミロン300®)を約4ml皮内注射する(図X-40-ⓐ)．

○ 数十秒間腫瘍周囲をマッサージする．

○ マッサージ後，すなわち局注終了約1分後，直ちに，マルチスライスCT(MDCT)撮影を行う．病変部から所属リンパ節の間のマルチスライスCTを1mm間隔で撮影する．

○ それを，モニター上で連続的にスクロールして，撮影された水平断画像を追跡する．造影されたリンパ管が腫瘍部から走行し始め，中枢側に追跡していくと，リンパ管からリンパ節に流入する所に行き着く．その最初に同定されるリンパ節を，センチネルリンパ節とする(図X-40-ⓑ～ⓓ)．

○ MDCTのMIP機能を用いて，原発巣からセンチネルリンパ節までのリンパ管の走行を連続性に画像上に描出させ，確認する．この方法により，病巣からのリンパ管の走行と流入するセンチネルリンパ節を画像上にあたかも投影するように描出でき，視覚的に把握できる．

○ モニター上でセンチネルリンパ節位置を算出(CTのベッド上で座標表示)し，その位置にCT装置からレーザービームを出して，3次元的なセンチネルリンパ節の位置を確認し患者の皮膚面にマーキングする(図X-41)．

この方法により，深さを含めた3次元的なセンチネルリンパ節の位置をミリ単位でマーキングできる．

○ 手術当日は，そのマーキングされた直上の皮膚にのみ切開を加える．手術時にパテントブルー色素を腫瘍辺縁に局注すると，目的とするリンパ節を，より見つけやすくなる．

＊悪性黒色腫に対する，本法の同定率と偽陰性率は，97.4%と7.7%である．

◆同定率：リンパ節摘出症例数÷CTでの描出症例数
　　　　症例　　　　95.0%(19/20例)
　　　　リンパ節数　97.4%(38/39個)

◆偽陰性率：SN以外のリンパ節転移陽性症例数÷郭清を行った症例数
　　　　症例　　　　14.3%(1/7症例)
　　　　リンパ節数　7.7%(1/13個)

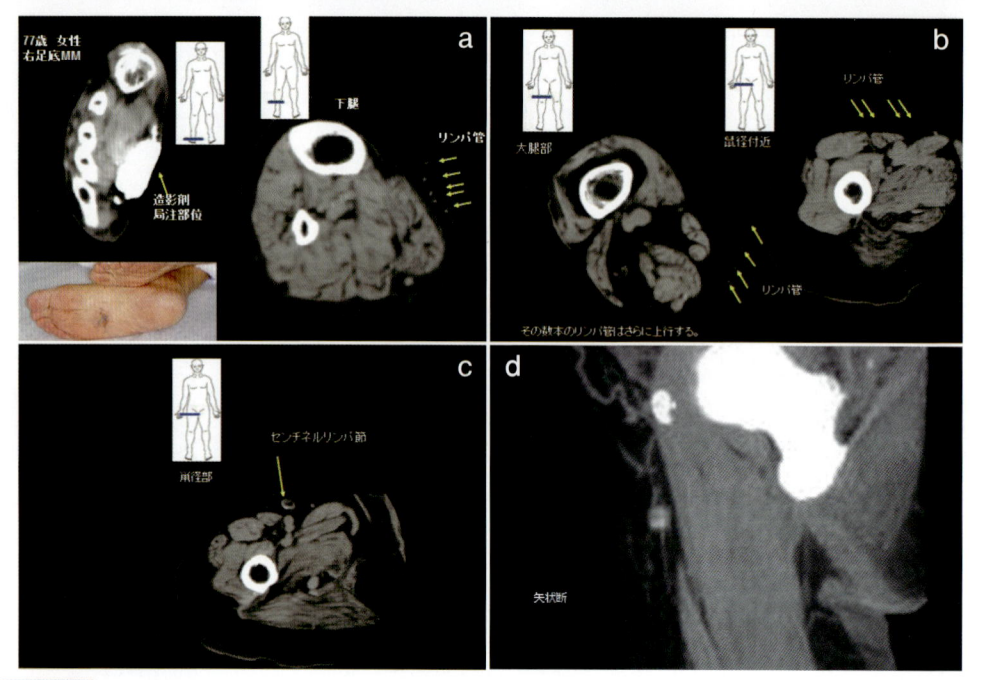

図 X-40　造影剤局注 CT ガイド下センチネルリンパ節生検．リンパ液の流れを CT で追跡できる．

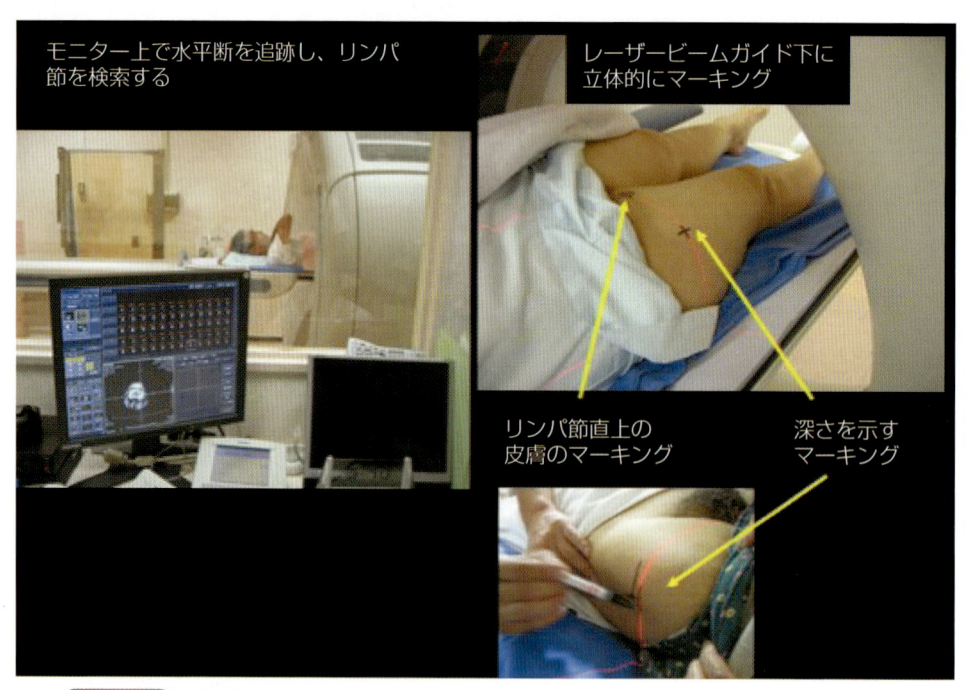

図 X-41　造影剤局注 CT ガイド下で，センチネルリンパ節の位置を確定している．

＜本法の利点＞

　◦分解能に優れ 3 次元的に描出でき，腫瘍部から走行するリンパ管がセンチネルリンパ節(SN)へ流入する像を視覚的に捉えられ，SN 周囲の解剖も正確に把握でき，深さを含めた 3 次元的な SN の位置を体表に正確にマーキングできる．

　◦同定率は症例数では 95.0％，リンパ節数では 97.4％と非常に高い．

　◦トレーサーとして，アイソトープの代わりに汎用造影剤を用いるので，MDCT のある病院なら施

図 X-42

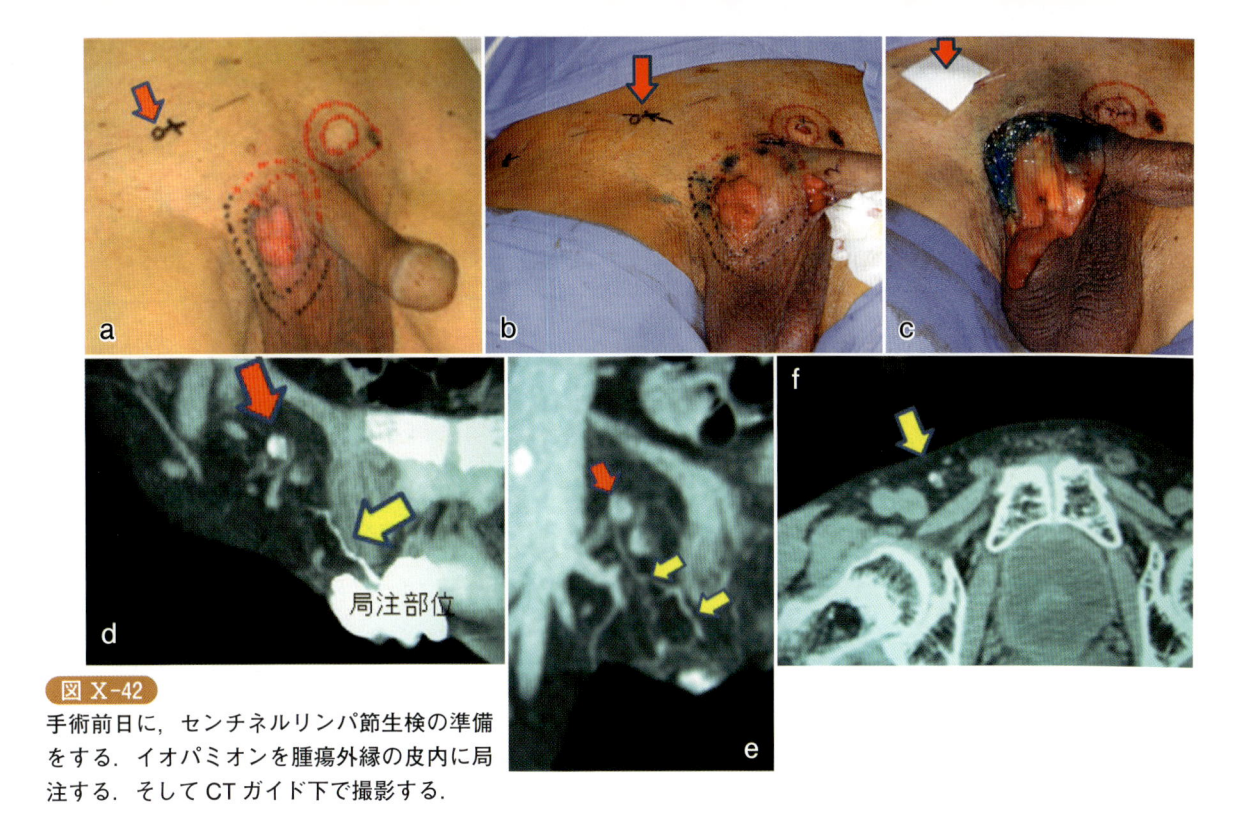

手術前日に，センチネルリンパ節生検の準備をする．イオパミオンを腫瘍外縁の皮内に局注する．そしてCTガイド下で撮影する．

行可能である．医療従事者の被曝がない．
- Shine 現象がない．
- 3次元的に位置が確定しているので，手術当日に色素剤を用いなくとも，目的とするリンパ節を探すことが可能である．

＜本法の欠点＞
- 副作用として，造影剤局注部の一過性の疼痛と発赤をみる．
- 正確には局注は保険適応でない．
- 造影剤局注からCT撮影終了までは数分間であるが，画像解析して皮膚にマーキングするまで，患者を体動制限のまま待たせる（約30分）．
- 撮影技師の協力と熟練が必要である（熟練すると時間は短縮される）．

欠点は，ほかの方法にも共通するものである．この方法は汎用造影剤を用いる方法であり，多くの利点を持ち，当然用いられてよい手技である．

f. 乳房外 Paget 病への応用

＜症例その1＞（図X-42）

右陰茎基始部近傍陰嚢に腫瘤形成を伴う病巣である（図X-42-ⓐ）．

手術前日に，イオパミオン®を腫瘍外縁に皮内注射する．そしてMDCTで撮像する．

図X-42-ⓓでは造影剤を局注した部分から明らかに流れ出るリンパ流が認められる．図X-42-ⓔ（黄矢印）では，その流れが連続して1つの描出されたリンパ節に結びついている．これがセンチネルリンパ節である（赤矢印）．図X-42-ⓕはCTの水平断であり，描出されたリンパ節の深さをこれで測定する．そのことにより，センチネルリンパ節の水平面での存在場所と表在からの深さも計算できる．こ

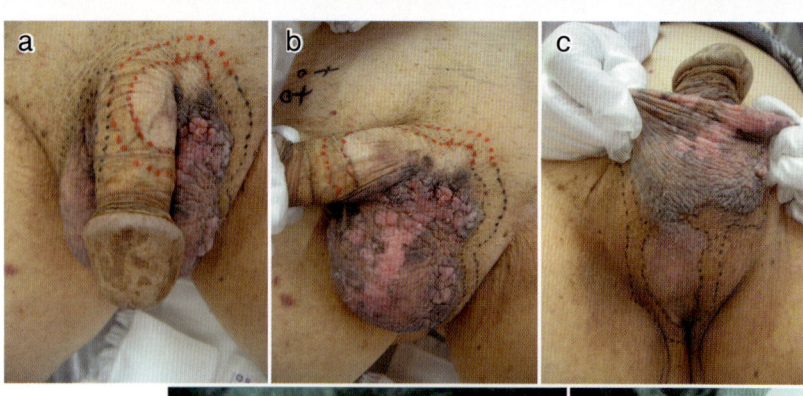

図 X-43
造影剤を主病巣の辺縁に皮内注射
造影剤によるリンパ管の走行が見事に描出され，SN の位置が 3 次元的に把握されている．

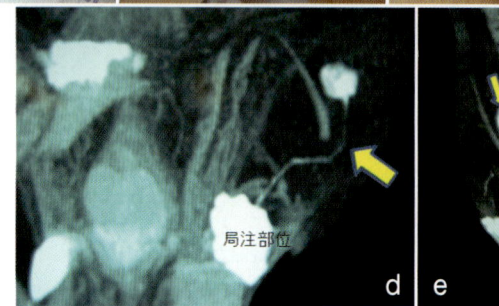

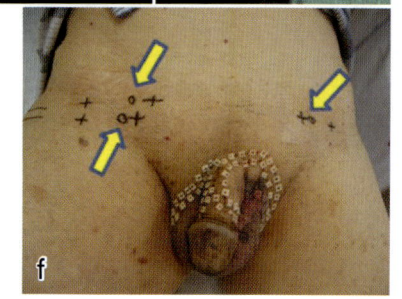

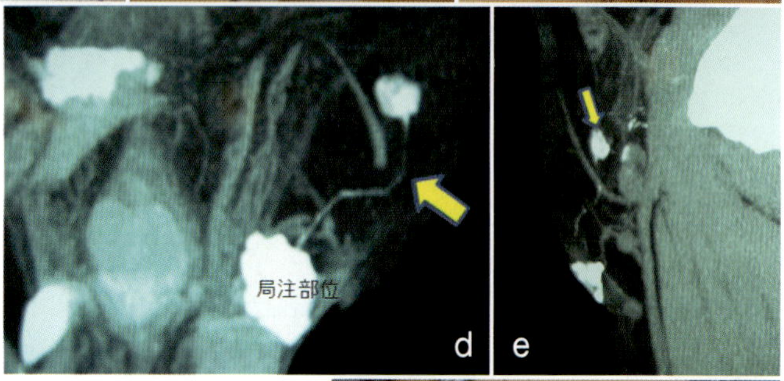

れは，この手技の非常に良い特徴である．

ビーム線で縦横のクロスする所にセンチネルリンパ節のマーキングをする（図X-42-ⓐ赤矢印）．そして手術日には色素剤を補助にして，予定した深さまで切開を加え，リンパ節を摘出する（図X-42-ⓑ）．色素剤の流れを観察すると，皮膚面から垂直方向にではなく，皮下を水平方向に脂肪織全層と下腹部の皮膚を深めながら流れていることがよく分かる（図X-42-ⓒ）．

＜症例その2＞（図X-43）

左陰茎基始部側に主病巣の中心があり，陰嚢裏面に副病巣がある（図X-43-ⓐ～ⓒ）．この症例では，副病巣には隆起病変がないので，造影剤を主病巣の辺縁に皮内注射した．造影剤によるリンパ管の走行が見事に描出されている（図X-43-ⓓ，ⓔ）．病巣の中心は左側にあるが，両側の鼠径部に計3個のセンチネルリンパ節に流入する像が描出されている（図X-43-ⓕ）．

文献

1) 熊野公子：皮膚腫瘍の手術治療の基本的考え方．東部支部企画研修講習会 講義集，日本皮膚科学会研修委員会，1999．
2) Morton DL：Final trial report of sentinel-node biopsy versus nodal observation in melanoma. N Engl J Med 370：599-609, 2014.
3) 熊野公子：2011年 Malignant melanoma Group Study 報告．日本皮膚外科学会誌 17(2)：142-143, 2013.
4) Tangoku A：Sentinel lymph node biopsy using computed tomography-lymphography in patients with breast cancer. Surgery 135：258-265, 2004.

XI. 進行期の乳房外 Paget 病の話題

XI-1　リンパ節転移と遠隔転移への対応

a. 乳房外 Paget 病患者の，所属リンパ節に対する介入はどうするか？

　乳房外 Paget 病の治療で，リンパ転移の明らかでない時点でのリンパ節への介入をいかに行うのが適切か？については，従来，次のような考えがある．

　1）リンパ節転移をきたした症例はすべて浸潤癌であるが，治療前に病巣の組織型を全範囲で詳細に検討することは不可能である．このため，全例を浸潤癌と想定して，リンパ節郭清を原則的に実施する（中岡ら（1992 年），上田ら（1996 年））．

　2）腫大したリンパ節を触知する，皮膚に腫瘍形成がある，生検で浸潤癌を認める，などの場合には，リンパ節郭清を実施する（稲葉ら（1990 年））．

　3）鼠径リンパ節郭清の目安は原発巣の浸潤が真皮網状層に及ぶことである（繁田ら（1992 年））．

　4）予防的郭清，あるいは経過観察の適応は，原発は浸潤癌であるがリンパ節転移のない，あるいは疑わしい症例（大原ら（1993 年））．

　5）結節性の浸潤癌で脈管浸潤を伴わないものでは，予防郭清を行う場合と，センチネル生検の結果を見て陽性なら根治的郭清を行う場合とがある．経過観察することもある．脈管浸潤を伴うものでは郭清を行う（「皮膚悪性腫瘍取扱い規約」（2002 年））．

　どの考え方も，予防的郭清を行うことの benefit を期待する考えを土台にしているが，それ以上の

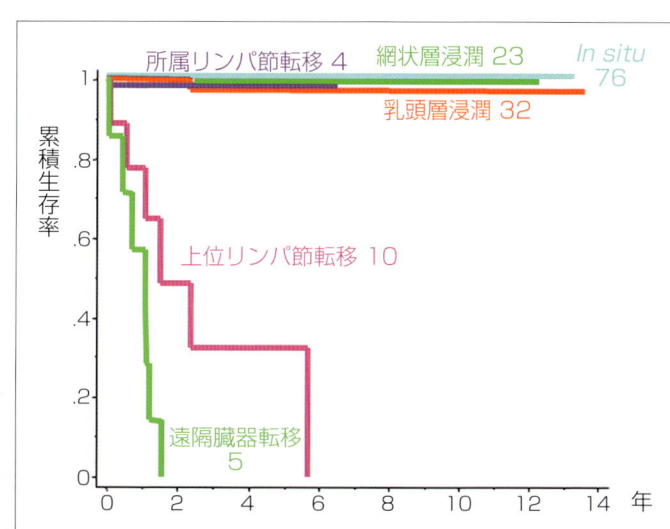

図 XI-1

累積生存率
血行転移と上位リンパ節転移では予後は極めて不良である．一方，in situ，乳頭層浸潤，網状層浸潤，局所リンパ節のみへの転移症例の予後は良好である．

検討はいまだ十分ではないのが現状である．

　そこで，我々の施設での乳房外 Paget 病患者 150 例（1987 年 4 月～2006 年 7 月初診の症例）を対象に，初回治療時の進行度に沿って分類したときの，リンパ節への対応とその経過と予後を retrospective に検討した結果を以下に示す．

　初回治療時の進行度は，原発巣に限局し臨床的に転移を認めない 131 例（in situ 76 例，乳頭層浸潤 32 例，網状層浸潤 23 例），所属リンパ節転移 4 例，上位リンパ節[*1]転移 10 例，遠隔臓器転移 5 例の計 150 例である．

　この仕分けに沿って累積生存率をみると（図Ⅺ-1），血行転移では 2 年以内に全例が原病死している．上位リンパ節転移では，カーブは血行転移の症例よりはましだが，やはり確実に原病死していく．このように血行転移と上位リンパ節転移では予後は極めて不良である．

　ところが，ほかの群では予後はむしろ極めて良好である．In situ は累積生存率が 100% であるのは当然かもしれないが，乳頭層浸潤，網状層浸潤でも予後は良く，また，局所リンパ節のみに転移していた症例でも予後は良好である．

　このように，乳房外 Paget 病の予後は，際立った 2 つの群にまとめられることになる．つまり上位リンパ節転移あるいは血行転移のある予後不良の群と，原発巣のみ，あるいは局所リンパ節までの転移にとどまっている予後良好な群との 2 つの群である．

b. In situ 症例の予後

　原発巣が in situ 症例（76 例）では，原発巣切除のみを施行したのがほとんどである（74 例）．1 例で予防的リンパ節郭清術，また 1 例でセンチネルリンパ節生検をしているが，病理の結果はいずれも転移陰性である．術後は平均 9 年 6 か月，無病で生存しており，初回治療の後にリンパ節転移や遠隔転移をきたした症例は 1 例もない．

　以上から，in situ 症例では原発巣切除のみで十分といえる．

c. 乳頭層浸潤症例の予後

　原発巣が乳頭層までの真皮内浸潤症例（32 例）では，そのうち 30 例は臨床的に腫瘤形成がなく，2 例にのみ臨床的腫瘤を認めた．治療は，原発巣切除のみ 25 例，予防的リンパ節郭清の併用 5 例，腫大リンパ節生検の併用 1 例，センチネルリンパ節生検の併用 1 例である．しかし，これらのリンパ節はすべて病理組織学的に転移陰性であった．

　その後の臨床経過では，この乳頭層までの真皮内浸潤症例 32 例のほぼすべて（31 例）は，再発・転移なく，平均 9 年 6 か月，生存している．ただ 1 例の例外的な症例があった．原発巣切除のみを施行した 71 歳の男性で，臨床的には陰嚢・肛囲の紅斑には腫瘤はみられなかった．また，画像上も変化は指摘されなかった．病理組織学的には，乳頭層のわずかな浸潤のみであったが，2 年 3 か月後に肺・骨転移で死亡した．リンパ節転移は明らかではなかった．

　この 1 例は例外的な症例であり，全体では乳頭層までの真皮内浸潤症例は予後がよく，in situ 症例と同様，リンパ節の予防的な処置は必要ないと考えられる．

脚注

[*1] 上位リンパ節とは，この場合，骨盤内リンパ節（さらには大動脈周囲リンパ節）を指す．

表 XI-1 網状層浸潤 23 症例の予後

リンパ節への介入		以後の経過		
		リンパ節再発	転移 LN 数	転帰
腫瘍あり	センチネル 1例*	なし		11年6か月生存中
	予防廓清 2例*	なし		平均18年生存
	無処置 12例	2例転移	1/1(切除のみ施行)	1年10か月後に他病死
			7/10	4年2か月生存確認
		10例再発なし		平均14年生存
腫瘍なし	予防廓清 2例*	なし		平均13年生存
	無処置 6例	1例転移	1/35	5年6か月無病生存
		5例再発なし		平均12年6か月生存

*病理的に転移陰性

表 XI-2 網状層浸潤で wait & see とし結果的に後日リンパ節転移した 3 症例と，転移しなかった 20 症例との間の背景因子の差

		後日の LN 転移 あり	後日の LN 転移 なし
性別	男性	2	15
	女性	1	5
部位	外陰部	2	19
	腋窩	1	1
	下腹部	0	1
臨床的腫瘍	あり	2	13
	なし	1	7
長径 3 cm 以上		2	1
皮下浸潤		1	1

d. 網状層浸潤症例の予後（表 XI-1）

網状層浸潤症例(23例)では，8例は臨床的に腫瘍を認めず，15例では臨床的腫瘍がみられた．

治療は，原発巣切除のみは18例に行い，予防的リンパ節郭清は4例に，センチネルリンパ節生検は1例に行ったが，いずれもリンパ節の病理診断は陰性であった．

その後の臨床経過は，23例のうち20例は再発・転移なく平均8年6か月生存している．しかし，原発巣切除のみを施行した3例に後に所属リンパ節転移が生じた．この3例を略記する．

1例目は，78歳の男性で，外陰部の広範な病巣があり，臨床的腫瘍形成はなかった．原発巣の手術の7か月後にリンパ節1個を触れるようになり，片側鼠径～骨盤内郭清を行った．結果は35個のうち1個のみ陽性であった．初回治療の後，現在まで5年6か月，disease free で生存している．この症例は wait & see でのフォロー中に1個だけのリンパ節転移が生じ，その根治治療で再発なく経過していることから，乳房外 Paget 病での wait & see は可能であることを示している．

2例目は，89歳の男性で，外陰部に臨床的に腫瘍があった．1年後にリンパ節腫大が生じ，片側鼠径郭清を行った．病理は7/10陽性であった．4年2か月の生存は確認している．この症例は高齢で糖尿病があり，しかも年齢以上に予備能が少ないと考えられたため，治療は縮小気味となり，結果は病勢の進行に対し後手にまわってしまった感がある．

3例目は，83歳の女性の腋窩症例で臨床的に腫瘍形成がある．1年後に生じた腋窩リンパ節転移に対し，切除のみ行った．1年10か月後に他病死したため評価は困難である．

これら網状層浸潤で wait & see とし結果的に後日リンパ節転移した3症例と，転移しなかったそのほかの20症例との間の背景因子の差をみたが（表 XI-2），背景因子に有意なものはなかった．ただし，長径3 cm 以上の腫瘍はリンパ節転移した症例に多かった．

以上から，真皮網状層への浸潤で，臨床的に所属リンパ節転移を認めない場合には，wait & see policy での対応がよかった症例がほとんどであったといえる．

e. 初診時所属リンパ節転移症例の予後（表 XI-3）

初回治療時から所属リンパ節に転移があったのは4例である．79歳，74歳，74歳の男性と，93歳

表 XI-3 初診時所属リンパ節転移症例の予後

	原発巣			治療	経過
	部位	腫瘍	浸潤		
79歳／男性	外陰部	あり	網状層	片側鼠径郭清 1/5 陽性	11年6か月 無病生存中
74歳／男性	外陰部	あり	網状層	両側骨盤内郭清 右 0/18, 左 3/31 陽性 (鼠径のみ陽性)	6年5か月 無病生存中
74歳／男性	外陰部	なし	網状層	片側鼠径郭清 11/12 陽性 →docetaxel	3年4か月後 原病死
93歳／女性	外陰部	あり	網状層	無治療（認知症）	2年6か月 生存確認

の女性で，原発巣はいずれも外陰部である．

　治療は，片側鼠径部郭清の併用2例，両側の骨盤内までのリンパ節郭清の併用1例，経過観察のみ（高度の認知症のため）とした1例である．

　3例は臨床的に腫瘍があり，1例は腫瘍がみられなかった．しかし，組織学的な浸潤はいずれも網状層に達していた．79歳の男性症例では片側鼠径郭清を行い，1/5陽性であった．その後の経過は良好で，11年6か月後 disease free である．

　74歳の男性症例では，両側骨盤内郭清を行い，その結果，右は陰性で，左は3/31陽性であった．6年5か月無病生存中である．

　もう1人の74歳の男性では，片側鼠径郭清の結果，11/12と数多くのリンパ節陽性であり，docetaxelの化学療法を追加するも，3年4か月後に原病死した．

　93歳の女性は，認知症が激しく，無治療でフォローしたが，2年6か月生存し，以後はフォローできていない．

　このように，少数の所属リンパ節のみへの転移に対しては治療郭清で対応できることが多い．

f. 上位リンパ節転移症例の予後（表XI-4）

　初回治療時に既に上位のリンパ節まで転移していたのは10例であり，いずれも外陰部原発で，臨床的に結節があり，真皮網状層への浸潤があった．骨盤内転移が片側性のグループ（3例），両側性のグループ（4例），さらにパンツ型の皮膚転移を伴っているグループ（3例）の3つに分けた．

　パンツ型皮膚転移は手術治療を行わなかった．パンツ型皮膚転移以外の症例では骨盤内郭清術を施行した．

　片側性のグループでは，63歳の男性例は片側の骨盤内郭清を行い，放射線や多剤併用化学療法を行い，結果的には原病死したが，5年7か月間の生存が得られた．69歳の女性例は3年後に他病死したが，Paget病の再発はなかった．70歳の男性例は，術後 docetaxel のクールを繰り返し，小康を得たが，3年4か月後に原病死した．

　両側性の骨盤内リンパ節転移をきたした7例では，平均1年3か月で死亡した．1例の合併症死以外はすべて原病死である．

　このように，初回治療時に既に上位のリンパ節まで転移している症例でも，片側性であれば，治療によって予後を延長できる可能性があると考える．

g. 遠隔臓器転移症例の予後（表XI-5）

　初診時に他臓器転移していたのは5例である．いずれも外陰部が原発で，多くは所属リンパ節，そ

表 XI-4 上位リンパ節転移 10 例の詳細

	原発巣の部位	骨盤内転移	治療 リンパ郭清	治療 そのほか	経過
63歳／男性	左陰嚢～陰茎基部	片側性	片側郭清	放射線 多剤併用化学療法	5年7か月後 原病死
69歳／女性	正中陰核	片側性	両側郭清	なし	3年後 他病死
70歳／男性	左陰嚢	片側性	片側郭清	docetaxel	3年4か月後 原病死
80歳／女性	外陰部 左右広範囲	両側	両側郭清	なし	1年5か月後 原病死
85歳／男性	外陰部～下腹 左右巨大腫瘤	両側	両側郭清	なし	5か月後 原病死
67歳／女性	左恥丘	両側	両側郭清	なし	1年1か月後 原病死
67歳／男性	左陰嚢	両側	両側郭清	docetaxel	1年5か月後 化学療法中死亡
78歳／女性	右大陰唇	両側（パンツ型）	なし	放射線	1年1か月後 原病死
66歳／男性	左陰嚢～陰茎	両側（パンツ型）	なし	放射線 多剤併用化学療法	2年4か月後 原病死
66歳／男性	外陰部	両側（パンツ型）	なし	放射線	7か月後 原病死

表 XI-5 遠隔臓器転移症例の予後

	原発巣 部位	原発巣 腫瘤	リンパ節転移	遠隔転移	治療	経過
82歳／女性	外陰部	あり	骨盤内	骨 鎖骨上・縦隔 LN	放射線 多剤併用化学療法	1年1か月後 原病死
79歳／男性	外陰部	あり	骨盤内 パンツ型	肺	放射線 多剤併用化学療法	4か月後 原病死
55歳／男性	外陰部	あり	あり	肺, 肝	緩和	19日後 原病死
64歳／男性	外陰部	既治療で不明	不明	肺 鎖骨上 LN	多剤併用化学療法	1年6か月後 原病死
79歳／男性	外陰部	既治療で不明	不明	頸, 腋窩皮膚	放射線 多剤併用化学療法	1年2か月後 原病死

して骨盤内リンパ節にも転移がある．しかし2例では触診上も，画像上も，リンパ節転移は明らかにできなかった．

このグループの予後は極めて不良で，平均10か月で原病死している．

h. 所属リンパ節に対する介入の考え方のまとめ

1）原発巣に限局し，リンパ節転移が臨床的に認められない場合，*in situ*，乳頭層内浸潤ではリンパ節に対する介入は基本的には必要ない．

2）網状層浸潤で，リンパ節に対して無介入で経過観察した18例中，15例は再発がなかった．3例がリンパ節に再発した．その治療後に明らかな再発，原病死はない．以上から，網状層浸潤において，所属リンパ節に対しては wait & see policy は可能と思われる．

3）所属リンパ節転移3例のうち，1個，3個の転移陽性であった2例では，それぞれ11年6か月，

6年5か月無病生存中である．11個陽性であった1例は化学療法を追加したが，3年4か月後原病死している．所属リンパ節転移陽性数では，3個までの症例は予後が良好である．

　　4）上位リンパ節転移が片側性の場合，郭清術に治療効果はありうる．

XI-2　パンツ型紅斑

a. 皮膚悪性腫瘍の皮膚転移には4つのルートがある

　皮膚悪性腫瘍の皮膚転移のルートには，次の4つが考えられる．①皮膚原発巣から血行性に全身の皮膚に散布されるルート，②所属リンパ節・上位リンパ節転移の結果生じるリンパ管閉塞・リンパ液の逆流のため，リンパ流の逆流範囲に皮膚転移を生じるルート，③皮膚の原発巣から所属リンパ節に至るまでのリンパ管のリンパ流の途中で，腫瘍細胞が停留し，腫瘍細胞が増殖するルート（順行性），④皮膚原発巣から vertebral vein system を通じてその関連領域の皮膚に散布されるルート[1]，である．

　皮膚原発腫瘍にかなり特異的なものは②と③の2つであるが，②のルートの例がここで述べる「パンツ型紅斑」であり，③のルートは「satellite（衛星）病巣」や「in transit 転移」と表現されるものである．

b. パンツ型紅斑とは

　パンツ型紅斑とは，皮膚悪性腫瘍の進行期にみられる，外陰部周辺の特異的な症状である．典型的には，外陰部を中心に下腹部から大腿にかけて，臍部では数cm下方に紅斑の上限ラインがある，あたかもパンツのような形状のびまん性紅斑である．図XI-2は，子宮癌の術後の患者に生じたパンツ型を示した感染性のリンパ管炎であるが，これに類似した形態が，癌性リンパ管炎として生じるのである．

　1988年，我々は，下腹部から大腿にかけて，ちょうど下着のパンツ形に拡大する特異な形状のびまん性浸潤性紅斑の4例を報告した[2]．外

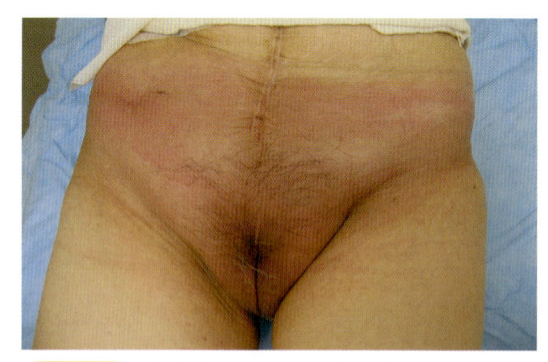

図 XI-2　子宮癌の術後の患者に生じたパンツ型を示した良性のリンパ管炎

陰部 Paget 癌の2例と下肢のエクリン汗器管癌の2例の，いずれも腺癌が原発腫瘍である．図XI-3は，その報告例のうちのエクリン汗器管癌にみられたパンツ型紅斑の例である．その特異な分布形態から，当時この病変を日本語で「パンツ型紅斑」と名付けた．その後，英語訳名称は"underpants-pattern erythema"と表現され現在に至っている[3]．

c. パンツ型紅斑の臨床像

　陰部ないし大腿に原発巣があり，リンパ節転移が明らかな症例において，びまん性雲状の紅斑が片側または両側の鼠径部に始まる（図XI-4）．しだいに，下腹部から両側鼠径部に沿って逆三角形の外観を形成する（図XI-5）．原発巣から鼠径リンパ節にかけての領域にリンパ節腫大が通常は認められる．

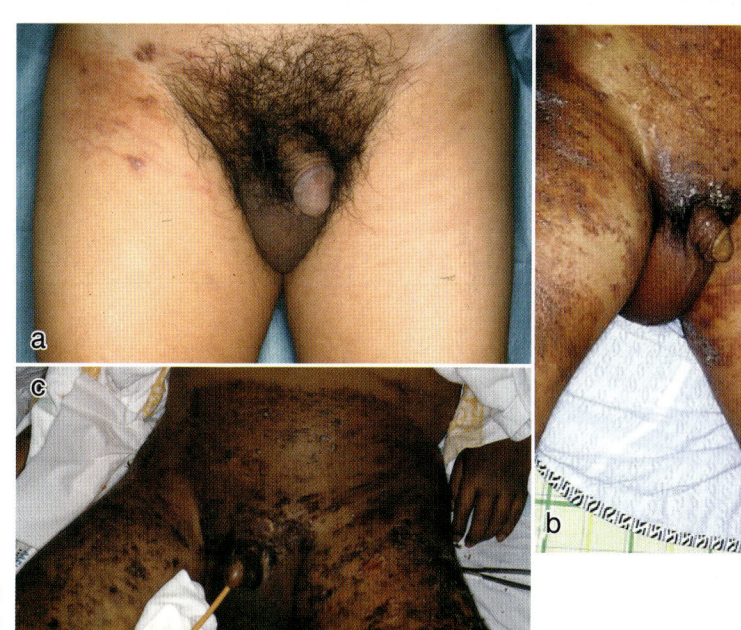

図 XI-3 ⓐ右大腿部原発のエクリン汗器管癌に生じたパンツ型紅斑の初期像と，ⓑ進行していく様子と，ⓒ終末期である．

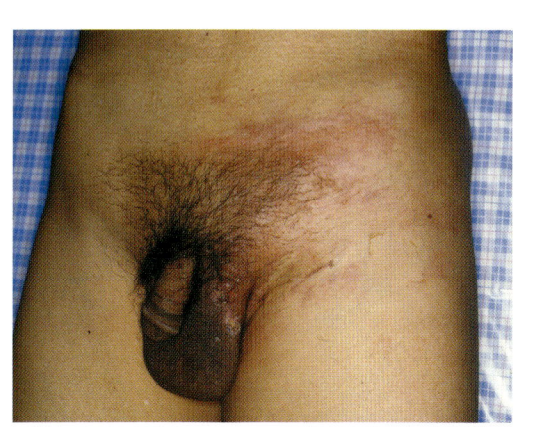

図 XI-4 左陰嚢原発の偏倚型に生じた左片側のびまん性雲状のパンツ型紅斑

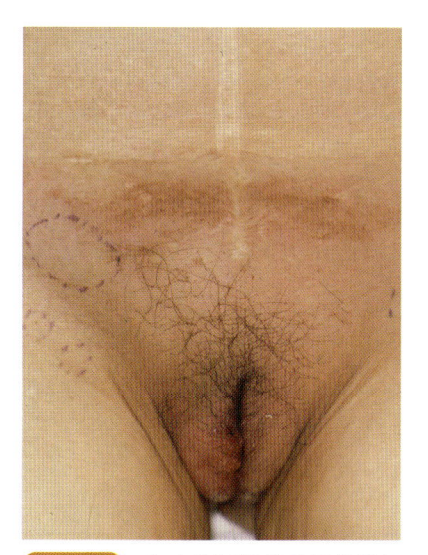

図 XI-5 右大陰唇原発の偏倚型に生じたパンツ型紅斑
両側の鼠径リンパ節腫大と（破線の印），下腹部から両鼠径にかけて，逆三角形のショーツ型の紅斑が認められる．

　大腿部では，この紅斑はショーツ型から長パンツ型に，あたかも下着に一致した形をとりながら拡大していく（図XI-3-ⓑ, ⓒ）（図VIII-8-ⓘ (p.146) も参考にしてください）．左右対称のこともあれば，左右で拡大のスピードが異なることもあり，片側性のこともある．臍の数 cm 程度下方の高さで明らかな分界線をもって上方への紅斑の拡大は停止する（図XI-3-ⓑ, ⓒ）．

　パンツ型の紅斑は，時間とともに質的にも変化する．しだいに浸潤を触れるようになり，紅斑内に多数の小さい丘疹状結節が生じる．それらが小結節や結節を形成し，糜爛潰瘍化していく（図XI-3, 8）．

XI．進行期の乳房外 Paget 病の話題　223

図XI-3-cの下腹部の病巣のラインに注目してほしい．このように，質的に紅斑上に多数の小結節を形成している状態になっても，パンツ型紅斑の形状が崩れないことが多い．しかし，稀だがさらに拡大する折は，不規則な形の紅斑となり上腹部へ上昇していくことがある（図XI-12-bを参考にしてください）．

d. パンツ型紅斑の機序と病理

パンツ型紅斑は，鼠径を中心としたリンパ流の流域と大きな関係がある（図XI-6）[4]．

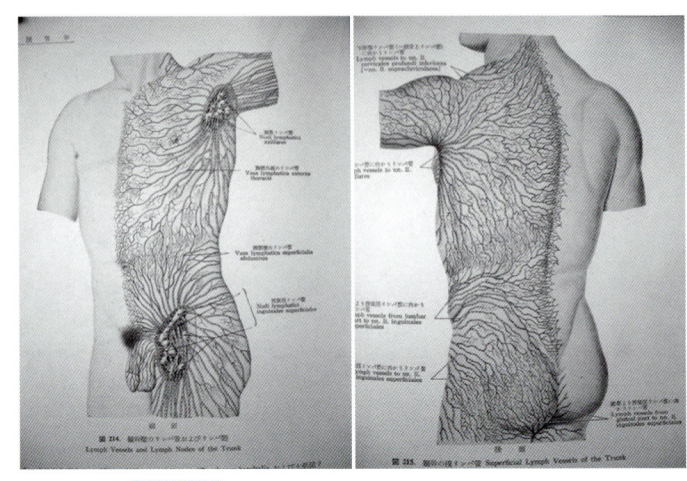

図XI-6　リンパ流の流域（文献4より引用）

その機序は，腫瘍の原発巣から鼠径部リンパ節に転移が起こり，さらには後腹膜リンパ節に転移が波及し，リンパ管閉塞，そして腫瘍細胞がリンパ管を逆流して，真皮の細いリンパ管内で増殖するため，リンパ管は閉塞していく．臨床的には，その分布領域に暗赤色〜紫紅色，ときには淡紅色の紅斑が生じる．鼠径リンパ節の腫大を片側ないし両側に通常認めるが，臨床的に触知しないこともある[*2]．

病理組織学的には，パンツ型のびまん性紅斑部分では，表皮の変化は認められないが，真皮全層に，ときには皮下組織にも，島状に異型細胞の集塊が証明される．これらの大部分は一層の内皮細胞で覆われた管腔の中に浮遊してみられる（図XI-7）．必ずしも炎症所見はなく，血管，リンパ管拡張などが臨床的に紅斑として捉えられる．しかし，臨床像に丘疹，小結節，結節，潰瘍が加わる時期には，リンパ管外に腫瘍増殖があり，間質の浮腫や炎症所見が加わる（第II-6項(23)(p.38)を参考にしてください）．

e. パンツ型紅斑と原発巣の区別

パンツ型紅斑は，原発病巣の拡大や再発と誤らないようにしなければならない．パンツ型紅斑は"切ってはいけない紅斑"[5]，つまりその発生の機序から考えると手術の適応はないのである．

ときとして，外陰部Paget病の原発巣の境界明瞭な皮疹の周囲に，このパンツ型紅斑が同時にみられることがある．この機序の異なる2種類の皮疹を区別しなければならない（表XI-6）．

図XI-8は，放射線治療後に原発巣が再発し，しかも周囲にパンツ型紅斑を生じた症例であり，原発巣の境界明瞭な変化と淡い紅斑の区別がよく分かる（図XI-18も参考にしてください）．

外陰部Paget病の原発巣は明瞭な腫瘍境界を示すが，パンツ型紅斑は，周囲の不明瞭なびまん性の紅斑として現れる[*3]．このパンツ型紅斑は，実は我々の報告以前には，文献的に全く記載がない．同様の症例に遭遇することはあったはずである．では，そのときどのように対応していたのだろうか？

脚注

[*2] 臨床的にリンパ節を触知しない．しかも，骨盤腔CT，ガリウムシンチ法で，深部リンパ節への浸潤が明らかにできない場合でも，手術時に多数の転移巣が，深鼠径リンパ節および外腸骨リンパ節，傍大動脈リンパ筋も，累々と腫大し数珠状に連続して存在したことがある．

[*3] 軟膏ケアは，その両者の区別に有用である．

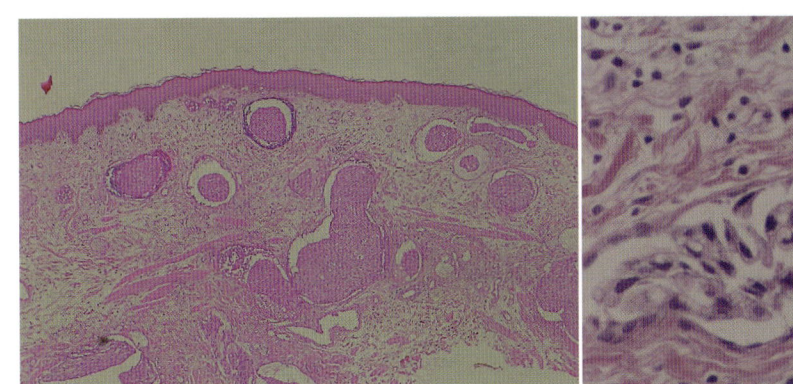

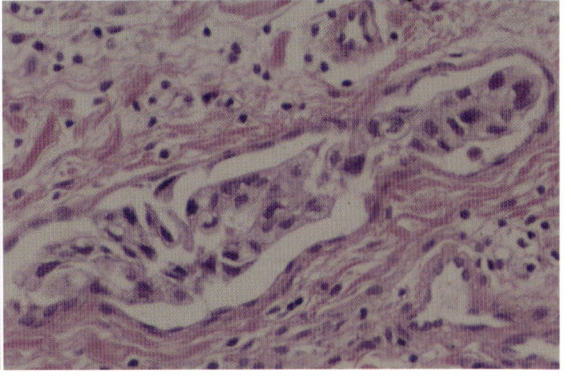

図 XI-7　病理組織学的には，パンツ型のびまん性紅斑部分では，表皮の変化は認められないが，真皮全層に，ときには皮下組織にも，島状に異型細胞の集塊が証明される．

表 XI-6　外陰部 Paget 病の原発巣とパンツ型紅斑の鑑別点

		乳房外 Paget 病の本来の皮疹	パンツ型紅斑
色調		鮮紅色〜赤褐色，脱色素斑	暗赤色
色調の不整		あり	なし
境界		明瞭	比較的不明瞭
皮膚の肥厚		あり	なし，ときに浸潤性
落屑		あり	なし
糜爛，痂皮		あり，湿潤する	なし，後に丘疹が生じれば，糜爛，痂皮が続発することはある
色素沈着，色素脱出		あり	なし
分布		外陰部	鼠径部
拡大の速度		緩徐	急速
病理像	表皮内の Paget 細胞	あり	なし
	真皮	浸潤すれば結合組織に分け入る腫瘍細胞集塊	拡張したリンパ管内の腫瘍細胞塊

とても疑問に感じるところである．我々の最初の経験は実は eccrine porocarcinoma であったが，このときは，Pinkus のいう epidermotropic metastatic eccrine porocarcinoma の概念と混同していたと思う．そして，乳房外 Paget 病のパンツ型紅斑を経験した最初の症例では，乳房外 Paget 病の原発巣と，このパンツ型紅斑との区別が筆者自身も全くできていなかった(図XI-9)．

そして，パンツ型紅斑の範囲を原発巣が単に拡大したものと誤認して，広範囲に切除を行ったのである[4]．今から考えれば当然であるが，その結果は，術後すぐの広範な再発と進行であり，その後急速な全身転移を見ることとなった．

おそらく，顕著なパンツ型紅斑を一度経験しなければ，この転移を初期に診断することはできないかもしれない．あるいはある程度進行していても，往時の我々のように，その重大さに気づかず，治療方針を誤るだろうと考える[5]．

脚注

[4] 図XI-9 の臨床写真は，1983 年頃の症例である．手術される前のデザインが印されているように，「切ってはいけない紅斑」に最初に出会った症例であり，切除手術しかも広範囲に切除を行った症例である．
[5] ここまで読み進んだ読者は，図XI-9 の臨床写真を見て，乳房外 paget 病の原発の紅斑病巣と，周囲のパンツ型紅斑の鑑別は，もう容易になられたことであろう．

XI．進行期の乳房外 Paget 病の話題

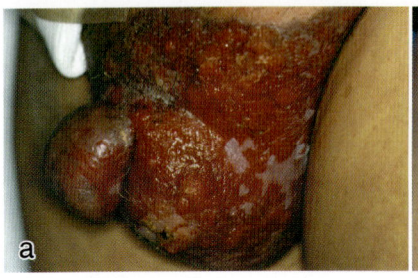

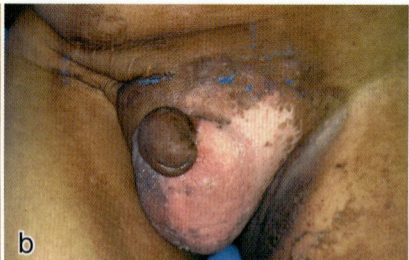

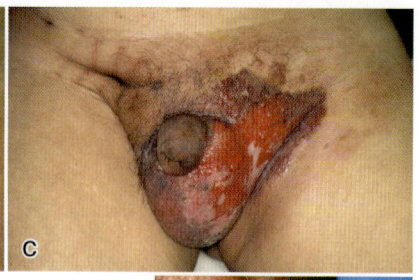

図 XI-8
ⓐ 初診時．原発巣と両側鼠径リンパ節に対して放射線治療を行った．
ⓑ 放射線治療後．腫瘍はコントロールされているようにみえる．
ⓒ 原発巣は腫瘍浸潤が再発した．しかも，原発巣の境界明瞭な病巣の外側に逆三角形様に，淡紅色のパンツ型紅斑が生じた．
ⓓ 大腿に拡大を示した頃には多数の丘疹結節を形成して潰瘍化した．

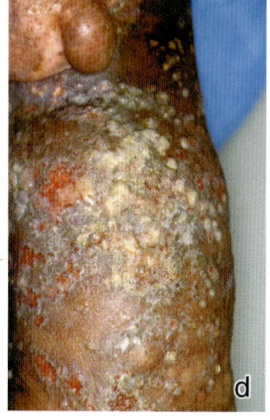

恐ろしいのは，"知らないことは見えない"ということである．しかし，これはあらゆる variation をもって現れる多くの疾患に立ち向かうべき医師にとっては避けられないことである．大事なことは，「そのときには見えなかったが，振り返るとこれまでとは異なる点がある」ことに気づくことであり，そうした発見を真摯に検討することである．これは医学においては特に個々の者が考えるべきことであろう．

f. パンツ型紅斑と予後

パンツ型紅斑自体は，身体の限られた部分での出来事にみえるが，この症状が発現する時期は，全身的にも転移が進んでいる．パンツ型紅斑は予後不良の兆候であり，予後は通常 1 年以内である．

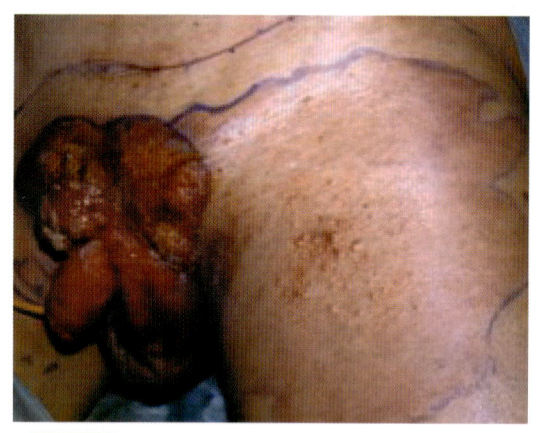

図 XI-9　パンツ型紅斑を原発巣が単に拡大したものと誤認して，広範囲に切除を行った症例．1983 年頃，筆者が最初に出会ったパンツ型紅斑である．

XI-3　乳房外 Paget 病の肺転移の特徴

a. 浸潤癌化した乳房外 Paget 病は予後が悪く，肺に転移を生じやすい

真皮内浸潤をきたした乳房外 Paget 病がさらに進行すると，最終的には全身転移で死亡に至る．1990 年前後の自験例では，浸潤癌化した 15 例中 12 例と多くが，全身転移で原病死した．このため「浸潤癌化すると予後は極めて悪い」という印象があった．直接死因は，肺転移による呼吸不全である[6]．

浸潤癌化 15 例中 12 例が原病死したという数値は，現在では考えられない値かもしれない．確かに現在では，浸潤性の乳房外 Paget 病の予後はそれほど悪くはない．このギャップには種々の理由が挙

げられるであろう．その最も大きな理由は，患者の受診時期と考える．当時は，信じられないほどの原発巣の進行期で初めて受診する症例が多かった．当然，既に鼠径リンパ節は両側性に，しかも上位にまで転移していた．まだ CT 画像が日常診療に十分導入されていない時期であり，がむしゃらに骨盤内郭清をするしかなかった時代である．そして一方，in situ 病変のみでの受診は，それなりに症例があった．しかし，「浸潤癌化しているが，いまだリンパ節には転移していない」時期の症例は皆無であった．

現在では，皮膚癌の一般社会での認知率は以前に比べれば向上した．インターネットを駆使して自分で診断してくる例もあるほどである．予後の改善は医療内容の向上もさることながら，どちらかと言えば，上記の，疾患の一般社会への膾炙，情報インフラによる認識向上が得られたことが大きい．実際，最近は，浸潤癌化していてもリンパ節転移の生じていない症例は少なくないし，少数のリンパ節転移のみの症例もときにある．これらの，浸潤例での早期発見症例の増加が，予後の改善につながっているのであろう[*6]．

一方，緩和医療を優先するあまり，皮膚科医が根治不能症例を早期に手放し，直接治療しなくなる傾向もある．こうしたことから，乳房外 Paget 病の，いわば自然経過の全体を把握できる医師が少なくなっている．

ここでは，直接死因となる肺転移の特徴について，自験例を示して強調しておきたい．

b. 肺の癌性リンパ管炎

原病死例のなかから，6 例について肺の転移の性状を検討してみた．4 例で肺の癌性リンパ管炎，ほかの 2 例で肺水腫および胸水の所見が得られた．

いずれも，死亡 1〜2 か月前の胸部 X 線で，肺野に広くびまん性の線状，雲状，網状陰影が認められた．有棘細胞癌や悪性黒色腫などのほかの皮膚悪性腫瘍で通常みられる coin lesion はみられない．

図XI-10 の症例は，52 歳の男性例である（第VIII-4 項（p.143〜）を参考にしてください）．初診の 1 年前から右陰嚢裏面の瘙痒性紅斑に気づいた．右鼠径部の皮下の腫瘤に気づき来院．初診時，右鼠径部に，指頭大の硬いリンパ節 2 個を触知した．乳房外 Paget 病とそのリンパ節転移と診断し，原発巣とリンパ節転移領域を en bloc に切除した．術前の画像では，それ以上のリンパ節転移の所見は得られなかったが，術中には，リンパ節転移は外腸骨動脈・総腸骨動脈領域に，さらに傍大動脈領域で腎動脈分岐部まで，数多く存在した．術後 3 か月目から腰背部痛があり，骨シンチで，胸椎，腰椎，肋骨に骨転移が証明された．初診から 8 か月目に原病死された．その 1 か月前の胸部 X 線で，軽く雲状陰影を認めた（図VIII-6-c（p.144）を参考にしてください）．その後に両側肺野にびまん性線状網状陰影が現れ（図XI-10），肺水腫が加わり死亡した．肺転移が現れる前に，民間治療（断食と牛乳のみの摂食）が加わり，高カルシウム血症で緊急入院したが，原発巣が非常に小さいにもかかわらず，既に多数のリンパ節転移があり，短期間に急性増悪するタイプであった．

c. 肺の癌性リンパ管炎の臨床診断と剖検所見の一致

前述した図XI-10 の症例で剖検を行った．その結果，臨床における胸部 X 線での肺の癌性リンパ管

脚注

[*6] もちろんそのほかの理由も考えられる．長寿化社会になり高齢者が増加し，高齢者の初診率が高い乳房外 Paget 病は，症例数の絶対的増加のなかで，種々の stage の症例が受診するようになったことも，理由の一つである．

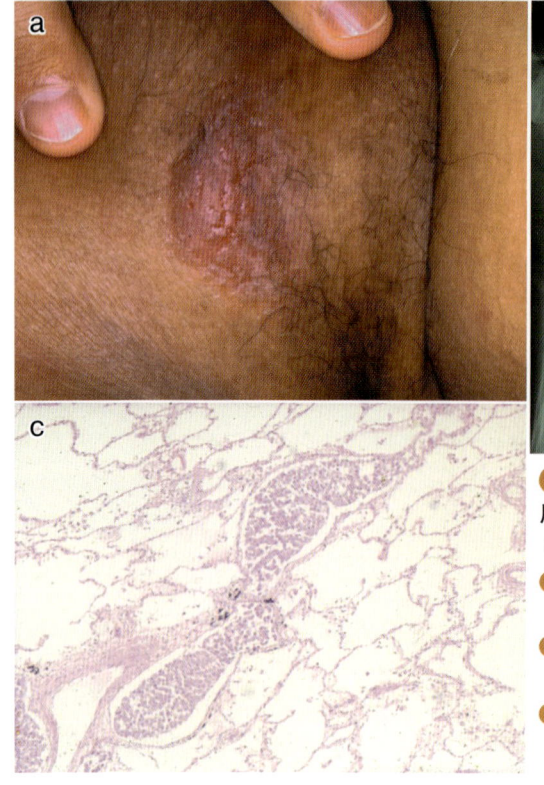

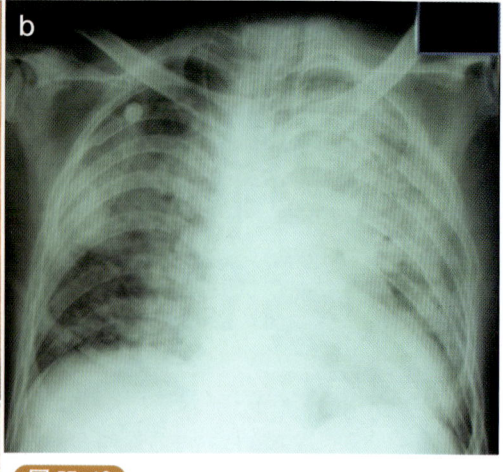

図 XI-10
原発巣は陰嚢の小さい紅斑のみであったが，死亡した例（図VIII-6と同一症例）
ⓐ 初診時の原発巣（病理組織像は図VIII-6（p.144）を参考にしてください）
ⓑ 1か月前の淡い陰影が，原病死直前（初診8か月後）には肺の癌性リンパ管炎像となる．
ⓒ 肺の剖検組織像．全肺野の管腔内に腫瘍細胞が充満した，肺の癌性リンパ管炎像がみられた．

炎の診断どおり，病理組織学的にも肺転移巣は癌性リンパ管炎像を示していた（図XI-10-ⓒ）．

ほかの剖検2例でも，肺転移巣は癌性リンパ管炎像であり，いずれも癌性胸膜炎，および肺門リンパ節，気管周囲リンパ節に多数の転移を認めた．そのほか，全脊椎と肋骨への転移，肝転移も確認されている．

d. 肺の癌性リンパ管炎と予後

臨床的に胸部X線で肺の癌性リンパ管炎と診断された症例では，胸部X線の異常陰影が出現後，約1か月で死亡している．進行期では，胸部X線写真の解析は容易ではないが，線状，網状の陰影を認めたときには，乳房外Paget病の転移性の可能性に留意しておく必要がある．もちろんCT所見は，より診断的である．

このように，肺の癌性リンパ管炎は極めて予後不良の徴候であり，その後の予後は，約1か月と推定できる．

e. 肺の癌性リンパ管炎の発生のメカニズム

肛囲の続発性Paget病（図XI-11）においても，同様の肺の癌性リンパ管炎をきたすことがある．いずれも腺癌であることが，共通点である[*7]．

「リンパ管閉塞が，表在リンパ節に起こればパンツ型の皮膚浸潤となり，肺門リンパ節で起これば肺の癌性リンパ管炎をきたす」という可能性が考えられる（図XI-12）．

脚注

[*7] また汗器官の癌であるeccrine porocarcinomaでも，リンパ管閉塞・逆流による症状がみられるが，これも腺癌として共通している．

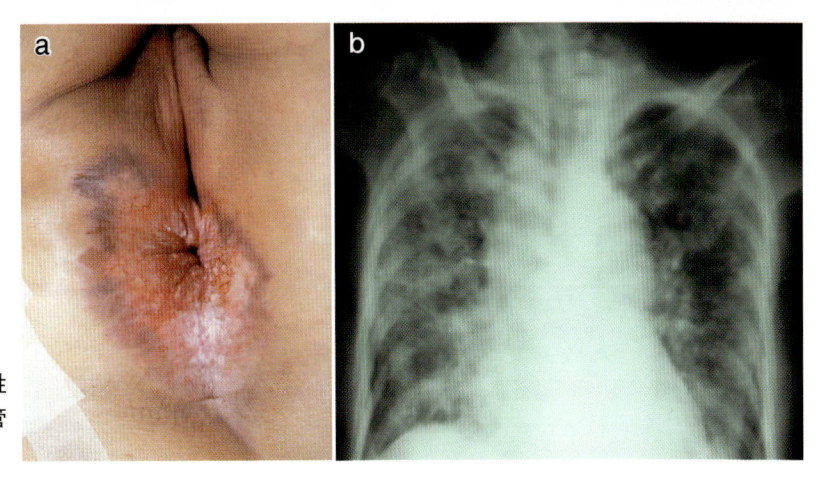

図 XI-11
直腸癌から肛門周囲に生じた続発性 Paget 病 (a) の，肺の癌性リンパ管炎．顆粒状陰影が目立つ (b)．

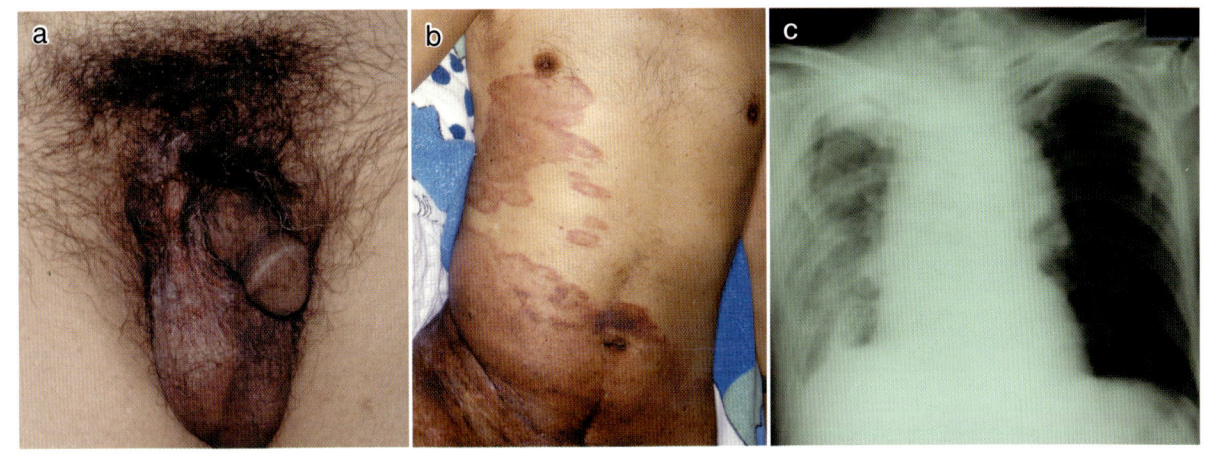

図 XI-12　ⓐ陰嚢の乳房外 Paget 病に生じた，ⓑパンツ型紅斑と，ⓒ肺の癌性リンパ管炎

　こうした考えは古くからあり，Girode (1889 年) は，肺の癌性リンパ管炎の発生のメカニズムとして，①肺門リンパ節からの逆流，②横隔膜を通って直接肺内のリンパ管に入る，③血行性に肺内の小さい血管に栓塞し，二時的に血管壁を通って血管周囲のリンパ管に入る，の 3 つの可能性を挙げている．

XI-4　剖検からみた乳房外 Paget 病転移パターン

a. 剖検は臨床医への知識の贈り物

　正に真剣勝負のおつきあいをしてきた患者が亡くなられ，疲れ切った我々にとって，患者の家族から剖検が許されたときは，不思議な安堵感と言葉にならない感謝の思いを味わう．剖検は亡くなられた患者から臨床医への知識の贈り物と考えるからである．この想いは，筆者だけのものではないであろう．

　筆者らは剖検のとき，病理の医師にお任せにするのではなく，少しでも作業を共にし，所見の書記をしてきた．そして，胸腹部，開頭後の縫合も行う．そして衣服の結装は看護師と共同して行う．剖検させていただいた，家族そして本人への感謝を込めてである．

　生前の画像検査機器の飛躍的な向上で，しだいに剖検は不必要との声も聞く．既に豊富な経験を積んだ医師にとっては，そうかもしれない．しかし，若い医師にとっては，剖検の経験が乏しいことは，

疾患の理解に致命的な欠損となる．いかにCT，MRIや内視鏡が発達しても，実際の転移の情況，臓器不全の状態を直視して把握するのと，コンピュータ上で把握するのとでは，雲泥の差がある．剖検によって臨床医が得られる知識や，考え方の修正は極めて重要である．とはいえ，我々の施設でも終末期の症例が離れていくことも多くなり，剖検症例の激減をみているのは事実である．乳房外Paget病においてもそうである．しかしそのなかで，これからも可能な限り剖検から得られる情報を，進行期症例を扱う多数の臨床医と共有できれば幸甚である．

乳房外Paget病150例を対象に，初診時の進行度をみたとき，既に上位リンパ節転移のあるケースが10例，遠隔臓器転移のあるケースは5例であった．そのなかで，前者10例のうち8例が5か月〜5年7か月後に原病死し，後者では5例全例が19日〜1年6か月後に原病死した．

この項では，乳房外Paget病で剖検した症例のなかの5症例の剖検記録から，乳房外Paget病の転移パターンを確認する．また，肛門の続発性Paget病の剖検症例と比較する．

b. 剖検からみた転移パターン

乳房外Paget病の転移には以下の特徴がある（表XI-7）．

1）全例で鼠径リンパ節・骨盤内リンパ節・傍大動脈リンパ節へと上行性のリンパ行性転移が顕著である．

2）これらのリンパ節転移は，生前の画像で必ずしも明らかでなくても，剖検で発見されることがある（あるいは手術中に初めて発見されることがある[*8]）．

3）病理組織学的には，節外浸潤をみることが多い．

4）後腹膜で節外浸潤している場合は，水腎症をきたす例がある．後腹膜腔内での節外腫瘍浸潤が尿管を圧迫，閉塞させるためである[*9]．

5）肺転移のパターンは癌性リンパ管炎のことが多い．

c. 剖検からみた，乳房外Paget病と直腸・肛門癌からの続発性Paget病の，転移パターンの相違

「直腸・肛門癌からの続発性Paget病の剖検症例の転移パターン」と比較すると，「原発性の乳房外Paget病の転移パターン」の特徴が，際立って見える．

図XI-13は，表XI-7の乳房外Paget病の症例2，4，5の剖検報告書である．この3症例の転移の略図を並べて見ると，転移パターンが類似していることをよく理解できる[*10]．いずれも，外陰部から後腹膜へのリンパ行性転移が先行している．そのほかの臓器，肝臓・心臓・副腎・骨などへは，肺転移後の血行性転移と考えてよい．

図XI-14（図XI-11と同一症例）は，直腸原発癌の続発性Paget病である．この例では，左鼠径のリン

脚注

[*8] 筆者の経験した症例であるが，術前には鼠径部の表在リンパ節のみの転移と考えた症例で，画像上では確認できなかったが，術中に骨盤から傍大動脈にかけてのリンパ管に100個に及ぶリンパ節腫大をみた例がある．

[*9] 並川ら（文献：並川健二郎：乳房外パジェット病の剖検例．Skin Cancer 21(2)，2006）は，考察のなかで，剖検症例4例のうち3例までが水腎症を認めたと述べている．また，全例で肺転移のパターンは癌性リンパ管性変化であると述べている．また，画像陰影では明らかにしにくい病変も多いことを述べている．これらの結論は我々の意見とよく一致する．

[*10] "並べてみる"ことが，大切である．

表 XI-7 乳房外 Paget 病の 5 例の剖検のまとめ

症例	性別	リンパ節	呼吸系	腹部	骨	生殖器	心臓
1	男性	骨盤内・傍大動脈・肺門・気管周囲リンパ節	肺・胸膜	肝・膵	脊椎 肋骨		
2	男性	骨盤内・傍大動脈・肺門・気管周囲リンパ節	肺・胸膜	副腎・胃・空腸			心嚢
3	男性	骨盤内・傍大動脈・肺門・気管周囲リンパ節	肺*	肝・副腎・膵・横隔膜 癌性腹膜炎	脊椎		心筋
4	女性	骨盤内・傍大動脈・肺門・気管周囲リンパ節	肺・胸膜	腎・副腎	脊椎	卵巣	
5	女性	骨盤内・傍大動脈・肺門・気管周囲リンパ節	肺・胸膜	肝・膵 縦隔壁	脊椎 肋骨	膣	

*5 例全例で肺内リンパ管腫瘍塞栓像があるが，症例 3 は血管内にも腫瘍塞栓像が明らかな症例

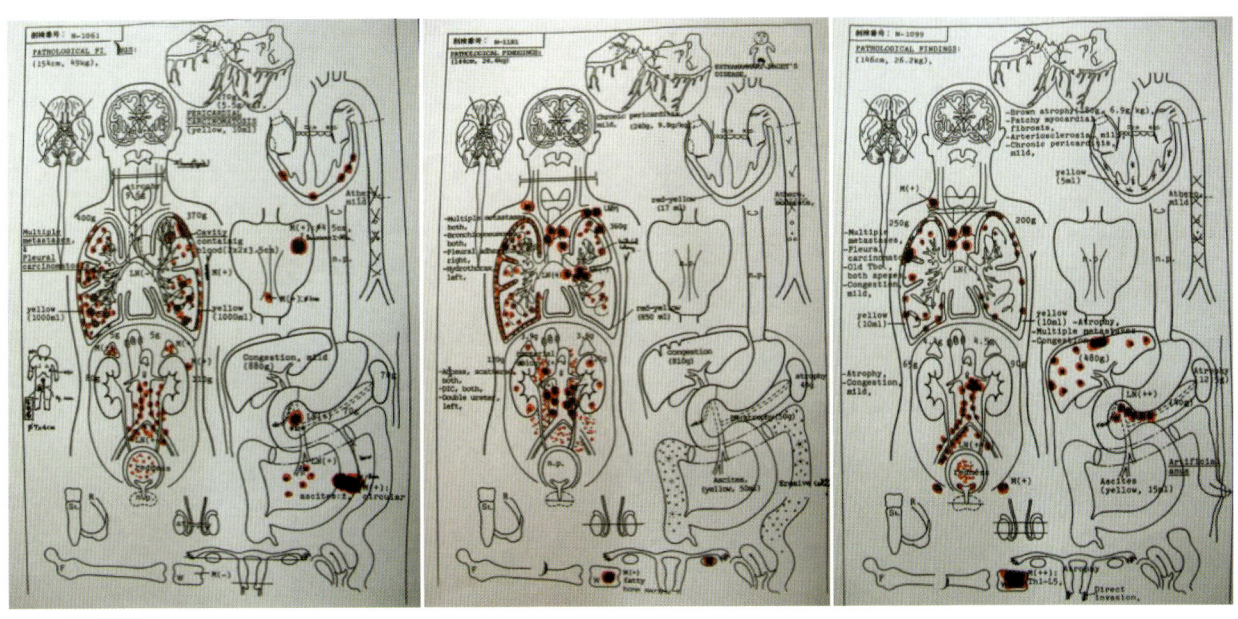

図 XI-13 乳房外 Paget 病（表XI-7 の症例 2，4，5）の転移パターン図．3 症例で，転移パターンが類似している．

パ節の転移は確認できている．しかし，前記 3 症例にみられたような骨盤内の傍大動脈周囲リンパ節への転移像は全くなく，直接血行性に肺と肝臓とに転移していることが分かる．肺では癌性リンパ管炎像であるが，顆粒状の陰影が目立つ*11．

つまり，原発性乳房外 Paget 病は，リンパ行性転移経路が基本的なルートで，それに次いで肺から血行転移が生じると理解できる．これに対して，直腸癌からの続発性 Paget 病では，リンパ節転移の所見が乏しく，最初の転移臓器として，肝臓に転移を生じている．まさしく直腸癌と同じ血行性転移経路を推測させるものである．

このように，視覚的に相違点を理解することは，有用であり，後日までも忘れにくい知識となる．

脚注

*11 図XI-11-b 参照．肺へは血行性転移と考えられるが，結果的には，ほかのリンパ行性と考えられる転移の癌性リンパ管炎像とよく似た像を示す．しかしよく見ると顆粒状の陰影が目立つ．

XI-5 進行期の非観血的治療

　悪性腫瘍の治療に関して述べるとき，ほとんどの教科書や医学書や論文は，手術的治療（観血的治療法）に関する記載はごく一部であって，非観血的治療法について多くの紙面を割いている．そして，非観血的治療法に関する記述は時代とともに塗り替えられている．

　非観血的治療は，「進行期なので手術治療に適さないから」という理由で選ばれるものではなく，本来，人の体にメスを入れなくてよい治療法があれば，もちろんその方法を選ぶというのが，人の思いの基本であり(第X章参照)，最大の効果と最小の副作用の方法が求め続けられることになる．とはいえ，実際には，乳房外 Paget 病の原発巣に対しても，進行期に対しても，特異的に有効な方法や化学療法に乏しく，従って，時代とともに動的なものである．

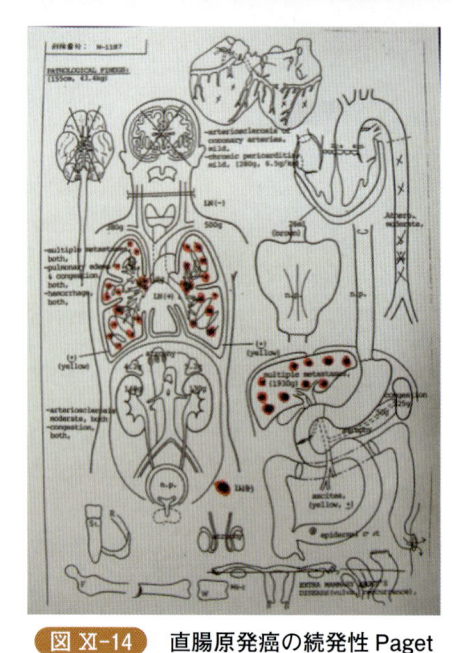

図 XI-14　直腸原発癌の続発性 Paget 病の転移パターン
明らかに原発巣から直接，血行性に肺と肝臓に転移している．

　ここでは，乳房外 Paget 病の非観血的治療のうち，化学療法と放射線療法について述べる．

a. 乳房外 Paget 病の化学療法

　化学療法の歴史的変遷に関しては参考文献[7]に譲り，2014 年時点で盛り上がりをみせている治療法について触れる．

　乳房外 Paget 病の進行期での治療については，まとまった見解を出すことが困難であったし[8]，現在でもそうである．特に乳房外 Paget 病に対する化学療法は「現在進行形での話題しかない」とするのが現況で，皮膚悪性腫瘍のガイドラインでも推奨できるものはないとされている[9]．しかし，シスプラチン，タキサンの応用以降，徐々にではあるが，有効例の報告は集積されてきている(表XI-8～14)．

　ここでは，乳房外 Paget 病に対する薬物治療を，プラチナ製剤以前，シスプラチンの時代，タキサン登場に時代を分け，次いで分子標的薬，そのほかの動向，外用治療の順に通覧する．

(1) プラチナ製剤以前(表XI-8)

　化学療法の黎明期に多数の薬剤が開発され，それらの多剤併用が推進された．最も成果のあった CHOP 療法は，現在も悪性リンパ腫の第一選択として用いられている．これに含まれる cyclophosphamide，エピルビシン，oncovin に加えて，現在も腺癌によく用いられる 5-fluorouracil(以下 5-FU)，mitomycin-C(以下，MMC)を組み合わせた治療が乳房外 Paget 病でもなされた．

　Secco は，放射線治療に加えて，MMC と 5-FU を投与し，原発巣の完全消失を組織学的に確認し，30 か月以上再発がないとした．Balducci らは，後腹膜リンパ節転移例に MMC と 5-FU を投与し，画像上正常化したと報告した．本邦では清水らが，多発転移例で，ビンクリスチン，エピルビシン，MMC，UFT あるいは，CAF(cyclophosphamide，エピルビシン，5-FU)療法で血中マーカーの減少と腫大リンパ節の縮小を報告した．一方 Murata は，パンツ型紅斑の症例に 5-FU，MMC，cyclophosphamide，エピルビシンなどの併用を行うも，十分な反応をみることは少なかった[3]．

表 XI-8 プラチナ製剤以前の化学療法

発表年	筆頭著者	誌名	内容
1984	Secco GB	Tumori	MMC と 5-FU
1988	Balducci L	J Surg Oncol	MMC と 5-FU
1994	清水信之	Skin Cancer	ビンクリスチン, adriamycin, MMC, UFT CAF (cyclophosphamide, adriamycin, 5-FU)
1999	Murata Y	JAAD	5-FU, MMC, cyclophosphamide, エピルビシン

表 XI-9 シスプラチンを基礎とした化学療法

発表年	筆頭著者	誌名	内容
1990	Yokoyama Y	Jpn J Clin Oncol	シスプラチン，MMC，ビンクリスチン
1992	Voigt H	Cancer	シスプラチン，5-FU
1997	徳田安孝	日皮会誌	Low dose FP 療法
1999	Yamazaki N	J Dermatol	5-FU, エピルビシン, シスプラチン, ビンクリスチン, MMC (FECOM 療法)
2004	Kariya K	Dermatol Surg	Low dose FP 療法
2005	大澤倫子	Skin Cancer	Low dose FP 療法
2005	Mochitomi Y	J Dermatol	FECOM 療法
2008	渋谷佳直	Skin Cancer	Low dose FP 療法
2008	山崎直也	Skin Cancer	FECOM 療法
2008	木藤健治	Skin Cancer	FECOM 療法

(2) シスプラチンの時代（表XI-9）

1845 年に合成されていたシスプラチンの細胞分裂への抑制効果は，1965 年に偶然発見された．腎毒性の克服が可能となり，1978 年にアメリカ，カナダで，日本では 1983 年に使用承認された．承認後には広い領域でシスプラチン単剤，そしてほかの抗癌剤と併用したメニューが使用され始めた．1990 年代には乳房外 Paget 病の進行期例にも応用された．

Yokoyama は，シスプラチン，MMC，ビンクリスチンの併用療法によって原発巣の縮小と血中 CEA 値の低下を得たが，再発時には効果がなかったとしている．Voigt らは，シスプラチン（400 mg/m^2）の 1 日投与と，5-FU（350 mg/m^2）の 5 日間投与を 1 コースとし，4 週ごとに繰り返した．6 コース行い，病巣の有意な消褪とマーカーの減少が得られ，寛解は 12 か月のフォローの間持続した．

その後，シスプラチンの時間依存性に期待して，少量持続投与が行われるようになり，乳房外 Paget 病においても応用された．この low dose FP 療法は，1 日量が 5～10 mg という低用量のシスプラチンを 8 時間以上かけて点滴投与するもので，徳田らは，3 症例に行い，皮膚原発巣の完全消失と転移巣の PR を得た．Low dose FP 療法は Kariya，大澤，渋谷，木藤が奏効例を報告している．

FECOM 療法は汗腺癌の骨・内臓転移の 1 例に行われた化学療法[10]を一部省略して応用したものとして山崎が行った．Piedbois の原法は毒性の強いレジメンであるが，16 か月持続する CR と，40 か月の生存期間を得たものであった．FECOM 療法のレジメンは，5-FU，エピルビシン，シスプラチン，oncovin，MMC からなる．山崎は，FECOM 療法を行った 11 例では，CR 1 例，PR 4 例，SD 6 例で奏効率 45.5% としている．しかし，1 年生存率，2 年生存率は，それぞれ 78.8%，11.3% である．また半数以上の症例で grade 3 以上の好中球減少をきたした．Piedbois の原法同様に毒性が強いが，可能な範囲で強力な化学療法を行う方向の好例である．Mochitomi は 2 例に行い，リンパ節転移の CR あるいは PR を報告している．

(3) タキサン系薬剤の登場（表XI-10）

現在多用されているタキサン系薬剤は，パクリタキセルの発見に始まる．パクリタキセルはタイヘイヨウイチイの樹皮から 1971 年に分離，構造決定された[11]．その後の研究で現在は半合成法が確立し，

表 XI-10 タキサン系薬剤の化学療法

発表年	筆頭著者	誌名	内容
2002	Oguchi S	Br J Dermatol	ドセタキセル
2006	Fujisawa Y	Br J Dermatol	ドセタキセル
2009	舩越 建	Skin Cancer	シスプラチン，エピルビシン，タキソール
2011	吉野公二	Skin Cancer	ドセタキセル（フルオロウラシル系と比較）
2011	Matsushita S	J Dermatol	S-1(TS-1)とドセタキセル
2012	大橋苑子	Skin Cancer	ドセタキセル
2012	Nakamori R	Clin Exp Dermatol	ドセタキセル

抗癌剤として安定供給可能になった．作用機序は，微小管の脱重合阻害による細胞増殖の抑制が主で，細胞周期をG2/M期で停止させて細胞分裂を阻害する．従来の抗癌剤がDNAに作用していたのとは作用点が異なることに大きな意義がある．また，タキサン系抗癌剤は，結合した細胞の細胞周期をG2/M期で停止させることで放射線感受性を増強させることもメリットの一つである．卵巣癌や乳癌で使用され始め，乳房外Paget病にも応用された．

(3-ⅰ) 単剤治療

2002年Oguchiは，54歳の男性の傍大動脈リンパ節転移例に，FECOM療法，low dose FP療法とも無効であった後に，ドセタキセル($60\,\mathrm{mg/m^2}$)を4週ごとに投与し，2コースで75％縮小を得，12か月以上持続した．Fujisawa，大橋，Nakamoriの報告は，遠隔臓器，あるいはリンパ節転移のCRないしマーカーの著減をドセタキセル投与で得たとしている．

ドセタキセルは投与法が簡便で外来通院で可能なこと，骨髄抑制が比較的軽く，繰り返し投与が可能なことなど，利点が多い．このため実際にはかなり普及していると思われ，多数例での検討が今後期待できる．吉野は，ドセタキセルと5-FU系薬剤との比較を行い，奏効率および疾患制御率はそれぞれ，ドセタキセルで30.8％および77.0％，5-FU系で20.0％および40.0％であり，ドセタキセルの高い有効性を示唆した．こうした比較研究は，これまで乳房外Paget病でなされておらず，意義があると思われる．

(3-ⅱ) 他剤との併用

2009年舩越は，乳癌に準じてWeekly PET(cisplatin-epirubicin-taxol)療法を，広範なリンパ節転移をきたした1例に行い，多くの転移巣の消失を認めPRを得た．2011年Matsushitaは，ドセタキセルとTegafur製剤のS-1との併用が著効し，肺転移，膀胱転移が消失した69歳の男性例を報告した．FECOM療法，ドセタキセル治療，パクリタキセル＋trastuzumab療法とも有効ではなかったが，胃癌に準じて上記併用を行い，5コースで骨盤内リンパ節と肺の転移病巣の完全消失をみている．

(4) そのほか(エトポシド，ホルモン治療)(表XI-11)

1997年福本は，エトポシドの低用量内服が奏効した1例を報告した．下肢の癌性リンパ管炎と再発性リンパ節転移を5か月間抑制でき，CEA値も正常化した．宮本も，エトポシド少量内服で腹部の転移性皮膚腫瘍が消失し，CEAも正常化したとしている．

2001年白崎は，乳房外Paget病で表現しているアンドロゲン受容体が細胞増殖に影響することを根拠に，前立腺癌に用いられるクロルマジノン酢酸エステルの内服と，leuprorelinの皮下注射を行った．その結果，遠隔リンパ節転移巣の縮小，消失を得た．Yoneyamaは，抗アンドロゲン剤のbicalutamideとLH-RH agonistであるleuprorelin acetateの併用を1例に行った．その結果，2か月後には血清CEAの低下と骨シンチでの転移の消失がみられた．Iijimaは，たまたま前立腺癌に合併した外陰部の進行期乳房外Paget病病巣が，estrogen receptorが強陽性であったので，乳房外Paget病に対しては抗エストロゲン薬のタモキシフェンを，そして前立腺癌に対しては抗アンドロゲン剤のbicalutamideの両方を開始した．2か月間のSDを得たとしている．

表 XI-11 そのほかの全身療法（エトポシドとホルモン治療）

発表年	筆頭著者	誌名	内容
1997	福本隆也	Skin Cancer	エトポシド
2001	宮本秀明	Skin Cancer	エトポシド（少量）
2001	白崎文朗	Skin Cancer	クロルマジノン酢酸エステルと leuprorelin
2005	Yoneyama K	Br J Dermatol	Bicalutamide と leuprorelin acetate
2006	Iijima M	Dermatology	タモキシフェンと bicalutamide

表 XI-12 分子標的治療薬

発表年	筆頭著者	誌名	内容
2008	Karam A	Gynecol Oncol	Trastuzumab
2009	Takahagi S	J Dermatol	パクリタキセルと trastuzumab
2010	柳下有理香	Skin Cancer	ドセタキセルと trastuzumab
2011	和田秀文	日皮会誌	Trastuzumab

(5) 分子標的治療薬（trastuzumab）（表 XI-12）

現在，発癌メカニズムの解明に伴って，その異常なシグナルを抑制する分子標的薬が急速に開発されているが，乳房外 Paget 病においては，乳癌に準じて HER-2 阻害薬が用いられてきている．

2008 年 Karam は，再発性の陰唇部病巣が 15 年継続している 52 歳の女性に，HER-2/neu 蛋白陽性を根拠に trastuzumab を投与した結果，病巣の縮小と自覚症状の軽減を得た．Takahagi は，乳癌に準じてパクリタキセルと trastuzumab を投与し，大腿のパンツ型紅斑の劇的な消失を臨床的，組織学的に得た．柳下は，大動脈周囲リンパ節転移例で，weekly docetaxel, trastuzumab を投与し，7 クール終了後 8 週時の評価で CR と判定し，副作用はいずれも grade 1 と軽度であった．和田は，化学療法の無効であった 1 例に trastuzumab を投与し，10 クール後には CEA の低下と肝転移の縮小を得た．

以上のように進行期の本症に対する化学療法は変遷をたどっている．このなかで，現在の方向としては，全体には副作用が少なく高齢者にも比較的可能なタキサン系薬剤が中心で，これに分子標的薬あるいは S-1 を追加することも可能と思われる．また PS のよい壮年患者ではシスプラチンを含む多剤併用も視野に入れるが，選択順序などの判断は個別に行うのが現状と思われる．

なお，日本皮膚外科学会グループスタディの集計結果[12]では，stage 3, 4 で併用療法を行った症例は，いずれも予後の改善には寄与していないという結果であった．

(6) 抗癌剤の外用治療

抗癌剤の外用は，積極的には推奨されないが，姑息的治療として必要なことも実際にはある．以下に紹介する論文紹介は，その場合の理論背景として用いることはできる．効果が多少とも期待できるのは *in situ* 病変に限られる．

(6-ⅰ) ブレオマイシン（表 XI-13）

1978 年 Watring は，7 例の再発例にブレオマイシン軟膏の外用治療を行った．浸潤癌を伴った症例はなかった．4 例はこの治療で他覚的に完全に消失したとしている．本邦では石原が，3 例の乳房外 Paget 病にブレオ S 軟膏を外用し，2 例は PR, 1 例は NC の結果であった．発赤・強いびらん・疼痛が生じるため慎重な観察が必要としている．

(6-ⅱ) 5-fluorouracil（表 XI-13）

1981 年の総説で Goette は，5-FU の外用治療で一時的効果はあっても再発すること，あるいは病理組織学的に腫瘍細胞の残存が証明されることを指摘した．そして姑息的治療以外には適応ではないと述べている．一方 Arensmeier は，1 日 2 回の外用を 1 か月行い，組織学的にも消失を得た．1 年後に再発したが，再度の外用で消失している．5-FU 外用は，境界不明瞭な乳房外 Paget 病の皮疹の範囲をハイライトするために行われていたが，上記はその際に病巣の完全消失をみたという観察である．同

表 XI-13 抗癌剤の外用（ブレオマイシンと 5-fluorouracil）

発表年	筆頭著者	誌名	内容
1978	Watring WG	Cancer	ブレオマイシン軟膏
1992	石原和之	Skin Cancer	ブレオ S 軟膏
1981	Goette DK	JAAD	5-FU
1994	Arensmeier M	Hautarzt	5-FU
2000	Del Castillo LF	Cutis	5-FU

表 XI-14 イミキモドの外用

発表年	筆頭著者	誌名	内容
2002	Zampogna JC	JAAD	イミキモド
2003	Berman B	Clin Exp Dermatol	イミキモド
2003	Wang LC	JAAD	イミキモド
2006	Badgwell C	Dermatol Online J	イミキモド
2006	Cohen PR	South Med J	イミキモド
2010	Cecchi R	J Dtsch Dermatol Ges	イミキモド
2010	Ho S-AJE	Dermatol Ther	イミキモド
2010	Sendagorta E	J Eur Acad Dermatol Venereol	イミキモド
2010	福田知雄	Skin Cancer	イミキモド
2010	中村吏江	日皮会誌	イミキモド
2011	Green JS	Arch Dermatol	イミキモド（failure）
2012	松澤高光	日皮会誌	イミキモド
2012	Toledo F	Dermatol Ther	イミキモド

様に Del Castillo は 5-FU 外用後の潰瘍を全摘したところ，組織学的に Paget 病の像は消失していた．第一選択ではないが，放射線治療や手術治療が困難な症例では外用治療も有用な可能性を指摘した．

(7) イミキモド外用治療（表 XI-14）

　イミキモドの作用機序に関しては他書（日光角化症関連）に譲る．

　多くの浅い皮膚悪性腫瘍と同様に本症にも応用されるが，当然 *in situ* 病変のものに使用は限定される．臨床的に *in situ* であっても手術標本ではしばしば浸潤癌が組織学的にみられることは，よく知られているが，イミキモド治療に際してこれに言及したものは少ない．

　2002 年 Zampogna は，2 例にイミキモド外用での単独治療を行い，7.5 あるいは 12 週後に臨床的，組織学的に治癒をみた．副作用は少なく，患者自身で外用することができる点で有用な方法であるとした．Berman，Wang など，そして本邦では福田，中村など主に 1 例報告がなされている．2012 年松澤は，イミキモドの報告例を集計し，治癒までの外用の期間は 12.6〜15.3 週で，連日外用すると期間が短い傾向があるとしている．

　一方，2011 年 Green[13] の報告では，治療開始時には *in situ* の病変であったが，治療途中での生検では浸潤性病巣を示し，臨床的には軽快傾向はわずかしかなかったとしている．そして，浸潤性の乳房外 Paget 病に対してイミキモドの有効性は報告されていないことも指摘している．また，既報告例のなかにも非奏効例は 6 例あり，その原因が明らかにされていないことを指摘している．

b. 乳房外 Paget 病の放射線療法

　腺癌は扁平上皮癌よりは放射線感受性が低く，また乳房外 Paget 病に関しては症例は極めて少ないために，放射線治療の専門家からの報告は少ない．しかし，我々は経験的に，乳房外 Paget 病は放射線治療に感受性があり，有効であると考えている．

　自験例の経験からは，平坦な部位で *in situ* 病変であれば，電子線で 4〜6 MeV 照射量 60 Gy で根治

図 XI-15
ⓐ 照射前
ⓑ 電子線で 4 MeV 照射量 60 Gy で根治後 6 か月目，辺縁に再発を認める．再発した紅斑には，病巣の周囲 3 cm 外側まで含めて再照射した．

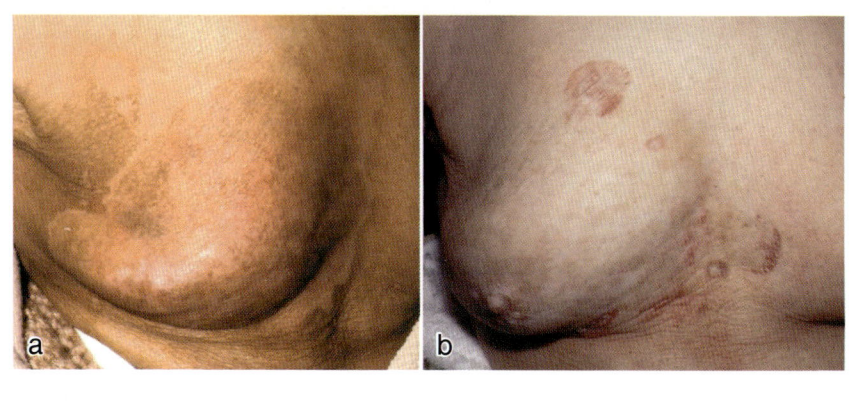

可能である．しかし，放射線治療では通常，病巣の辺縁より十二分に正常皮膚を含めて照射する必要があるが，乳房外 Paget 病では，より広く照射する必要があると思われる．

図 XI-15 に示す乳房 Paget 病症例は電子線 4 MeV 照射量 60 Gy 照射で完全に紅斑は軽快していたが，6 か月後に辺縁に再発を認めた（図 XI-15-ⓑ）．そのため，再発病巣の周囲 3 cm 外側まで再照射した．再発した部分にも有効線量は 50～60 Gy 必要なわけであるから，2 倍量の線量を受ける部分が生じてしまったことになる．この症例で示したいことは，初診時消失していた病巣中心部の乳頭が回復するほどに，放射線治療は有効であること，しかし，照射範囲は病巣辺縁のさらに外側に約 3 cm 幅の非病巣皮疹を十分に含めることである．照射放射線は扇型にビームが流れるが中心部よりは辺縁で，若干線量が弱くなるからである．

X 線と電子線を組み合わせて治療を行うことができる．図 XI-16 は乳房 Paget 病症例であるが，乳管内に癌細胞が明らかである．X 線 4 MeV 非対向接線 2 門，50 Gy/25 Fr．次いで電子線前方斜入 1 門 6 MeV 16 Gy/8 Fr．合計 66 Gy 照射により，再発を認めていない．

外陰部の乳房外 Paget 病症例では，放射線治療の対象としたのは，既にリンパ節転移があり，遠隔臓器転移がある症例である．図 XI-17 で，原発巣とパンツ型紅斑に対する放射線治療の範囲の具体例を示す．

原発巣の腫瘍は，照射量が十分であれば治癒させうるので，症状緩和のため有効である（図 XI-18）．しかし，進行期における放射線治療の効果は，一時的なことが多い．多くの症例で，リンパ節などの転移巣のコントロールは完全には行うことができないと考えられる．その結果，パンツ型紅斑が現れてくることが多い．図 XI-17 の症例では原発巣の再発はないがパンツ型紅斑は出現している．一方，図 XI-8 や図 XI-18 の症例のように，いったん軽快を示した原発巣にも境界明瞭な病変が再発し，明らかに性状の異なる，しかも放射線治療前には認めなかった淡い紅斑，つまりパンツ型紅斑が同時に現れることがある．

c. 放射線治療の効果と，その後の経過についてのまとめ

1）電子線 60 Gy で，*in situ* 病変は一応軽快する．Invasive な部分やリンパ節転移巣には，X 線を併用する．

2）この電子線照射では，病巣が *in situ* 病巣であれば，少ない MeV の照射でよいが，腫瘍を形成したり，浸潤が強い部分などの分厚い病巣の場合，あるいはリンパ節を照射目標にするときには，MeV 量を高めるか，X 線を併用する必要がある．

3）外陰部では凹凸の構造のため，襞のある部分では，効果が低下する．また，照射辺縁では効果が低下する．

4）リンパ管閉塞のある症例での照射後再発は，原発巣の再発とパンツ型紅斑が並行して現れるこ

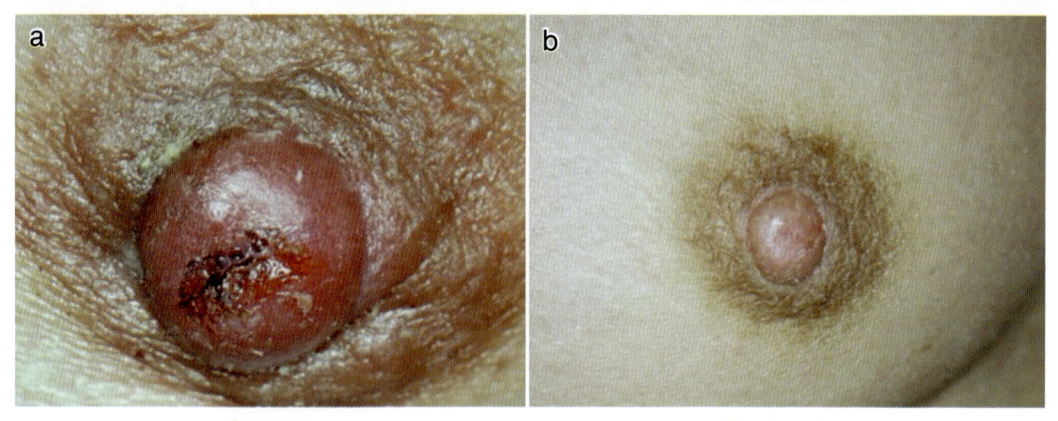

ⓐ照射前　　　　　　　　　　　　　ⓑ照射治療後

図 XI-16　乳房 Paget 病の乳管内浸潤のある症例
X 線と電子線の組み合わせによる治療で完治している．

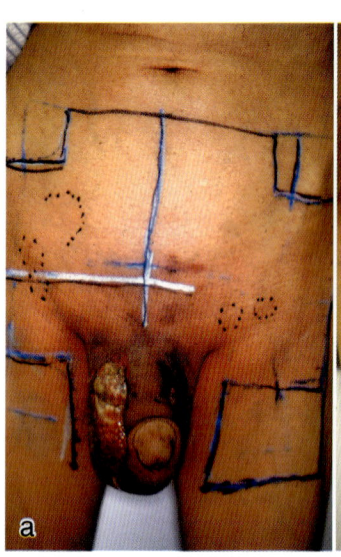

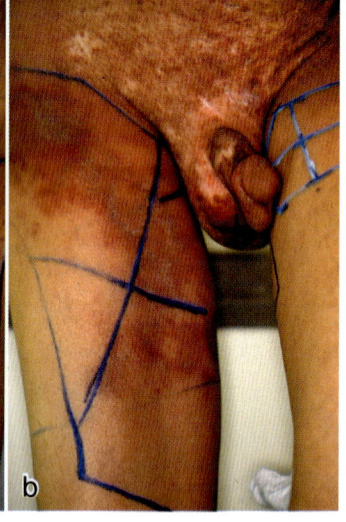

図 XI-17
ⓐこの症例では，両側の表在および後腹膜リンパ節転移がある．
ⓑ放射線治療で，原発巣の腫瘤は消失，下腹部には放射線治療による皮膚変化を認める．しかし，同時に，右大腿部にパンツ型紅斑が出現しており，深部のリンパ節は再び腫大していることを示唆する．パンツ型紅斑への放射線治療のデザインが描かれている．

とがある．

　5）その場合は，原発巣は境界明瞭のまま再発し，周囲のパンツ型紅斑と臨床的にきれいに区別が可能である．
　6）パンツ型紅斑にも放射線治療は一時的に効果がある．
　7）従って，乳房外 Paget 病における放射線治療は，十分量を照射すれば，原発巣の治癒は望める．
　8）従って，症状緩和の目的で，全身転移があっても，"緩和放射線治療" は有用である．

XI-6　乳房外 Paget 病における緩和ケア

a．乳房外 Paget 病の終末期に必要な緩和ケア

　人の終末期には，人の終末期に存在する 4 つの痛み，すなわち身体的な痛み，社会的な痛み，精神的な痛み，スピリチュアル（人間存在的）な痛み，に対応しなければならない．
　ここでは，乳房外 Paget 病患者の終末期の身体的症状の問題点について述べる．乳房外 Paget 病の終末期の身体的症状には，ほかの内臓の癌と際立って異なる，いくつかの特徴がある．

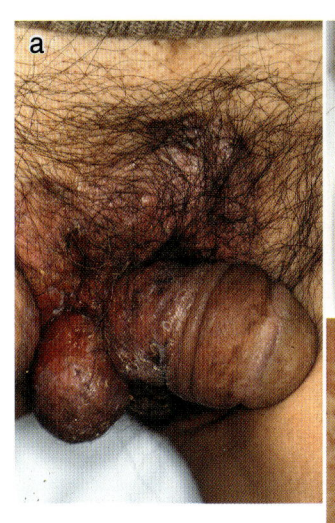

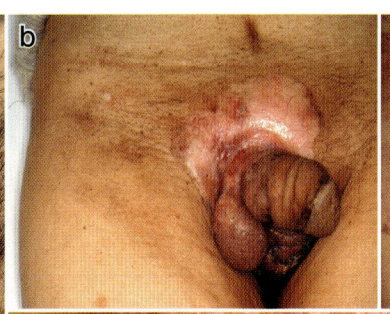

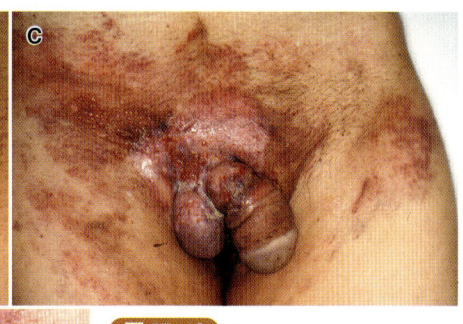

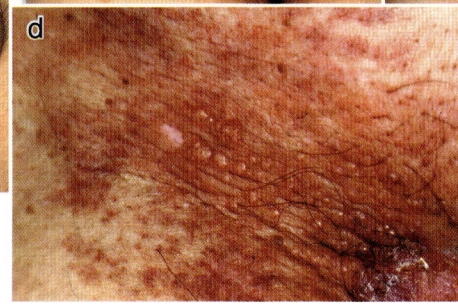

図 XI-18 ⓐ原発巣の腫瘤は，ⓑ照射量が十分であれば治癒させうるので，症状緩和のため有効である．ⓒしかし，いったん軽快を示した原発巣にも境界明瞭な病変が再発し，明らかに性状の異なる，しかも放射線治療前には認めなかった淡い紅斑つまりパンツ型紅斑が，同時に現れている．ⓓ紅斑上に生じてきた丘疹状病変である．

　皮膚に原発する悪性腫瘍の場合は，その原発巣と転移病巣の，両方の症状を併せ持つが，乳房外Paget病でも同じである．皮膚の原発巣が未治療，あるいは再発した場合は，その腫瘍が巨大であり，潰瘍化による自覚的・他覚的問題に対峙することがある．このとき，fungating tumorに対するMohs[14]の組織固定法などを取り入れてみることになる．

　遠隔臓器転移の症状は，転移先の臓器による特徴が現れる．それゆえ，その症状緩和のためには，疼痛に対する緩和内科のほかに，外科や整形外科や脳外科など，あらゆる専門領域の協力を必要とすることになる．

　病理解剖した症例からも分かるように(第XI-4項(p.229〜)を参照)，肺と脊椎骨と肝臓の転移症状が優位に現れる．また，原発腫瘍の特徴も転移先臓器で加わる．例えば乳房外Paget病は，腺癌の性状が，肺では癌性リンパ管炎型のびまん性浸潤像を見せ，呼吸困難をきたす．また，後腹膜リンパ節転移の節外浸潤のための水腎症，骨転移による高Ca血症の症状も頻発する．

　さらに，外陰部に生じた乳房外Paget病の場合は，腫瘍細胞のリンパ管閉塞に伴う逆流症状であるパンツ型紅斑(第XI-2項(p.222〜)を参考にしてください)の進行した症状などもある．

　これらへの対応が特異な緩和ケアとして挙げることができる．

b. 乳房外Paget病が診断されて19日後に亡くなられた症例

　図XI-19の症例は，55歳の男性である．小児麻痺の既往があり，自宅での手仕事で生計を立ててこられた．約1か月前から立ち上がれなくなり，近くの病院に緊急入院した．入院後に病院の看護スタッフによって，外陰部に皮疹があることに気づかれた．全身衰弱症状と肺炎症状が，外陰部皮疹と関連するかどうか，もし関連するのであればすべて任せたいとの紹介状であった．

　初診時，既に肝の多発転移像と肺の癌性リンパ管炎，両側の胸水貯留，極度の低アルブミン値，著明な貧血を認めた．陰茎の短縮と左陰嚢の陰茎基始部中心に潰瘍化した腫瘍が，一塊を形成していた．パンツ型紅斑は認めなかった．左鼠径部に皮下腫瘤を複数触知した．

　肺の癌性リンパ管炎性肺炎と胸膜炎を発症するとその予後は約1か月である(第XI-3項(p.226〜)を参考にしてください)．この症例では，初診時既にその時期に入っている．病名告知はもちろんなされておら

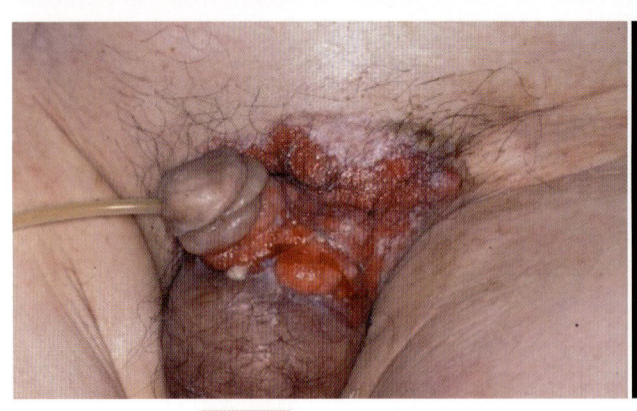

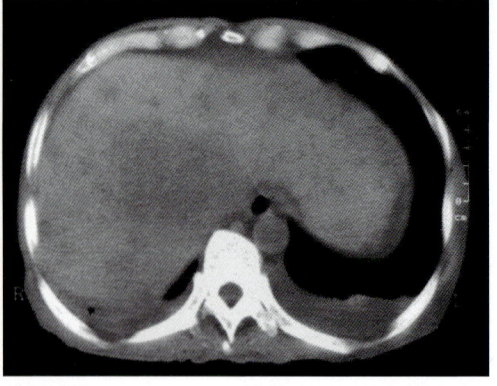

図 XI-19　初診時既に肝の多発性転移と，肺の癌性リンパ管炎を認めた．

ず，「残された時間がほとんどない」という予後告知も全くなされていない．病初期から終末期を迎えるまでの診療の期間が十分にあり，しだいにステージが進行していく症例ならば，患者と医療者側との深い関係が既に得られている．しかし，今回はその土台もない．

　病室に患者を訪れても全く口を利かない．見ていると，家族（妻と2人の娘）が入室するとすぐに「帰れ」と怒る．不自由な身体で，一家4人の生活を支えてきてくれた父親の突然の入院騒ぎと父親の態度に，家族にとっても父親の言葉に従わざるをえなかったのかもしれない．

　近い死の可能性のなか，家族内の和解を作ることが最も必要と考えた．その和解は間に合うかもしれないと考えた．癌性リンパ管炎に由来する呼吸困難の対症治療を施しながら，朝に夕にベッドサイドを訪れて話をするが，全く言葉による返答は得られなかった．がんセンターという名の一般病棟で，ばたばたしながら，同室のそのほかの患者を訪ねていくという同じリズムのなかでは，あるいは，ほかの診療の作業に邪魔されないで十分な時間を確保することができなければ，この患者からは言葉を発してもらえないと思った．そこで，入院後の最初の日曜日，動きの少ない静かな病室で，ベッドサイドに椅子を運び，腰掛けた．ゆっくりとしたテンポで，時間をかけて，病名と病状について，知りたくないかと話しかけた．1時間ほど黙っていた後，小さい声で，知るのが怖いという返事が戻ってきた．初めての会話である．そして，病名や病状について知りたいかどうか，あす月曜日まで考えることになった．

　そして，翌月曜日に，病気について知りたいとの返事を与えてくれた．そのとき，「独りの問題ではなく，家族にとっても同じく重大なことなので」と，家族に同席してもらうことを勧めた．それにも承諾された．そして，ご本人と家族3人に，病名と，予後，しかも1か月も残されていないかもしれないことについて話した．4人して泣いた．

　それからは，家族のために体の変化に気づいても手仕事を続けてきた父親に，家族3人は積極的な，しかも穏やかな和解の雰囲気を病室に作り上げた．その2週間後に亡くなられるまで．

C. 進行期の乳房外 Paget 病に対して行われる緩和手術

　終末期の身体的な痛み，つまり"いわゆる痛みと不具合な症状"をコントロールすることは，そのほかの社会的，精神的，あるいはスピリチュアルな痛みを除くためにも，基礎的な作業である．そして，予後の時間が分かっているなかで，人として人生の締めくくりを完成させるときであるので，そのためには，身体的痛みや不具合な症状は，可能な限り除かれねばならない．それが終末期の緩和ケアの目的である．

　進行期の乳房外 Paget 病では，原発巣の症状は，生命的な影響を与える主要臓器，例えば脳，肺などの症状よりも，生活や生命の質（QOL）を脅かすことが少なからずある．腫瘍が大きく育ったもので

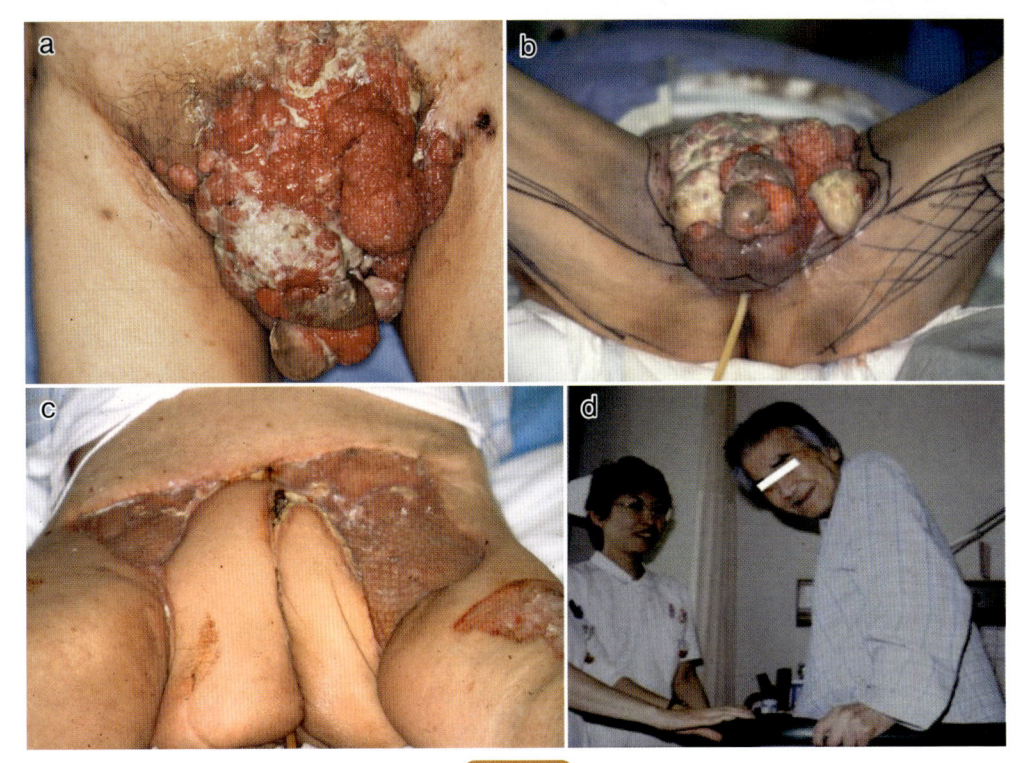

図 XI-20
ⓐこの症例では，動くと疼痛が激しくなり，疼痛の緩和治療を目的に紹介された．
ⓑ，ⓒ尿路変更，原発巣の切除，リンパ節切除を行った．
ⓓ術後初めて自分の足で立ち，念願の歩行が可能になった．

は，腫瘍表面は潰瘍化し，出血，滲出液，悪臭，排尿や排便の機能障害，疼痛などを起こしていく．そしてさらに貧血，低タンパク症状などを起こしていく．また多くの症例では，手術などのなんらかの治療が加えられてきているので，その医原的な症状も加わっている．

　もし，終末期において，このような原発巣の症状をコントロールできれば，全身的な QOL 向上が得られるのである．

　図 XI-20 の症例は，85 歳の男性で，10 年前から皮膚症状に気づいていた．近くの医師で，たむしの治療を受けていたようである．自宅では家人にもこの症状を隠していたとのことである．歩行ができなくなり，貧血が疑われて，某病院に緊急入院したときに，看護スタッフにこの外陰部の症状が発見され，外陰部のこの症状に家人もびっくりしたという．この症例では，動くと疼痛が激しくなり，疼痛の緩和治療を目的に紹介された．

　初診時から，腫瘍表面からの滲出液が著明で悪臭を放ち，ガーゼが付着するためにガーゼ交換のときには表面からの出血と疼痛が著明であった．亀頭部は確認されたが，潰瘍の部分から尿漏れがあることが分かった．累々とした潰瘍面に覆われた腫瘍塊の周囲にびまん性の紅斑（パンツ型紅斑）が認められていた．

　原発巣は，巨大な腫瘤と滲出液，出血，痛み，尿漏れなどで，患者自身は体動時の疼痛と貧血症状で，ベッド上で全く動こうとしなかった．頑なに口も閉ざし，一言も会話をしようとしなかった．胸部 X 線で，転移病巣が複数認められた．しかし，原発巣の変化と比較しても，全身転移の症状は軽微であった．

　家人は会話がないことと，無理強いすると怒りを返してくるので，手のつけようがないとあきらめている．もちろん医療従事者にも言葉を発してくれなかった．日々，多量の滲出液と出血のため，衰

XI．進行期の乳房外 Paget 病の話題　241

弱していくなかで，治療のすべてを拒否していた．それでも毎日ベッドサイドで，ご本人の希望を探っていた．ほとんど話してくれないなかで，「もう一度自分の足で歩いてみたい」という声が聞こえた．

もし原発巣の症状がコントロールされれば，肺転移巣が動き出すまでの予後は6か月は得られると試算した．そして咄嗟に「よーし，それを目指しましょう」と応えた．そして，緩和手術治療を考えた．約1か月かけて，全身麻酔に耐えられ，創傷治癒が可能な体力作りをして，麻酔科，泌尿器科，外科の協力を得て，人生の終末期のよりよいQOLを得るために，緩和手術治療を行った．尿路変更，原発巣の切除，リンパ節切除を行った．それから1か月後に，創傷も乾燥化し，リハビリを開始し，4か月間ベッドから離れたことのなかった方が，術後初めて自分の足で立ち，念願の歩行が可能になった（図XI-20-d）．

術後1か月目に退院され，初診時の症状はすべて消え，それから半年間，自宅で過ごされ，和歌詩集を出版され，家人からは「鬼様が仏様になり，みんなに感謝しながら逝きました」という言葉を頂いた．

症状を緩和するために，また「もう一度歩いてみたい」というご本人の希望を実現するために，根治的ではないが，緩和手術を行った．肺転移とパンツ型紅斑が既に認められた症例で，全身的な予後とパンツ型紅斑の動態から考えて，QOL向上を得るための"緩和手術"である．この症例では，パンツ型紅斑の一部は残しながら原発巣を切除した．肺転移の症状の悪化で亡くなられたが，毎日の原発巣からの出血，尿漏れ，疼痛，悪臭，頻繁の軟膏交換から，解放され，歩行可能となり，「もう一度歩きたい」という希望が叶えられ，自宅で6か月間，随筆を書きながら過ごされた．死亡までの6か月間は，パンツ型紅斑は拡大していたが，特別の処置などを必要としなかった．この症例に行われたこのようなQOLを得るための手術が，いわゆる"緩和手術"に分類されるものである．この治療適応の判断には延命の効果が考えられたり，生命予後が6か月あれば，選択してよいであろう．

XI-7 乳房外Paget病における"妄断"

乳房外Paget病は *in situ* の期間が長く，その時期に治療を行えば完治する疾患である．しかし実際には，invasive cancerに進行している症例も多く，その場合には致死的となる可能性が出てくる．

乳房外Paget病と向き合う医療者側の行動で，見過ごせない事柄を"妄断（もうだん，ぼうだん）"という言葉に置き換えてみた．"妄断"が発生する2つの機会がある．その1つは初診時（あるいは初診時からしばらくの間）であり，もう1つは手術治療時である．

a. 初診時にinvasive cancerに進行している症例の割合は？

自験例のなかから，1987年からの約20年間の約200症例のうち，168例を検討したところ，初診時に *in situ* であるのは84例（50％），invasiveであるのは84例（50％）であり，全例の半数が初診時既に真皮内に浸潤していた．

皮疹発生から受診までに長期の時間が経過する理由には，もちろん患者自身の責任とせざるをえない部分もある．その部分はさておき，医療機関を受診後は，すべてと言ってよいほど我々側の責任となる．

乳房外Paget病168例で検討すると，当がんセンターに受診する前の紹介元の医師，あるいは患者

が初めて医療機関を受診した専門科は，皮膚科が110例，皮膚科以外が53例であり，残りの5例が当院皮膚科に直接受診している．1/3の症例が皮膚科以外を受診していることが分かる．

当院への紹介元が皮膚科の場合は110例中72例(65.5%)が，すぐに当科に紹介されているが，皮膚科以外からすぐに紹介されてきているのは，53例中13例(24.5%)にすぎない．逆に見れば，半年から数年(ときには10年)に及んで誤診・誤治療されていた症例は，皮膚科では38例(34.5%)と少ないが，皮膚科以外では40例(75.5%)と多いことがいえる．

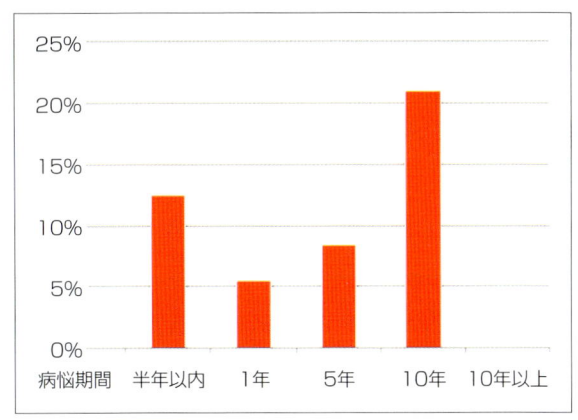

図 XI-21 病悩期間ごとの原病死率(%)
病悩期間が半年以内では13%，1年では6%，5年では8%，10年では22%である．

b. 病悩期間の意味するもの

病悩期間は患者が病変に気づいたときから計算することになるが，そのなかには，前医を受診してから紆余曲折し最終的に当皮膚科を受診するまでの期間も含まれている．患者の記憶は必ずしも正しくないが，前医を初診してから当科に紹介されるまでの期間は，正確に計算が可能である．これを集積した結果，以下のことがいえる．

紹介元が皮膚科医の場合は，65%がすぐに紹介されている．残り10%ずつが，半年，1年，3年，4年以上と，遅れて当科に紹介されてきた．一方，皮膚科以外の医師からは，25%の症例のみが当科に紹介されている．そのほかは，おおよそ20%ずつの高い割合の症例で，半年から1年，3年，5年，10年にわたって誤診の下で誤った治療が続けられていた．このような無為な時期が，病悩期間を長くさせ，また予後にも影響してくる．

c. 病悩期間と予後は関係するか？

前医で費やした時間を病悩期間として予後を検討した．その結果，半年以内の群を除くと，病悩期間の長さに相応して，原病死率が高いことが分かる(図XI-21)．原病死症例の実数は，半年以内が4/25例(16%)，1年以内が2/37例(5%)，5年以内が6/59例(10%)，10年以内が5/19例(26%)，10年以上が0/2例(0%)であった．

病悩期間が半年以内の症例で，原病死率が高いのは，前項で示した症例のように，明らかに受診時に既に多臓器の転移症状が出ているものがこのグループに含まれるためと思われる．つまり，この群の予後に影響したのは，患者自身の因子によるものと思われる．

単純計算であるが，1年，5年，10年の原病死率はそれぞれ6%，8%，22%であり，病悩年数が多いほど順次原病死率が高くなる傾向がある(図XI-21)．もちろん，患者自身による医療機関受診遅延もある．その理由の主なものは，瘙痒はあっても疼痛がないこと，部位的な羞恥心，経済的問題であったりする．しかし，患者だけの理由でないことは上述したとおりである．前医での診療が病悩期間を延長させているのも大きな因子である．皮膚科専門医以外を受診する乳房外Paget病の患者の数の多さとその問題点を，知る必要がある．そうすれば，本症の多くは予後を改善させることだろう[15]．そし

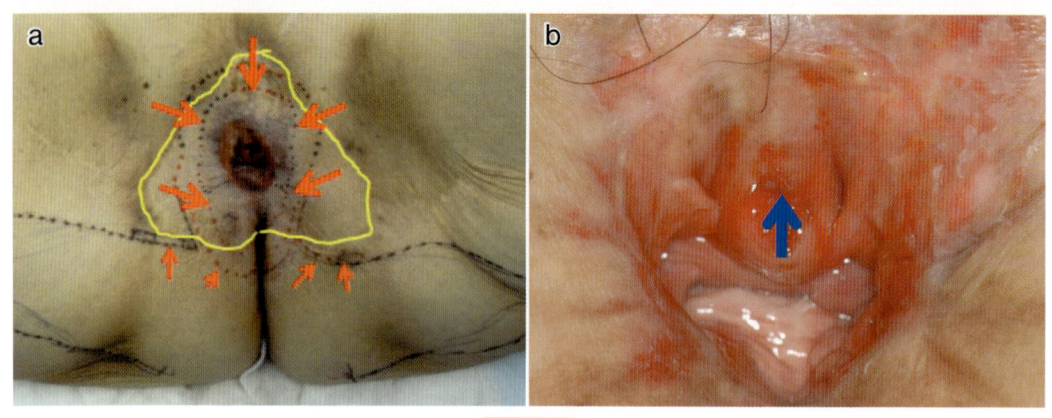

図 Ⅺ-22

ⓐ 10年前の植皮部分（黄色で囲った部分）の大部分，すなわち植皮面の内縁から（大きい赤矢印）と，外縁から（小さい赤矢印）ともに再発している．
ⓑ 粘膜では，肉眼的にも尿道口（青矢印）にまで病巣の拡大が認められる．

て，乳房外 Paget 病で終末期を迎える患者を減少させられれば，すべてに良いことである[16]．

すべての皮膚悪性腫瘍で原病死した症例 126 例を対象にして，原病死への初診医の影響を調査したことがある[17]．その結論は 2 つあった．皮膚疾患でありながら，皮膚科以外の医師を受診している率が 50％以上であること，そして，皮膚科以外の医師の場合には，そこでの妄断が原病死に明らかに関与することである[18]．そのなかに乳房外 Paget 病も，もちろん含まれていた．

これらのことは，他科を批判することでは決してない．ここでは，乳房外 Paget 病を対象に話しているのであり，「餅は餅屋」ということである．

d 手術治療時に起こりうる妄断

この書では，「乳房外 Paget 病は，局所再発しやすい疾患として有名だったが，それはもう過去のことであり，実はそれは疾患の本来の性質ではない」ことを述べてきた．そして，この疾患の素顔を見つけ出す方法を力説してきた．

これに対して，「言葉では理解したが，実際にはそれは容易ではないのではないか？」という人もあるであろう．あるいは，「よく理解したので，自分でも明日からそのようにできると思う」という人もあるであろう．しかし，糸結びは練習すればするほど適切な締め方ができるように，皮膚科的感性[19]（第Ⅲ-2 項（p.49〜）参照）が 1 日で磨かれるはずもないことには，だれも異論はないであろうと考える．

ここで，筆者が「灯台下の妄断」と考える例を挙げてみたい．

第一の女性症例は，10 年前に乳房外 Paget 病の手術を受けたが，外陰部に瘙痒や違和感があるという主訴で来院した．陰裂を中心に外陰部全体に遊離植皮された皮膚が認められる．陰裂全周囲にその遊離植皮上に拡大する紅斑病巣が認められた（図Ⅺ-22-ⓐ）．しかも植皮片の外縁にも離れて病巣がみられた．つまり，切除され植皮で修復されたが，その植皮の内縁にも外縁にもドーナツ状に生じた再発である．しかも，粘膜側は尿道口に病巣が拡大している（図Ⅺ-22-ⓑ）．

この症例に対して，乳房外 Paget 病はやはり局所再発しやすいということを示しているだけではないか？と反論されるかもしれないが，この症例に出会ったときの筆者は"ひどいひどい"を連発した．そして無力感に襲われた．なぜならば，10 年前に執刀した医師は，筆者の施設で共に学んだことのある医師の 1 人だったからである．

上述の「言葉では理解したが，実際にはそれは容易ではないのではないか？」という人には凱歌を

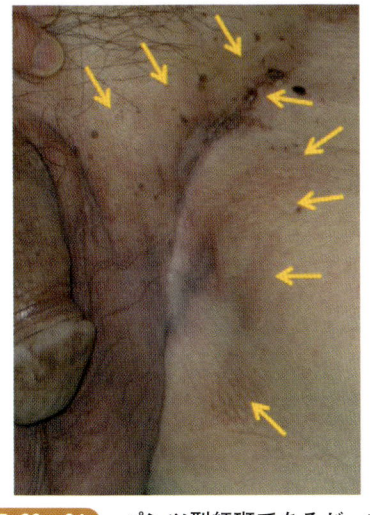

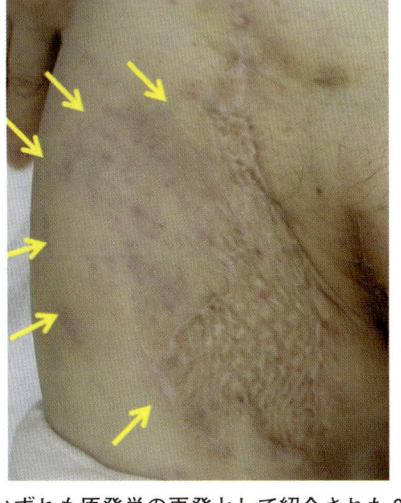

図 XI-23 ▶ ◀ 図 XI-24

図 XI-23, 24　パンツ型紅斑であるが，いずれも原発巣の再発として紹介された 2 症例

掲げる出来事かもしれない．しかし医師は，「だれでも容易に同じ結果を出せる」ために，患者に負担をかけて済むのではない．3 cm 離せばよかったと単純な結論を出す限り，その医師には前進はなく，患者の負担は減ることがない．

第二の灯台下の妄断は，パンツ型紅斑を原発巣の再発症状と取り違えて切除するケースが，現時点でも多いことである（図XI-23, 24）．それは，全国的な学会でも，あるいは近隣の病院でも，経験することである．図XI-23 と図XI-24 は，80 歳の男性と 50 歳の女性のパンツ型紅斑で当科を受診した症例である．いずれも異なる大病院から，原発巣の再発として紹介されたものである．2 症例ともにその後，原病死されている．

筆者も，既述したように，1983 年頃に経験した最初のパンツ型紅斑の症例に手術治療を行っているが，ぜひとも，第XI-2 項（p.222～）を参考にして，切除の適応がない「パンツ型紅斑」の存在を知ってほしいものである．

文献

1) 村田洋三：左骨盤の皮膚・皮下・筋肉・骨に限局して多発転移した膀胱原発類上皮血管肉腫の 1 例：Vertebral vein system を介した転移の可能性．日皮会誌 123(7)：1237-1244, 2013.
2) 村田洋三：パンツ型の浸潤をきたした皮膚悪性腫瘍の 4 例．Skin Cancer 3：83-87, 1988.
3) Murata Y：Underpants-pattern erythema：A previously unrecognized cutaneous manifestation of extramammary Paget's disease of the genitalia with advanced metastatic spread. J Am Acad Dermatol 40：949-956, 1999.
4) 金子丑之助（著）：日本人体解剖学 第 3 巻．第 6 版，pp.270-217, 南山堂, 1961.
5) 熊野公子：パンツ型紅斑は，切ってはいけない紅斑：外陰部原発悪性腫瘍，ことに腺癌の癌性リンパ管炎の一つの現れ方．皮膚科診療のコツと落とし穴　第 4 巻　治療，西岡　清（編），p.190-191, 中山書店, 2006.
6) 熊野公子：Paget 癌肺転移の特徴．Skin Caner 5(1)：80-84, 1990.
7) 村田洋三：皮膚悪性腫瘍—基礎と臨床の最新研究動向—VI乳房外パジェット病の治療：化学療法．日本臨床 71（増刊号 4）：677-681, 2013.
8) 熊野公子：治療困難な Paget 病の治療はやはり困難？　Skin Cancer 11：34-41, 1996.
9) 日本皮膚悪性腫瘍学会（編）：乳房外 Paget 病．化学的根拠に基づく皮膚悪性腫瘍診療ガイドライン，p.101-102, 金原出版, 2007.

XI．進行期の乳房外 Paget 病の話題

10) Piedbois P : Sweat gland carcinoma with bone and visceral metastases. Prolonged complete remission lasting 16 months as a result of chemotherapy. Cancer 60：170-172, 1987.
11) Wani MC : Plant antitumor agents. VI. The isolation and structure of taxol, a novel antileukemic and antitumor agent from Taxus brevifolia. J Am Chem Soc 93：2325-2327, 1971.
12) 神谷秀喜：乳房外 Paget 病の病期分類の定着と進行例に対する治療方針の検討．日本皮膚外科学会乳房外 Paget 病グループスタディーを顧みて．Skin Cancer 23：315-319，2008.
13) Green JS : Failure of extensive extramammary Paget disease of the inguinal area to clear with imiquimod cream, 5％：possible progression to invasive disease during therapy. Arch Dermatol 147(6)：704-708, 2011.
14) 熊野公子：緩和医療と皮膚外科．皮膚外科学，日本皮膚外科学会(監)，p. 300-348，秀潤社，2010.
15) 村田洋三：Current organ topics Ⅲ．乳房外 Paget 病：皮膚科以外で見逃されることがなければ致死的経過が避けられる．癌と化学療法 38(4)：552-555，2011.
16) 熊野公子：皮膚科におけるターミナルケア期．MB Derma 8：61-69，1998.
17) 熊野公子：適切な手術適応を決めるために，術前の軟膏治療の重要性について．MB Derma 81：14-22，2003.
18) 熊野公子：わが国における皮膚外科学の歩み．皮膚外科学，日本皮膚外科学会(監)，p. 10-14，秀潤社，2010.
19) 熊野公子：皮膚外科に必要な皮膚科医のセンス．日皮会誌 115：2095-2098，2005.

後書きにかえて

　神戸大学皮膚科に入局したとき，先輩たちから手術による治療学を学び始めた．手術チームを指導されていた神畠茂先生が逝去され，このチームの先輩たちが各地の病院へ次々と赴任すると，いつのまにか私自身が手術の舵取りをしなければならなくなっていた．京都大学形成外科の冨士森良輔先生に自称弟子入りして，修復術に習熟するにつれ，inoperable とされる症例を，operable な症例に含めることができるようになった．その時期の形成外科学の進展のおかげで，その技法の皮膚疾患の治療への導入の気運も高まり，私たちは 1986 年に日本皮膚外科勉強会を発足させることになった．その後，日本皮膚外科学会と改称して，今も発展を続けている．

　1987 年からは，兵庫県立成人病センターに皮膚科が開設され，私たちはそこへ赴任し，多くの皮膚癌の人々と出会いを重ねた．2005 年にはがんセンターと改称されたが，ここで，病気を乗り越えた方もあれば，その逝去をお見送りした多くの方々もおられた．乳房外 Paget 病は，1987 年から 2014 年 12 月までに 355 例を経験し，多数の死亡例にも立ち会うこととなった．乳房外 Paget 病の発症を自覚はしているのに，恥部の診察をためらっているうちに重症化して，動くこともできない有様で，初めて来院された人々を，私たちは忘れることができない．そのような日常の診療から，私たちは緩和ケアと呼ばれることを実践を通して学んできた．Paget 病などの，死に至る症例ではなくとも，「医療とは，患者をあらゆる苦痛から救う営為である」ことを，私たちは臨床の場で自覚した．乳房外 Paget 病は，発生の部位，病苦の期間，その外観，自覚症状，悪化してゆく症状などが，独特の苦痛を患者に与える疾患であるから，それに対応する私たちは，それがたとえ致死的ではなくとも，皮膚外科学的治療と緩和ケアが必要であることを，この書から気づいていただきたいと願っている．

　これらの症例を担当した私たちは，その疾患の発生の機序，再発しやすいということは何であるのか，など，臨床上の事実をもとに，さまざまな角度から討論をした．従来の報告や論文の，広範囲切除を前提とした考え方が，決して正しくはないという点を，はっきりと伝えたい気持ちが，この本を書く動機となった．

　学会の会場で展示されているおびただしい皮膚科学の書物を目にすると，私たちが臨床に携わった頃を想起せずにはいられない．その頃は，Fitzpatrick と Rook，そして病理組織は Lever の教本か，Pinkus のガイドブックであった．今は色とりどりの美しく立派な本が，所狭しと並べられている．日常の臨床を概観するには事欠かないのである．しかし，一つの疾患を深く掘りさげた書は乏しいように思われる．乳房外 Paget 病だけの書が，一般受けすることは難しく採算のとれるはずもないと，あきらめていたところ，全日本病院出版会から，出版の承諾を頂いた．感謝のほかはない．この疾患の好発部位が部位だけに，その部分の図版の多い本書には，そのページの各所にガーベラの花があしらわれていて，軟らかい風合いをかもしている．ガーベラの花言葉は，「希望・神秘さ・崇高美・我慢強さ」とのことである．

　本書を出版してくださる全日本病院出版会と，直接お世話くださった高橋雄一さんに私たちの心からの謝意をささげます．

2015 年 4 月 15 日　　熊野公子

索 引

和 文

あ

悪性腫瘍　21
悪性腫瘍の形状　63
頭でっかちの形状　92
アトピー性皮膚炎　159, 168
ありふれた湿疹・皮膚炎　169
ありふれた皮膚疾患　169
ありふれた皮膚疾患との鑑別　168
異時性多発　67
1 cm 切除法　7
イミキモド外用治療　236
陰茎偏倚型　70, 75
陰唇陰嚢隆起　113
陰嚢数珠状型　70, 73, 74, 75
陰嚢辺縁型　70, 72, 75
陰裂側の粘膜部分のアプローチ通路　191
腋窩　76
腋窩の乳房外 Paget 病　124
腋窩病巣　125, 126, 128
腋窩無疹部の生検　130
エトポシド　234
エピネフリン含有局所麻酔剤　190
遠隔臓器転移　221
遠隔転移　217
円形拡大　63, 66
炎症性変化　31

か

外陰部以外の乳房外 Paget 病　119
外陰部構造　115
外陰部の尋常性乾癬　173
外陰部の扁平苔癬　174
外陰部の Bowen 病　176
外陰部皮膚の Bowen 病　178
開口部形質細胞症　176
外耳道　23, 130
化学療法　232
拡大　101
過剰治療　3
家族内発生　14, 15, 16, 17
下腹部　132
汗器官腫瘍　36
汗器官への進展　30
管腔形成　28
眼瞼　23, 130
間擦性皮膚炎　169
カンジダ感染症　172
鑑別診断　153
緩和ケア　238
緩和手術　240
緩和治療　198
緩和放射線治療　238
基底細胞癌　176
亀頭・膣口の続発性乳房外 Paget 病　156
亀頭尿道口の続発性乳房外 Paget 病　156
逆馬蹄状　90
急性湿疹　170
急性進行型　143
急性皮膚炎　170
共生　26
兄弟例　17, 18
胸部　130
局所ケア　182
局所洗浄　183
局所皮弁　200
恵皮部　205
経表皮性排除　27
原発巣の手術　189
顕微鏡的浸潤　35
肛囲　119

肛囲の乳房外 Paget 病　121, 149, 152
肛囲の皮膚原発の乳房外 Paget 病　119
硬化性萎縮性苔癬　144, 175
抗真菌剤　51
好発部位　23
肛門管癌　156
肛門に近接している症例　120
肛門の続発性の乳房外 Paget 病　154
黒色化　148

さ

サイコロ印　186
再生上皮　36
サイトケラチン 20　40
サイトケラチン 7　40
左右二分型　83, 84, 93
色素沈着　147
敷布の掛け方　188
子宮癌の直達性皮膚転移　176
子宮癌の皮膚転移　176
シスプラチン　233
自然消褪　139, 140, 141
舌　23
湿疹三角　171
手術治療　181
手術デザインの確認　188
手術の前日と当日　184
受診年齢　12, 74
術者の不自然な姿勢　188
術前ケア　7
術前の境界線の明瞭化　186
腫瘍境界　184
腫瘍境界線　6, 47, 48, 186
腫瘍境界線が不明瞭　75
腫瘍境界の明瞭性　45
腫瘍性疾患との鑑別　176
漿液性丘疹　170

248　カラーアトラス 乳房外 Paget 病—その素顔—

女性外陰部乳房外 Paget 病の3つの皮疹パターン型　87
女性の外陰部乳房外 Paget 病　83
女性の偏倚型　92
所属リンパ節　221
浸潤癌化　75
迅速凍結組織検査　189
深部静脈血栓症　188
水滴様の垂れ下がり　30
ステロイド軟膏　51
清潔敷布　188
生殖結節　113
切除範囲　2
切除ラインの設定方法　53
全周囲型　83,84,86,95,97,98
全周囲型の発生の機序　86
洗浄　182
センチネルリンパ節生検　210
造影剤局注 CT ガイド下センチネルリンパ節生検　213
ソーセージ様隆起　141
続発性　152
続発性乳房外 Paget 病　149,150,151,156,157
続発性 Paget 病　154

た

体位と敷布　188
胎生過程　115
苔癬化　171
大腿部の平行四辺形のデザイン　205
体部白癬　173
タキサン　233
多中心性　67
多発　24,67
多発の頻度　75
多発病巣　67
単純切除　199

男女比　13
男性外陰部の基底細胞癌　179
男性と女性の皮疹の3型分類の普遍性　112,113
男性と女性の皮疹分布の相似性　109
男性の外陰部乳房外 Paget 病　63
男性の偏倚型　92
恥丘部　133
父息子例　17
腟粘膜に発生した Bowen 病　178
腟 Bowen 病の皮膚浸潤　176
剃毛　181
テトラサイクリン　58
統一的理解　109
同時性多発　67
特殊染色　38

な

内臓悪性腫瘍　20
内臓癌の合併率　20
ナプキン型乾癬　174
軟膏外用剤　183
肉眼的腫瘍境界線　7
肉様膜　195
肉様膜下　196
乳癌　148
乳癌のサイズ　163
乳頭の消失　162
乳房に生じた乳房外 Paget 病　166,167
乳房 Paget 病　159,160,161,162,165,167
乳房 Paget 病の皮疹の範囲　163
尿生殖ヒダ　113
尿道癌　157
粘膜アプローチ通路　191
粘膜側　101

粘膜側の治療方針　108
粘膜側の病巣切除　192
粘膜側への拡大　104
粘膜側への浸潤　99,102
粘膜側への進展　98,100,102
粘膜・皮膚境界部　33

は

排泄腔膜　113
肺転移　38,226
肺の癌性リンパ管炎　227
発生学　109,113
発生原基　113
発生数　11
発生頻度　11,12
発生部位　22
馬蹄状　89,90,92
パンツ型紅斑　38,199,222
非観血的治療　232
微小浸潤　35
皮疹の形態　64
皮疹の3つのパターンのまとめ　109
皮疹パターン　83
皮疹パターンの3型分類　69,83
皮膚炎群の鑑別　169
皮膚科的軟膏治療　52
皮膚ケア　181
皮膚原発性　152
皮膚原発性 Paget 病　154
皮膚転移　222
皮膚粘膜移行部　107
皮膚 Paget 病　154
皮膚付属器癌　21
皮膚付属器癌の合併率　20
病悩期間　13
表皮の機能　29
病理組織学的腫瘍境界　7
病理組織検査　183
病理組織像　25

索引　249

夫婦発生例　137
腹部　130
付属器への進展　30
踏みとどまり　33
分子標的薬　235
偏倚型　83,84,88,89,90
変位皮弁　209
剖検　229
膀胱癌(移行上皮癌)由来の続発性
　　Paget病　158
膀胱癌の皮膚転移　176
放射線療法　236
ポリエチレングリコール軟膏　50
ホルモン　234

ま

稀な疾患との鑑別　173
慢性湿疹　171
ミノサイクリン　52,57,60,183
ミノサイクリンの色素沈着　58
無疹部の腋窩生検　129
メス傷　57
メラニン　28
メラニン顆粒　28
免疫組織化学的染色　40
免疫組織学的手法　153
面皰癌　30,142
妄断　242

や

遊離植皮　203
予後　218,219

ら

ラッピング　190
罹患率　138
両腋窩に多発　76
臨床的腫瘍境界線　7
リンパ管浸潤　38
リンパ節転移　217

欧　文

C D

CDX2　42
ceruminous腺癌　23
Chanda　20
clear cell　25
comedo carcinoma　142
D2-40染色　38

F G H I

5-fluorouracil　235
Foraker　22
GCDFP-15　40
Graham　21
Helwig　21
Hermann Pinkus　154
incidentalな顆粒変性　42

L M

LSA　144,145
LSA合併　144
Mapping biopsy　48

milk line　134
Moll's腺癌　23
Morton　211
MSLT-I　212
Mucinous carcinoma　36

P S

Paget現象　154
Pagetoid pattern　26
Paget's phenomenon　149
pale cell　25
porocarcinoma　37
primary　152
secondary　152,153
serendipity　1
Shepherd　20
Sir James Paget　9
spiradenocarcinoma　37
spongiotic vesicle　170
syringoid carcinoma　37

T U V Y

transepidermal elimination　27
transposition flap　208
underlying adnexal carcinoma
　　　　　　　　　　　21
underlying carcinoma　20
underpants-pattern erythema
　　　　　　　　　　　222
villin染色　40
villin染色法　153
YH皮弁　200

《著者紹介》

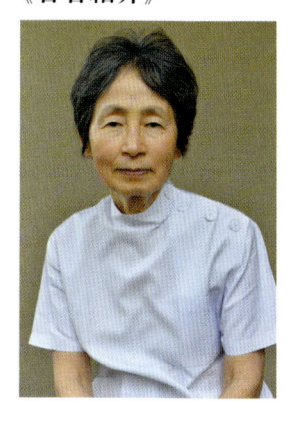

熊野公子（くまのきみこ）

1966年　神戸医科大学卒業
1971年　神戸大学大学院医学研究科博士課程専攻微生物学修了
1972年　フランス政府給費留学ブザンソン，リオン大学専攻熱帯微生物学
1973年　神戸大学医学部皮膚科入局
1987年　兵庫県立成人病センター皮膚科部長
2005年　兵庫県立成人病センター皮膚科および緩和医療科科長兼任
2007年　兵庫県立がんセンター参与
2009年〜　兵庫県特定医療担当参与
1971年〜　国立療養所邑久光明園基本治療科援助医師
2009年〜　西宮市立中央病院疼痛緩和センター特任部長

所属学会など：日本皮膚科学会　専門医・功労会員・大阪地方会名誉会員
　　　　　　　日本皮膚科学会　皮膚悪性腫瘍専門指導医
　　　　　　　日本皮膚外科学会　名誉会員
　　　　　　　日本皮膚悪性腫瘍学会　功労会員
　　　　　　　日本がん治療認定医機構　暫定教育医
　　　　　　　日本緩和医療学会　暫定指導医
　　　　　　　日本ハンセン病学会　理事
　　　　　　　日本形成外科学会　会員

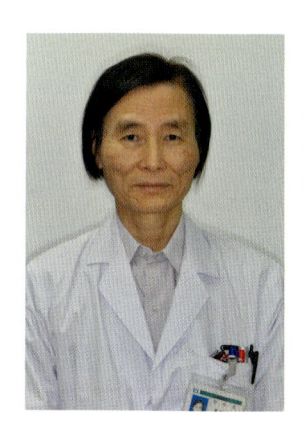

村田洋三（むらたようぞう）

1978年　神戸大学医学部卒業
1978年　神戸大学医学部皮膚科入局
1980年　大阪厚生年金病院医長
1981年　神戸大学医学部附属病院医員
1983年　西脇市民病院医長
1984年　神戸大学医学部附属病院助手
1987年　兵庫県立成人病センター医長
1998年　同皮膚科部長
2007年　兵庫県立がんセンター部長

所属学会など：日本皮膚科学会　専門医
　　　　　　　日本皮膚科学会　皮膚悪性腫瘍専門指導医
　　　　　　　日本皮膚外科学会　評議員
　　　　　　　日本皮膚悪性腫瘍学会　評議員
　　　　　　　日本皮膚病理組織学会　理事

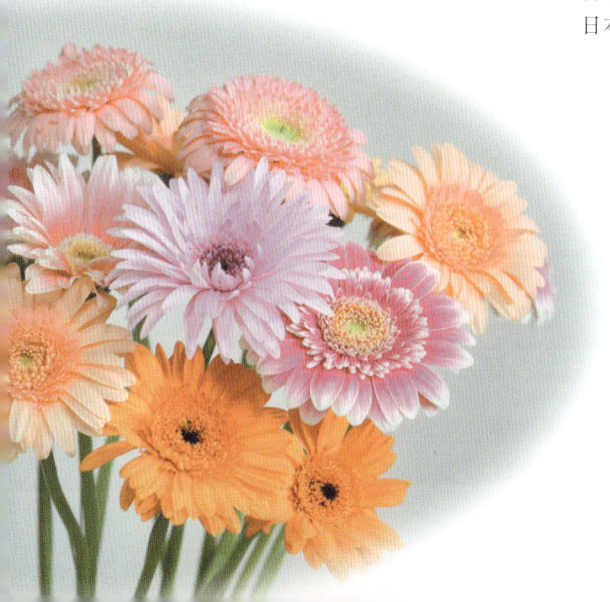

《付　録》　乳房外 Paget 病の治療指針に関する資料について

1) 日本皮膚悪性腫瘍学会（編）：皮膚悪性腫瘍取り扱い規約　第 2 版，金原出版，2010 年．
2) 日本皮膚悪性腫瘍学会（編）：科学的根拠に基づく皮膚悪性腫瘍診療ガイドライン　第 1 版，金原出版，2007 年．
3) 神谷秀喜，北島康雄，師井洋一，永江祥之介：乳房外 Paget 病グループスタディー報告．日本皮膚外科学会誌各号．

カラーアトラス 乳房外 Paget 病 ―その素顔―

2015 年 6 月 1 日　第 1 版第 1 刷発行（検印省略）

著　者　　熊　野　公　子
　　　　　村　田　洋　三
発行者　　末　定　広　光
発行所　　株式会社　全日本病院出版会
　　　　　東京都文京区本郷 3 丁目 16 番 4 号 7 階
　　　　　郵便番号 113-0033　電話（03）5689-5989
　　　　　　　　　　　　　　FAX（03）5689-8030
　　　　　郵便振替口座　00160-9-58753
　　　　　印刷・製本　三報社印刷株式会社

©ZEN-NIHONBYOIN SHUPPAN KAI, 2015.

・本書に掲載する著作物の複製権・翻訳権・上映権・譲渡権・公衆送信権（送信可能化権を含む）は株式会社全日本病院出版会が保有します．
・JCOPY ＜(社)出版者著作権管理機構　委託出版物＞
本書の無断複写は著作権法上での例外を除き禁じられています．複写される場合は，そのつど事前に，(社)出版者著作権管理機構（電話 03-3513-6969, FAX03-3513-6979, e-mail：info@jcopy.or.jp）の許諾を得てください．
本書をスキャン，デジタルデータ化することは複製に当たり，著作権法上の例外を除き違法です．代行業者等の第三者に依頼して同行為をすることも認められておりません．

定価はカバーに表示してあります．
ISBN 978-4-86519-212-4　C3047